AF610213

TRAITÉ
DE
LÉGISLATION COMMERCIALE
ET DE
MÉDECINE LÉGALE VÉTÉRINAIRES

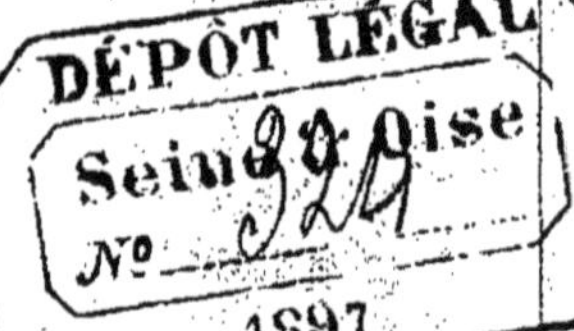

PAR

V. GALTIER

LICENCIÉ EN DROIT
PROFESSEUR DE POLICE SANITAIRE A L'ÉCOLE VÉTÉRINAIRE DE LYON

Deuxième édition entièrement remaniée

PARIS

ASSELIN ET HOUZEAU

LIBRAIRES DE LA FACULTÉ DE MÉDECINE
Et de la Société centrale de médecine Vétérinaire
PLACE DE L'ÉCOLE-DE-MÉDECINE

1897

TRAITÉ

DE

LÉGISLATION COMMERCIALE

ET DE

MÉDECINE LÉGALE VÉTÉRINAIRES

OUVRAGES DU MÊME AUTEUR

De la pneumonie lobulaire des animaux solipèdes, 1879, in-8 prix.. 1 fr.

Manuel de police sanitaire, 1883 (*épuisé*), 1 vol. in-16, prix 6 fr.

Manuel de l'inspection des animaux et des viandes de boucherie, 1883 (*épuisé*), 1 vol. in-18, prix........................ 6 fr.

De la garantie des vices rédhibitoires dans les ventes et échanges d'animaux domestiques, d'après la loi du 2 août 1884 (*épuisé*) 1 vol. in-8, prix........................ 2 fr.

Enzootie de variole équine, simulant la dourine, 1887, in-8, prix 1 fr.

La rage des animaux et de l'homme, 1887 (*épuisé*), 1 vol. in-8, prix.. 4 fr.

La pneumo-entérite infectieuse du mouton, 1889, in-8, prix 1 fr.

Les pneumo-entérites infectieuses chez les animaux solipèdes (en collaborat. avec Violet), 1890 (*épuisé*), 1 vol. in-8, prix 3 fr.

Pleuro-pneumonie septique des animaux de l'espèce bovine, 1892, 1 vol. in-8, prix.. 2 fr.

Traité des maladies contagieuses et de la police sanitaire des animaux domestiques, 3e édition, 1896, 1 grand vol. in-8, prix.. 20 fr.

Traité de législation commerciale et de médecine légale vétérinaires, 2e édition, 1 vol. in-8, prix................ 10 fr.

6828-97. — Corbeil. Imprimerie Ed. Crété.

TRAITÉ

DE

LÉGISLATION COMMERCIALE

ET DE

MÉDECINE LÉGALE VÉTÉRINAIRES

PAR

V. GALTIER

LICENCIÉ EN DROIT
PROFESSEUR DE POLICE SANITAIRE A L'ÉCOLE VÉTÉRINAIRE DE LYON

Deuxième édition entièrement remaniée

PARIS

ASSELIN ET HOUZEAU

LIBRAIRES DE LA FACULTÉ DE MÉDECINE
Et de la Société centrale de médecine Vétérinaire
PLACE DE L'ÉCOLE-DE-MÉDECINE

1897

LÉGISLATION COMMERCIALE

ET

MÉDECINE LÉGALE VÉTÉRINAIRES

INTRODUCTION

Les animaux domestiques peuvent être vendus, échangés, loués, prêtés, maltraités, blessés, détériorés, tués, empoisonnés ; la législation a réglementé leur commerce et leur usage, réprimé les mauvais traitements, dont ils peuvent être victimes, et prévu les réparations pécuniaires, qu'entraînent leurs détériorations résultant du fait ou de la faute des tiers. Le propriétaire peut en disposer à son gré, sauf dans certains cas prévus par la loi (conscription des chevaux, réquisitions militaires), pourvu qu'il n'en fasse pas un usage prohibé, pourvu qu'il ne les déplace pas et ne les vende pas, lorsqu'ils sont atteints de maladies contagieuses. Il est en même temps propriétaire des produits (petits, toisons, etc.), qu'ils donnent.

Le Code civil réglemente le commerce et l'usage des animaux, comme ceux des autres biens, à propos des contrats en général, à propos de la vente, de l'échange, du louage, du prêt, du dépôt, du séquestre, du gage, etc. ; une loi spéciale régit la garantie en matière de vices rédhibitoires ; les restrictions aux droits des propriétaires sont édictées par des lois d'ordre public ; les mauvais traitements infligés aux animaux sont réprimés par une loi protectrice ; les détériorations, accidents, blessures, morts, empoisonnements, dont ils peuvent être victimes de la part de tiers, dérivent des faits, que le Code civil appelle délits ou quasi-délits civils, et ouvrent au propriétaire le droit d'agir en réparation contre les coupables, qui sont d'ailleurs justiciables de la loi pénale dans bien des cas. Les règles de la législation commerciale et de la médecine légale vétérinaires se trouvent donc éparses dans nos codes et dans des lois spéciales ; il convient de les grouper et d'en faire une étude méthodique, pour en faciliter l'intelligente application.

Le vétérinaire est fréquemment consulté par les propriétaires et les usagers des animaux, par les magistrats et les tribunaux. Les vendeurs, les acheteurs, es coéchangistes, les bailleurs et les locataires, les prêteurs et les emprunteurs, les déposants et les dépositaires, les propriétaires d'animaux détériorés et les tiers, à qui incombe la réparation du préjudice, le consultent pour connaître leurs droits et leurs obligations, leurs devoirs et leur responsabilité ; il est ainsi appelé à se prononcer sur des questions mixtes de pathologie et de législation ; il doit aussi être capable de guider ceux qui le consultent, dans les premières démarches de procédure à faire, pour éviter la prescription de leurs droits. Les magistrats et les tribunaux le désignent en qualité d'expert, chargé de constater et d'apprécier certains faits, lui demandent des avis, sous forme de consultations écrites, et le chargent parfois de jouer le rôle d'arbitre entre les plaideurs, qui peuvent d'ailleurs d'eux-mêmes le désigner comme tel. Il doit donc, pour pouvoir remplir ces diverses missions avec compétence, connaître à la fois les données de la science vétérinaire et celles de la législation ; il ne suffirait pas qu'il fût seulement médecin, chirurgien, hippologue, capable d'apprécier la nature, la genèse et la gravité des maladies et des blessures, les qualités et les défauts des animaux ; il lui est indispensable de connaître les dispositions légales, qui régissent le commerce et l'usage des animaux, les droits, les obligations et la responsabilité des parties ; il doit aussi connaître les principales règles de la procédure à suivre et savoir rédiger convenablement les pièces diverses, qui lui sont demandées, telles que requêtes, procès-verbaux, rapports, sentences arbitrales, etc. Il convient enfin que le vétérinaire connaisse, en outre de ses devoirs, les droits qui lui appartiennent, d'après la loi et l'équité, tant dans l'exercice de la clientèle que dans les missions qui lui sont confiées.

Le présent traité comprendra les matières suivantes :

Vente des animaux domestiques, conditions, effets, modalités de la vente; obligations du vendeur et de l'acheteur, garantie des vices rédhibitoires, procédure; ventes d'animaux atteints de maladies contagieuses; résolution de la vente, ses effets. — Échange, louage, prêt, dépôt, séquestre, gage, etc. — Délits et quasi-délits civils, réparations pour mort ou détériorations causées par des tiers; cas où la loi pénale intervient; responsabilités diverses. — Devoirs et droits des vétérinaires.

PREMIÈRE PARTIE

Vente des animaux domestiques, ses conditions, ses effets, ses modalités; obligations du vendeur et de l'acheteur; garantie des vices rédhibitoires, procédure; garantie conventionnelle; ventes d'animaux atteints de maladies contagieuses; résolution de la vente, ses effets. — Échange.

CHAPITRE PREMIER

DÉFINITION DE LA VENTE. — CONDITIONS DE VALIDITÉ.
PROMESSE DE VENTE. — PREUVE DE LA VENTE.

I. — DÉFINITION DE LA VENTE.

La vente d'animaux est un accord entre deux personnes, une *convention*, un *contrat*, par lequel une personne s'*oblige* à livrer des animaux, et une autre à les payer (art. 1582 Cod. civ.). Elle peut être faite par écrit (acte authentique, acte sous-seing privé); mais elle se fait ordinairement par simple convention verbale; l'écrit n'est nullement nécessaire à la formation du contrat de vente, il sert seulement comme instrument de preuve. La vente se forme par le seul consentement des parties contractantes ; elle est conclue définitivement, et elle existe en tant que contrat, dès que les parties sont d'accord sur la chose (animaux) et sur le prix (art. 1583 Cod. civ.). Elle est un contrat *bilatéral;*

elle est *productive d'obligations* (le vendeur est obligé de livrer et de garantir les animaux, l'acheteur est obligé de les payer), et elle est *translative de propriété* (l'acheteur devient immédiatement propriétaire des animaux vendus et le vendeur cesse de l'être, bien qu'ils n'aient été ni livrés ni payés), quand elle a pour objet des animaux individuellement déterminés ; elle est seulement productive d'obligations, quand elle a pour objet des animaux déterminés seulement quant à leur espèce et quant à leur nombre.

La vente d'animaux peut donc être définie : *une convention par laquelle une personne (vendeur) transfère, ou s'engage à transférer, à une autre (acheteur), la propriété d'animaux, pour un prix, que celle-ci s'oblige à payer.*

II. — CONDITIONS DE VALIDITÉ DE LA VENTE.

Pour que la vente se forme valablement, il faut la réunion des quatre éléments suivants : 1° *une chose* (animal, animaux) *certaine*, formant l'objet ou la matière de la convention; 2° un *prix ;* 3° la *capacité des parties ;* 4° l'*accord des volontés*, ou le consentement des parties sur la chose et sur le prix. Le contrat est formé et valable, quand les parties, légalement *capables*, sont *convenues* de la *chose* et du *prix*.

1° Objet de la vente. — Animaux qui peuvent être vendus. — Animaux qui ne peuvent pas être vendus. — Peuvent faire l'objet d'une vente valable, les animaux, qui *n'ont pas été mis hors du commerce*, qui sont *certains*, qui *appartiennent à celui qui les vend pour son compte*, et *qui ne sont pas morts*. Il y a quatre catégories d'animaux qui ne peuvent pas faire l'objet d'une vente : ceux qui ont été mis hors du commerce ; ceux qui ne sont pas certains ; ceux qui appartiennent à autrui ; ceux qui sont déjà morts.

A. *Animaux mis hors du commerce.* — Si on peut vendre les animaux, dont la vente n'est prohibée par aucun texte, on ne saurait vendre valablement ceux qui ont été mis hors du commerce par des lois spéciales (art. 1128, 1598 Cod. civ.) ; il en est ainsi notamment des animaux atteints ou soupçonnés d'être atteints de l'une des maladies contagieuses prévues par la loi du 21 juillet 1881 et le décret du 28 juillet 1888 ; l'article 13 de ladite loi prohibe en effet la vente des animaux atteints d'affections contagieuses ; et la loi du 31 juillet 1895 la déclare nulle, lorsqu'elle a eu lieu, peu importe que le vendeur ait été de bonne foi ou qu'il ait agi en connaissance de cause. Ce cas de nullité est aujourd'hui régi par la loi du 31 juillet 1895 ; il sera étudié plus loin à propos des ventes d'animaux atteints de maladies contagieuses.

B. *Animaux certains. Animaux insuffisamment déterminés.* — Les animaux ne peuvent faire l'objet d'une vente valable qu'autant qu'ils sont *certains*, c'est-à-dire déterminés (art. 1129 Cod. civ.) au moins quant à leur espèce et quant à leur nombre. On peut vendre un animal, des animaux, qui sont individuellement déterminés, tel animal ou tels animaux, reconnaissables au signalement qui en est donné ou à la marque qu'ils portent, tel animal ou tels animaux qui se trouvent seuls dans tel local, etc. On peut également vendre des animaux déterminés, seulement quant à leur espèce et quant à leur nombre, soit, par exemple, deux, trois...

chevaux à choisir dans une écurie, deux, trois vaches à prendre dans une étable, cent moutons à prélever dans un troupeau ; en ce cas, la vente, bien que valable, n'opère pas translation de propriété, cet effet ne se produisant qu'ultérieurement, lorsque l'acheteur choisit le nombre d'animaux qui lui ont été vendus. On peut enfin vendre : des animaux désignés seulement quant à l'espèce, si la convention renferme expressément ou implicitement un moyen d'en fixer le nombre (vente de moutons pour exploiter les herbages de tel domaine) ; des animaux désignés en bloc (un troupeau de moutons, le tiers, le quart d'un troupeau, etc.) ; des animaux à naître (art. 1130 Cod. civ.) ; des animaux à se procurer (commissionnaires passant marché avec des bouchers pour leur fournir tant d'animaux de telle espèce à telle époque). Seraient inexistantes (non formées) les ventes ayant pour objet des animaux *incertains*, déterminés seulement quant à l'espèce ou quant au nombre (vente de dix chevaux, vente de dix animaux).

C. *Animaux volés ou trouvés. — Animaux d'autrui. — Acquisition par prescription.* — On ne peut vendre ni échanger la chose d'autrui (art. 1599 Cod. civ.), peu importe d'ailleurs que la convention mentionne ou ne mentionne pas qu'il s'agit de la chose d'autrui. La vente des animaux d'autrui est nulle ; toutefois, on peut vendre valablement les animaux d'autrui, quand la vente est faite en termes tels qu'on est réputé devoir les acquérir pour les livrer, ou obtenir la ratification du propriétaire ; et, dans ces cas, l'acheteur, qui devient propriétaire du jour où la ratification est donnée ou du jour où le vendeur s'est légitimement procuré l'animal vendu, ne peut pas demander la nullité de la vente.

Les animaux d'autrui, pris, comme objet d'une vente, peuvent appartenir à deux catégories distinctes : ce sont des animaux qui ont été perdus par leur propriétaire ou qui lui ont été volés ; ce sont des animaux loués, prêtés, déposés, etc., qui n'ont été ni volés ni trouvés.

Le propriétaire, qui a perdu, ou à qui un animal a été volé, peut le revendiquer durant trois ans, à compter de la perte ou du vol, contre celui dans les mains duquel il le trouve, sauf à ce dernier, s'il en est acquéreur, de recourir contre le vendeur pour se faire restituer le prix d'achat et obtenir des dommages-intérêts, quand il a été de bonne foi (art. 2279 Cod. civ.). Que si cependant le possesseur actuel des animaux volés ou trouvés les a achetés de bonne foi dans une foire, dans un marché, dans une vente publique, chez un maquignon, le propriétaire originaire ne pourra se les faire rendre qu'en lui remboursant le prix qu'ils lui ont coûté (art. 2280 Cod. civ.) ; alors le propriétaire agira lui-même contre le vendeur, pour se faire restituer le prix de vente et se faire payer des dommages-intérêts ; l'acheteur évincé pourra aussi, s'il a été de bonne foi, demander des dommages-intérêts au vendeur, quand il y aura lieu.

La vente d'animaux d'autrui, qui n'ont été ni volés ni trouvés, faite par celui qui les détient à un titre quelconque, ne peut pas, quoique nulle, être attaquée par le propriétaire, lorsque les animaux ont été achetés et reçus de bonne foi, car « en fait de meubles la possession vaut titre » (art. 2279 Cod. civ.) ; ce qui revient à dire que, aussitôt la livraison faite, les animaux sont acquis à celui qui les a reçus de bonne foi en vertu d'un juste titre (vente), la prescription des meubles reçus dans de semblables conditions ayant lieu instantanément. D'ailleurs, la règle « en fait de meubles possession vaut titre » établit en faveur du possesseur une présomption de propriété, qui le dispense de toute preuve à cet égard et laisse la preuve contraire à la charge de la partie adverse. En fait, donc, la vente d'animaux d'autrui, consentie par celui qui les détient, devient inattaquable dans certains cas, pourvu que l'acheteur ait été de bonne foi en achetant et en prenant livraison ; elle devient inattaquable dans ces conditions, quand elle a été faite par un locataire, un emprunteur, un gardien, un dépositaire, même par quelqu'un qui a commis un abus de confiance ou une escroquerie. D'autre part, les ventes, consenties par l'héritier apparent, même de mauvaise foi, à des tiers de bonne foi, sont réputées valables et ne peuvent être attaquées par l'héritier véritable (Cassat^{n}).

Les animaux, qui sont meubles par leur nature, peuvent devenir *immeubles par leur destination* dans certains cas prévus par la loi. Ceux que le propriétaire d'un domaine livre au fermier ou au métayer pour la culture, qu'ils soient estimés ou non, sont censés immeubles tant qu'ils restent attachés au fonds par l'effet de la convention (art. 522 Cod. civ.). Les objets, que le propriétaire d'un fonds y a placés pour le service et l'exploitation, sont immeubles par destination ; et de ce nombre se trouvent les différents animaux attachés à la culture (chevaux, bœufs) ou à l'exploitation (moutons, animaux divers entretenus pour utiliser les herbages et les produits du domaine), les pigeons des colombiers, les lapins des garennes, les ruches à miel, les poissons des étangs (art. 524 Cod. civ.) ; sont aussi immeubles par destination les chevaux et bœufs servant à l'exploitation des mines et employés aux travaux inférieurs (art. 8, L. 21 avr. 1810). Or, tandis que la prescription des meubles s'opère instantanément, sans laps de temps, elle ne s'accomplit que par dix, vingt, trente ans, lorsqu'il s'agit d'immeubles. Aussi, le propriétaire d'animaux immeubles par destination, qui ont été vendus par autrui, peut les revendiquer contre le possesseur, même quand ils ont été achetés et reçus de bonne foi.

Dans tous les cas où le propriétaire peut revendiquer (animal volé ou perdu, animal immeuble par destination) ses animaux contre le tiers, qui les a achetés, celui-ci peut, de son côté, dès qu'il s'aperçoit qu'on lui a vendu des animaux volés ou trouvés, ou des animaux immeubles par destination, se prévaloir de la nullité de la vente, demander la restitution de son prix d'achat et réclamer des dommages-intérêts, s'il y a lieu, toutes les fois qu'il a ignoré en achetant la provenance des animaux vendus. L'action en nullité peut être exercée par lui, pendant les dix ans, qui suivent le jour où il s'aperçoit qu'on lui a vendu la chose d'autrui. Lorsqu'il s'agit d'animaux, non immeubles par destination, qui n'ont été ni volés ni perdus, l'acheteur, qui découvre leur véritable origine aussitôt après la vente, avant d'en avoir pris livraison, a le droit d'invoquer la nullité du contrat ; mais lorsque sa bonne foi a continué et qu'il y a eu prise de possession, il ne peut plus la demander. En effet, la vente de la chose d'autrui pouvant être ratifiée par le propriétaire et alors l'acquéreur ne pouvant plus en demander la nullité (Cassat[n]), il est rationnel de considérer la disposition du premier alinéa de l'article 2279 comme imposant une sorte de ratification légale au propriétaire et d'admettre que le tiers acquéreur ne peut qu'accepter le fait accompli.

D. *Animaux morts.* — Si, au moment de la vente, les animaux, qui ont été désignés pour en faire l'objet, sont tous morts, la convention est inexistante, elle ne s'est pas formée ; s'ils sont morts en partie seulement, l'acheteur peut, à son choix, abandonner la vente ou prendre les animaux qui restent, en faisant réduire le prix à dire d'expert (art. 1601 Cod. civ.). Cependant, si la perte est telle que l'acheteur, s'il l'eût connue, eût acheté quand même, il y a seulement lieu (art. 1636 Cod. civ.) à une réduction de prix, et l'acquéreur ne peut pas abandonner la vente ; si le vendeur connaissait la perte, alors que l'acheteur l'ignorait, celui-ci peut opter pour l'abandon de la vente et réclamer en outre des dommages-intérêts ; si, au contraire, l'acheteur a contracté en connaissant la perte ou les détériorations subies, il n'a droit ni à l'action en nullité, ni à des dommages-intérêts, ni à une diminution de prix.

2° **Prix de la vente.** — Le prix de la vente doit consister en argent ; la convention devient un échange, si le prix consiste en une autre marchandise. Il doit être déterminé et désigné par les parties (art. 1591 Cod. civ.) ; s'il n'est pas déterminé, la vente est inexistante, elle ne se forme pas. Ainsi, est inexistante la vente d'animaux pour un prix à convenir ultérieurement par les parties. Cependant la vente est valable, si elle renferme une clause qui indique un moyen de déterminer le prix, indépendamment de la volonté des parties. Ainsi, se forme valablement la vente de tant d'animaux au prix de tel marché, au prix que tel a retiré ou retirera des siens, au prix qui sera déterminé par une personne que les parties désignent (art. 1592 Cod. civ.). La vente, dont le prix est abandonné à l'appréciation d'un ou de plusieurs arbitres, est faite sous condition suspensive, et si le ou les arbitres meurent ou se refusent, la condition de la détermination du prix ne se réalisant pas, la vente ne se forme pas. Les personnes, vétérinaires ou autres, désignées pour déterminer le prix, sont des arbitres et non des experts; elles sont dispensées de l'observation des formalités imposées aux experts. Les frais de la vente sont à la charge de l'acheteur (art. 1593 Cod. civ.).

3° **Capacité des parties.** — Pour vendre ou acheter, il faut avoir la capacité juridique; tous ceux à qui la loi ne l'interdit pas peuvent acheter ou vendre ; les incapables de contracter sont les mineurs, les interdits et les femmes mariées. La femme mariée ne peut ni acheter, ni vendre, ni échanger, ni s'obliger, ni faire le commerce sans l'autorisation de son mari. Mais l'autorisation maritale est valable, pourvu qu'elle soit donnée avant ou pendant l'acte que la femme accomplit; elle peut être expresse ou simplement tacite et s'induire du concours du mari dans l'acte ; elle est valable, quels qu'en soient les termes, et qu'elle ait été donnée par écrit ou verbalement. D'ailleurs, la femme est réputée commerçante, quand, au su et au vu de son mari, qui ne s'y oppose pas, elle fait un commerce séparé ; lorsqu'elle agit pour le compte de son mari, elle n'est pas commerçante, et la responsabilité de ses actes incombe au mari. En ce qui concerne le commerce des animaux, la femme du marchand de chevaux doit être considérée comme ayant agi pour son mari, toutes les fois qu'elle a vendu des animaux, accordé une prolongation de garantie, etc., toutes les fois qu'elle a fait des actes auxquels son mari a eu donné son adhésion; mais il faut que cette circonstance soit démontrée pour celui qui a contracté avec la femme, sans quoi le mari pourrait obtenir l'annulation de la convention.

4° **Consentement des parties.** — L'accord des parties sur la chose et sur le prix, le consentement à la vente, existe dès l'instant où elles conviennent des animaux et du prix; et, dès lors, la vente est accomplie, si toutes les autres conditions sont réalisées. Quand le consentement est donné par correspondance, l'accord des volontés est réputé exister dès l'instant de l'acceptation des offres.

Le consentement doit être donné par chaque partie en toute connaissance de cause et en pleine liberté d'esprit. Ainsi, la vente faite par une personne à une autre qu'elle a fait enivrer, ou qu'elle a trouvée pleinement ivre, est inexistante pour défaut de consentement ; l'exécution peut en être refusée et la nullité demandée par la partie, qui démontre qu'elle n'a pas consenti. Le consentement d'un des contractants peut se trouver vicié, imparfait, dans certains cas prévus par la loi; et alors la vente est annulable. Est imparfait ou vicié (art. 1109 Cod. civ.) le consentement extorqué par violence, ou donné par erreur ou surpris par dol; la vente est annulable, lorsque le consentement d'une partie a été obtenu par des menaces faisant craindre pour la personne ou sa fortune un mal considérable et certain, lorsque l'acheteur a commis une erreur très grave portant sur la qualité essentielle des animaux, ou lorsque son consentement a été surpris, grâce à l'emploi de manœuvres dolosives.

A. *Viciation du consentement par la violence.* — La violence inspire la crainte, empêche la réflexion, détruit la liberté, vicie le consentement et rend la vente annulable, quand elle a amené à contracter (peu importe de qui elle émane), en inspirant une crainte sérieuse, en exposant la personne, la liberté, la considération, la fortune, etc., à un mal certain, possible, inévitable et relativement considérable ; peu importe d'ailleurs que le mal, dont le contractant est menacé, doive s'accomplir dans sa personne, sa considération, sa liberté, sa fortune ou celles de son conjoint, de ses descendants ou ascendants, de ses frère ou sœur, etc. (art. 1111, 1112, 1113, 1115 Cod. civ.). L'acheteur violenté peut demander la nullité de la vente pendant les dix ans, qui suivent le jour où la violence a cessé (art. 1304 Cod. civ.).

B. *Viciation du consentement par l'erreur. — Cas dans lesquels la vente est annulable pour cause d'erreur. — Vente de chevaux cryptorchides.* — L'erreur est une croyance contraire à la vérité ; croire ce qui n'est pas c'est faire erreur ou se tromper ; croire qu'un cheval cryptorchide est hongre c'est commettre une erreur. Il y a *erreur fortuite, casuelle*, quand l'acheteur se trompe, sans que le vendeur ait employé aucune fraude pour le faire tomber dans l'erreur ; il y a au contraire *erreur dolosive*, quand l'acheteur se trompe, parce que quelque manœuvre frauduleuse du vendeur lui empêche de connaître la vérité.

L'erreur casuelle, fortuite, commise par l'acheteur, ne vicie son consentement et ne rend la vente annulable qu'autant qu'elle est très grave, qu'autant qu'elle est substantielle, qu'autant qu'elle porte sur la substance de la chose, c'est-à-dire sur la qualité qu'il avait principalement en vue, sur la qualité envisagée principalement par lui, et en l'absence de laquelle il n'eût pas contracté, s'il eût su qu'elle n'existait pas. Ainsi, il y a erreur substantielle et la vente est annulable : quand l'acheteur a acheté un cheval cryptorchide pour un cheval hongre, quand l'administration de la guerre a acheté des chevaux cryptorchides (Cassat^{n}, 23 mars 1887); quand l'acheteur a acheté une vache châtrée pour une vache apte à la reproduction ; quand il a acheté, comme cheval anglais, un cheval qui ne l'est pas ; quand il a acheté, comme cheval noble, descendant d'un grand coureur, un cheval qui n'a pas cette généalogie ; quand il a acheté, comme cheval de courses, un cheval, qui, au moment de la vente, était l'objet d'une réclamation, qui devait amener sa disqualification ; quand un boucher a acheté un bœuf, qui est saisi à l'abattoir pour cause de tuberculose ou de tout autre vice caché ; quand un charcutier a acheté un porc, qui est saisi pour cause de cryptorchidie, parce que sa viande est immangeable ; quand l'acheteur a acheté des animaux atteints de maladies contagieuses.

Le consentement de l'acheteur n'est pas vicié et la vente n'est pas annulable, quand l'erreur casuelle porte sur des qualités non substantielles, telles que l'âge, la valeur vénale, l'aptitude, etc. La vente n'est pas non plus annulable, pour erreur substantielle, quand il s'agit d'un cheval, qui, ayant été essayé au moment de la vente, n'est pas attelable ; s'il n'y a pas eu garantie implicite, l'acheteur sera sans recours contre son vendeur. D'ailleurs, la question de savoir si l'erreur est substantielle est une question de fait laissée à l'appréciation des tribunaux, qui consulteront les vétérinaires sur l'importance de la qualité absente, à l'existence de laquelle a cru l'acheteur. Lorsque l'acheteur commet une erreur grave, substantielle, en contractant, le vendeur peut ignorer de son côté l'absence de la qualité envisagée principalement ou l'intention réelle de celui qui achète ; il peut ignorer que la vache, objet de la vente, est châtrée ou que l'acheteur la destine à la reproduction ; il peut ignorer que l'acheteur veut un cheval hongre ; tout en connaissant les intentions de l'acheteur, qui les lui a manifestées, il peut ignorer l'absence de la qualité envisagée principalement ; dans tous les cas, l'erreur substantielle, qui vicie le consentement et rend la vente annulable, existe réellement. Que si le vendeur, connaissant d'un côté l'absence de la qualité envisagée principalement par l'acheteur, qui croit à son existence, et ayant d'autre part reçu l'aveu des intentions de son cocontractant, ne le détrompe pas, il y a dol par réticence ; et l'acheteur peut, en demandant l'annulation de la vente, réclamer des dommages-intérêts.

L'acheteur, qui a commis une erreur substantielle, peut demander la nullité de la vente, pendant les dix ans, qui suivent le jour où il a reconnu qu'il s'est trompé (art. 1304 Cod. civ.). Pour triompher dans sa demande, il doit prouver son erreur ; il doit établir qu'il voulait surtout telle qualité et qu'il croyait à son existence, et démontrer qu'elle n'existe pas. Cette double preuve sera généralement aisée : la démonstration de sa volonté et de sa croyance sera établie par témoins ou par présomption (l'intention de celui qui voulait un cheval anglais sera prouvée par le témoignage de ceux à qui il en aura fait part avant d'acheter ; celle du maraîcher, qui a acheté un cheval cryptorchide, du boucher, qui a acheté un bœuf, dont la viande a été saisie, celle de l'acquéreur, qui a acheté un animal atteint de maladie contagieuse, seront établies par présomption); la preuve de l'absence de la qualité, ou de l'existence du vice qui l'exclut, résultera de l'enquête (généalogie d'un cheval, disqualification en suite de réclamation antérieure), ou de l'expertise (viande saisie à l'abattoir, maladie contagieuse, cryptorchidie, castration, etc.), ordonnées par le tribunal.

Bien qu'on ait vu parfois des chevaux châtrés conserver leurs instincts génésiques, on reconnaît la cryptorchidie à la folie sexuelle, à la persistance des instincts génésiques, à la turbulence du sujet, à ce qu'il peut effectuer la saillie, à l'absence de cicatrice de castration, à la constatation d'un testicule ectopié par le taxis extérieur et l'exploration rectale. Mais le taxis, l'exploration de l'aine et l'exploration rectale ne permettent pas, dans tous les cas, il s'en faut bien, de constater la présence du testicule ; aussi conviendrait-il (Thary) de le rechercher par la voie rectale immédiatement avant et après la saillie, alors que l'organe est turgescent et plus aisément tangible.

C. *Viciation du consentement par le dol. — Dol et ses caractères. — Ventes de chevaux méchants et rétifs.* — L'erreur dolosive vicie le consentement de l'acheteur et rend la vente annulable, dans des cas, où l'erreur casuelle la laisse valable. Le dol est un artifice, une manœuvre frauduleuse, une ruse, une machination employée pour tromper quelqu'un, pour le faire tomber dans l'erreur et l'amener à faire quelque chose de préjudiciable à ses intérêts (acheter un animal détérioré qu'il n'aurait pas acheté sans la ruse mise en œuvre pour le tromper), ou le détourner et l'empêcher de faire quelque chose qui lui eût été utile (laisser expirer le délai de la mise en règle). Le dol vicie le consentement de l'acheteur et rend la vente annulable, quand il réunit les conditions (art. 1116 Cod. civ.) suivantes : quand il est évident qu'il a été pratiqué (intention), pour déterminer, à acheter un animal, une personne, qui n'y songeait pas, ou qui ne l'eût pas acheté sans la mise en œuvre d'une machination frauduleuse ; quand il a fait naître (effets), chez l'acquéreur, l'idée et la volonté de contracter, alors qu'il est évident que, sans les manœuvres employées, il n'aurait pas contracté ou n'aurait contracté qu'à des conditions moins onéreuses ; quand il a été pratiqué (auteur) par le vendeur, ou avec sa complicité, par son associé, par son domestique, ou par un tiers au su et avec l'approbation expresse ou tacite du vendeur. Il n'y a pas dol, et la vente n'est pas annulable : quand la manœuvre frauduleuse a été pratiquée par un tiers, à l'insu du vendeur (en pareil cas l'acheteur trompé ne peut qu'actionner le tiers en dommages-intérêts, en vertu de l'article 1382 du Code civil) ; quand la manœuvre employée n'a pas empêché de découvrir le vice, qu'elle avait pour but de cacher ; quand l'intention de tromper n'a pas existé dans l'esprit du vendeur (revendeur qui revend un cheval contre-marqué sans s'être aperçu qu'il avait été trompé). La manœuvre frauduleuse, pratiquée au cours d'une négociation déjà entamée, comme celle qui a été pratiquée avant, constitue un dol, lorsqu'elle satisfait aux conditions précitées. Elle donne lieu à une action en dommages-intérêts et à une action en nullité : quand elle a été pratiquée en vue de faire accepter des conditions, qui ne l'eussent pas été; quand elle a empêché l'acheteur de découvrir un défaut, dont la constatation l'aurait détourné d'acheter ou d'accepter les conditions auxquelles il a souscrit Ainsi, est annulable, et peut être attaquée par l'acheteur, la vente conclue dans les conditions suivantes : Paul voit, sur le marché ou dans les écuries d'un marchand, un cheval qui lui plaît, et, sans l'examiner ou le faire examiner à fond, il entre en pourparlers avec le propriétaire qui l'entraîne au café, où la négociation continue et aboutit; Paul s'est réservé la visite, et il examine ensuite ou fait examiner l'animal par un vétérinaire ; mais, pendant que Paul et le marchand s'étaient éloignés, l'associé de ce dernier avait eu soin de dissimuler adroitement une seime, une plaie, une cicatrice à un genou (genou couronné), et l'acheteur, trompé par cette manœuvre, prend livraison d'un cheval, qu'il n'aurait pas acheté, s'il avait pu voir qu'il était couronné ou qu'il avait une seime.

Il y a trois sortes de dol: le dol effectif ou réel ; le dol par allégation ; le dol par réticence.

Le dol effectif est celui qui consiste dans l'emploi de manœuvres réelles pour rendre un vice invisible. Il y a dol effectif dans les hypothèses suivantes : contremarquer les dents d'un cheval pour le rajeunir ; mastiquer une seime ; masquer une cicatrice du genou ; simuler la castration sur un cheval cryptorchide ; épingler les cysticerques de la langue d'un porc ladre ; donner des breuvages calmants à un cheval méchant ; teindre une balzane, etc., etc. Dans tous ces cas, la vente est annulable, lorsque les trois conditions de l'article 1116 du Code civil sont réalisées.

Il y a dol par *allégation*, quand le vendeur *ment* :

quand il affirme l'inexistence d'un vice caché, qui existe réellement, et qu'il connaît bien ; quand il affirme l'existence d'une qualité, qui est envisagée principalement par l'acheteur, et qu'il sait inexistante. Ainsi, il y a dol par allégation, rendant la vente annulable et donnant droit à l'acheteur de demander des dommages-intérêts : quand le vendeur a vendu, comme étant hongre, un cheval, qu'il savait cryptorchide, à un acheteur, qui lui demandait un cheval hongre ; quand il a vendu une vache, qu'il savait châtrée, comme vache destinée à la reproduction ; quand il a vendu, à un boucher ou à un charcutier, un animal, qu'il savait atteint d'une maladie, qui devait motiver la saisie de la viande ; quand il a vendu un animal, qu'il savait atteint de maladie contagieuse ; quand il a vendu, comme cheval anglais, un cheval, qu'il savait bien ne pas être tel ; quand il a sciemment trompé l'acheteur sur la généalogie d'un animal, etc., etc. Il y a dol effectif et dol par allégation dans le fait d'un vendeur, qui, ayant un poulain atteint d'amaurose double congénitale, l'expose en vente avec la mère (qu'il suit par flair et sans hésitation) pour faire croire qu'il a la vue bonne, et ment en affirmant que le jeune animal a les yeux bons, alors qu'il sait le contraire. Il ne faut pourtant pas considérer comme dol par allégation les hâbleries ordinaires, par lesquelles les vendeurs exaltent les qualités et la valeur de leurs animaux.

Il y a *dol par réticence*, silence ou omission, lorsque le vendeur, connaissant l'existence d'un vice grave et caché, se borne à le dissimuler, à le taire, sans user d'ailleurs d'aucune manœuvre ni d'aucune allégation. Le dol par réticence est reconnu et réglementé par l'article 1645 du Code civil en matière de vices rédhibitoires: le vendeur d'un animal atteint de vice rédhibitoire est toujours présumé de bonne foi, c'est-à-dire présumé avoir ignoré l'existence du vice ; mais il est permis à l'acheteur de démontrer la mauvaise foi de son cocontractant, de prouver qu'il connaissait le vice, cas dans lequel il peut obtenir des dommages-intérêts en outre du remboursement du prix et des frais de la vente. Le dol par réticence doit être pareillement admis en dehors des vices rédhibitoires, et il faut le considérer comme rendant la vente annulable, ou donnant lieu tout au moins à des dommages-intérêts, suivant la gravité du vice caché dissimulé par le vendeur, qui le connaissait. Des décisions de la jurisprudence ont reconnu d'ailleurs que le dol par réticence peut rendre la vente annulable, quand l'acheteur prouve la gravité et l'antériorité du vice, ainsi que la mauvaise foi du vendeur. Pour apprécier les cas dans lesquels le dol par réticence donne droit à l'acheteur de demander la nullité de la vente, il convient de s'en référer aux dispositions du droit commun, qui sont relatives à la garantie des défauts de la chose vendue. Quand un vendeur a livré des animaux atteints de défauts graves, qui les rendent impropres à l'usage auquel on les destine, ou qui diminuent tellement cet usage, que l'acheteur ne les aurait pas acquis ou n'en aurait donné qu'un prix moindre s'il les eût connus, il est garant, non des vices apparents, mais seulement de ceux qui sont cachés au moment de la vente ; et, pour ces derniers, sa responsabilité est plus ou moins étendue, suivant qu'il a ou qu'il n'a pas commis un dol par omission, suivant qu'il a ignoré ou connu leur existence et ne l'a pas dévoilée à l'acheteur. Le vendeur est donc tenu de faire connaître à l'acheteur, s'il les connaît lui-même, sous peine de commettre un dol par omission, l'existence des défauts graves, qui ne sont pas apparents. De ces principes, établis par les articles 1641, 1642, 1643, 1645 et 1646 du Code civil, on peut déduire une règle permettant de reconnaître les dols par réticence, qui rendent la vente annulable, et cette règle je la formule ainsi : *L'acheteur est admis à demander la nullité de la vente pour cause de dol, toutes les fois que le vendeur, agissant en parfaite connaissance de cause, et sachant bien de quel vice son animal est atteint, a dissimulé et omis de faire connaître l'existence d'un défaut grave, non apparent, rendant l'animal impropre à l'usage pour lequel il a été vendu, ou diminuant tellement cet usage que l'acheteur ne l'aurait pas acquis s'il l'avait connu.* Ainsi, il y a vente annulable, pour cause de dol, toutes les fois que le vendeur, sans employer de manœuvres effectives, a dissimulé soigneusement et omis de faire connaître un vice caché, rendant l'animal impropre à son service ; et il en est de même, si le vice diminue tellement son usage, que l'animal n'eût pas été acheté, ou eût été moins payé, si son défaut eût été connu.

Que si le vice est seulement tel que l'acheteur, le connaissant, eût néanmoins conclu son marché, tout en payant un moindre prix, la vente peut être maintenue ; mais alors l'acquéreur peut intenter une action en dommages-intérêts ou en diminution de prix contre son vendeur.

Le dol par omission, entraînant la nullité de la vente, ou une action en dommages-intérêts, suppose : l'existence d'un vice grave (art. 1641 Cod. civ.) et non apparent (art. 1642, 1643 Cod. civ.) ; la connaissance du vice par le vendeur et l'omission d'en faire part à l'acheteur. Il satisfait aux conditions de l'article 1116 (émanant du vendeur, impliquant intention de tromper, et entraînant l'erreur).

Il y a dol par réticence, pouvant motiver l'annulation de la vente : quand un animal atteint d'hématurie a été vendu sans aveu par le vendeur, qui n'ignorait pas le vice ; quand, dans les mêmes conditions, la vente a eu pour objet un animal atteint de gravelle, de coliques intermittentes graves, de communication accidentelle du rectum avec le vagin, de méchanceté et de rétivité, etc.

Il n'y a pas dol, quand l'animal, vendu à un acheteur, qui a pu l'examiner ou le faire examiner, est atteint d'un vice plus ou moins grave mais apparent (cécité, amaurose, cataracte, mélanose, effort de reins, plaies, cicatrices, etc.), tant que le vendeur n'a employé aucune manœuvre pour masquer l'infirmité du sujet, ou pour empêcher l'acheteur de la constater, alors même qu'il a gardé un silence absolu sur son existence.

L'acheteur trompé peut demander l'annulation de la vente et des dommages-intérêts, en invoquant le dol; il doit prouver la fraude, démontrer la mauvaise foi du vendeur, établir la ruse employée par lui ou avec sa complicité (art. 1116 et 2268 Cod. civ.). Cette preuve peut être faite par des témoins ou par des présomptions graves. Le dol effectif, le dol par allégation, le dol par omission, la mauvaise foi du vendeur peuvent être établis par le témoignage des personnes, qui ont vu employer la manœuvre dolosive, qui ont entendu le vendeur alléguer à l'acheteur l'inexistence du vice, dont il connaissait l'existence, qui l'ont entendu avouer, avant la vente, l'existence d'un vice grave et caché, qu'il n'a pas fait connaître à l'acheteur. D'ailleurs, à défaut d'une preuve testimoniale, qui souvent ne pourra pas être fournie, le dol positif et le dol négatif ou par omission peuvent être prouvés par des présomptions; *is cui prodest;* la dent étant contre-marquée, une seime masquée, la castration simulée, etc., etc., le vendeur sera présumé avoir commis la fraude ; il sera d'ailleurs présumé avoir connu tel vice (hématurie, méchanceté, etc.) par cela seul qu'il est de toute évidence qu'il n'a pas pu l'ignorer. Quant à l'existence du vice masqué ou dissimulé, elle sera établie par l'expertise d'après la constatation des caractères, qui lui sont propres.

En cas de vente, entachée de nullité pour cause de dol, l'acheteur a dix ans, à compter du jour de la découverte de la fraude, pour agir contre le vendeur (art. 1304 Cod. civ.). Lorsque le dol a eu pour effet d'amener l'acheteur à laisser expirer les délais sans se mettre en règle, ou de retarder la constatation d'un vice rédhibitoire, l'action en nullité est substituée à l'action rédhibitoire. Dans les ventes annulables pour cause de dol, comme dans celles entachées de nullité pour cause de violence ou d'erreur substantielle, l'acheteur, qui veut en demander la rescision, doit suivre la procédure ordinaire et non celle de la loi du 2 août 1884. D'ailleurs, la vente, qu'elle soit viciée par la violence, l'erreur ou le dol, peut toujours être confirmée, ratifiée, soit expressément, soit tacitement (en faisant acte de propriétaire définitif) par l'acheteur ; et, s'il n'agit pas dans les dix ans, il est réputé l'avoir ratifiée.

Ventes d'animaux méchants ou rétifs. — La méchanceté et la rétivité ne sont pas comprises dans l'énumération des vices rédhibitoires, donnée par la loi du 2 août 1884 et la loi du 31 juillet 1895. La méchanceté est l'habitude vicieuse, qu'ont certains animaux de mordre, de frapper du pied ou de la tête. Les animaux méchants peuvent occasionner des accidents, soit sur des personnes, soit sur d'autres animaux, et engager ainsi la responsabilité de leur propriétaire (art. 1385 Cod. civ.). La rétivité est un défaut caractérisé par la tendance qu'ont certains animaux à refuser d'obéir, à ne pas se laisser utiliser, à ne pas se laisser garnir, à ne pas se laisser atteler ou diriger, etc. Assez souvent on rencontre les deux vices, méchanceté et rétivité, réunis chez le même animal ; et d'ailleurs un cheval rétif peut, comme un cheval méchant, être dangereux.

En 1838, les trois Écoles vétérinaires de France avaient demandé que ces deux vices fussent déclarés rédhibitoires, mais la Chambre des députés avait refusé, sous prétexte que ces vices de caractère, portés à un haut degré, sont très rares et cèdent presque toujours en fort peu de temps à la douceur. Tout en reconnaissant la gravité de ces vices et la possibilité de les déguiser momentanément, le législateur de 1838 n'avait pas cru qu'il fût possible de les définir positivement, de déterminer le point où ils commencent, de les préciser de manière à ne pas les confondre avec l'ignorance et la fougue du jeune âge, de constater s'ils ne résultent pas d'une souffrance physique, d'affirmer en connaissance de cause s'ils sont antérieurs à la vente, habituels ou accidentels, provoqués peut-être par de mauvais traitements ultérieurs à la vente. Se trouvant dans l'impossibilité de les définir sans se jeter dans le vague, et ne voulant pas abandonner, en ne les définissant pas, la décision aux tribunaux et aux experts d'une compétence mal assurée en une telle matière, il avait refusé d'inscrire ces vices dans la nomenclature de la loi, tout en faisant observer que l'acheteur, privé de l'action rédhibitoire, avait droit à une action en dommages-intérêts, dont l'étendue varie suivant que le vendeur avait ou non connaissance des vices de la chose. Le législateur de 1884 jugea également bon d'exclure la méchanceté et la rétivité de la liste des vices rédhibitoires : en prétextant les motifs déjà invoqués par celui de 1838, notamment la difficulté de définir exactement ces vices et de les distinguer de la peur ; en faisant observer qu'il ne s'agit pas de vices cachés et que, au moment de la vente, l'acheteur peut aisément s'assurer de leur existence, hormis le cas où le vendeur a eu recours à des manœuvres dolosives pour les dissimuler, cas dans lequel l'acheteur a toutes les actions de droit commun (art. 1116, 1304, 1382, 1645 Cod. civ.) ; en émettant la crainte de voir commettre des abus par les acquéreurs, qui pourraient aisément par maladresse, négligence, brutalité ou mauvais traitements, rendre les animaux méchants ou rétifs. La loi de 1895 a enfin maintenu l'exclusion de ces deux vices de la liste des vices rédhibitoires.

Le vendeur d'un animal méchant ou rétif est donc affranchi de la garantie, hormis les cas de dol ou de convention contenant une clause explicite ou implicite de garantie ; l'acheteur doit donc chercher une protection dans une convention spéciale (garantie conventionnelle expresse ou tacite), et, à défaut de garantie conventionnelle expresse ou tacite, dans les articles 1116, 1117, 1304, 1382, 1383, 1645 du Code civil.

Lorsqu'un cheval méchant ou rétif est vendu loyalement par son propriétaire, qui fait connaître l'existence du vice à l'acquéreur, celui-ci achète à ses risques et périls. La même solution semble s'imposer, quand le vendeur, sans dévoiler l'existence du vice, ne fait rien pour le dissimuler et empêcher l'acheteur, présent à la vente, ayant l'animal sous la main, de s'assurer et de reconnaître s'il y a méchanceté ou rétivité. En pareil cas, l'acheteur ne peut pas valablement intenter une action en nullité pour cause de dol, attendu que la méchanceté et la rétivité ne sont pas des vices cachés, attendu que le vendeur ne commet un dol par réticence qu'en ne dévoilant pas l'existence des vices, qui sont non apparents, attendu que l'existence de la méchanceté et de la rétivité aurait pu être facilement constatée si l'animal eût été convenablement examiné et suffisamment essayé. A l'acheteur de s'imputer à faute d'avoir mal examiné ou insuffisamment essayé l'animal, à la condition toutefois que le vice ne lui ait pas été implicitement et tacitement garanti d'après les conditions du marché. Cependant, s'il s'agit d'un cheval vicieux au point d'être *rendu inutilisable par sa méchanceté*, il y a lieu de décider autrement, et il a été jugé (Trib. civ. Seine, 14 fév. 1894) que la vente était nulle : 1° pour cause d'erreur substantielle, étant démontré que le vice rendait l'animal inutilisable ; 2° pour cause de dol, le vendeur ayant omis de dévoiler le vice, dont il connaissait l'existence et la gravité.

Si l'animal dangereux, méchant ou rétif, occasionne des accidents chez son nouveau propriétaire, celui-ci, devenu responsable vis-à-vis des tiers (art. 1385 Cod. civ.), peut-il, quand il est actionné en dommages-intérêts, appeler en cause son vendeur ou lui intenter à son tour une action en dommages-intérêts? Peut-il actionner son vendeur en dommages-intérêts lorsque l'animal n'a occasionné aucun accident? Quand un animal méchant, vendu sans dol, n'a occasionné aucun accident, son nouveau propriétaire n'a aucune action contre le vendeur, alors même que le vice n'a pas été dévoilé. Lorsqu'il y a eu accident, deux cas peuvent se présenter : 1° l'animal dangereux l'a déterminé alors que l'acheteur, non prévenu par le vendeur, s'était pourtant aperçu de l'existence du vice ; aucune action n'est ouverte à l'acquéreur dans ce cas, de même que dans le cas où le vice lui a été déclaré ; 2° l'animal dangereux, vendu sans dol et sans déclaration du vice, occasionne un accident avant que l'acheteur ait pu s'apercevoir de l'existence de la méchanceté ou de la rétivité ; le vendeur peut être poursuivi en dommages-intérêts (art. 1382, 1383, 1891 Cod. civ.), pendant trente ans ; et si l'accident a été causé à un tiers, le vendeur peut être appelé en garantie par l'acheteur poursuivi, devant le tribunal déjà saisi, ou actionné principalement, devant le tribunal de son domicile, par l'acquéreur déjà condamné.

Lorsqu'un animal dangereux, méchant ou rétif, a été vendu avec dol effectif, avec emploi de manœuvres frauduleuses (administration de breuvages, etc.), pour dissimuler le vice au moment de la vente, une action en nullité, durant dix ans, est ouverte à l'acheteur moyennant qu'il prouve le dol, soit en établissant par témoins qu'une manœuvre frauduleuse a été employée, soit en établissant par une enquête que l'animal, doux et maniable au moment de la vente, était méchant antérieurement ou l'est devenu brusquement quelques heures après la vente. Si, d'ailleurs, il était établi par des témoins que le vendeur a fait usage de telle ou telle drogue et a ainsi réussi à dissimuler la méchanceté, il y aurait lieu, en outre de l'action en nullité et de l'action en dommages-intérêts, à une poursuite correctionnelle pour escroquerie (art. 405 Cod. pén.) ; un jugement du tribunal correctionnel de Caen (23 août 1872) a condamné, pour un cas semblable, un vendeur, à la prison, à l'amende, à la restitution du prix de vente et à des dommages-intérêts.

Lorsqu'il s'agit d'une vente de confiance, l'acheteur s'en rapportant à son cocontractant et ne se trouvant pas en présence de l'animal, qui est méchant ou rétif, il y a dol par réticence, quand le vendeur, qui connaît le vice, se dispense de le dévoiler ; la vente est annulable, et l'acheteur peut demander des dommages-intérêts. D'autre part, la jurisprudence (Trib. civ. Seine, 11 août 1871 ; arr. Cour Paris, 16 décembre 1872 ; arr. Cass., 17 fév. 1874) a admis qu'il y avait dol par réticence, et que la vente était annulable, quand le vendeur, sans employer des manœuvres dolosives, avait dissimulé la méchanceté, en se taisant sur certains faits connus de lui, quand il s'agissait d'un cheval qu'il avait eu dans son écurie à différentes reprises, l'ayant vendu d'autres fois. Ainsi, serait nulle, pour cause de dol par réticence, la vente consentie par un marchand, qui, ayant repris, moyennant une concession d'une partie du prix, son cheval méchant des mains d'un premier et d'un second acheteur, le revendrait à un troisième acquéreur sans lui dévoiler le vice.

Les parties peuvent convenir que la garantie de la loi du 2 août 1884 ou celle de l'article 1641 du Code civil sera étendue à la méchanceté et à la rétivité ; et cette convention fait loi entre elles (voir plus loin la garantie conventionnelle). D'ailleurs, la garantie peut être étendue à des qualités (docilité, dressage), en l'absence desquelles la vente sera résoluble ; bien plus, ainsi qu'on le verra, la garantie pour telle ou telle qualité peut résulter tacitement des conditions du marché. Ainsi, un animal, vendu comme doux et docile, est tacitement garanti contre la méchanceté.

Il importe que les vétérinaires, chargés par leurs clients de visiter des animaux à acheter, se pénètrent bien des données qui précèdent; ils devront toujours examiner les animaux au point de vue de la méchanceté et de la rétivité, s'ils n'aiment mieux faire donner par le vendeur à l'acheteur une garantie spéciale, expresse ou tacite, relativement à ces deux vices. Il peut arriver qu'un examen superficiel et sommaire ne fasse pas reconnaître l'existence de la méchanceté ou de la rétivité, alors qu'aucune manœuvre dolosive n'a été employée pour les dissimuler ; et, en pareil cas, le contrat devrait être maintenu s'il ne s'agissait ni d'une vente de confiance, ni d'une autre vente réputée entachée de dol par réticence, et si d'ailleurs les termes dans lesquels il a été conclu n'impliquaient pas une extension de la garantie à ces vices. Les vétérinaires, se souvenant que certains animaux méchants ou rétifs se laissent facilement gouverner, manier, garnir et conduire par des personnes habiles ou habituées et même conduire par des mains étrangères et inexpérimentées une fois qu'ils sont lancés, verront garnir, manier, atteler, conduire au départ les animaux par une personne autre que celles qui montre le plus d'empressement à accomplir cette besogne.

III. — PROMESSE DE VENTE.

La promesse de vente, ou vente faite avec arrhes (somme d'argent donnée généralement par l'acheteur au vendeur), peut être abandonnée par la partie, qui les a données en les perdant, et par celle qui les a reçues en restituant le double (art 1590 Cod. civ.), à moins qu'il ne soit prouvé que les parties ont entendu se lier définitivement ; et, les arrhes, données dans les ventes ordinaires d'animaux, dans celles faites sur les foires et marchés, sont présumées être un acompte sur le prix convenu ; il faudrait une preuve contraire pour leur enlever ce caractère et leur donner celui d'un simple dédit. En conséquence, la dation d'arrhes n'étant que la confirmation de la propriété de l'acheteur, les risques de la chose sont à sa charge ; si une panique survient sur le marché, et s'il en résulte une détérioration ou la perte de l'animal, l'acheteur devra encore compléter le paiement du prix d'achat.

IV. — PREUVE DE VENTE.

Celui qui réclame l'exécution d'une convention doit prouver qu'elle a eu lieu ; celui qui réclame l'exécution d'une vente doit prouver qu'elle s'est formée ; et, une fois la preuve faite, si la partie adverse se prétend libérée des obligations par elle contractées, c'est à elle de prouver sa libération (art 1315 Cod. civ.).

La loi reconnaît cinq moyens de preuve : la preuve littérale; la preuve testimoniale ; les présomptions; l'aveu de la partie ; le serment. La vente d'animaux peut donc être prouvée de différentes façons; elle peut être prouvée par un écrit authentique ou sous-seing privé, par un acte récognitif ou confirmatif. Quand la vente est, de son essence, un acte commercial, quand la partie, qui la nie, fait le commerce des animaux, la preuve testimoniale peut être admise, quelle que soit la somme à laquelle s'élève la demande. Les ventes et les achats commerciaux se prouvent d'ailleurs par la correspondance, par les livres des parties, et par la preuve testimoniale, toutes les fois que le tribunal croit devoir l'admettre (art. 109 Code de commerce).

Quand la vente est civile et non commerciale, la preuve testimoniale n'est admise que si la demande n'excède pas 150 francs; mais, s'il y a un commencement de preuve par écrit, un écrit émanant de celui contre qui la demande est formée et rendant vraisemblable le fait allégué, la preuve testimoniale est alors admissible, quelle que soit la somme à laquelle s'élève la demande (art. 1341, 1342, 1343, 1347 Cod. civ.). La vente peut enfin être prouvée par des présomptions graves, précises et concordantes (art. 1353 Cod. civ.), par l'aveu de la partie et par le serment.

CHAPITRE II

Effets de la vente. — Théorie des risques. Modalités de la vente.

I. — EFFETS DE LA VENTE.

La vente est formée dès que les parties tombent d'accord sur les animaux et sur le prix ; une fois consentie, elle devient le lien des parties, elle oblige à ce qui a été convenu expressément et aux suites que l'équité, l'usage et la loi lui donnent ; elle ne peut être révoquée que du consentement réciproque des contractants, ou résolue par les tribunaux que pour des causes prévues par la loi (art. 1138, 1583, 1134, 1135 et 1156 à 1164 Cod. civ.). Elle produit un, deux, ou trois effets : elle engendre des obligations, opère translation de propriété, et déplace les risques, dans certains cas ; elle peut n'être que translative de propriété et génératrice d'obligations ; enfin, il est des cas dans lesquels elle est seulement productive d'obligations.

On désigne par le mot *risques* les accidents, mortels ou non, les maladies, les blessures, les détériorations occasionnées par des cas fortuits ou des cas de force majeure (inondations, incendies, vol, foudre, panique, etc., etc.), sans que le détenteur ait à se reprocher quoi que ce soit (fait, négligence, imprudence, etc.).

En général, les risques incombent à celui qui est propriétaire de la chose ; toutefois, la loi en charge, dans certains cas, le vendeur, qui est en retard de livrer ; et elle décide que celui qui a volé des animaux répond des cas fortuits tant qu'il n'a pas restitué.

La vente, qui a pour objet des animaux individuellement déterminés appartenant au vendeur, produit, quand elle est pure et simple ou à terme, trois effets : dès l'instant, où elle est consentie, elle rend l'acheteur propriétaire (ses créanciers peuvent saisir les animaux), et elle met les risques à sa charge, alors même que la livraison et le paiement sont différés ; elle est productive d'obligations ; elle oblige l'acheteur à prendre livraison et à payer le prix convenu ; elle oblige le vendeur à livrer les animaux, à les *conserver* jusqu'à la livraison (en s'abstenant de toute faute et de toute négligence, en leur prodiguant les soins d'un bon père de famille), et à les *garantir* (art. 1136, 1137, 1583, 1138). Elle ne serait que productive d'obligations et translative de propriété, si, par une clause spéciale, le vendeur avait consenti à demeurer chargé des risques jusqu'à la livraison, qui a été différée avec ou sans accord des parties ; d'autre part, ainsi qu'on le verra ci-après, les risques peuvent incomber au vendeur par le seul fait qu'il est en retard de livrer. Les ventes à l'essai, sous condition suspensive, bien que génératrices d'obligations, et bien qu'opérant translation de propriété avec effet rétroactif, quand la condition se réalise, laissent les risques au compte du vendeur pendant la durée de l'essai.

La vente ne produit qu'un effet, elle est seulement génératrice d'obligations : lorsqu'elle a pour objet des animaux déterminés seulement quant au nombre et quant à l'espèce ; quand elle est faite avec la clause que le vendeur restera encore propriétaire un certain temps fixé ; quand elle a pour objet tel animal, non volé, ni trouvé, n'appartenant pas au vendeur, qui, en le vendant, ne transfère pas la propriété à l'acheteur, celui-ci ne devenant propriétaire qu'en vertu de la livraison et étant exonéré des risques qui peuvent survenir entre la vente et la livraison.

Lorsque le même vendeur vend successivement le même animal à plusieurs acheteurs successifs, celui qui est mis en possession le premier (art. 1141, 2279 Cod. civ.) demeure seul propriétaire, bien que son titre (achat) soit postérieur en date, pourvu que la possession soit de bonne foi. Quand il s'agit de meubles, la prescription a lieu instantanément, pourvu que leur possession ait été acquise de bonne foi, en vertu d'un juste titre (vente, échange, etc.), qui eût été réellement translatif de propriété, si celui avec qui on a traité eût été propriétaire. Ainsi, en vertu de l'article 2279, qui dit (en fait de meubles, possession vaut titre) que la prescription des meubles, fondée sur une possession de bonne foi, est dispensée du laps de temps, lorsque le même vendeur a successivement vendu un cheval à deux acheteurs et l'a livré au second, celui-ci, s'il a été de bonne foi, s'il a ignoré la première vente, demeure propriétaire, en vertu de l'article 1141 ; car, bien que le vendeur ait passé avec lui une vente nulle (attendu qu'il s'agissait de la chose d'autrui), il est devenu propriétaire dès l'instant où il a été mis en possession (art. 2279 Cod. civ.). Ce second acquéreur ne peut donc pas être inquiété par le premier acheteur, il ne pourrait l'être qu'autant qu'on démontrerait qu'il avait connaissance de la première vente. Cependant, si le même animal a été vendu, sur un champ de foire, à deux acheteurs successifs, et s'il survient, avant toute livraison, une panique, qui entraîne la détérioration, ou la mort, c'est le premier acheteur qui devra supporter les risques. Le premier acheteur ne peut revendiquer l'animal que contre le vendeur, alors qu'il le détient encore pour son compte, ou contre un acheteur postérieur, convaincu d'avoir été de mauvaise foi en achetant ou en prenant livraison de l'animal déjà vendu et non livré, ou contre tout possesseur, si l'animal a été perdu par le vendeur ou lui a été volé. D'ailleurs, un acheteur est réputé avoir pris livraison et posséder, quand l'animal a été laissé par lui en louage, prêt ou dépôt, chez le vendeur; les créanciers de celui-ci ne peuvent pas le saisir, ni le premier acheteur le revendiquer sous prétexte que la convention n'a pas été suivie d'une livraison effective, alors que la vente et le louage, etc., ont eu lieu sans fraude.

II. — THÉORIE DES RISQUES. — MODALITÉS DE LA VENTE.

La vente (art. 1584 Cod. civ.) peut être pure et simple, à terme, conditionnelle, alternative. La transmission de propriété et le déplacement des risques doivent être étudiés dans chacune des modalités, qu'elle peut revêtir.

1° Vente pure et simple. — Risques. — Perte ou détérioration des animaux vendus et non livrés. — La vente est pure et simple, quand elle n'est affectée ni d'un *terme*, qui en suspend l'exécution, ni d'une *con-*

dition, qui en retarde l'ouverture ou en amène la résolution. La vente pure et simple d'animaux, individuellement déterminés, opère immédiatement translation de propriété ; et les risques, les accidents mortels, les maladies, les blessures, les détériorations, occasionnés par des cas fortuits ou par une force majeure, sont désormais au compte de l'acheteur. Le vendeur, étant tenu de donner, à la conservation des animaux vendus et non encore livrés, tous les soins d'un bon père de famille, répond toujours de ses faits et de ses fautes ; si les animaux, non livrés, se sont détériorés par sa faute, il doit réparer le préjudice occasionné ; s'ils ont péri par son fait ou par sa faute, il n'a pas droit au prix et peut être condamné à des dommages-intérêts.

De ce que la vente pure et simple d'animaux individuellement déterminés, appartenant au vendeur, opère translation de propriété et déplacement des risques au compte de l'acheteur, dès qu'elle a été consentie, il faut conclure : que, après la vente d'un animal pour un prix fixé, ou après l'échange consenti pour une autre marchandise, la perte, survenue même entre les mains du vendeur, sans qu'il y ait de sa faute, incombe à l'acheteur, qui doit néanmoins acquitter le prix ou remettre la marchandise coéchangée ; que les risques, les détériorations et la perte des animaux vendus et non livrés ne sont pas pour le compte du vendeur exempt de faute.

Lorsque l'animal périt, est perdu ou volé avant la livraison, le vendeur ne peut plus être tenu de livrer ; il est passible de dommages-intérêts, et n'a pas droit au prix, quand il y a de sa faute ; il est complètement libéré, quand la perte (mort, vol, etc.), est survenue fortuitement ou par une force majeure, entre la vente et la livraison, avant qu'il fût en demeure de livrer, alors qu'il usait de son droit de rétention pour attendre le paiement du prix, et sans qu'il y ait de sa faute. En ce cas, l'obligation de livrer est éteinte, et le prix doit être payé, bien qu'il soit établi que l'animal n'eût pas péri, s'il eût été en la possession de l'acheteur. C'est d'ailleurs la même solution qu'il faut appliquer, lorsque, au lieu de périr, les animaux se détériorent, sans la faute du vendeur, entre la vente et la livraison : le vendeur d'un animal individuellement déterminé est libéré par la remise dudit animal en l'état où il se trouve lors de la livraison, pourvu que les détériorations, qui y sont survenues, ou la perte qui s'est produite, ne viennent pas de son fait ou de sa faute, ni de celle des personnes dont il est responsable, ou qu'avant les détériorations, ou la perte, il ne fût pas en demeure (art. 1245 Cod. civ.). Lorsque le vendeur est libéré de l'obligation de livrer les animaux, qui ont péri (mort, perte, vol) fortuitement ou par suite d'une force majeure, s'il a droit au prix, il est tenu (art. 1303 Cod. civ.) de restituer à l'acheteur les accessoires, les petits qui sont nés, les débris utilisables, en un mot tout ce qui reste, et de lui céder tous droits et actions en indemnité nés à l'occasion de la perte (ces droits et actions naissent du reste en la personne de l'acheteur propriétaire réel des animaux non livrés). Lorsque le vendeur, non payé, use de son droit de rétention, et conserve l'animal à titre de gage, les risques (perte, détériorations) sont également pour l'acheteur. En tous cas, le vendeur, qui allègue un cas fortuit ou une force majeure, doit les prouver (témoins, enquête, expertise, autopsie, etc.).

Le vendeur peut être poursuivi en dommages-intérêts, quand il a exécuté tardivement son obligation de livrer, quand il ne l'a pas exécutée ou ne l'a exécutée que partiellement, en livrant une partie des animaux vendus. Mais l'acheteur, qui demande des dommages-intérêts, doit prouver la vente, la demeure du vendeur, l'existence et le *quantùm* du préjudice à lui causé par le retard ou la non-livraison; et si le vendeur allègue, à son tour, que la non-livraison provient d'un cas fortuit ou d'une force majeure, c'est à lui de le prouver. Le vendeur ne peut être condamné à des dommages-intérêts que si les trois conditions suivantes concourent :

1° L'inexécution, la non-livraison, doit être contraire à l'intention et à la volonté de l'acheteur ; elle ne l'est pas tant que le vendeur n'est pas en demeure de livrer, et le vendeur ne peut être condamné à des dommages-intérêts qu'autant que, étant en demeure, il n'a pas livré ou n'a livré que tardivement ou partiellement (art. 1146, 1139, 1230, 1657 Cod. civ.). 2° La non-livraison, ou le retard dans la livraison, doit provenir de la faute, du fait ou du dol du vendeur, et non d'une cause étrangère, qui ne lui paraît pas imputable, telle qu'une maladie de l'animal non occasionnée par la faute du débiteur (art. 1147 et 1148 Cod. civ.). 3° La non-livraison doit avoir été dommageable à l'acheteur.

Les dommages-intérêts, pour retard dans la livraison, peuvent se cumuler avec l'exécution tardive, et avec le paiement en remboursement du prix, si l'animal périt avant la livraison et après la mise en demeure, à moins que le vendeur ne prouve l'existence d'une maladie ; cas, où l'acheteur doit établir que la maladie a été provoquée par la faute du vendeur, s'il veut obtenir des dommages-intérêts.

D'ailleurs, les risques peuvent être pour le vendeur, quand ils se produisent après sa mise en demeure (art. 1139, 1302 Cod. civ.) : il répond des risques, qui se sont produits parce que l'animal est resté en sa possession, et il ne répond pas de ceux qui se seraient produits aussi bien, si l'animal eût été en la possession de l'acheteur. Il répond des accidents occasionnés par la foudre, l'inondation, l'incendie, le vol, quand ces accidents ne se sont pas produits ou n'auraient pas pu se produire chez l'acheteur ; mais il n'en répond pas (et c'est à lui d'établir le cas fortuit ou la force majeure et de prouver que l'animal eût péri chez l'acheteur), quand l'inondation, l'incendie, la foudre, le vol, ont ravagé l'écurie de l'acheteur comme la sienne, quand l'animal meurt d'une maladie, qui l'eût fait périr ailleurs, à moins que l'acheteur ne démontre de son côté qu'il aurait sauvé l'animal ou qu'il l'aurait déjà revendu.

Le vendeur n'est pas constitué en demeure de livrer, c'est-à-dire en retard, par le seul fait de la vente, ni par le payement du prix, ni par l'échéance du terme, hormis le cas où les parties ont expressément stipulé que l'arrivée du terme constituera la mise en demeure (art. 1139, 1230 Cod. civ.). Il est constitué en demeure de livrer par une sommation d'huissier ou par une demande en justice (assignation); et encore a-t-il un délai pour livrer après la sommation ou l'assignation (art. 5 Cod. pr. civ.). Il est encore constitué en demeure, quand il s'agit d'une vente de nature à ne pouvoir être utilement exécutée pour l'acheteur que dans un certain temps, s'il laisse passer ce temps sans livrer, et les risques sont alors pour lui (art. 1146 Cod. civ.). Ainsi, quand on achète tant de bœufs gras pour Pâques, le vendeur doit les livrer avant la fin de la semaine qui précède le dimanche de Pâques ; et, s'il ne le fait pas, il supportera désormais les risques et devra des dommages-intérêts. Enfin, le vendeur est en demeure (et dès lors a les risques à sa charge), par le seul effet de la convention (vente), si les contractants ont stipulé qu'elle sera résolue de plein droit faute de livraison dans un certain délai.

Dans les ventes d'animaux, déterminés seulement quant à leur nombre et quant à leur espèce, le vendeur contracte seulement une obligation de livrer; la convention n'est pas translative de propriété ; celle-ci n'est tranférée que par la tradition réelle des animaux promis, qui ne sont individuellement déterminés que dès ce moment. D'où il faut conclure que l'obligation du vendeur n'est pas éteinte par la perte d'un certain nombre d'animaux; les risques sont pour lui et non pour l'acheteur.

Dans les ventes d'animaux à naître, la translation de propriété est renvoyée ou non jusqu'à la naissance ; les risques sont pour le vendeur ou pour l'acheteur, suivant le montant du prix convenu (art. 1130 Cod. civ.). Ainsi, quand un propriétaire a vendu le poulain à naître de sa jument, si l'animal périt avant la livraison, la perte, arrivée par cas fortuit ou de force majeure, est pour l'acquéreur ou le vendeur, suivant que les parties ont fait un contrat aléatoire ou un contrat commutatif. Si le poulain a été vendu un prix très élevé, quand il a été vendu ce qu'il eût réellement valu s'il eût été vivant, les risques sont pour le vendeur; mais si le poulain à naître a été vendu un prix inférieur à celui qu'il eût valu s'il eût été vivant, les risques sont pour l'acheteur. Il faut d'ailleurs, pour savoir à qui doivent être imputés les risques, s'en rapporter aux termes de la convention et à l'intention présumée des parties.

Dans les ventes d'animaux à prendre en nombre déterminé dans un troupeau, les risques sont pour le vendeur, à moins que le troupeau n'ait péri en entier, ou tout au moins en assez grande proportion, de sorte qu'il ne contienne plus un nombre suffisant d'animaux pour permettre la livraison de la quotité fixée. Les pertes partielles sont pour le vendeur, tant qu'il reste assez d'animaux pour délivrer le nombre vendu. Mais si le troupeau périt totalement, l'acheteur perd les animaux vendus; quand les pertes, arrivées dans le troupeau, sont assez nombreuses pour ne plus laisser le nombre d'animaux à livrer, l'acheteur ne peut que réclamer la livraison des animaux qui survivent, bien que le nombre en soit inférieur à celui qui avait été convenu.

Quand un troupeau a été vendu en bloc pour un prix unique, les risques sont pour l'acheteur. Lorsqu'on a vendu la moitié, le tiers d'un troupeau, pour un prix unique, l'acheteur perd ce qu'il a acheté, si le troupeau périt en entier; et, dans les autres cas, il perd la moitié, le tiers des animaux qui ont succombé. Ainsi, il a été vendu le tiers d'un troupeau de 600 têtes pour un prix unique; avant la livraison, il meurt accidentellement 30 animaux, l'acheteur supporte la perte du tiers; il perd pour son compte 10 animaux. En cas de vente d'un troupeau à tant par bête qu'on en tirera, l'acheteur ne doit payer que les animaux qui lui seront livrés.

2° **Vente à terme. Risques. Perte ou détérioration des animaux vendus et non livrés.** — La vente à terme est celle qui est affectée d'un terme, qui en suspend l'exécution (art. 1185 Cod. civ.). Le terme est un laps de temps, un délai, durant lequel le vendeur ne peut pas être contraint de livrer ou l'acheteur de payer, suivant que c'est en faveur de l'un ou de l'autre qu'il a été convenu; il retarde seulement l'exécution de la vente sans empêcher ses effets. L'acheteur devient propriétaire, comme dans la vente pure et simple; et les risques, survenus entre la vente et la livraison, sont à sa charge, lorsqu'il s'agit d'animaux individuellement déterminés; il continue même à les supporter, après l'échéance du terme, tant que le vendeur n'a pas été mis en demeure, à moins qu'il n'eût été expressément convenu que la seule échéance du terme constituerait la mise en demeure.

En résumé, l'animal vendu et non livré, s'il est individuellement déterminé, et si la vente est pure et simple ou à terme, périt ou se détériore pour le compte de l'acheteur, tant que le vendeur est irréprochable. Quand la convention est conçue en termes tels que le vendeur s'est chargé de conduire et de livrer l'animal dans un lieu, autre que celui de la vente, les risques survenus en cours de route, ou dans le lieu de la livraison, avant que celle-ci ait été effectuée, sont-ils pour le vendeur ou pour l'acheteur? C'est à tort qu'il a été décidé par certains juges que le vendeur devait les supporter, parce que, dans une semblable convention, il serait d'un usage constant et reconnu que la vente n'est parfaite que par la livraison; c'est à tort qu'on a essayé de faire primer le droit par les usages, qui ne sauraient prévaloir contre la loi et ne peuvent être invoqués qu'autant qu'elle y renvoie; or, dans l'espèce, aucun texte ne peut être invoqué, qui autorise à s'en rapporter à l'usage ; pour que les risques restassent à la charge du vendeur, il faudrait qu'une clause expresse les lui réservât; il faudrait, par exemple, que la vente fût consentie en termes tels que l'animal dût être livré sain et en bon état.

3° **Ventes conditionnelles et leurs effets. Ventes sous condition suspensive. — Ventes sous condition résolutoire. Ventes à l'essai.** — Les ventes *conditionnelles* sont celles qui sont affectées d'une *condition*, qui en suspend l'ouverture, ou qui en amène la résolution. La *condition* est un événement futur et incertain, non arrivé, qui peut arriver ou ne pas arriver, duquel les parties ont entendu faire dépendre l'ouverture de la vente ou sa résolution. Elle est dite *suspensive*, quand elle retarde la translation de propriété jusqu'à sa réalisation ; elle est appelée *résolutoire*, quand, n'empêchant pas la vente de produire tous ses effets, elle amène, en se réalisant, la résolution du contrat, et remet les choses dans l'état antérieur. Je vends à un acheteur, qui consent, mes chevaux A.B.C.D pour un prix convenu, si dans huit jours l'entreprise, pour laquelle j'ai soumissionné, est adjugée à un autre ; le délai fixé arrive, la condition se réalise, l'entreprise est adjugée à un autre, la vente devient définitive. Je vends mes chevaux à la condition que la vente sera résolue, si, dans la huitaine, l'entreprise, pour laquelle j'ai soumissionné, m'est adjugée; dans le délai fixé je suis déclaré adjudicataire, la vente est résolue. — La condition, suspensive ou résolutoire, est positive (si tel événement arrive) ou négative (si tel événement n'arrive pas). Si l'événement, fixé comme condition, n'est pas futur, s'il est déjà arrivé, à l'insu des parties, au moment du contrat, la vente est pure et simple et non point conditionnelle. Si l'événement, pris comme condition, tout en étant futur, n'est pas incertain, s'il doit nécessairement arriver, la vente, au lieu d'être une vente conditionnelle, est une vente à terme (art. 1168, 1181, 1183, 1175, 1176, 1177, 1178, 1179 Cod. civ.).

Les conditions positives, non réalisées dans le temps qui a été fixé, sont défaillies : je vous vends mon cheval si dans deux mois vous avez telle entreprise; la vente n'a jamais existé si au bout de deux mois vous n'avez pas l'entreprise (art. 1176 Cod. civ.). Si elles ne contiennent aucun terme, dans lequel elles doivent être accomplies, elles peuvent l'être en quelque temps que ce soit, et ne sont réputées défaillies, que s'il devient certain qu'elles ne se réaliseront pas ; et, lors même qu'elles contiennent un terme dans lequel elles doivent être réalisées, elles sont néanmoins réputées défaillies, s'il devient certain, avant l'expiration du délai, qu'elles ne se réaliseront pas. Les conditions négatives (art. 1177 Cod. civ.) sont réputées réalisées, quand le temps fixé s'est écoulé sans que l'événement soit arrivé.

La condition, suspensive ou résolutoire, en se réalisant, rétroagit (art. 1179 Cod. civ.) au jour, auquel l'engagement a été contracté, en ce qui concerne les droits des parties et des tiers. Ainsi, la vente sous condition suspensive est réputée avoir été parfaite au jour, où elle a été convenue, dès l'instant où l'événement se produit. Ainsi, la vente sous condition résolutoire est réputée n'avoir jamais existé, dès le jour où l'événement arrive. Si le vendeur sous condition suspensive a revendu l'animal *pendente conditione*, et si la condition se réalise, il se trouve avoir vendu la chose d'autrui ; et, si ses créanciers l'ont saisi, ils ont saisi la chose d'autrui. Si l'acheteur sous condition résolutoire a vendu l'animal *pendente conditione*, et si la condition se réalise, il se trouve également avoir vendu la chose d'autrui.

A. *Ventes sous condition suspensive.* — *Risques.* — Dans les ventes d'animaux, faites sous condition suspensive, la translation de propriété étant ajournée jusqu'à la réalisation de l'événement conditionnel, les risques demeurent à la charge du vendeur, bien que les animaux soient possédés par l'acheteur *pendente conditione*. La vente sous condition suspensive ne déplace la propriété et les risques qu'à compter de l'instant où la condition se réalise ; elle produit ces effets à compter de l'instant du contrat, si l'événement pris comme condition était arrivé, à l'insu des parties, au moment de la convention (art. 1181 Cod. civ.). Si les animaux vendus meurent accidentellement avant la réalisation de la condition, et que plus tard celle-ci s'accomplisse, le vendeur n'est pas tenu de livrer ni l'acheteur de payer. Si les animaux, vendus sous condition suspensive, sont dépréciés, détériorés accidentellement avant l'arrivée de l'événement conditionnel, l'acheteur a le droit d'opter entre la résolution de la vente ou son maintien, sans pouvoir demander ni dommages-intérêts ni diminution de prix. Lorsque les animaux se sont améliorés, lorsque leur prix marchand a augmenté *pendente conditione*, le vendeur n'a rien à réclamer, quand la condition se réalise; il doit les livrer et se contenter du prix convenu. Lorsque les animaux ont péri (mort, perte) ou ont été détériorés, blessés, dépréciés *pendente conditione* par la faute du vendeur, l'acheteur, quand la condition se réalise, a droit à des dommages-intérêts en cas de perte totale; et, en cas de perte partielle ou de détérioration, il peut, ou maintenir la vente en demandant une diminution de prix, ou exiger la résolution du contrat avec des dommages-intérêts (art. 1182 Cod. civ.).

B. *Ventes sous condition résolutoire. — Risques.* — Dans les ventes sous condition résolutoire, l'acheteur devient propriétaire et supporte les risques *pendente conditione;* mais, en se réalisant, la condition anéantit, dans le passé comme dans le présent et l'avenir, les effets de la vente ; les risques passent au compte du vendeur, dès l'instant de la réalisation de la condition, et les animaux sont réputés n'avoir pas appartenu à l'acheteur (art. 1183, 1184 Cod. civ.). Si les animaux meurent ou se détériorent accidentellement, avant l'arrivée de l'événement conditionnel, ils meurent ou se détériorent pour le compte de l'acheteur, alors même qu'il n'est coupable d'aucune faute, à moins qu'il n'en ait été décidé autrement par les parties, ou que les circonstances démontrent que l'acheteur n'a pas entendu supporter les risques. La condition résolutoire est toujours sous-entendue, dans la vente et l'échange, pour les cas où l'une des parties ne satisfait pas à son engagement ; mais elle doit alors être constatée judiciairement, pour entraîner, au choix du demandeur (vendeur, coéchangiste), l'exécution forcée de la convention (paiement du prix, etc.), ou la résolution (anéantissement de la convention et du transfert de propriété ainsi que du déplacement des risques opérés par elle) du contrat avec des dommages-intérêts.

C. *Ventes à l'essai.* — *Risques.* — La vente à l'essai est toujours présumée (art. 1588 Cod. civ.) faite sous condition suspensive ; mais les parties peuvent la faire sous condition résolutoire. Dans le cas de vente à l'essai sous condition suspensive, doivent être appliquées toutes les règles des ventes sous condition suspensive ; et ce sont les règles des ventes sous condition résolutoire, qui devraient être appliquées, si la vente à l'essai était faite sous condition résolutoire. Lorsque le vendeur a vendu à l'essai, pour huit jours, un cheval de labour, l'acheteur peut acquiescer définitivement à la vente ou rendre l'animal, suivant que, après l'avoir essayé le temps convenu, il le trouve apte ou inapte au service spécifié ; mais, que la condition se réalise ou qu'elle ne se réalise pas, que l'essai soit ou non favorable, les risques (perte, détériorations), survenus pendant le délai de l'essai, sont pour le vendeur, moyennant que l'acheteur établisse le cas fortuit ou de force majeure. Il en serait différemment si les parties avaient conclu la vente, en convenant que l'acheteur aurait huit jours pour essayer le cheval, et que le contrat serait *résolu*, au bout de ce laps de temps, si l'animal n'était pas reconnu apte au service spécifié ; en ce cas, les risques seraient pour l'acheteur. Donc, l'animal, périssant ou se détériorant, pendant le délai de l'essai, par cas fortuit ou de force majeure, périt ou se détériore pour le compte du vendeur ou de l'acheteur, suivant que la vente a été faite sous condition suspensive ou sous condition résolutoire. Mais, comme la vente à l'essai n'est réputée faite sous condition résolutoire qu'autant que les parties en ont expressément convenu, comme la vente faite à l'essai est toujours présumée faite sous condition suspensive, lorsque les parties n'en ont pas décidé autrement, c'est la vente à l'essai sous condition suspensive qu'il y a lieu d'étudier avec quelques détails.

a. *Essai, sa nature, sa durée. Acquiescement de l'acheteur. Preuve de la vente à l'essai.* — L'essai doit, comme toute condition, être stipulé (convenu) quant à sa nature et quant à sa durée. L'acheteur est tenu d'essayer l'animal au service convenu, ou, à défaut de convention dans ce sens, au service auquel le rendent propre sa conformation et ses aptitudes. Il doit, suivant que l'animal lui convient ou non, se prononcer pour l'acceptation définitive ou pour le refus, avant l'expiration du délai d'essai ; s'il laisse expirer ce délai, sans rendre l'animal, ou sans prévenir de sa non-acceptation, il est censé avoir acquiescé définitivement, et dès lors les risques sont pour lui. Que si le délai de l'essai n'a pas été fixé par les parties, le vendeur reste maître de sommer (art. 1139 Cod. civ.) l'acheteur par huissier d'avoir à se prononcer dans un délai qu'il détermine ; et les risques sont pour ce dernier à l'expiration de ce laps de temps, s'il ne se prononce pas.

Quand il s'agit d'une vente à l'essai, l'acheteur ne peut pas refuser de conclure le marché, en alléguant purement et simplement que l'animal ne lui convient plus, qu'il le trouve trop cher ; il faut qu'il allègue qu'il ne l'a pas trouvé complètement apte à remplir le but, ou à faire le service, pour lequel il l'a acheté ; il faut qu'il invoque un motif plausible et sérieux (vice, maladie, mollesse au travail, etc.) ; et, si le vendeur soutient le contraire, il y aura lieu à une expertise. Pourtant, s'il résulte des termes de la convention, ou des circonstances, que la vente a été faite sous la condition que l'animal conviendra à l'acheteur, l'essai constitue alors une condition potestative de la part de ce dernier, qui peut refuser d'acquiescer définitivement au marché, sans avoir à décliner d'autre raison que celle qui consiste à dire que l'animal ne lui convient pas. Doivent également être rangées, parmi les ventes à l'essai sous condition suspensive, celles dans lesquelles l'acceptation définitive de l'acheteur est subordonnée à l'agrément de telle ou telle personne, à laquelle il destine l'animal.

La preuve de la vente à l'essai incombe à celui qui l'allègue ; lorsque l'acheteur à l'essai voudra rendre l'animal, reconnu inapte au service convenu, le vendeur pourra, tout en reconnaissant que la vente a eu lieu, nier qu'elle a été faite sous condition, et ce sera à l'acheteur d'établir qu'elle a été faite à l'essai. Cependant, bien qu'une vente mobilière doive être considérée comme ferme, lorsque l'acheteur, qui prend possession de la chose vendue, n'établit pas qu'elle a été faite à l'essai, il a été décidé aussi que la déclaration d'une partie attestant qu'elle a reçu livraison d'une chose qu'elle voulait acheter, par exemple, d'un cheval, mais seulement pour en faire l'essai, constitue un aveu indivisible, tellement que les juges ne peuvent prononcer que cette déclaration fait preuve d'une vente pure et simple, et que la condition d'essai n'est pas justifiée (Cass. 26 nov. 1849).

b. *Obligations du vendeur et de l'acheteur dans les*

ventes à l'essai. — Accidents occasionnés par l'animal à l'essai. — Risques. — Accidents et détériorations résultant du fait ou de la faute de l'acheteur. — Outre les obligations générales, qui lui incombent, comme dans toute sorte de vente, le vendeur à l'essai, restant propriétaire, supporte directement, dans certains cas, la responsabilité de l'article 1385 du Code civil, lorsque l'animal occasionne pendant l'essai quelque accident. Ainsi, un cheval vicieux étant vendu à l'essai, étant confié aussitôt par l'acheteur à un conducteur, renversant la voiture et blessant le conducteur, l'acheteur sous condition suspensive, qui n'a commis aucune faute, n'est pas responsable vis-à-vis de son domestique, qui peut (art. 1385, 1382 Cod. civ.) attaquer en dommages-intérêts le vendeur, resté propriétaire, convaincu d'avoir connu la rétivité et de n'avoir pas recommandé toutes les précautions nécessaires pour l'essai (Arr. Cour Paris, 3 août 1882).

Toutefois, s'il arrivait que l'animal rétif, vendu à l'essai, occasionnât des accidents, après que l'acheteur a été prévenu par le vendeur, la responsabilité incomberait au détenteur (acheteur), coupable de n'avoir pas pris les précautions nécessaires ou d'avoir consenti à essayer un cheval, qu'il savait dangereux.

Lorsque l'animal vendu à l'essai périt (mort, perte, etc.) ou se détériore entre les mains de l'acheteur, mais sans qu'il y ait de sa faute, la perte ou la détérioration est, avons-nous vu, pour le compte du vendeur resté propriétaire ; et il y a lieu de décider qu'il en est ainsi, même pour les accidents et maladies, qui surviennent pendant le délai de l'essai, alors que les animaux sont utilisés, avec les soins d'un bon père de famille, par l'acheteur, conformément aux conventions et suivant leurs aptitudes. Le vendeur ne peut rendre responsable l'acquéreur, qui établit qu'il a usé des animaux en bon père de famille, qu'en démontrant qu'il n'a pas usé loyalement des animaux pour le travail auquel ils étaient propres, ou bien qu'il a commis une faute lourde en les utilisant. Il faut donc conclure que, si, dans la vente à l'essai (comme dans la vente d'un animal atteint de vice rédhibitoire, comme dans le louage ou le prêt), l'animal contracte un effort de boulet, sans que l'acheteur ait commis aucune faute, aucune imprudence, aucune négligence, c'est le propriétaire (le vendeur) qui doit en supporter les conséquences ; et l'acheteur peut même se baser sur cet accident, pour arguer de l'inaptitude de l'animal et refuser d'acquiescer définitivement à la vente.

Lorsque les animaux vendus à l'essai périssent ou se détériorent (mort, maladies, blessures, etc.), pendant le délai de l'essai, par le fait ou par la faute de l'acheteur, la responsabilité lui en incombe tout entière ; il est tenu de garder les animaux et de les payer, ou tout au moins de payer des dommages-intérêts. L'acheteur à l'essai sous condition suspensive est tenu des mêmes devoirs qu'un emprunteur : il doit donner à l'animal vendu les soins d'un bon père de famille, c'est-à-dire d'un homme très diligent ; il doit l'utiliser au service convenu ou à celui auquel il est propre de par ses aptitudes ; il doit s'abstenir de l'employer à un travail trop pénible, à un service non stipulé, à un service auquel il n'est pas apte ; il ne doit pas lui faire traîner des charges trop lourdes, ni lui imposer de trop longues heures de travail ; il doit le confier à un conducteur expérimenté et ne lui demander que des journées ordinaires de travail ; il doit le nourrir et le loger convenablement, le laisser au repos et le faire soigner, s'il vient à tomber malade, tout en prévenant de suite le vendeur ; il ne doit lui faire subir volontairement ou par imprudence, négligence, aucune détérioration, ni lui faire pratiquer aucune opération sans nécessité, ni le louer, ni le prêter, etc.

Lorsqu'il manque à quelqu'un de ses devoirs et que, par suite, l'animal périt ou se détériore, c'est pour son compte que la perte ou la détérioration se produit ; il peut même être réputé avoir fait acte de propriétaire, et avoir *ipso facto* acquiescé définitivement à la vente, lorsqu'il s'est livré à certains actes. Lorsqu'il a, par sa négligence ou son imprudence, laissé périr l'animal, lorsqu'il l'a perdu par sa faute, lorsqu'il l'a mal surveillé et l'a laissé voler, il doit le payer. Lorsque des détériorations (accidents, blessures, maladies) se sont produites, parce qu'il a mal nourri, mal logé, mal soigné l'animal, parce qu'il l'a confié à un conducteur brutal et inexpérimenté, parce qu'il lui a fait faire de trop longues journées, parce qu'il l'a attelé à des charges trop lourdes, parce qu'il l'a utilisé à un service excessif, parce qu'il l'a fait travailler à une allure trop rapide, etc., il est responsable, et il est tenu ou de garder l'animal ou de payer des dommages-intérêts. La taille des crins de la crinière ou de la queue, le tondage et les opérations quelconques, pratiqués avec le consentement exprès ou tacite du vendeur, ainsi que les opérations (changement de ferrure), qui, ne modifiant ni l'aspect ni la qualité de l'animal, n'impliquent pas l'intention d'agir en propriétaire, n'empêchent pas les effets de la condition, et n'entraînent pas, pour l'acquéreur, l'obligation de garder les animaux ; et il en est de même des opérations, quelles qu'elles soient, lorsqu'elles ont été nécessaires, pour remédier à quelque mal dangereux et sauver l'animal. Les opérations, qui, tout en modifiant quelque peu momentanément l'aspect de l'animal, sont de peu d'importance, et n'altèrent pas la qualité de la marchandise (tondage des extrémités, taille des crins, etc.), n'impliquent pas l'intention d'agir en propriétaire et ne s'opposent pas, bien que le vendeur n'ait pas donné son consentement, à ce que l'acheteur rende l'animal, en payant les dommages-intérêts, que comporte la détérioration. Mais les actes accomplis par l'acheteur doivent cependant être appréciés avec sévérité dans bien des cas, quand ils ont été accomplis sans justification plausible. Ainsi, il devra être réputé avoir fait acte de propriétaire et avoir acquiescé définitivement à la vente : lorsqu'il aura fait pratiquer sans nécessité une opération d'une certaine gravité, excédant les soins exigés par l'état de l'animal, et ayant pour résultat de modifier sa qualité, son aspect, sa physionomie, son apparence (tonte, amputation de la queue, opération de la queue à l'anglaise, feu à traces persistantes, etc., etc.) ; lorsqu'il aura cherché à tirer quelque profit de l'animal, soit en le louant, soit en l'engageant aux courses (Arr. Cour Paris, 13 janv. 1890), lorsqu'il l'aura prêté D'ailleurs, si l'acheteur, après avoir renoncé à la vente, et en attendant que le vendeur reprenne l'animal, continue l'essai, c'est à ses risques et périls.

4° **Ventes alternatives.** — La vente est alternative quand elle est ainsi convenue : « Je vous vends pour le prix de x mon bœuf B et mon cheval C. » Le vendeur est libéré par la délivrance de l'un des animaux compris dans la vente ; il peut choisir celui qu'il veut délivrer, à moins que le choix n'ait été réservé expressément à l'acheteur (art. 1189 et 1190 Cod. civ.). Si la vente était ainsi convenue : « Je vous vends tel lot de moutons mérinos ou tel lot de moutons barbarins pour le prix de x », je ne pourrais pas, moi vendeur, livrer partie d'un lot et partie de l'autre (art. 1191 Cod. civ.). Dans les ventes alternatives, le vendeur est tenu purement et simplement, si l'un des deux animaux promis ne pouvait pas être vendu, ou s'il a péri même par sa faute (art. 1192 et 1193 Cod. civ.), à livrer le second. Ainsi, Pierre a vendu à Paul, pour le prix de x, son cheval A ou son bœuf D ; or, son cheval ne pouvait pas être vendu (il est morveux), ou bien il a péri avec ou sans sa faute, c'est le bœuf qui sera livré.

Quand les deux animaux, compris dans une vente alternative, ont péri, le vendeur doit payer le prix auquel sera estimé celui qui a péri le dernier, si toutefois il est en faute pour l'un des deux (art. 1193 Cod. civ.) ; s'ils ont péri sans sa faute et avant sa demeure, il est libéré de toute obligation (art. 1195 Cod. civ.). Quand le choix a été enlevé au vendeur, si l'un des deux animaux périt sans sa faute, l'acquéreur ne peut que réclamer celui qui reste ; s'il y a faute du vendeur, l'acquéreur peut réclamer celui qui reste ou le prix de celui qui est mort ; si les deux ont péri, le vendeur étant en faute pour l'un d'eux, l'acquéreur peut exiger le prix de l'un ou de l'autre (art. 1194 Cod. civ.).

CHAPITRE III

OBLIGATIONS DES PARTIES

La vente engendre des obligations à la charge de chacune des parties contractantes.

I. — OBLIGATIONS DE L'ACHETEUR.

L'acheteur est *obligé* de payer le prix de la vente, de prendre livraison des animaux et de les enlever ; il est également *obligé* d'indemniser le vendeur des dépenses, qu'il a faites, depuis la vente, pour la conservation des animaux ; il est obligé notamment de lui rembourser les frais de traitement nécessités par une maladie, survenue accidentellement entre la vente et la livraison.

Le *prix* de la vente doit être payé le jour et au lieu convenus ; s'il n'a rien été convenu à cet égard, il doit être payé au lieu et au moment de la livraison des animaux ; quand un terme a été accordé à l'acquéreur pour effectuer le payement, le prix de la vente doit être payé à l'arrivée du terme et au domicile du débiteur (acheteur), à moins qu'il en ait été décidé autrement par les parties (art. 1650, 1651, 1247 Cod. civ.). L'acheteur n'est pas obligé de payer le prix tant que le vendeur ne peut pas ou ne veut pas livrer ; de même, quand l'acheteur, qui n'a pas un terme, ne paye pas le prix de la vente, le vendeur peut se refuser à effectuer la livraison des animaux. D'ailleurs, l'acquéreur, quoique mis en possession des animaux, peut refuser de payer, quand il a un terme, et quand il est attaqué en revendication ou craint de l'être (animal volé ou trouvé) ; quand il a une juste crainte d'éviction, il peut se refuser au payement du prix sans caution, bien que, lors de son acquisition, il ait connu le danger, s'il n'y a pas eu de stipulation particulière à ce sujet (Cassat[n]). Ainsi, le tiers, qui achète sciemment des animaux n'appartenant pas à celui qui les vend, peut se refuser à les payer au vendeur, bien qu'il en ait pris livraison, s'il n'a pas été stipulé qu'il achetait à ses risques et périls. Toutefois, les stipulations de cette nature (l'acheteur consent à acheter à ses risques et périls) ne sont pas valables, quand elles ont été convenues entre un acheteur de bonne foi et un vendeur ou un revendeur de mauvaise foi d'animaux volés ou trouvés. Dès que le danger d'éviction cesse (le propriétaire réel des animaux ratifiant la vente et s'entendant avec le vendeur qui l'indemnise), l'acheteur ne peut plus se refuser à payer. Il doit d'ailleurs payer entre les mains du vendeur, bien qu'il y ait danger d'éviction, si ce dernier lui donne une caution solvable pour la restitution du prix dans le cas où l'éviction se réaliserait. Il doit enfin payer entre les mains du vendeur, malgré la juste crainte d'éviction et malgré le trouble apporté à sa possession, toutes les fois qu'il en a été convenu expressément, et toutes les fois que la vente a été faite sans garantie et que l'acquéreur a acheté à ses risques et périls (art. 1653 Cod. civ.).

Si l'acheteur ne paye pas le prix de la vente, le vendeur peut poursuivre le payement judiciairement ou demander la résolution du contrat, avec ou sans dommages-intérêts, afin de garder l'animal, s'il ne l'a pas encore livré, ou de se le faire restituer (art. 1654 Cod. civ.).

En tout cas, le vendeur non payé a une créance *privilégiée* sur les animaux, qu'il a vendus, et qui sont en la possession de l'acquéreur (art. 2102, §§ 3°, 4°, Cod. civ.); il peut, si la vente a été faite sans terme, revendiquer les animaux, tant qu'ils sont en la possession de l'acheteur, et en empêcher la revente, pourvu que la revendication soit faite dans la huitaine qui suit la livraison; en cas de revente, le privilège du premier vendeur non payé est reporté sur le prix dû par le sous-acquéreur. En matière commerciale, le privilège et la revendication du vendeur non payé ne peuvent pas être exercés contre la faillite, une fois que les animaux se trouvent en la possession effective de l'acheteur failli; mais la revendication lui est permise, même dans les ventes à terme, tant que les animaux ne sont pas encore entrés en la possession effective de l'acheteur (art. 550, 576 Cod. com.).

D'ailleurs, dans les ventes d'animaux, civiles ou commerciales, la résolution du contrat a lieu de plein droit, et sans sommation préalable, au profit du vendeur et contre l'acheteur, quand celui-ci a laissé passer le délai convenu pour le retirement (art. 1657 Cod. civ.).

II — OBLIGATIONS DU VENDEUR.

Le vendeur doit expliquer clairement, dans la vente, l'étendue des obligations qu'il entend contracter, car toute clause obscure et ambiguë s'interprète contre lui (art. 1602 Cod. civ.). Ainsi, quand il vend des moutons au moment de la tonte, mais avant qu'elle ait été pratiquée, il doit stipuler expressément que la laine lui appartiendra, s'il veut en bénéficier, car, sans stipulation claire et précise à cet égard, la laine reviendrait à l'acquéreur. Le vendeur est tenu, vis-à-vis de l'acquéreur, des trois obligations suivantes : il *doit conserver* les animaux (veiller à leur conservation), quand il les garde en sa possession après les avoir vendus (art. 1136 Cod. civ.) ; il *doit délivrer* les animaux vendus et il *doit les garantir* (art. 1603 Cod. civ.).

1° **Conservation des animaux.** — Le vendeur doit veiller à la conservation des animaux vendus et non livrés avec tous les soins d'un bon père de famille, à peine de dommages-intérêts envers l'acheteur (art. 1137 Cod. civ.). Toute perte, toute détérioration, survenues par son fait ou par sa faute, sont à sa charge ; il en est ainsi, lorsqu'il a, par négligence, perdu les animaux, lorsqu'il les a, par sa faute, laissé voler ou laissé périr, se détériorer, lorsqu'il ne leur a pas fait donner les soins, que réclamait leur état, etc.

2° **Livraison ou délivrance.** — La *livraison* ou *délivrance* est le *transport* des animaux vendus en la puissance et possession de l'acheteur (art. 1604 Cod. civ.). Elle a pour effet de faire passer les animaux en la possession de l'acquéreur, qui peut dès lors les utiliser, s'en servir, et en disposer ; elle individualise les animaux et en transfère la propriété, lorsque la vente ne les désigne que quant à leur nombre et à leur espèce ; elle sert de point de départ pour l'application de la règle de l'article 2279 (ainsi le déposant ne peut plus revendiquer son animal dès que le dépositaire, qui l'a indûment vendu, l'a livré au tiers acquéreur de bonne foi, tandis qu'il peut le revendiquer tant que la délivrance n'a pas été faite); elle sert aussi de point de départ pour le délai de l'action rédhibitoire.

La livraison des animaux, *immeubles par destination*, s'effectue, comme celle des immeubles, dont ils font partie, par la remise des clefs des bâtiments, qui les renferment, ou par la remise des titres de propriété (art. 1605 Cod. civ.). La délivrance des animaux vendus comme choses mobilières, s'opère (art. 1606 Cod. civ.) : par la *tradition réelle*, effective, les animaux passant des mains du vendeur entre celles de l'acheteur ou de son représentant ; par la remise des clefs des locaux qui les contiennent ; par le seul consentement des parties, si le transport ne peut pas s'en faire au moment de la vente, ou si le vendeur les garde à titre de dépositaire, d'emprunteur, de locataire, ou si l'acheteur les avait déjà en sa possession au moment de la vente à un autre titre, comme emprunteur, locataire, dépositaire. Mais la tradition consensuelle, qui laisse les animaux aux mains du vendeur, à titre de dépôt, de prêt ou de louage, ne le délie pas de les restituer, c'est-à-dire de les livrer effectivement à l'acheteur, qui ne peut cependant pas les revendiquer, quand ils ont été revendus et livrés à un second acquéreur de bonne foi (cas d'un propriétaire, traqué par ses créanciers, vendant, sur un champ de foire, son animal à un premier acheteur et en recevant le prix, puis gardant momentanément l'animal en dépôt, renvoyant ses créanciers, revendant et livrant à un second acquéreur de bonne foi).

Les frais de la délivrance sont à la charge du vendeur, et ceux de l'enlèvement à la charge de l'acheteur (art. 1608 Cod. civ.). La livraison doit se faire au lieu, où étaient, au temps de la vente, les animaux, ou au lieu qui a été convenu par les parties (art. 1609 Cod. civ.); elle doit être faite dans le temps fixé par la convention, et, si rien n'a été fixé, elle doit se faire au moment de la vente.

Quand le vendeur prouve qu'il a été empêché par une cause indépendante de sa volonté, par cas fortuit ou par une force majeure (inondation rendant les communications momentanément impossibles, maladie, etc.), de livrer les animaux au temps convenu, l'acheteur ne peut ni exiger la résolution de la vente, ni demander des dommages-intérêts pour retard dans l'exécution de la convention (Cassat[n]). Enfin, le retard dans la livraison n'entraîne pas nécessairement la résolution du contrat, même quand il y a négligence du vendeur, s'il n'est pas préjudiciable à l'acquéreur, et s'il n'y a pas, dans la convention, une clause expresse stipulant la résolution pour retard dans la délivrance (Cassat[n]); que si le retard, volontaire dans la livraison, a lieu après la mise en demeure du vendeur, il entraîne alors la résolution (Cassat[n]).

Mais la *demeure*, pour le vendeur, ne résulte pas de l'échéance du terme, à moins de clause expresse dans ce sens; il faut, pour qu'elle ait lieu, une sommation de livrer (art. 1610 et 1611 Cod. civ.). En tout cas, le vendeur fautif est passible de dommages-intérêts, s'il résulte un préjudice, pour l'acquéreur, du défaut de délivrance au terme convenu.

On a vu d'ailleurs que le vendeur a un droit de rétention, qu'il n'est pas tenu de livrer les animaux, si l'acheteur n'en paye pas le prix, à moins qu'il lui ait accordé un terme pour se libérer. Le vendeur n'est pas non plus obligé à la délivrance, quand même il aurait accordé un délai pour le payement, si, depuis la vente, l'acheteur est tombé en faillite (situation d'un commerçant qui cesse ses payements), ou en état de déconfiture (situation du débiteur non commerçant qui est dans l'impossibilité de payer ses dettes), à moins que ce dernier lui donne une caution solvable, qui, à son défaut, payera à l'échéance du terme (art. 1613 et 1188 Cod. civ.) Mais, si l'acheteur était en faillite ou en état de déconfiture au moment de la vente, le vendeur est obligé de délivrer, sans pouvoir exiger du débiteur une caution, qui se charge de le payer à l'échéance du terme, à moins toutefois que l'état de l'acquéreur n'ait été caché par dol au vendeur.

Les animaux, qui ont été l'objet d'une vente pure et simple ou d'une vente à terme, doivent être livrés à l'acheteur tels qu'ils étaient au moment de la vente ou tels que les ont laissés les améliorations et les détériorations, qui se sont produites indépendamment du fait ou de la faute du vendeur (art. 1614 et 1245 Cod. civ.), avec les produits (petits, laine), qu'ils ont donnés depuis la convention. Le vendeur est responsable, par conséquent tenu à une réparation, si la détérioration est de son fait; que s'il a conservé (traitement à la suite d'une maladie accidentelle), ou amélioré, à ses dépens, les animaux non livrés, il a droit à être remboursé. Dans les ventes sous condition suspensive, la rétro-activité de la condition n'empêche pas le vendeur de garder les produits, que les animaux ont donnés avant la réalisation de l'événement, duquel dépend l'ouverture de la convention, à moins de clause contraire.

L'obligation de livrer les animaux vendus emporte celle de délivrer en même temps les accessoires, qui ont été compris dans la même convention (art. 1615 Cod. civ.) ; le défaut de délivrance d'un accessoire (harnais, voiture, etc.), vendu avec des animaux, peut, suivant son importance, donner lieu à la résiliation de la vente ou à une indemnité proportionnelle (Cassat[n]).

3° **Garantie.** — La garantie, qui incombe au vendeur dans les ventes d'animaux, est une obligation qui l'astreint à procurer à l'acheteur la possession et la jouissancc paisibles et utiles des animaux, qui ont fait l'objet du contrat. Or, la possession n'est pas paisible, quand l'acquéreur est menacé d'éviction, quand il est évincé; elle n'est pas utile, quand les animaux sont atteints de certains vices graves ; aussi le vendeur est-il rendu garant par la loi (art. 1625 Cod. civ.) de l'éviction et de certains défauts cachés et graves, qu'on appelle vices rédhibitoires, parce que leur existence permet à l'acquéreur d'intenter contre le vendeur une action rédhibitoire, pour faire résilier la vente et obliger le vendeur à reprendre les animaux, ou une action en réduction de prix.

A. *Garantie en cas d'éviction.* — Le vendeur est garant, de par la loi, de toute éviction totale ou partielle due à une cause inconnue de l'acheteur au moment de la vente (art. 1626 Cod. civ.), à moins que les parties, par une clause spéciale, n'en aient décidé autrement. Mais cependant la clause de non-garantie ne peut pas s'appliquer au fait personnel du vendeur. Ainsi, les parties peuvent (art. 1627 Cod. civ.) convenir que le vendeur ne sera soumis à aucune garantie ; et cette stipulation aura un certain effet, s'il s'agit par exemple d'un animal revendu par un acquéreur de bonne foi, qui l'avait acheté d'une personne, entre les mains de laquelle il était arrivé par l'effet d'un vol. Mais le vendeur, malgré une stipulation de non-garantie, reste tenu de celle qui résulte d'un fait, qui lui est personnel (art. 1628 Cod. civ.); et, si l'acquéreur est évincé, le prix de la vente doit lui être restitué ; le vendeur, qui stipule une non-garantie pour un animal, qu'il a volé et qu'il vend à un acheteur de bonne foi, n'en reste pas moins tenu à restituer le prix et à payer des dommages-intérêts, s'il y a lieu, quand l'acquéreur est évincé ; il en est de même de l'acheteur, qui, menacé d'éviction, revend sans garantie.

Quand il y a eu stipulation de non-garantie, et que l'éviction résulte d'un fait, qui n'est pas personnel au vendeur, quand il s'agit par exemple de l'éviction d'un deuxième acquéreur de bonne foi, qui avait acheté d'un premier acquéreur pareillement de bonne foi (animal volé, vendu par le voleur à un premier acquéreur de bonne foi, et revendu par celui-ci, avec clause de non-garantie à un deuxième acquéreur de bonne foi), celui qui a stipulé la non-garantie est néanmoins tenu à la restitution du prix (art. 1629 Cod. civ.) reçu ; il est seulement affranchi de l'obligation de payer des dommages-intérêts. Il peut cependant retenir le prix, par lui reçu, dans deux cas : lorsque, à la clause de non-garantie, s'ajoute la circonstance que l'acquéreur connaissait, au moment de la vente, le danger de l'éviction ; lorsque, à la clause de non-garantie, s'ajoute la clause que « la vente est faite aux risques et périls de l'acheteur », ou lorsque la vente a été faite « aux risques et périls de l'acheteur », sans autre clause de non-garantie.

L'action en garantie, qui appartient à l'acheteur, s'exerce (art. 1640 Cod. civ.) par une demande incidente (l'acheteur, poursuivi en revendication, assigne son vendeur en garantie, et un même jugement tranche les deux contestations), ou par une demande principale (l'acheteur évincé assigne son vendeur en garantie).

On entend par *éviction* la dépossession de l'acheteur, résultant d'un jugement sur une action en revendication, ou provenant d'un autre fait. Ainsi, il y a éviction : quand l'acquéreur succombe comme demandeur ou défendeur en revendication de l'animal vendu (acheteur d'un animal prêté, qui, avant d'être livré, a été repris des mains de l'emprunteur par le prêteur); quand il abandonne, sans jugement, l'animal au demandeur, dont le droit est certain et manifeste; quand il conserve l'animal vendu, à un autre titre que celui d'acquéreur (quand il est héritier ou donataire du propriétaire, qui a droit de revendiquer l'animal); quand il est troublé par une action en revendication (il peut dès lors appeler le vendeur en garantie).

L'éviction de l'acheteur oblige le vendeur : à lui restituer le prix intégral, qui avait été payé, lors même que l'animal a diminué de valeur par le fait du possesseur évincé; à lui rembourser ses frais dans le procès ; à l'indemniser des frais de la vente et du préjudice causé (art. 1630 et 1631 Cod. civ.); à lui payer ce que valent les améliorations produites et la plus-value acquise par l'animal (art. 1633 Cod. civ.).

Quand l'éviction est partielle, quand l'acheteur d'un troupeau de moutons est dépossédé d'une partie des animaux, quand l'éviction partielle est de telle conséquence relativement au tout, que l'acquéreur n'eût point acheté sans la partie, dont il a été évincé, il peut faire résilier la vente ou la maintenir (art. 1636 Cod. civ.), mais en demandant une indemnité basée sur la valeur des animaux au moment de l'éviction (art. 1637 Cod. civ.). Que si l'éviction partielle est de telle conséquence relativement au tout, que l'acquéreur eût néanmoins acheté sans la partie, dont il a été évincé, il peut demander une indemnité ; mais la vente sera maintenue, et l'indemnité sera encore basée sur la valeur des animaux au moment de l'éviction.

Un second acquéreur étant évincé (animal volé ou trouvé), on décide que l'action en garantie peut être exercée par lui directement contre le premier vendeur ; car le vendeur est considéré comme ayant cédé tous ses droits au tiers acquéreur et comme l'ayant subrogé à sa place contre le vendeur originaire. Ainsi donc, le tiers acquéreur, évincé ou menacé d'éviction, a le choix : il peut agir en garantie contre le revendeur ou contre le vendeur originaire.

B. — *Garantie des défauts ou vices rédhibitoires.* — En droit romain, le vendeur pouvait s'exonérer de toute garantie, en déclarant les vices, qui diminuaient la valeur de la chose ou son utilité ; il pouvait aussi, par une clause expresse, se reconnaître garant des vices futurs. A défaut par lui de déclarer à l'acheteur les vices graves, il pouvait être poursuivi par une action rédhibitoire ou par une action en réduction de prix, à la condition que le vice allégué fût antérieur à la vente, non apparent, inconnu de l'acquéreur et persistant. Par l'action rédhibitoire, l'acheteur obtenait la résolution de la vente; il devait rendre la chose avec les fruits; il était comptable des détériorations provenant de son fait; tandis que le vendeur devait restituer le prix et réparer le dommage causé par les vices de la chose. Par l'action estimatoire ou en réduction de prix, l'acquéreur n'obtenait pas la résolution de la vente, mais bien la restitution ou la remise d'une partie du prix. Quand l'acheteur aliénait la chose, il ne pouvait plus exercer l'action rédhibitoire contre le vendeur, mais il pouvait encore intenter l'action estimatoire. Celle-ci, contrairement à l'action rédhibitoire, pouvait être renouvelée chaque fois que l'acquéreur découvrait un nouveau vice. L'une ou l'autre de ces deux actions pouvait être intentée, bien que le vendeur fût de bonne foi, bien que sa mauvaise foi ne fût pas établie; mais, quand sa mauvaise foi était démontrée, quand il avait connu le défaut qu'il n'avait pas déclaré, l'acquéreur pouvait exercer une action autre que l'une de celles dont il vient d'être question, et qui lui était plus avantageuse.

Notre Code civil, relativement à la garantie des vices rédhibitoires de la chose vendue, a été calqué sur le droit romain; il rend le vendeur garant des vices *antérieurs* à la vente, *graves* et *cachés* (non apparents), peu importe qu'ils aient été ignorés ou connus de lui; mais sa responsabilité est plus largement engagée, lorsqu'il est convaincu de les avoir connus. Le vendeur peut s'exonérer de cette garantie légale, en dévoilant à l'acheteur les vices qu'il connaît, et en stipulant (se faisant accorder par l'acheteur) une décharge pour ceux qu'il ignore.

L'acheteur a le choix entre une action rédhibitoire, qui aboutit à la résolution de la vente, et une action estimatoire, qui aboutit à une réduction de prix.

Les règles du Code sur la garantie des vices rédhibitoires ont été appliquées à toutes les ventes d'animaux jusqu'en 1838. Puis, la loi du 20 mai 1838 a régi les ventes d'animaux d'élevage, d'exploitation et de travail jusqu'en 1884 ; tandis que, durant ce laps de temps, les ventes d'animaux de boucherie ont continué à être régies par le Code. A partir de 1884, une loi nouvelle (loi du 2 août 1884) a été substituée à celle de 1838 ; et une autre loi spéciale (loi du 31 juillet 1895) a été promulguée, pour réglementer les ventes d'animaux atteints de maladie contagieuse.

CHAPITRE IV

GARANTIE DES VICES RÉDHIBITOIRES ET DES MALADIES CONTAGIEUSES DANS LES VENTES D'ANIMAUX DOMESTIQUES NON DESTINÉS A LA BOUCHERIE.

I. — GARANTIE LÉGALE DUE PAR LE VENDEUR A L'ACHETEUR, PAR L'ÉCHANGISTE AU COÉCHANGISTE, EN MATIÈRE DE VICES RÉDHIBITOIRES D'APRÈS LES LOIS DU 2 AOUT 1884 ET DU 31 JUILLET 1895.

Le Code civil, dans ses articles 1641, 1642 et suivants, réglemente d'une manière générale les principes *de la garantie des défauts de la chose vendue*. Ces principes ont été appliqués au commerce, à la vente et à l'échange des animaux domestiques jusqu'en 1838. On considérait alors comme défauts ou vices rédhibitoires toutes les maladies et tous les défauts, qui étaient *antérieurs* à la convention, *cachés* (*non apparents*) au moment de la vente ou de l'échange, et *graves* au point de rendre l'animal impropre à l'usage, auquel il était destiné, ou au point de diminuer tellement cet usage que l'acheteur ne l'aurait pas acheté, ou n'en aurait donné qu'un moindre prix, s'il les avait connus. Les vices rédhibitoires étaient reconnaissables à ces trois caractères, *antériorité*, *invisibilité*, *gravité ;* ils pouvaient motiver l'action en garantie à quelque espèce qu'appartînt l'animal ; on savait quelles conditions ils devaient remplir ; ils étaient *caractérisés ;* mais ils n'étaient déterminés ni quant à leur nombre, ni quant à leur nom ; et parfois on était en désaccord pour savoir si telle maladie ou tel défaut réunissait les caractères exigés. Le vendeur n'était pas garant : des défauts ou maladies, qui n'étaient pas antérieurs à la vente ; ni de ceux qui étaient apparents ; ni de ceux qui n'étaient pas graves ; ni de ceux qui, bien que non apparents, avaient été connus de l'acheteur au moment de la vente ; ni de ceux qu'il ignorait, lui vendeur, et à propos desquels il avait stipulé la non-garantie en contractant. L'acheteur, qui invoquait l'existence d'un vice rédhibitoire, pouvait exercer contre son vendeur une action *rédhibitoire*, en vue d'obtenir la résolution du contrat, ou une action estimatoire pour se faire restituer une partie de son prix tout en laissant subsister la vente. L'une et l'autre de ces actions devaient être intentées dans un bref délai, variable suivant la nature du vice et suivant l'usage du lieu où la vente avait été faite. Des inconvénients graves étaient résultés de l'application d'un pareil régime au commerce des animaux ; et un changement de législation avait été opéré, dans la matière, en 1838.

La loi du 20 mai 1838, loi d'exception, applicable seulement aux ventes d'animaux de travail, d'exploitation ou d'élevage, était venue mettre fin à l'incertitude, à la variabilité et à l'arbitraire, qu'engendraient les règles du Code. Elle avait déterminé limitativement et désigné nominativement les vices rédhibitoires, ainsi que les espèces animales, dans le commerce desquelles la rédhibition allait être désormais admise. Elle avait créé une présomption d'*antériorité*, d'*invisibilité* et de *gravité* pour les vices qu'elle énumérait ; l'acheteur était dispensé d'établir l'existence de cette triple caractéristique, à la seule condition qu'il s'était *mis en règle* dans les délais, que la nouvelle loi lui avait impartis. Elle avait fixé, d'une manière invariable et uniforme pour toute la France, la durée des délais de la *mise en règle ;* elle avait déterminé la forme à employer, pour constater l'existence des vices rédhibitoires, et elle avait simplifié la procédure. Elle avait malencontreusement supprimé le droit d'option de l'acheteur entre l'action rédhibitoire et l'action estimatoire, pour ne lui laisser que le droit d'intenter la première. Bien qu'elle réalisât un progrès considérable, en uniformisant, pour toute la France, *l'étendue* et *la durée* de la garantie, on ne tarda pas à s'apercevoir que son application soulevait de sérieuses objections, et les réclamations s'élevèrent nombreuses et réitérées. Quelques-uns des vices rédhibitoires admis ayant donné lieu à des abus, plusieurs conseils généraux demandèrent que la loi fût modifiée. La Société centrale de médecine vétérinaire, consultée à deux reprises différentes, en 1858 et en 1868, discuta longuement au sujet des modifications à adopter. Un projet nouveau fut ensuite préparé et présenté au Corps législatif en 1868 ; représenté en 1876, ce projet ne devait être discuté que quelques années plus tard. En 1878, le Congrès national des vétérinaires de France fit entendre de nouvelles et pressantes réclamations, en vue d'obtenir la modification de la loi de 1838.

Il faut cependant reconnaître que, si la loi du 20 mai avait été l'objet de vives attaques et de réclamations réitérées, les critiques, dont elle avait été l'objet, visaient surtout la nomenclature des vices rédhibitoires. Le législateur de 1838 avait pris à tâche de n'admettre, au nombre des vices rédhibitoires, que ceux qui, ne pouvant d'ailleurs pas être simulés par un acheteur de mauvaise foi, lui avaient semblé d'une constatation facile d'après l'état de la science, et dont la nature était telle que leur manifestation dans le délai fixé devenait une preuve de leur antériorité à la vente. Si une pareille base était, en principe, inattaquable, les progrès, que la science n'avait cessé de réaliser depuis, avaient montré que la loi du 20 mai, notamment en ce qui concernait le sang de rate, pouvait avoir pour résultat de léser le vendeur, en lui faisant supporter les conséquences du fait de l'acheteur, qui, après avoir pris livraison des animaux, les aurait conduits sur des pâturages malsains et leur aurait ainsi fait contracter la maladie. Du reste, le sang de rate (charbon du mouton) étant une maladie contagieuse, la loi de 1881 sur la police sanitaire devant recevoir son application, quand il s'agit de la vente ou de l'échange d'un troupeau ou d'animaux atteints de cette affection, il n'a pas paru indispensable, pour protéger l'acquéreur, de laisser le charbon du mouton dans la nomenclature des vices rédhibitoires. D'autres affections, telles que l'épilepsie, la vieille courbature, la hernie inguinale intermittente, la pommelière ou phtisie pulmonaire, étant d'une constatation malaisée, dans la plupart des cas, et nécessitant une attente plus ou moins longue, qui entraînait des frais considérables, et pouvait même avoir pour conséquence de rendre le vendeur garant d'un vice né après la vente, leur suppression de la liste des maladies rédhibitoires était demandée par les éleveurs et les vétérinaires en général. Enfin, les suites de la non-délivrance et le renversement du vagin ou de l'utérus, considérés comme des accidents souvent faciles à guérir, et, en tout cas, comme des vices, qui n'empêchent pas l'utilisation des animaux pour la boucherie, ont pareillement été compris dans la liste de proscription. Ces réclamations ayant été accueillies par le législateur de 1884, toutes les maladies précitées ont été rayées de la nomenclature des vices rédhibitoires, et la désignation de certains autres (pousse, tic, boiteries) a été modifiée. En outre, la faculté pour l'acheteur de se contenter de l'action en réduction de prix a été rétablie ; et un maximum d'intérêt a été fixé, en dessous duquel toute action est refusée à l'acquéreur pour vices rédhibitoires.

La nouvelle loi, délibérée et adoptée en première et en seconde lectures par le Sénat dans les séances des 16 juillet et 14 novembre 1882, discutée et modifiée par la Chambre des députés dans les séances des 29 et 30 juillet 1884, adoptée enfin par le Sénat dans la séance du 31 juillet 1884, avec les modifications que la Chambre des députés y avait apportées, a été promulguée, et est devenue conséquemment obligatoire, le 2 août 1884. Elle a été modifiée par la loi du 31 juillet 1895.

LOI DU 2 AOUT 1884.

SUR LES VICES RÉDHIBITOIRES DANS LES VENTES ET ÉCHANGES D'ANIMAUX DOMESTIQUES.

Article 1er. — L'action en garantie, dans les ventes ou échanges d'animaux domestiques, sera régie, à défaut de conventions contraires, par les dispositions suivantes, sans préjudice des dommages et intérêts qui peuvent être dus s'il y a dol.

Art. 2 (modifié par l'article 2 de la loi du 31 juillet 1895). — Sont réputés vices rédhibitoires et donneront seuls ouverture aux actions résultant des articles 1641 et suivants du Code civil, sans distinction des localités où les ventes et échanges auront lieu, les maladies ou défauts ci-après, savoir :

Pour le cheval, l'âne et le mulet : L'immobilité, l'emphysème pulmonaire, le cornage chronique, le tic proprement dit, avec ou sans usure des dents, les boiteries anciennes intermittentes (l'article 2 de la loi du 31 juillet 1895 dit « boiteries intermittentes », mais le mot *anciennes* a été omis par inadvertance), la fluxion périodique des yeux.

Pour l'espèce porcine : La ladrerie.

Art. 3. — L'action en réduction de prix, autorisée par l'article 1644 du Code civil, ne pourra être exercée dans les ventes et échanges d'animaux énoncés à l'article précédent, lorsque le vendeur offrira de reprendre l'animal vendu, en restituant le prix et en remboursant à l'acquéreur les frais occasionnés par la vente.

Art. 4. — Aucune action en garantie, même en réduction de prix, ne sera admise pour les ventes ou pour les échanges d'animaux domestiques, si le prix, en cas de vente, ou la valeur en cas d'échange, ne dépasse pas 100 francs.

Art. 5. — Le délai pour intenter l'action rédhibitoire sera de neuf jours francs, non compris le jour fixé pour la livraison, excepté pour la fluxion périodique, pour laquelle ce délai sera de trente jours francs, non compris le jour fixé pour la livraison.

Art. 6. — Si la livraison de l'animal a été effectuée hors du lieu du domicile du vendeur, ou si, après la livraison et dans le délai ci-dessus, l'animal a été conduit hors du lieu du domicile du vendeur, le délai pour intenter l'action sera augmenté à raison de la distance, suivant les règles de la procédure civile.

Art. 7. — Quel que soit le délai pour intenter l'action, l'acheteur, à peine d'être non recevable, devra provoquer, dans les délais de l'article 5, la nomination d'experts chargés de dresser procès-verbal; la requête sera présentée, verbalement ou par écrit, au juge de paix du lieu où se trouve l'animal; ce juge constatera dans son ordonnance la date de la requête et nommera immédiatement un ou trois experts, qui devront opérer dans le plus bref délai.

Ces experts vérifieront l'état de l'animal, recueilleront tous les renseignements utiles, donneront leur avis, et, à la fin de leur procès-verbal, affirmeront par serment la sincérité de leurs opérations.

Art. 8. — Le vendeur sera appelé à l'expertise, à moins qu'il n'en soit autrement ordonné par le juge de paix, à raison de l'urgence et de l'éloignement.

La citation à l'expertise devra être donnée au vendeur dans les délais déterminés par les articles 5 et 6; elle énoncera qu'il sera procédé même en son absence.

Si le vendeur a été appelé à l'expertise, la demande pourra être signifiée dans les trois jours à compter de la clôture du procès-verbal, dont copie sera signifiée en tête de l'exploit.

Si le vendeur n'a pas été appelé à l'expertise, la demande devra être faite dans les délais fixés par les articles 5 et 6.

Art. 9. — La demande est portée devant les tribunaux compétents suivant les règles ordinaires du droit.

Elle est dispensée de tout préliminaire de conciliation, et, devant les tribunaux civils, elle est instruite et jugée comme matière sommaire.

Art. 10. — Si l'animal vient à périr, le vendeur ne sera pas tenu de la garantie, à moins que l'acheteur n'ait intenté une action régulière dans le délai légal, et ne prouve que la perte de l'animal provient de l'une des maladies spécifiées dans l'article 2.

Art. 11. — Le vendeur sera dispensé de la garantie résultant de la morve ou du farcin pour le cheval, l'âne et le mulet, et de la clavelée pour l'espèce ovine, s'il prouve que l'animal, depuis la livraison, a été mis en contact avec des animaux atteints de ces maladies. (*Cet article se trouve implicitement abrogé par la loi du 31 juillet 1895, qui a fait disparaître la morve, le farcin et la clavelée de la liste des vices rédhibitoires.*)

Art. 12. — Sont abrogés tous règlements imposant une garantie exceptionnelle aux vendeurs d'animaux destinés à la boucherie.

Sont également abrogées la loi du 20 mai 1838 et toutes les dispositions contraires à la présente loi.

De même que la loi de 1838, dont elle prend la place, celle de 1884 (modifiée par l'article 2 de la loi du 31 juillet 1895) est limitative, quant aux vices rédhibitoires et quant aux espèces animales, pour lesquelles elle les admet. L'action en garantie, dans les ventes et échanges d'animaux domestiques, n'est accordée au coéchangiste ou à l'acquéreur que dans le commerce des animaux solipèdes et porcins, et seulement pour les maladies énumérées dans l'article 2 de la loi du 2 août 1884 modifié par la loi du 31 juillet 1895, qui a supprimé la morve, le farcin et la clavelée de la liste des vices rédhibitoires. Les autres vices et les autres espèces animales, bien que ne figurant pas dans la loi de 1884, ne sont, pas plus que sous l'empire de la législation précédente, soumis aux règles du droit commun. Il n'y a pas, de par la loi, de vices rédhibitoires pour les animaux bovins, ovins et caprins. Mais les parties restent maîtresses de modifier, d'étendre ou de diminuer la garantie établie par les lois de 1884 et de 1895 ; elles peuvent décider au besoin que le droit commun leur sera appliqué; d'ailleurs, les articles 1641 à 1649 du Code civil ne sont point abrogés; ils demeurent applicables, dans leurs dispositions, qui ne sont pas contraires à celles de la nouvelle loi, pour tout ce qu'elle ne prévoit pas. L'article 1er de la loi de 1884 consacre en termes exprès un principe général de notre droit civil, qui veut que les particuliers restent absolument maîtres de traiter leurs affaires suivant leur volonté. Ce n'est qu'à défaut de conventions particulières et contraires que les dispositions légales peuvent leur être appliquées, pour déterminer et régler les effets de leurs contrats. « Le législateur ne stipule que pour suppléer au silence des parties ; quand elles ont parlé, leur volonté fait loi, sauf le cas de dol. » (Rapport au Sénat.) Les contractants, en s'abstenant d'insérer une clause spéciale quelconque dans leur marché, sont présumés avoir voulu limiter la garantie aux vices rédhibitoires et aux règles spéciales de procédure édictées par la loi de 1884. Mais ils ont, je le répète, la faculté de modifier, par des conventions particulières, l'étendue et la durée de la garantie, ainsi que les règles *spéciales* de procédure fixées par la nouvelle loi.

La rédaction de l'article 1er a déjà soulevé une critique qui ne me semble pas bien fondée ; on a prétendu que les mots « sans préjudice des dommages et intérêts qui peuvent être dus s'il y a dol », tendraient à prouver que le législateur a méconnu les principes distincts sur lesquels reposent, d'un côté l'action en garantie, et de l'autre l'action en nullité pour cause de dol. Tel n'est pas mon sentiment, et, bien qu'il ne fût pas absolument indispensable d'ajouter les mots précités à la suite de l'article 1er, j'estime néanmoins que le législateur, en prenant ce surcroît de précautions, n'a pas commis la confusion dont on l'a accusé. Il suffit, en effet, pour s'en persuader, de lire attentivement cet article, et l'on demeure aussitôt convaincu que la loi, laissant de côté l'hypothèse où l'acheteur, victime de manœuvres frauduleuses, agit contre son vendeur par l'action de dol, qui dure dix ans et reste ouverte même à celui qui a laissé expirer le délai de l'action rédhibitoire, n'a visé que l'hypothèse où l'acquéreur victime d'un dol, qui l'aurait amené à acheter un animal atteint de vice rédhibitoire, exercerait une des actions en garantie prévues par la loi de 1884. Dans cette hypothèse, la seule, selon moi, qu'ait eue en vue le rédacteur de l'article 1er, l'acheteur pourra joindre à son action en garantie une demande en dommages et intérêts ou même l'exercer plus tard. D'ailleurs, le rapporteur de la loi au Sénat a dit textuellement dans son rapport «... le projet précise plus nettement le principe de la liberté absolue des conventions ; il laisse le dol et le délit sous l'empire du droit commun ».

En vain objecterait-on qu'il n'était point indispensable, ou même qu'il était superflu, de réserver le principe général, qui régit les conventions entachées de dol, et qui est un principe de droit commun. A coup sûr, il n'était point nécessaire de dire que la loi de 1884 n'aurait pas pour effet de déroger au principe de la liberté absolue des conventions, ni aux règles de droit commun, qui régissent la matière du dol; mais, c'est uniquement pour éviter toute confusion à l'avenir, et pour bien préciser que la nouvelle loi n'enlevait à l'acheteur ni le droit de stipuler une garantie plus complète, ni celui d'invoquer toutes les conséquences, que produit en sa faveur le dol du vendeur, que le législateur a tenu à proclamer ces principes en tête de son œuvre.

Qu'on n'invoque pas davantage la différence établie par les articles 1645 et 1646 du Code civil en faveur du vendeur de bonne foi, qui n'est pas convaincu d'avoir gardé intentionnellement le silence sur l'existence d'un vice rédhibitoire, qu'il connaissait. Contrairement à ce vendeur de bonne foi, celui qui a été de mauvaise foi, qui n'a pas dévoilé à l'acheteur l'existence du vice, qu'il connaissait, peut être condamné, non seulement à la restitution du prix, mais en outre à des dommages et intérêts. Entre le dol par réticence, dont parle l'article 1645, et le dol effectif résultant de la mise en pratique de manœuvres frauduleuses, il y a une différence profonde, que je traduis de la manière suivante : Quand le vendeur s'est borné à taire l'existence d'un vice rédhibitoire qu'il connaissait, l'acheteur peut, il est vrai, s'il démontre qu'il a éprouvé un préjudice réel, obtenir des dommages et intérêts, même après avoir laissé expirer le délai de l'action en garantie; mais il ne peut plus exercer ni l'action rédhibitoire ni l'action estimatoire; il doit conséquemment prouver l'antériorité du vice et la mauvaise foi du vendeur, pour arriver à obtenir réparation du préjudice, que lui a causé le dol de son cocontractant. Quand il y a eu, de la part du vendeur, dol effectif, emploi de manœuvres frauduleuses, l'acheteur peut encore, à propos du vice rédhibitoire, qui lui a été caché, non seulement intenter une action en garantie, action rédhibitoire ou estimatoire, et de plus y joindre une demande en dommages et intérêts, mais il peut même négliger de se servir de l'action en garantie, en laisser expirer le délai, et intenter, en y joignant une demande en dommages et intérêts, une action en nullité, qui ne se prescrit que par dix ans (art. 1304 du Code civil).

En résumé, l'article 1er de la loi de 1884, tout en décidant que désormais l'action en garantie, pour vices rédhibitoires, dans les ventes et échanges d'animaux domestiques, sera régie par les dispositions, qui sont édictées dans les articles suivants, réserve formellement le droit des parties de déroger, par des conventions spéciales, à ses dispositions, « non seulement aux dispositions concernant la détermination des vices rédhibitoires, mais encore à toutes les dispositions de la loi sans aucune exception. » (Rapport au Sénat.) Il réserve de même formellement le droit de l'acheteur, victime d'un dol, d'invoquer le bénéfice des articles 1116, 1117, 1304, 1382, 1645 du Code civil. Quand il s'agira du dol ayant eu pour effet de cacher à l'acquéreur une maladie non rédhibitoire, celui-ci ne pourra qu'invoquer les principes généraux qui régissent le dol; quand il s'agira du dol effectif ou par réticence ayant eu pour effet de dissimuler ou de taire l'existence d'un vice rédhibitoire, l'acheteur sera doublement garanti, d'un côté par la loi de 1884, et de l'autre par les articles précités du Code civil. Voilà, ce me semble, le sens de l'article 1er de la nouvelle loi. J'ajoute qu'il réserve également la règle de l'article 1643 du Code civil, qui ne permet pas au vendeur de stipuler valablement la non-garantie à propos d'un vice rédhibitoire, qu'il connaît lui-même, s'il n'en dévoile pas l'existence à l'acheteur ; « quand elles (les parties) ont parlé, leur volonté fait loi, sauf le cas de dol ». (Rapport au Sénat.)

J'ajoute enfin que l'article 2, par les mots « donneront seuls ouverture aux actions résultant des articles 1641 et suivants du Code civil », fait non seulement revivre l'action estimatoire, qui est ensuite réglementée dans l'article suivant, mais réserve encore une fois, au profit de l'acheteur, l'action en dommages et intérêts pour dol, qui résulte de l'article 1645 du Code civil. Il vise d'ailleurs les divers articles du Code, qui donnent une action à l'acheteur (art. 1641, 1643, 1644, 1645, 1647), bien que, dans la suite de la loi (art. 3 et 10), l'action de l'article 1644 et celle de l'article 1647 soient réglementées autrement que dans le Code. Il est donc bien entendu que la loi nouvelle a maintenu, au profit de l'acheteur, l'action rédhibitoire, l'action en réduction de prix et l'action en dommages et intérêts des articles 1641, 1643, 1644, 1645, 1647 du Code, et qu'elle en a modifié certaines conditions d'exercice dans ses articles 3, 5, 6 et 10. D'ailleurs, l'article final, qui porte abrogation de la loi de 1838 et des règlements imposant une garantie exceptionnelle aux vendeurs d'animaux destinés à la boucherie, n'abroge pas les articles 1641 à 1649 du Code, qui, ainsi que je l'ai déjà dit, demeurent applicables dans toutes leurs dispositions non contraires à la loi de 1884.

Comme, sous le régime de la législation précédente, les dispositions, relatives à la détermination des vices rédhibitoires, et toutes les autres dispositions, que contient la loi de 1884, s'appliquent à toutes les parties de la France, « sans distinction des localités où les ventes et échanges auront lieu ». La loi de 1838 a été abrogée complètement, mais celle de 1884 a reproduit la plupart de ses dispositions touchant la procédure, la constatation des vices, les délais de la mise en règle, etc.; comme celle de 1838, elle a maintenu, en faveur de l'acheteur, la présomption d'*antériorité*, d'*invisibilité* et de *gravité*, moyennant une mise en règle de sa part dans les délais légaux.

Le principe de la liberté absolue des conventions, sauf le cas de dol, n'éprouvant aucune atteinte, non plus que les règles du droit commun sur le dol, qui continueront, comme par le passé, à recevoir leur complète et entière application; le vendeur demeurant toujours responsable de tout vice quel qu'il soit, quand il a commis un dol, et les dispositions de la loi de 1884 ne devant régir la garantie résultant des ventes et échanges que dans le cas où les parties, ayant gardé le silence, sont présumées avoir accepté la réglementation qu'elle fait de leurs intérêts; il faut déterminer quelles sont les nouvelles règles, qui ont été dictées, quand et comment elles devront être appliquées.

1° Quelles maladies sont rédhibitoires, pour quelles espèces animales le sont-elles, et à quelles conditions

le sont-elles? — Sont rédhibitoires, dans les ventes et échanges d'animaux solipèdes (cheval, âne, mulet), les six maladies désignées dans l'article 2 de la loi du 31 juillet 1895 : l'*immobilité*, l'*emphysème pulmonaire*, le *cornage chronique*, le *tic proprement dit avec ou sans usure des dents*, les *boiteries anciennes intermittentes*, la *fluxion périodique des yeux*. L'énumération de l'article 2 de la loi de 1884 contenait la *morve* et le *farcin*, qui ont été rayés par celle de 1895. Pour l'espèce bovine la loi ne reconnaît aucune maladie rédhibitoire. La *clavelée*, admise par la loi de 1884 comme vice rédhibitoire dans les ventes et échanges d'animaux de l'espèce ovine, a été rayée également par la loi du 31 juillet 1895. Enfin, la *ladrerie du porc* se trouve comprise (L. 1884 et 1895) dans la liste des vices rédhibitoires. Le nombre des vices rédhibitoires se trouve ainsi réduit aux sept maladies précitées, six pour les animaux solipèdes, une pour les animaux porcins; il n'en est point qui soient légalement reconnus pour les autres espèces animales; et c'est à tort qu'on a essayé de soutenir que le commerce des animaux ruminants restait soumis, quant à cette matière, aux règles édictées par les articles 1641 et suivants du Code civil. En tout cas, l'acheteur, qui se trouve insuffisamment protégé, peut toujours se faire accorder une garantie plus large au moyen de conventions particulières; d'autre part, ainsi qu'on l'a vu, le vendeur reste toujours responsable, quel que soit le vice, quand il commet un dol; et l'acheteur se trouve encore protégé, dans certains cas, par les règles relatives à l'erreur substantielle.

L'épilepsie, rédhibitoire sous l'empire de la loi de

1838 pour les animaux solipèdes et bovins, la hernie inguinale intermittente, la vieille courbature et la pommelière ont été effacées de la liste des maladies rédhibitoires par le législateur de 1884, les deux premières à cause de leur rareté, et toutes les quatre à cause de la difficulté de leur constatation. Le renversement du vagin ou de l'utérus et les suites de la non-délivrance n'ont pas été jugées assez graves, pour continuer à être considérés comme des vices rédhibitoires. Le sang de rate, ou charbon du mouton, pour les motifs précédemment indiqués, a été exclu de la nomenclature nouvelle. Un vice nouveau, la ladrerie du porc, a été admis, à cause de ses caractères et de sa gravité. La ladrerie est en effet une maladie qui rend la viande insalubre, et qui peut être cachée, invisible, bien qu'existante au moment de la vente. L'immobilité et le cornage chronique ont été maintenus purement et simplement. La boiterie intermittente pour cause de vieux mal a été également maintenue; mais la désignation de ce vice a été modifiée, pour éviter la diversité d'interprétations, que pouvait faire naître l'ancienne formule; « la nouvelle formule (boiterie ancienne intermittente) est préférable; car, si l'intermittence de la boiterie se reconnaît aisément, il est difficile de constater si cette boiterie provient ou non d'un vieux mal, surtout quand on n'en connaît pas la cause. » « Il est plus difficile encore de rattacher cette boiterie à un vieux mal spécial, déterminé, ainsi que le texte de la loi de 1838 l'avait fait supposer à certains experts. » « Avec la nouvelle formule il suffira, l'intermittence étant constatée, de reconnaître que la boiterie n'est pas récente, par conséquent qu'elle est ancienne. » (Rapport au Sénat.) La loi du 31 juillet 1895 désigne ce vice par les mots « boiteries intermittentes »; mais il faut admettre que le législateur a voulu viser les boiteries *anciennes intermittentes*, puisqu'il n'a pas discuté ce changement d'appellation et s'est borné à rayer trois maladies de la liste des vices rédhibitoires. Le tic proprement dit, c'est-à-dire celui qui est caractérisé par une contraction spasmodique des muscles de l'encolure avec éructation, a été conservé en tant que vice rédhibitoire; et sa désignation, modifiée dans un sens large, comprend désormais le tic avec usure des dents aussi bien que le tic sans usure; cette modification, réclamée depuis longtemps, a été adoptée en considération de ce que l'usure, pouvant du reste varier beaucoup dans ses degrés, passe inaperçue et reste ordinairement invisible pour les personnes peu expérimentées. « L'emphysème pulmonaire est la désignation nouvelle donnée à un vice rédhibitoire, qui avait été inscrit dans la loi de 1838, sous le nom de « Pousse ». La pousse ou essoufflement n'est pas à proprement parler une maladie, c'est un symptôme commun à plusieurs maladies, même à plusieurs indispositions légères, tandis que l'emphysème pulmonaire, c'est-à-dire l'infiltration de l'air dans le tissu du poumon est une maladie véritable bien caractérisée.... Du vivant de l'animal cette maladie est caractérisée, non seulement par l'irrégularité des mouvements du flanc, mais par une toux spéciale » (Rapport au Sénat) et par d'autres signes certains. Ce changement de rédaction, réclamé également depuis longtemps, a été opéré parce que la pousse avait donné lieu à de nombreux procès, et parce que les vétérinaires avaient compris dans ce vice non seulement l'emphysème pulmonaire, mais toute espèce d'essoufflements, etc. Enfin, la fluxion périodique des yeux, dont la radiation, proposée par les rapporteurs de la loi et acceptée d'abord par le Sénat, à cause de la possibilité de simuler le vice; et surtout à cause de la difficulté de sa constatation, qui exige souvent une longue surveillance, reste, comme par le passé, au nombre des vices rédhibitoires, grâce au vote de la Chambre des députés, qui n'a pas adhéré à sa suppression.

Le législateur de 1884, tout en s'appliquant à restreindre le nombre des maladies, qui donnent lieu à la garantie, en vue de sauvegarder les intérêts des éleveurs, a eu pour règle de n'admettre, « comme vices rédhibitoires, que ceux dont la constatation est assurée dans l'état des connaissances courantes de la science vétérinaire », et qui, ne pouvant pas être facilement simulés, sont de telle nature que leur manifestation dans le délai fixé est une preuve de leur antériorité à la vente. Comme la loi de 1884, en abrogeant celle de 1838, s'est substituée à elle, pour fonctionner dans les conditions et selon les règles qui présidaient à son application, sauf les modifications qu'elle a introduites dans la nomenclature des vices rédhibitoires et dans les formes de procédure, il faut admettre, de même que sous l'empire de la précédente législation, que les vices, énumérés par l'article 2, seront présumés et réputés avoir existé et avoir été cachés ou invisibles pour l'acquéreur au moment de la vente ou de l'échange, bien qu'en réalité ils aient été apparents et visibles; il n'a rien été innové sur ce principe jadis admis, et l'acquéreur n'a pas été rendu responsable de n'avoir pas su reconnaître un vice rédhibitoire, qui était plus ou moins apparent et visible au moment du contrat pour une personne plus expérimentée que lui. Les vices, constatés ou soupçonnés dans les délais légaux, sont réputés *antérieurs*, *non apparents* et *graves*. Le vendeur et l'échangiste ne peuvent donc pas se décharger de la garantie, en invoquant les articles 1641 et 1642 du Code civil, et en démontrant que le vice n'est pas grave, qu'il était visible au moment de la convention ou qu'il n'existait pas. Ils ne réussiront à repousser la demande en garantie de l'acquéreur qu'en établissant, par la preuve testimoniale ou autrement, qu'il a connu positivement, par suite d'un aveu, d'une indiscrétion ou d'une constatation réelle, l'existence du vice avant de contracter; cas auquel il est censé avoir acquiescé sans garantie pour la maladie, qu'il n'a pas ignorée. La Cour de cassation (arr. 11 nov. 1890) a donc décidé à tort : *que la loi du 2 août 1884, sur les vices rédhibitoires, ne déroge pas, mais se réfère au contraire au principe de l'article 1642 du Code civil, aux termes duquel le vendeur n'est pas tenu des vices apparents et dont l'acheteur a pu se convaincre lui-même; que c'est à bon droit qu'une action rédhibitoire est rejetée lorsqu'il est constaté que le vice, dont était affecté le cheval vendu* (*tic avec usure des dents*), *était apparent et que l'acheteur n'a articulé aucune manœuvre dolosive destinée à le lui cacher.*

D'ailleurs, le vice rédhibitoire eût-il été absolument caché et invisible au moment de la vente ou de l'échange, l'acquéreur serait encore non garanti, s'il était établi qu'il a néanmoins connu son existence ; car, dans cette hypothèse, comme dans la précédente, il est censé, avec raison, n'avoir consenti à donner qu'un prix en conséquence. D'où il faut conclure que les vendeurs et échangistes ont un moyen bien simple de s'exonérer de la garantie, à propos d'un vice rédhibitoire, en révélant son existence à l'acquéreur avant la conclusion du marché ; en faisant cette révélation devant témoins, ou en exigeant une reconnaissance de leur aveu, ils pourront, dans la suite, s'ils sont actionnés, établir facilement que leur cocontractant avait connaissance du vice au moment du contrat. Il faut même admettre que la vileté du prix, résultant de ce qu'un animal a été vendu moins des cinq douzièmes de la valeur qu'il eût eue sans ce vice, doit faire présumer que l'acquéreur en a eu connaissance. Les vices rédhibitoires, énumérés par l'article 2 de la loi du 2 août 1884, modifié par l'article 2 de la loi du 31 juillet 1895, sont réputés avoir existé au moment de la convention, pourvu que, ayant fait leur apparition, pourvu que, ayant été constatés ou soupçonnés dans les délais fixés, il y ait eu mise en règle en temps voulu. Le vendeur ne peut donc pas s'exonérer de la garantie, en démontrant que l'animal était sain et indemne de vice rédhibitoire au moment de la vente. Il n'arrivera à priver l'acheteur des bénéfices de la garantie qu'en prouvant que le vice a pris naissance chez lui depuis la livraison.

En résumé, dans les ventes ou échanges d'animaux de travail, d'élevage ou d'exploitation, il n'y a de rédhibitoires, à défaut de conventions spéciales intervenues entre les parties, que les maladies comprises dans l'énumération de l'article 2 de la loi du 2 août 1884, modifié par l'article 2 de la loi du 31 juillet 1895 à propos d'une des espèces animales (animaux solipèdes, cheval, âne, mulet, animaux porcins), qui y sont désignées ; encore faut-il que le vice rédhibitoire, quel qu'il soit, n'ait pas été connu de l'acheteur. Les autres maladies, non prévues par les lois de 1884-1895, bien qu'antérieures à la vente et non apparentes, ne peuvent donner lieu à aucune action en garantie, ni à aucune action en dommages et intérêts, lorsque le vendeur a été de bonne foi ; l'article 1641 du Code civil, depuis la loi de 1838, ne s'applique ni aux maladies, ni aux espèces animales, non visées par la législation spéciale sur les vices rédhibitoires (Cassat[n]) ; ainsi, l'immobilité, la boiterie ancienne intermittente, etc., ne sont vices rédhibitoires que pour le cheval, l'âne et le mulet.

Dans les ventes à terme, le vendeur est garant pour les vices rédhibitoires, qui existent au moment de la livraison (échéance du terme), c'est-à-dire pour les vices, à propos desquels l'acheteur se met en règle dans les délais légaux, comptés à partir du jour fixé pour la livraison. Quand il s'agit de ventes faites sous condition suspensive et de ventes faites à l'essai, le vendeur doit la garantie pour les vices rédhibitoires, qui existent au moment où la condition se réalise, ou au moment où l'acheteur acquiesce définitivement, c'est-à-dire pour les vices rédhibitoires à propos desquels l'acquéreur se met en règle dans les délais légaux, comptés à partir du jour de la réalisation de la condition ou de l'acquiescement définitif. Dans les ventes faites sous condition résolutoire, les risques étant pour l'acquéreur, le contrat est résolu par l'arrivée de la condition, mais le vendeur a droit d'intenter à l'acheteur une action en dommages-intérêts pour la dépréciation résultant du vice rédhibitoire, à moins qu'il ne soit évident que les parties ont entendu qu'il en fût autrement. Quand il s'agit de ventes alternatives, le vendeur répond des vices rédhibitoires, qui existent au jour de la livraison sur l'animal choisi par lui, c'est-à-dire des vices que l'acheteur soupçonnera dans le délai légal compté à partir du jour de la livraison.

Si les animaux étaient atteints de vices visibles au moment de la vente, et si le marché avait été conclu sans que l'acheteur eût été en présence de la marchandise, il y aurait lieu, non pas à une action rédhibitoire, mais à une action en dommages-intérêts ou à une action en nullité pour cause d'erreur sur la substance ou pour cause de dol de la part du vendeur, et l'acheteur devrait prouver l'erreur sur la substance ou le dol. Il y aurait encore lieu à une action en dommages-intérêts, si l'acheteur, qui a acquis un animal atteint d'une maladie grave et cachée au moment de la vente, prouvait que le vendeur en avait connaissance au moment de la vente (art. 1645 Cod. civ.).

Enfin, l'article 4 de la loi du 2 août 1884 a introduit une innovation, en vertu de laquelle il n'y aura plus aucun vice rédhibitoire pour aucune espèce animale, « quand le prix en cas de vente, la valeur en cas d'échange, ne dépassera pas 100 francs ». Désormais donc, plus de garantie pour vices rédhibitoires au-dessous d'un maximum d'intérêt. Aucune action en garantie, ni l'action rédhibitoire, ni l'action en réduction de prix, ne sera admise, quand le prix de la vente ou la valeur de l'échange ne dépassera pas 100 francs. Cette innovation a été critiquée, parce qu'elle sacrifie les petits intérêts ; il eût été préférable de limiter ce maximum d'intérêt au commerce des grands animaux, sans l'appliquer à celui des animaux porcins. Quoi qu'il en soit de l'avantage ou de l'inconvénient de cette limitation, il n'en demeure pas moins acquis que, dans les ventes et échanges, dont la valeur ne dépasse pas 100 francs, l'acquéreur est privé de toute action rédhibitoire ou estimatoire ; il n'est plus protégé que contre le dol. Par cette innovation, on a cherché à empêcher la naissance de procès, dont l'intérêt ne justifiait pas les frais, et à préserver les vendeurs contre le chantage d'acheteurs peu consciencieux. D'ailleurs, l'acquéreur, qui passera un marché, dont la valeur n'excédera pas 100 francs, pourra toujours stipuler à son profit la garantie ; ce n'est qu'à défaut de convention contraire, qu'il sera présumé y avoir renoncé. Mais, s'il a inséré, dans son contrat, une clause particulière de garantie, en s'en référant simplement à la loi de 1884, il pourra invoquer en sa faveur toutes les dispositions de cette loi, quand même il n'aura rien été spécifié sur la nature des vices, sur les délais et la procédure.

2° **Étendue et conditions de la garantie légale.** — On vient de voir que les maladies et les espèces animales, non visées par les lois de 1884 et de 1895, ne sont pas pour cela régies par l'article 1641 du Code civil. Les vendeurs et échangistes, s'ils n'ont commis aucun dol, ne sont soumis à aucune garantie, pour les vices autres que ceux énumérés par la loi ; ils ne répondent pas des maladies antérieures et graves, lors même qu'elles sont invisibles, s'il n'est point démontré qu'ils en avaient connaissance ; ils ne répondent pas, à plus forte raison, des maladies qui étaient apparentes au moment du marché, alors même qu'ils ne les ignoraient pas. J'ai toujours pensé et je pense encore que, en vertu de l'article 1645 du Code civil, l'acquéreur a droit à une action en dommages-intérêts, vis-à-vis de son cocontractant, lorsqu'il a acheté un animal atteint d'une maladie grave quelconque, qui, étant cachée au moment de la vente, a été ignorée de lui, et dont le vendeur avait connaissance, parce que, en pareil cas, il y a eu dol par réticence.

D'ailleurs, le vendeur et l'échangiste sont garants des vices rédhibitoires énumérés dans l'article 2 de la loi du 2 août 1884 modifié par l'article 2 de la loi du 31 juillet 1895, que les animaux soient vivants ou qu'ils soient morts après le contrat, si la perte provient de l'un de ces vices. D'après l'article 1647 du Code civil, qui n'est nullement abrogé, l'acquéreur n'a aucun recours contre son vendeur ou son coéchangiste, quand l'animal, par lui acquis et chez lequel existait un vice rédhibitoire, vient à périr *fortuitement;* à plus forte raison en est-il ainsi, quand la perte est la conséquence du fait ou de la faute de l'acquéreur. L'article 7 de la loi du 20 mai 1838 décidait, comme l'article 1647 du Code, que le vendeur et l'échangiste n'étaient garants qu'autant que l'acquéreur démontrait que l'animal était mort des suites d'un vice rédhibitoire. L'article 10 de la loi du 2 août 1884 « est, sauf quelques améliorations de rédaction, conforme à l'article 7 de la loi de 1838. Il prévoit le cas où l'animal vendu vient à périr. Cette mort ne modifie en rien le droit des parties. Si, lorsqu'elle arrive, le délai légal est expiré, l'action étant éteinte, la perte de l'animal ne la fait pas revivre. Si l'action avait été déjà régulièrement intentée, ou si elle est formée en temps opportun, même après la mort de l'animal, elle suit son cours ordinaire ». (Exposé des motifs.) Donc, le vendeur et l'échangiste sont garants toutes les fois que l'animal, atteint d'un vice rédhibitoire, en meurt, pourvu que l'acquéreur se mette en règle dans les délais des articles 5, 6, 7, 8 de la loi du 2 août 1884; car la mise en règle dans les délais légaux fait présumer, ainsi que nous l'avons déjà vu, que le vice existait au moment de la vente. Moyennant l'accomplissement des formalités de la mise en règle comme et dans les délais prescrits, l'acquéreur est toujours garanti, soit que la perte arrive avant la livraison, soit qu'elle ait lieu après la livraison et pendant les délais, soit qu'elle n'arrive qu'après leur expiration. Mais, l'acquéreur n'a pas droit à la garantie, quand l'animal est mort par sa faute, quand l'autopsie démontre qu'il est mort, non des suites d'un vice rédhibitoire dont il était atteint, mais fortuitement, d'un accident ou d'une autre maladie. Tels sont les principes. Voyons à présent quelles sont les diverses hypothèses dans lesquelles ils doivent recevoir leur application.

A. — Si l'animal, qui a été vendu, et qui est atteint d'un vice rédhibitoire, en meurt avant la livraison, avant le jour fixé pour la faire, avant l'échéance du terme convenu, le vendeur est garant; l'acheteur n'a qu'à se mettre en règle dans les délais légaux; il a intérêt à provoquer immédiatement la nomination d'experts et à faire procéder promptement à l'expertise, afin de ne pas laisser dépérir les preuves, que l'autopsie doit permettre de recueillir; il assigne ensuite le vendeur dans les délais, que lui accorde la loi. Il va sans dire que le vendeur, entre les mains duquel périt l'animal vendu et non livré, doit immédiatement prévenir l'acheteur, afin de lui faciliter la recherche des vices rédhibitoires; s'il omettait de le prévenir et de faire constater que la mort n'est pas due à un vice rédhibitoire non plus qu'à sa faute il serait responsable (art. 1245, 1382 Cod. civ.). Si l'expertise démontre l'existence d'un vice rédhibitoire, qui a occasionné la mort, l'action en garantie est recevable, voire aussi celle en dommages et intérêts, s'il est prouvé que le vendeur a commis un dol par réticence. Si l'autopsie, démontrant d'ailleurs l'existence d'un vice rédhibitoire, ne permet pas de le considérer comme la cause de la mort, qui est due à un cas fortuit, à un accident, à une maladie autre que l'une de celles pour lesquelles la loi a établi la garantie, le vendeur ne répond de rien; il ne serait responsable (art. 1382 Cod. civ.) qu'autant qu'il serait en faute.

B. — Si l'animal livré, atteint de vice rédhibitoire, meurt dans les délais de la garantie, l'acheteur conserve son droit, moyennant qu'il se soit mis ou se mette en règle dans lesdits délais, moyennant qu'il provoque la nomination d'experts, qui procéderont à l'autopsie en vue de reconnaître la cause de la mort, et moyennant qu'il assigne son vendeur avant l'expiration des délais. Il obtiendra la résiliation de la vente, si les experts affirment et démontrent que l'animal est mort des suites d'un vice rédhibitoire. Que si l'animal, atteint de vice rédhibitoire, meurt, après la livraison, dans les délais légaux, avant ou après la mise en règle, mais avant la constatation du vice sur le vivant, et si l'expertise démontre qu'il est mort, non des suites de la maladie rédhibitoire, dont elle révèle cependant l'existence, mais d'une autre affection, d'un cas fortuit, par force majeure ou par la faute de l'acheteur, ce dernier n'a droit à l'exercice d'aucune action en garantie, alors même que l'expertise aurait été déjà commencée et n'aurait pas abouti à la constatation du vice sur le vivant. Cependant, de même que sous l'empire de la loi de 1838, il se trouvera certainement des auteurs et des tribunaux, qui admettront qu'il y a lieu à rédhibition, et par conséquent perte pour le vendeur, quand, à l'autopsie de l'animal mort d'une maladie non rédhibitoire, on constate l'existence d'un vice rédhibitoire, pourvu que l'acquéreur se soit mis en règle dans les délais, et surtout si la mise en règle a eu lieu avant la mort de l'animal. On a en effet soutenu : que la mise en règle de l'acheteur ou même la simple présentation de la requête sauvegardait son droit; et que, si l'animal succombait fortuitement avant la constatation du vice rédhibitoire sur le vivant, le procès pourrait suivre son cours et se terminer au profit de l'acheteur, pourvu que l'autopsie permît de constater l'existence d'un vice rédhibitoire. Mais cette manière d'appliquer la loi me semble devoir être rejetée, car l'article 10 de la loi du 2 août 1884 est formellement limitatif, en disant que le vendeur ne sera pas tenu de la garantie, « à moins que l'acheteur n'ait intenté une action régulière dans le délai légal et ne prouve que la perte de l'animal provient de l'une des maladies spécifiées dans l'article 2 ». Du reste, il ne semble pas qu'il y ait là une injustice, car l'animal eût péri de même s'il eût été indemne de vice rédhibitoire ; et ici encore il va sans dire que le vendeur, qui a commis le dol visé par l'article 1645, peut être, suivant les cas, ainsi que nous allons le voir ci-après, actionné en dommages et intérêts.

C. — Il en serait tout autrement, si, après une mise en règle en temps opportun, l'animal venait à périr, après la constatation du vice, mais de toute autre cause; le vendeur serait alors garant, que l'animal eût péri fortuitement ou d'une maladie autre que le vice rédhibitoire, pourvu que l'acquéreur ne fût pas en faute, et pourvu que l'expertise fût valable et reconnue suffisante par le tribunal saisi de l'action en garantie. Car, tout vice rédhibitoire, constaté après que les formalités de la mise en règle ont été remplies dans les délais légaux, étant présumé antérieur à la vente, si le tribunal eût pu se prononcer dès que la preuve a été fournie, sa décision eût été rendue aussitôt l'expertise terminée; or, l'acheteur ne doit pas être victime des lenteurs de la justice. Mais, si la perte de l'animal, déjà reconnu atteint d'un vice rédhibitoire, arrivait par la faute de l'acquéreur, le vendeur serait exonéré de toute garantie au cas où l'acheteur se serait montré négligent ou imprudent, et *a fortiori* au cas où il aurait fait acte de propriétaire, soit en sacrifiant l'animal, soit en l'employant à un service abusif, soit en se montrant intentionnellement négligent, soit en lui laissant contracter une maladie grave par suite de la privation des soins ordinaires, etc.

D. — Lorsqu'un animal atteint d'un vice rédhibitoire en meurt, après l'expiration des délais légaux de la garantie, alors que les formalités de la mise en règle ont été remplies en temps opportun, le vendeur est garant, que la mort soit arrivée avant ou après la constatation du vice sur le vivant, pourvu que, dans le cas où la maladie rédhibitoire n'a pas été constatée avant la mort, elle le soit par l'expert à l'autopsie, et pourvu que l'expertise démontre que le vice, qui s'était montré dans les délais, a occasionné la mort par lui-même ou par une complication, dont il a été la cause déterminante ou occasionnelle.

En résumé, les vendeurs ou échangistes sont garants, et la perte est pour eux, toutes les fois que l'acquéreur s'étant mis en règle dans les délais, la mort de l'animal est due à un vice rédhibitoire, peu importe que la maladie ait été constatée ou non sur le vivant et que l'animal soit mort dans les délais ou après leur expiration.

E. — Les mêmes principes s'appliquent aux ventes en bloc, aux ventes d'animaux par couples. Quand, par exemple, dans une vente d'une paire de chevaux, l'un d'eux meurt d'un vice rédhibitoire, le vendeur supporte la perte ; et il peut être actionné en réduction de prix, ou même en rédhibition, et se voir condamner à reprendre l'animal restant. De plus, lorsque deux chevaux ont été achetés pour être attelés ensemble, si l'un d'eux meurt, fortuitement, ou des suites d'une maladie non rédhibitoire, avant l'expiration des délais, ou après, quand il y a eu mise en règle, et si celui qui reste est reconnu atteint de vice rédhibitoire, l'acquéreur peut intenter une action rédhibitoire ; et la perte sera pour le vendeur, qui reprendra l'animal encore vivant et remboursera tout le prix de la vente. Il faut encore, malgré des opinions contraires, adopter la même décision, lorsque, dans la même hypothèse, la mort fortuite ou accidentelle d'un des animaux survient avant la mise en règle, pourvu que celle-ci ait lieu en temps opportun et soit suivie de la constatation d'un vice rédhibitoire sur l'animal restant. A l'acheteur incombe, bien entendu, le soin de prouver que l'animal mort a péri fortuitement.

Quand il s'agit d'un examen sur le cadavre, les experts ne sauraient apporter trop de soin à remplir leur mission, en se conformant ponctuellement à toutes les règles; car, si l'expertise était nulle, l'acheteur perdrait sa garantie, vu qu'il ne serait plus possible d'en faire pratiquer une nouvelle, le cadavre ayant été enfoui ou dénaturé. Mais l'acheteur, qui perdrait ainsi sa garantie par la faute de l'expert, aurait recours contre lui (art. 1382 Cod. civ.). Quand l'expertise, qui a eu lieu sur le cadavre, est ensuite reconnue insuffisante pour porter la conviction dans l'esprit des juges, quand les lésions ont été mal décrites, quand les conclusions des experts ne sont pas suffisamment justifiées, le tribunal, ne pouvant pas ordonner une nouvelle expertise, attendu que le cadavre a disparu, consulte d'autres vétérinaires sur le rapport des premiers experts, et ce sont ordinairement leurs conclusions qu'il adopte. Il importe donc beaucoup que tout expert, désigné pour constater les lésions d'un vice rédhibitoire, étudie convenablement le cadavre; il doit, après l'examen extérieur, après avoir pris le signalement et les particularités propres à établir l'identité de l'animal, déterminer la cause de la mort, pratiquer l'autopsie avec le plus grand soin et le plus promptement possible, rechercher et constater les différentes lésions, bien observer et bien décrire ensuite les caractères des diverses altérations qu'il a rencontrées; et, s'il conclut à la rédhibition, il doit établir que la mort a été causée par les lésions d'un vice rédhibitoire.

Il est bien entendu que la mort devra être considérée

comme ayant été la conséquence d'un vice rédhibitoire toutes les fois que l'autopsie ne révélera que des lésions de cette maladie, et toutes les fois qu'aux lésions du vice rédhibitoire seront jointes des lésions d'une maladie récente, qui pourra être considérée comme une complication dérivant de l'ancienne. Que si la maladie récente, qui coexiste avec le vice rédhibitoire, n'a pas de connexité avec ce dernier, la mort ne doit plus être considérée comme provenant de l'une des maladies reconnues comme vices rédhibitoires. Ainsi, l'immobilité peut être accompagnée de lésions cérébrales aiguës; à l'autopsie, l'expert peut rencontrer à la fois des lésions de maladie ancienne et des altérations d'affection récente, qu'il considérera comme étant une complication du vice rédhibitoire, pour conclure à la rédhibition, après avoir convenablement décrit les lésions anciennes et les lésions récentes, et avoir fait ressortir leur connexité. Mais, si la maladie récente, qui coexiste avec le vice rédhibitoire, n'a aucune connexité avec ce dernier, si par exemple l'expert constate les lésions d'une péritonite récente, qui a fait périr l'animal atteint d'immobilité, il ne devra pas conclure à la rédhibition, parce que la cause de la mort ne pourra pas, en pareil cas, être rattachée au vice rédhibitoire. Quand on observe, sur un cadavre soumis à l'expertise, des lésions de vice rédhibitoire et des lésions de maladie non rédhibitoire ayant occasionné la mort, il faut donc s'attacher à établir s'il y a ou s'il n'y a pas connexité entre les deux affections, si la seconde a été ou n'a pas été une suite, une complication, une conséquence de la première.

En résumé, le vendeur est garant des maladies énumérées dans l'article 2 de la loi du 2 août 1884 modifié par l'article 2 de la loi du 31 juillet 1895, que les animaux soient vivants ou qu'ils meurent d'un vice rédhibitoire, pourvu que la mise en règle ait lieu dans les délais légaux, peu importe d'ailleurs qu'il les ait ignorées ou connues au moment de la vente (art. 1643 Cod. civ.) ; celui qui, en vendant un cheval, ignore qu'il est atteint d'emphysème, est garant, de même que celui qui a connu le vice de son animal en le vendant.

Si la garantie, en matière de vices rédhibitoires, est due à l'acquéreur par les vendeurs ou échangistes de bonne foi aussi bien que par ceux qui ont été de mauvaise foi, il y a pourtant une différence entre ces deux catégories de vendeurs. Cette différence, consacrée par les articles 1645 et 1646 du Code civil, est maintenue formellement par l'article 2 de la loi de 1884. Le vendeur de bonne foi, celui qui en vendant a ignoré le vice, dont son animal était atteint, ne peut être actionné qu'en résolution de la vente (action rédhibitoire) ou en réduction de prix (action estimatoire); il n'est tenu qu'à restituer le prix de l'animal ou une partie du prix et les frais de la vente, ainsi que les frais de justice. Si l'acquéreur a revendu les animaux par lui achetés, et si le second acquéreur attaque en garantie le premier, celui-ci peut agir à son tour, par l'action récursoire, contre le vendeur originaire, qui, bien qu'ayant été de bonne foi, est tenu de rembourser, en outre des frais déjà énumérés, ceux qu'ont occasionnés les reventes, ceux que le premier acheteur a été obligé de rembourser au sous-acquéreur par suite de l'action en garantie exercée contre lui. Quand l'acheteur prouve la mauvaise foi du vendeur, quand il démontre qu'il connaissait le vice rédhibitoire dont était atteint son animal en le vendant, il peut joindre une action en dommages et intérêts à l'action en garantie.

L'article 1649 du Code civil, qui décide que l'action en garantie résultant des vices rédhibitoires n'a pas lieu dans les ventes faites par autorité de justice, est encore applicable. L'action rédhibitoire et l'action estimatoire ne sont pas admises dans les ventes judiciaires forcées à la suite de saisies, de faillites, etc. Mais elle est admise dans les ventes revêtues des formalités judiciaires, dans les ventes aux enchères, qui sont faites par la volonté ou avec le consentement du vendeur, ainsi que dans les ventes destinées à faire cesser l'indivision entre plusieurs copropriétaires, et dans celles faites par le fisc au nom de l'État. Dans les ventes d'animaux (chevaux réformés), faites par l'administration des domaines, des affiches, apposées antérieurement, informent ordinairement le public que la garantie légale n'est maintenue que pour la morve et le farcin. Lorsqu'il s'agit de ventes volontaires, faites en la forme judiciaire par ministère d'huissier, l'annonce faite à son de trompe « qu'on ne garantit pas contre les vices rédhibitoires », peut être considérée comme n'ayant pas eu la publicité suffisante et comme n'exonérant pas le vendeur; d'ailleurs, ainsi qu'on le verra plus loin, une pareille stipulation de non-garantie n'est jamais valable à l'égard des vices que le vendeur connaissait.

Enfin, bien que le vice rédhibitoire, constaté après une mise en règle dans les délais légaux, soit *présumé* remonter au moment de la vente, cette présomption peut être combattue par la preuve contraire; le vendeur serait dispensé de la garantie s'il prouvait que le vice est apparu après la vente, chez l'acheteur.

II. — GARANTIE DUE PAR LE VENDEUR OU L'ÉCHANGISTE DANS LES VENTES ET ÉCHANGES D'ANIMAUX DE TRAVAIL, D'ÉLEVAGE OU D'EXPLOITATION, ATTEINTS DE MALADIES CONTAGIEUSES. LOI DU 31 JUILLET 1895.

Dans mon *Traité de jurisprudence commerciale et de médecine légale vétérinaires*, publié en 1882, j'avais soutenu, et depuis je n'ai pas cessé de soutenir (voir mon Commentaire de la loi du 2 août 1884) et d'enseigner, malgré les avis contraires des auteurs et de la jurisprudence, la doctrine suivante : toute vente d'animaux, atteints d'une des maladies contagieuses énumérées par la loi sanitaire, est annulable pour erreur sur la substance, comme portant sur une chose mise hors du commerce par l'article 13 de la loi du 21 juillet 1881 ; en pareil cas, il n'y a intérêt à rechercher la mauvaise foi du vendeur que pour rendre l'action pénale et l'action civile en dommages et intérêts admissibles ; l'acheteur d'animaux morveux, farcineux, péripneumoniques, claveleux, etc., peut donc, même lorsque le vendeur a été de bonne foi, lui intenter une action en nullité, basée sur l'erreur, qui ne se prescrit que par dix ans, en prouvant que la maladie contagieuse existait au moment de la vente.

Cette manière de voir, que j'avais toujours enseignée, a été consacrée (arr. 20 juillet 1892 et arr. 23 janv. 1894) par la Cour de cassation, qui a décidé : *que l'article* 13 *de la loi du* 21 *juillet* 1881, *en interdisant la vente des animaux atteints ou soupçonnés d'être atteints de maladies contagieuses, a eu pour effet de mettre ces animaux hors du commerce ; que la vente doit toujours être annulée, quelle qu'ait pu être la bonne foi du vendeur, lorsqu'il est établi que l'animal était atteint à l'époque de la vente ; que tout animal atteint ou soupçonné d'être atteint d'une des maladies inscrites dans la loi du 21 juillet 1881 ou dans le décret du 28 juillet 1888, étant hors du commerce, la vente est annulable, que le vendeur ait été de bonne ou de mauvaise foi ; que la nullité peut être provoquée dans les délais de droit commun et ne peut être couverte par aucune convention de non garantie.*

La loi du 31 juillet 1895, complétant les dispositions de l'article 13 de la loi du 21 juillet 1881, a consacré, en matière de vente d'animaux atteints de maladies contagieuses, la doctrine, que j'avais toujours admise, et qui avait été enfin approuvée par la Cour de cassation.

Article premier (L. 21 juill. 1881). — Les maladies des animaux qui sont réputées contagieuses sont : la peste bovine dans toutes les espèces de ruminants; la péripneumonie contagieuse dans l'espèce bovine ; la clavelée et la gale dans les espèces ovine et caprine ; la fièvre aphteuse dans les espèces bovine, ovine, caprine et porcine ; la morve, le farcin, la dourine dans les espèces chevaline et asine ; la rage et le charbon dans toutes les espèces.

Art. 13 (L. 21 juill. 1881). — La vente ou la mise en vente des animaux atteints ou soupçonnés d'être atteints de maladies contagieuses est interdite. Le propriétaire ne peut s'en dessaisir que dans les conditions déterminées par le règlement d'administration publique prévu à l'article 5. Ce règlement fixera, pour chaque espèce d'animaux et de maladies, le temps pendant lequel l'interdiction de la vente s'appliquera aux animaux qui ont été exposés à la contagion.

Art. 1er (Déc. 28 juill. 1888). — Sont ajoutées à la nomenclature des maladies des animaux, qui sont réputées contagieuses, et qui donnent lieu à l'application des dispositions de la loi du 21 juillet 1881 : le charbon symptomatique ou emphysémateux et la tuberculose dans l'espèce bovine, le rouget et la pneumo-entérite infectieuse dans l'espèce porcine.

Art. 1er (L. 31 juill. 1895). — L'article 13 de la loi du

21 juillet 1881 est complété par les quatre paragraphes suivants :

Et si la vente a eu lieu, elle est nulle de droit, que le vendeur ait connu ou ignoré l'existence de la maladie, dont son animal était atteint ou suspect;

Néanmoins, aucune réclamation de la part de l'acheteur, pour raison de ladite nullité, ne sera recevable lorsqu'il se sera écoulé plus de quarante-cinq jours depuis le jour de la livraison, s'il n'y a poursuite du ministère public;

Si l'animal a été abattu, le délai est réduit à dix jours à partir du jour de l'abatage, sans que toutefois l'action puisse jamais être introduite après l'expiration du délai de quarante-cinq jours. En cas de poursuite du ministère public, la prescription ne sera opposable à l'action civile, comme au paragraphe précédent, que conformément aux règles du droit commun;

Toutefois, en ce qui concerne la tuberculose dans l'espèce bovine, la vente ne sera nulle que lorsqu'il s'agira d'un animal soumis à la séquestration ordonnée par les autorités compétentes.

Les animaux, atteints ou soupçonnés d'être atteints d'une des maladies contagieuses énumérées par l'article 1er de la loi du 21 juillet 1881 et l'article 1er du décret du 28 juillet 1888 (peste bovine des ruminants, péripneumonie contagieuse de l'espèce bovine ; clavelée et gale du mouton et de la chèvre ; fièvre aphteuse des espèces bovine, ovine, caprine et porcine; morve, farcin et dourine des animaux solipèdes ; rage et charbon bactéridien des diverses espèces ; charbon symptomatique ou emphysémateux et tuberculose de l'espèce bovine; rouget et pneumo-entérite infectieuse du porc), sont donc en principe mis hors du commerce; et la vente, dont ils ont fait l'objet, est nulle. Toutefois, lorsque la loi sanitaire a été obéie, le propriétaire, le fermier, le nourrisseur, dont l'écurie, l'étable, la bergerie ou la porcherie est infectée, peut la vendre, à la condition que l'acheteur ou le cessionnaire sera prévenu de tout et se substituera au vendeur pour l'exécution de toutes les mesures jugées nécessaires ; les animaux n'étant pas déplacés, et restant soumis aux mesures sanitaires, il importe peu que leur propriétaire soit telle ou telle personne. D'autre part, lorsqu'il s'agit de certaines maladies contagieuses (péripneumonie, clavelée, gale, fièvre aphteuse, tuberculose, rouget, pneumo-entérite), les sujets atteints peuvent, sous certaines conditions, être vendus en vue de la boucherie ; et les animaux simplement suspects (mêmes maladies, peste bovine, charbon bactéridien, charbon symptomatique) peuvent également, sous certaines conditions, être vendus en vue de la boucherie. La vente d'animaux atteints, ou soupçonnés d'être atteints d'une maladie contagieuse, n'est donc prohibée d'une manière absolue que lorsqu'il s'agit d'animaux de travail, d'élevage ou d'exploitation (c'est-à-dire d'animaux non destinés à être livrés immédiatement à la boucherie). D'ailleurs, les maladies contagieuses ou transmissibles ne sont pas toutes inscrites dans la législation sanitaire ; et celui, qui vend un animal atteint d'une affection transmissible non comprise dans l'énumération de la loi sanitaire, ne fait pas un contrat annulable, s'il n'a commis aucun dol.

D'après l'article 13 de la loi du 21 juillet 1881, complété par l'article 1er de la loi du 31 juillet 1895, la vente d'animaux atteints d'une des maladies contagieuses, inscrites dans la législation sanitaire, est nulle ; toutefois, la responsabilité du vendeur est plus ou moins largement engagée, suivant qu'il a été de mauvaise ou de bonne foi.

Si le vendeur est convaincu d'avoir été de mauvaise foi, d'avoir connu ou soupçonné l'existence de la maladie au moment de la vente, alors que l'acheteur a été de bonne foi, il y a lieu d'appliquer les règles des articles 1, 13, 31 de la loi du 21 juillet 1881, de l'article 1er de la loi du 31 juillet 1895 et des articles 1598, 1382 du Code civil. La vente est *inexistante ;* si l'acheteur ne veut pas l'exécuter, le vendeur ne peut pas l'y contraindre ; et il en est ainsi, lors même que l'acquéreur a eu connaissance de la maladie ou l'a soupçonnée au moment où il achetait l'animal. Si la vente a été exécutée, l'acheteur peut en demander la nullité pendant les quarante-cinq jours qui suivent la livraison ; il peut en outre, pendant le même délai, joindre à la demande en nullité, une action en dommages et intérêts, lorsqu'il a été lui-même de bonne foi. L'action en dommages et intérêts n'est d'ailleurs ouverte à l'acquéreur qu'à la condition que, ayant été de bonne foi lui-même, la preuve de la mauvaise foi du vendeur soit faite ; elle a pour but et pour effet de faire indemniser l'acheteur de tous les préjudices, que la maladie contagieuse lui a occasionnés, et notamment de ceux résultant de sa propagation. Ainsi donc, l'acheteur, qui démontre que l'animal, qui lui a été vendu, était contaminé de fièvre aphteuse, de clavelée, de rouget, de pneumo-entérite, etc., au moment de la vente, et que le vendeur connaissait l'existence de la maladie dans son étable ou sa bergerie, ou sa porcherie, a le droit de demander la nullité de la vente et des dommages-intérêts pour la réparation du préjudice résultant de la transmission de l'affection.

L'acheteur, qui a eu pour cocontractant un vendeur de mauvaise foi, peut, d'autre part, suivre une autre voie. Que le délai de quarante-cinq jours, accordé pour l'action en nullité, soit expiré ou non, il peut dénoncer le fait au ministère public, qui poursuivra le vendeur en police correctionnelle pour infraction à la loi sanitaire; et il peut alors se porter partie civile, joindre son action en nullité et sa demande en dommages et intérêts à la poursuite du ministère public. Que si ce dernier ne se décide pas à mettre en mouvement l'action publique, s'il n'intente pas une poursuite correctionnelle contre le vendeur, l'acheteur peut lui-même l'intenter et porter à la fois l'action publique ainsi que l'action civile devant le tribunal correctionnel; et, en pareil cas, le ministère public est obligé d'exercer l'action pénale. L'acheteur peut donc toujours, s'il le veut, exercer sa demande en nullité et son action en réparation pour le préjudice résultant d'un fait délictueux en même temps et devant les mêmes juges, qui sont saisis de l'action publique. Il peut aussi, quand il le désire, exercer sa demande séparément; il peut laisser juger l'action publique, sans joindre sa demande en nullité et en réparation à la poursuite exercée pour punir l'infraction; et, une fois l'action publique jugée, une fois le vendeur condamné à une peine pour avoir violé la loi sanitaire, il peut porter son action en nullité et sa demande en dommages et intérêts devant le tribunal civil de son cocontractant. L'action en nullité et l'action civile en dommages et intérêts, qu'elles soient portées devant les mêmes juges que l'action pénale, ou qu'elles soient intentées après le jugement intervenu sur l'action correctionnelle, se prescrivent alors par trois ans à partir du jour de la vente.

Si l'acheteur avait laissé expirer les délais de l'action en nullité (45 jours) et de l'action pénale (3 ans), pourrait-il, en prouvant le préjudice et la mauvaise foi du vendeur, exercer une action en dommages et intérêts d'après l'article 1382 du Code civil pendant les trente ans qui suivent la vente? Il faudrait, ce me semble, répondre *non* à cette question ; car, pour prouver le préjudice, il faudrait, ainsi qu'on le verra ci-après, que l'acheteur prouvât l'infraction, il faudrait qu'il établît que le vendeur connaissait la maladie au moment de la vente. Or, en prouvant que son action en dommages et intérêts est basée sur un fait délictueux commis par le vendeur, il en ferait une action civile, dont la prescription est de trois ans, comme celle de l'action pénale résultant du même délit. Cependant, la question ne devrait-elle pas être envisagée à un autre point de vue, qui permette de décider que l'action en dommages et intérêts accordée à l'acheteur ne se prescrit que par trente ans? En effet, la vente, faite par un vendeur de mauvaise foi à un acheteur de bonne foi, est, avant tout, une vente inexistante ; et, quand son exécution a causé un préjudice à l'acquéreur, celui-ci devrait pouvoir en demander réparation pendant trente ans, en prouvant l'inexistence du contrat et en s'appuyant sur l'article 1382 du Code civil, sans invoquer le fait délictueux du vendeur couvert par la prescription ; en pareil cas, le vendeur ne devrait pas être admis à invoquer sa propre turpitude, son délit, pour se défendre et faire rejeter l'action en réparation, parce qu'elle aurait été intentée après la prescription de l'action pénale et de l'action civile.

Lorsque l'acheteur a connu ou soupçonné l'existence de la maladie au moment de la vente, il peut, quand même, agir en nullité, pendant quarante-cinq jours, contre son vendeur de mauvaise foi ; mais il ne saurait être admis à exiger des dommages et intérêts. D'ailleurs, s'il y avait poursuite du ministère public, il n'aurait pas davantage droit à des dommages et intérêts ; seulement son action en nullité durerait trois ans comme l'action pénale.

Si le vendeur a été de bonne foi, s'il a ignoré la maladie au moment de la vente, s'il n'est pas possible d'établir sa mauvaise foi, l'action pénale ne saurait le toucher ; mais néanmoins l'article 1er de la loi du 31 juillet 1895 décide qu'il y a nullité. En ce cas, l'acheteur peut, dans les quarante-cinq jours, qui suivent la livraison, intenter, contre le vendeur, une action en nullité, en prouvant que la maladie contagieuse existait au moment de la vente ; il n'a pas le droit d'intenter une action en dommages et intérêts, bien qu'il y ait eu, chez lui, propagation de l'affection, c'est-à-dire préjudice causé par les animaux achetés. Il résulte, en effet, de la jurisprudence établie, cette iniquité, à savoir, que l'article 1382 du Code civil n'est applicable qu'autant qu'il est prouvé que le vendeur connaissait ou soupçonnait l'existence de la maladie au moment de la vente.

La nullité, établie par la loi du 31 juillet 1895, ne peut être couverte par une convention de non-garantie, lorsqu'il s'agit de ventes d'animaux de travail, d'élevage ou d'exploitation. C'est donc en vain qu'un vendeur, même de bonne foi, se ferait consentir une décharge par l'acheteur, qui n'en conserverait pas moins le droit que la loi lui accorde.

En résumé, les ventes d'animaux atteints de l'une des maladies contagieuses, inscrites dans la législation sanitaire, sont prohibées ; et, si néanmoins elles ont eu lieu, elles sont *nulles*, alors même que les vendeurs ont ignoré l'existence de l'affection contagieuse dont leurs animaux étaient atteints ou suspects.

Lorsque des animaux sont reconnus atteints de péripneumonie, de clavelée, de fièvre aphteuse, de morve, de farcin, de rage, de fièvre charbonneuse, de charbon symptomatique, de tuberculose, de rouget, de pneumo-entérite, après la vente, l'acheteur peut demander et obtenir la nullité du contrat aux conditions suivantes : si les sujets malades appartiennent à l'une des espèces, pour lesquelles, l'affection, dont ils sont atteints, est reconnue comme contagieuse par la loi sanitaire ; s'il actionne son vendeur dans le délai de quarante-cinq jours à compter du jour de la livraison ; s'il établit (expertise, degré d'évolution de la maladie, ancienneté des lésions ; présomptions graves ; enquête, témoins ; aveu, etc.) que la maladie est antérieure à la vente ou que les animaux avaient été contaminés avant la vente.

Ainsi, la tuberculose et le charbon symptomatique, reconnus comme affections contagieuses pour l'espèce bovine seulement, ne peuvent motiver une action en nullité, d'après la loi du 31 juillet 1895, que lorsqu'il s'agit de ventes d'animaux bovins. Ainsi, l'acheteur, qui agit en nullité, à propos de la morve, de la fièvre aphteuse, de la clavelée, etc., etc., doit prouver que la maladie est antérieure à la vente, et cette preuve peut être faite de diverses façons : par des certificats ou des rapports de vétérinaires, attestant que des symptômes très évidents existaient aussitôt après la vente ; par le rapport et le témoignage de l'expert ou du vétérinaire sanitaire, attestant que, étant donnée sa prompte manifestation après la vente, ou son évolution avancée (morve, péripneumonie, tuberculose, etc.), ou l'ancienneté des lésions (tuberculose, etc.), la maladie existait au moment de la vente ; par des témoins, affirmant que les animaux ont été contaminés avant la vente, etc.

Ainsi, un animal tombant malade ou mourant d'une affection contagieuse après la vente, la responsabilité du vendeur est engagée, quand l'affection s'est déclarée, ou la mort est survenue, à une date assez rapprochée de la livraison, pour faire présumer invinciblement que le sujet était infecté, quand l'acheteur en a pris possession. Une vache, qui sera reconnue atteinte de tuberculose plus ou moins avancée dans les quarante-cinq jours postérieurs à l'achat, sera réputée avoir été infectée avant la vente. Un bœuf, mourant charbonneux, deux, trois, quatre, cinq jours après la vente, sera reputé avoir eu déjà les germes de la maladie avant de devenir la propriété de l'acheteur.

Pour chaque affection, on se basera sur la durée de son incubation, quand il s'agira d'apprécier et de démontrer son antériorité : la fièvre aphteuse, qui se sera manifestée le lendemain de la vente, sera réputée antérieure au jour du contrat ; il en sera de même pour la clavelée, le rouget, la pneumo-entérite, etc., si elles se montrent dans un délai inférieur à leur plus courte incubation. D'ailleurs, en dehors des cas dont l'antériorité peut ainsi être établie par une présomption grave, l'acheteur pourra toujours prouver par témoins, par une enquête, que la maladie n'existait pas chez lui avant la vente, qu'elle existait dans les écuries ou étables ou pâturages du vendeur, et que les animaux vendus étaient déjà malades ou contaminés.

Dans les ventes à terme, le délai accordé à l'acheteur se compte à partir de la livraison ; si l'animal vendu et non livré a contracté une maladie contagieuse entre le jour de la vente et celui de la livraison, l'acheteur peut agir en nullité, pourvu qu'il prouve que l'infection est antérieure à la livraison. S'il s'agit d'une vente à l'essai et que l'animal ait contracté la maladie contagieuse chez l'acheteur pendant la période d'essai, l'action en nullité ne saurait être ouverte ; en ce cas, le vendeur, actionné indûment par l'acheteur, n'aurait qu'à démontrer que la contagion s'est produite après la livraison. L'article 11 de la loi du 2 août 1884 peut en effet recevoir son application en cette matière. Le vendeur pourrait d'ailleurs être admis à prouver que la maladie contagieuse a pris naissance après que l'acquéreur a eu exposé les animaux à la contagion, toutes les fois qu'un doute planerait sur son antériorité. Ainsi, quand il s'agira du charbon apparu six, sept, huit jours après la livraison, alors que l'enquête établira que l'affection, inconnue chez le vendeur, régnait ou a régné chez l'acquéreur, on conclura que les animaux se sont infectés après la livraison.

Lorsque l'animal, atteint de maladie contagieuse, en mourra dans le délai de quarante-cinq jours, l'acheteur n'aura qu'à actionner son vendeur en nullité; et il aura gain de cause, moyennant qu'il prouve que l'affection était antérieure à la vente et qu'elle a occasionné la mort ; il faut en outre décider que le droit à l'action en nullité lui reste acquis, contre son vendeur de mauvaise ou même de bonne foi, moyennant qu'il prouve l'antériorité de la maladie contagieuse, alors même que la mort est due à un cas fortuit, à une autre maladie, pourvu qu'il ne soit point en faute.

Le paragraphe 4 de l'article 1er de la loi du

31 juillet 1895 a soulevé une difficulté; il est ainsi conçu: « *Toutefois, en ce qui concerne la tuberculose dans l'espèce bovine, la vente ne sera nulle que lorsqu'il s'agira d'un animal soumis à la séquestration ordonnée par les autorités compétentes.* » Il a été l'objet de deux interprétations : on a prétendu qu'il fallait l'entendre comme ne déclarant entachée de nullité la vente des bovidés tuberculeux qu'autant que les animaux vendus étaient déjà l'objet d'une séquestration ordonnée par le préfet ; on a soutenu, avec logique et avec raison, en se basant d'ailleurs sur les explications données par le rapporteur (Darbot) de la loi devant le Sénat, que ce paragraphe n'avait fait que subordonner le droit de l'acheteur à l'observation des prescriptions de la loi sanitaire (déclaration, isolement, séquestration), en décidant que son action en nullité ne pourra être admise qu'autant qu'il aura provoqué de la part de l'administration un arrêté de mise en surveillance. La première interprétation est absolument exclue par les explications, que donna, devant le Sénat, le rapporteur Darbot, qui s'exprima ainsi :

« Et, en effet, lorsque l'acheteur d'une bête bovine aura acquis la certitude que celle-ci est tuberculeuse, il ne pourra se tourner du côté de son vendeur et l'amener à se mettre en son lieu et à sa place qu'après avoir fait la déclaration, qui entraînera la visite de l'animal par l'agent sanitaire de sa circonscription, puis un arrêté de mise en surveillance pris par le préfet sur le rapport de cet agent. Or, qui ne sent que le vendeur, en présence d'actes administratifs lui donnant toute sécurité au point de vue de la compétence et de l'impartialité, ne pourra faire autrement que de transiger avec son acheteur, au premier appel de celui-ci, sûr que tout procès engagé dans les conditions que je viens de dire serait à l'avance perdu par lui. J'ajoute que cette obligation imposée à l'acheteur de ne poursuivre son vendeur qu'après voir accompli les formalités de l'isolement et de la déclaration aura pour conséquence de retrancher à tout jamais de la circulation toute bête reconnue tuberculeuse après avoir été vendue et livrée, et cela pour la satisfaction la plus évidente des intérêts de l'élevage et de la santé publique. Elle ne pourra quitter le lieu où elle sera séquestrée que pour finir son existence à l'abattoir, ce qui est juste, ce qui est nécessaire et ce qui, d'ailleurs, est la loi. »

« C'est sur cette interprétation, et en l'absence de toute autre, que le Sénat, après la Chambre, a voté l'amendement, qui est devenu le quatrième paragraphe de l'article premier de la loi. »

Il demeure donc bien entendu que, *en ce qui concerne la tuberculose dans l'espèce bovine, la vente ne sera nulle que lorsqu'il s'agira d'un animal soumis à la séquestration ordonnée par les autorités compétentes, après la livraison dont il aura été l'objet, ou, s'il a été sacrifié pour la boucherie, qu'après la saisie et l'enfouissement régulièrement ordonné de tout ou partie de la viande qu'il a fournie.* La vente d'un animal tuberculeux, comme celle d'animaux atteints d'autres maladies contagieuses, est nulle ; l'acheteur doit, au préalable, faire la déclaration au maire, tenir l'animal isolé et séquestré ; il peut ensuite actionner valablement son vendeur, lorsque le préfet, à la suite du rapport du vétérinaire sanitaire, a pris un arrêté de mise en surveillance ordonnant la séquestration de l'animal. Telle est d'ailleurs l'interprétation que la jurisprudence a consacrée par ses décisions (trib. civ., Marmande, 6 nov. 1895 ; — trib. civ., Pau, 12 déc. 1895 ; — trib. civ., Villefranche, 24 déc. 1895 ; — trib. civ., Oloron, 29 fév. 1896. — Cour Pau, 24 mars 1896. — Cassation, 2 avril 1896. — Cour Bourges, 21 mai 1896).

Un animal tuberculeux, qu'il ait été déjà l'objet d'une mise en surveillance et séquestré par arrêté préfectoral, ou qu'il n'ait été ni déclaré, ni séquestré, ni mis en surveillance, ne peut pas être valablement vendu ; l'acheteur peut demander la nullité de la vente, qu'il s'agisse d'un animal déjà soumis à la séquestration avant le contrat ou d'un animal séquestré après la livraison. Dans tous les cas, les formalités à remplir, pour intenter l'action en nullité, consistent dans la déclaration au maire, dans l'isolement et la séquestration de l'animal. D'ailleurs, quelle que soit la maladie contagieuse, dont l'animal acheté est atteint ou soupçonné, l'acheteur devra suivre la même ligne de conduite, s'il veut éviter toute infraction à la loi sanitaire (art. 3, loi du 21 juillet 1881) ; il devra, au préalable, ou tout en actionnant son vendeur, faire une déclaration au maire et tenir l'animal isolé ou séquestré.

La loi du 31 juillet 1895 vise une séquestration chez l'acheteur, ordonnée par les autorités (maire, préfet) compétentes ; mais il suffit, pour sauvegarder son droit et pouvoir actionner valablement son vendeur, que l'acheteur ait fait la déclaration à la mairie et séquestré lui-même l'animal, car, la visite sanitaire et l'intervention de l'autorité pouvant se faire attendre, il serait exposé à perdre son droit, s'il en était autrement.

D'ailleurs, lorsque des animaux, récemment achetés, sont soupçonnés d'être atteints de tuberculose, il n'est pas nécessaire que le vétérinaire sanitaire constate lui-même l'existence de la maladie, pour que l'administration puisse prendre un arrêté de mise en surveillance. La constatation de la tuberculose étant souvent très difficile d'après l'examen clinique du malade, il arrivera que le vétérinaire de l'acheteur aura eu recours à l'épreuve de la tuberculine, pour confirmer son diagnostic, avant de faire procéder à la mise en règle (déclarer, séquestrer, assigner). Or, à la suite d'une injection récente de tuberculine, l'organisme peut avoir acquis une tolérance réelle, qui lui permet de ne pas réagir pendant un certain temps à une seconde injection, bien qu'il ait réagi à la première, et bien qu'il soit tuberculeux ; aussi le vétérinaire sanitaire, mis au courant, devra différer la nouvelle injection ; et, si elle ne peut être utilement pratiquée avant l'expiration du délai de 45 jours accordé à l'acheteur, il pourra néanmoins adresser à l'administration un rapport concluant à la séquestration de l'animal, en y joignant une déclaration faite par son collègue contenant le relevé précis de ses observations et constatations et revêtue de sa signature dûment légalisée. L'administration peut alors prendre un arrêté de mise en surveillance et l'acheteur assigner son vendeur. A vrai dire, dans les cas de ce genre, le vétérinaire de l'acheteur, décidé à recourir à l'épreuve de la tuberculine, agirait sagement en priant son confrère du service sanitaire de l'assister ; de la sorte, ce dernier rédigerait son rapport d'après ce qu'il aurait vu.

Si un animal, non déclaré et non séquestré, venait à périr fortuitement ou d'une affection quelconque après la vente, et si l'autopsie permettait de constater les lésions d'une maladie contagieuse (tuberculose, morve, etc.), antérieure à la vente, l'acheteur aurait droit à l'action en nullité, pourvu qu'il fût exempt de faute, la déclaration au maire, la séquestration du cadavre et sa destruction étant réalisées comme le prescrit la législation sanitaire. D'ailleurs, lorsqu'il s'agit d'animaux vendus en vue de la boucherie, qui sont reconnus tuberculeux à l'abattoir, et dont la viande est saisie en tout ou en partie, la saisie régulière par le service d'inspection et la destruction de la viande remplacent la déclaration et la séquestration (trib. civ., Pau, 12 déc. 1895. — Cour Pau, 24 mars 1896).

Le délai de l'action en nullité, qui est un *délai franc*, est de 45 jours à compter du jour de la livraison ; toutefois, lorsque l'animal a été abattu par ordre de l'autorité ou est mort, et bien qu'il reste encore à courir 20, 30, 40 jours pour compléter le délai de 45 jours, l'action en nullité ne peut plus être exercée que pendant les dix jours comptés à partir du jour de l'abatage ou de la mort ; d'ailleurs, ce délai de dizaine ne peut, en aucun cas, être ajouté à celui de 45 jours, et l'action en nullité doit, pour être recevable, être toujours intentée avant l'expiration du délai de 45 jours. Mais, que l'animal ait été ou n'ait pas été abattu, l'action civile durera trois ans toutes les fois qu'il y aura poursuite du ministère public.

Lorsqu'un animal, atteint de maladie contagieuse (morve, tuberculose, etc.), a fait l'objet de deux ou plusieurs ventes successives, le premier acheteur, actionné par le sous-acquéreur, peut agir récursoirement en nullité contre le vendeur originaire, pourvu qu'il l'actionne dans le délai de 45 jours à compter de la première vente, et moyennant qu'il prouve que la maladie est antérieure à la vente. Si le revendeur est devenu insolvable, le sous-acquéreur pourra même agir contre le vendeur originaire, moyennant qu'il réalise les deux conditions précitées. C'est donc à tort qu'il a été décidé (cour Pau, 24 mars 1896) par la cour de Pau et le tribunal de Bordeaux, que, dans les ventes successives d'animaux tuberculeux, l'acheteur, qui a fait pratiquer la séquestration peut seul avoir un recours contre son vendeur, et que le revendeur, qui n'aura pas fait séquestrer, sera déchu du droit d'appeler en garantie son propre vendeur.

Une pareille jurisprudence, accueillie par le tribunal de commerce d'Arras, mais rejetée par d'autres tribunaux (Pau, Charolles), doit être délaissée, parce qu'elle est erronée, et parce qu'elle favoriserait la fraude, en permettant aux vendeurs peu consciencieux de recourir à un intermédiaire insolvable, qui ferait la vente, et vis-à-vis duquel le sous-acquéreur se trouverait désarmé.

Il est arrivé que l'animal tuberculeux, déclaré par l'acheteur, et qui devait être séquestré seulement, a été abattu par ordre de l'administration. En pareil cas, le droit de l'acheteur à l'action en nullité est-il conservé? Oui ; mais le vendeur peut se retourner contre l'administration, quand l'abatage lui a causé un préjudice, quand il a été fait dans des conditions, qui ont nui à l'utilisation de la viande, ou l'ont empêchée.

En dehors des maladies, que la loi sanitaire répute contagieuses, il y en a d'autres, qui jouissent aussi de la propriété de se transmettre, et dont l'existence, méconnue par l'acheteur au moment de la vente, peut engager la responsabilité du vendeur de mauvaise foi, surtout lorsque, après la livraison, il y a eu propagation de la contagion parmi les animaux du nouveau propriétaire ; en ce cas, une action en dommages et intérêts, qui dure trente ans, est ouverte à l'acquéreur, s'il prouve l'antériorité de la maladie, sa transmission et la mauvaise foi du vendeur. L'action en dommages et intérêts, comme l'action civile résultant du fait délictueux du vendeur, n'est donc ouverte à l'acquéreur qu'autant qu'il est à même de prouver la mauvaise foi de son cocontractant. Elle peut aussi être intentée sans qu'il y ait eu transmission de la maladie. Dans tous les cas, où l'action en dommages et intérêts est admise, parce que le vendeur a été de mauvaise foi, et parce que la maladie s'est propagée après la livraison, l'acheteur ne peut obtenir que la réparation du préjudice occasionné sans qu'il y ait de sa faute, et non celle du dommage qu'il a, par sa négligence ou son mauvais vouloir, laissé occasionner, après avoir constaté ou soupçonné l'existence de l'affection.

Quand sera-t-il prouvé que le vendeur connaissait la maladie ? La preuve peut être faite par tous les moyens que la loi autorise. Il n'est pas nécessaire que le vendeur ait usé de manœuvres frauduleuses pour cacher la maladie et tromper l'acheteur ; il suffit qu'il ait vendu, sans l'en informer, des animaux, qu'il savait atteints de maladie contagieuse, ou qu'il savait avoir eu le contact d'autres animaux atteints des mêmes maladies, ou provenir de localités où régnait la même affection. Il faut et il suffit que la maladie ait existé (en état d'incubation ou déjà développée) au moment de la vente, et que le vendeur ait été de mauvaise foi, c'est-à-dire qu'il ait eu connaissance de l'affection ou de sérieux motifs d'en soupçonner l'existence. La preuve de cette double circonstance (antériorité de la maladie, mauvaise foi du vendeur) incombe à l'acheteur, qui peut démontrer la première par le résultat de l'expertise ou par témoins, et prouver la seconde par témoins ou par des présomptions. Ainsi, la mauvaise foi du vendeur sera établie, quand il sera démontré qu'il a fait nettoyer les naseaux d'un cheval morveux avant de l'exposer en vente, quand il sera prouvé qu'il savait que l'animal avait déjà été en contact avec d'autres chevaux morveux, ou provenait d'une écurie où régnait la morve.

CHAPITRE V

GARANTIE CONVENTIONNELLE.

Avec la loi du 2 août 1884, comme sous le régime de la loi du 20 mai 1838, la liberté des conventions, de même que le dol et le délit, reste sous l'empire du droit commun. Les conventions, légalement formées, tiennent lieu de loi à ceux qui les ont faites (art. 1134 Cod. civ.). Les dispositions de la loi sur les vices rédhibitoires ne sont applicables qu'à défaut de conventions contraires. En proclamant, dans l'article premier, la liberté absolue des conventions, sauf le cas de dol, le législateur de 1884 a entendu laisser aux parties la faculté de déroger aux dispositions concernant la détermination des vices rédhibitoires, et à toutes les autres dispositions de la loi ; il n'a stipulé que pour suppléer au silence des parties ; quand elles auront parlé, leur volonté fera loi, hormis le cas de dol. D'ailleurs, l'article 2, de même que l'article premier, consacre, à son tour, le principe de la liberté des conventions, en renvoyant aux articles 1641 et suivants du Code civil, parmi lesquels figure l'article 1643 relatif à la stipulation de non-garantie. Il est donc bien entendu que les contractants sont libres de déroger, par des conventions spéciales, à quelques-unes ou à toutes les dispositions de la loi du 2 août 1884, qui ne sont pas d'ordre public. Ils peuvent convenir, stipuler, une restriction, une exclusion partielle ou totale, ou une extension de la garantie légale.

I. — EXCLUSION PARTIELLE OU TOTALE DE LA GARANTIE LÉGALE.

Le vendeur peut s'exonérer valablement de tout ou partie de la garantie légale, moyennant une convention spéciale, par une clause expresse, claire, non ambiguë et non prohibée par la loi. Il peut stipuler valablement une diminution ou une exclusion partielle ou totale de la garantie légale, en matière de vices rédhibitoires. Il peut (art. 1643 Cod. civ.) stipuler qu'il ne répondra pas de tels ou tels vices rédhibitoires, qu'il fait connaître (dont il révèle l'existence), ou qu'il énumère simplement, s'il ne les connaît pas; mais alors il ne cesse pas d'être garant des vices rédhibitoires, à propos desquels il n'a rien stipulé. Il peut stipuler : l'exclusion de l'une des actions en garantie, de l'action estimatoire ou de l'action rédhibitoire; la diminution des délais légaux; l'exclusion de la garantie au-dessous d'un minimum plus élevé que celui qui est fixé par l'article 4 de la loi du 2 août 1884. Les parties peuvent exclure l'action rédhibitoire tout en conservant la garantie; elles peuvent stipuler que la manifestation d'un vice rédhibitoire, dans les délais légaux, ou dans les délais qu'elles conviennent, ne donnera lieu qu'à une diminution de prix; et, cette diminution de prix, elles peuvent la fixer à l'avance ou ne pas la fixer. Si une pareille clause est intervenue, et que la diminution de prix n'ait pas été fixée, l'acheteur intentera une action estimatoire ou en réduction de prix en suivant les règles de la loi du 2 août 1884 pour les délais et la procédure.

Le vendeur peut stipuler une exclusion totale de la garantie ; il peut se décharger de la garantie de tous les vices rédhibitoires, en introduisant, dans le contrat de vente, une clause spéciale, claire et précise, comme celles-ci : « *l'acheteur consent à acheter à ses risques et périls* » ; « *l'acheteur décharge le vendeur de toute garantie pour tout vice rédhibitoire* » ; « *l'acheteur achète sans aucune espèce de garantie* » ; ou toute autre, ayant un sens bien précis, et ne laissant planer aucun doute sur les intentions des parties. D'ailleurs, toute clause ambiguë s'interprète contre le vendeur (art. 1602 Cod. civ.) ; et, s'il y a contestation, le tribunal appréciera le sens et la portée que les parties ont entendu lui donner. Peuvent être considérées comme clauses obscures celles qui sont rédigées de la façon suivante : « l'acheteur déclare acheter sans garantie » ; « l'acheteur déclare acheter sans garantie, d'après le certificat rédigé par un vétérinaire attestant que l'animal n'a pas de vice rédhibitoire » (on peut penser avec raison que l'acheteur a entendu conserver son droit au cas où un vice rédhibitoire se manifesterait après la vente).

La stipulation de non-garantie est valable, quand elle porte sur un vice ou des vices ignorés par le vendeur au moment de la vente ; mais il n'en est plus ainsi quand elle porte sur un vice que le vendeur connaissait.

L'article 1643 du Code civil décide que le vendeur ne peut s'exonérer de la garantie pour les vices rédhibitoires, qu'il connaît, qu'en dévoilant leur existence à l'acquéreur. Toutes les fois que le vendeur n'ignore pas l'existence du vice, il ne peut valablement stipuler la non-garantie qu'en faisant connaître la maladie à l'acheteur ; et, s'il ne le fait pas, s'il se borne à nommer le vice sans en dévoiler l'existence, il reste garant, malgré toute stipulation de non-garantie. Ainsi, Paul, sachant que son cheval est immobile, et voulant s'exonérer, en le vendant, de la garantie pour l'immobilité, ne doit pas se contenter de stipuler de Pierre, son acheteur, qu'il le décharge de la garantie pour ce vice ; il doit, s'il veut être exonéré, dire à Pierre que son cheval est immobile, et le lui vendre avec clause de non-garantie.

Quand le vendeur a stipulé l'exclusion de la garantie pour un vice rédhibitoire, qu'il connaissait, sans en dévoiler l'existence à l'acquéreur, celui-ci peut intenter valablement l'action rédhibitoire pour ce vice ; le vendeur se défendra en opposant la clause de non-garantie, et l'acquéreur répondra en démontrant que cette clause est nulle, en prouvant, par un moyen quelconque de preuve, que son cocontractant connaissait le vice au moment de la vente. Que si le vendeur objecte alors qu'il a fait connaître le vice à l'acheteur au moment de la vente, ou que celui-ci ne l'ignorait pas, ce sera à lui de prouver cette circonstance, et ici encore la preuve peut être faite par toute sorte de voie légale.

Puisque l'acheteur peut, par tous moyens de preuve, démontrer que le vendeur connaissait le vice au moment où il stipulait une clause de non-garantie, il y a lieu de décider que le vendeur devra être présumé avoir eu connaissance du vice, lorsque le mal a des caractères d'ancienneté, de permanence et de visibilité certaines.

Pour savoir si le vice est ancien, s'il est décelé par des signes non équivoques, les juges se feront éclairer par un expert.

La clause de non-garantie est valable, quand le vendeur fait connaître l'existence du vice rédhibitoire à l'acheteur ; mais la simple énonciation de la maladie ne suffit pas pour rendre la clause valable. Ainsi, est valable la clause : « Je vous vends mon cheval fluxionnaire, sans le garantir pour la fluxion périodique des yeux » ; tandis qu'est nulle la clause : « Je vous vends mon cheval sans le garantir pour la fluxion périodique des yeux, » s'il est démontré que je connaissais l'existence du vice au moment de la vente.

La clause par laquelle le vendeur s'exonère de la garantie pour tous vices rédhibitoires est-elle valable, quand l'animal a un ou plusieurs vices, que le propriétaire connaissait, et qu'il n'a pas dévoilés à l'acheteur au moment de la vente ? Il faut admettre, en pareil cas, que le vendeur reste garant pour les vices rédhibitoires qu'il connaissait et qu'il n'a pas dévoilés à l'acheteur ; autrement dit, la stipulation de non-garantie n'est valable que pour les vices, dont le vendeur ignorait l'existence au moment de la vente ; mais cette manière de voir n'est pas partagée par tout le monde. Il faut d'ailleurs décider que la stipulation de non-garantie pour des vices, connus et non dévoilés par le vendeur, est valable, lorsque celui-ci démontre que l'acheteur les connaissait.

La stipulation de non-garantie, quand il est prouvé que le vendeur connaissait l'existence du vice rédhibitoire, constitue-t-elle une manœuvre dolosive ? Il y a déjà dol par réticence, lorsque le vendeur, connaissant l'existence d'un vice rédhibitoire, ne la dévoile pas ; il ne serait que juste de considérer comme manœuvre dolosive la précaution, qu'il a prise, de se faire décharger de la garantie, et de lui appliquer toutes les règles du dol ; mais on n'est pas d'accord pour décider qu'en ce cas l'action en nullité, pour cause de dol, remplace l'action en garantie.

La stipulation de non-garantie est radicalement nulle, s'il s'agit d'une maladie contagieuse.

Quand le vendeur, en stipulant une clause de non-garantie, désigne une maladie ordinaire en croyant désigner un vice rédhibitoire, il reste garant pour ce dernier ; et il en est de même, quand la clause de non-garantie désigne le vice rédhibitoire par un nom autre que celui qu'il a dans la loi. Ainsi, une boiterie, avouée par le vendeur, est rédhibitoire, malgré la clause de non-garantie, si elle est reconnue intermittente, alors que ce caractère ne lui avait pas été attribué par le vendeur.

II. — EXTENSION DE LA GARANTIE.

Les parties peuvent, par convention, augmenter, de diverses façons, la garantie due par le vendeur à l'acheteur : en prolongeant les délais de la mise en règle ; en étendant la garantie légale aux animaux vendus moins de cent francs ; en étendant la garantie légale à des vices non compris dans la loi du 2 août 1884 ; en l'étendant à tout défaut ou mal caché ; en l'étendant à certaines qualités, à telle ou telle aptitude ; en l'appliquant à des animaux non désignés dans la loi du 2 août 1884. Bien plus, la garantie, pour certaines qualités, pour telle ou telle aptitude, peut, au lieu d'être expresse et explicite, être tacite et implicite, résulter des conditions dans lesquelles la vente a éte faite.

A. — L'acheteur peut stipuler une prolongation des délais, pour constater tels ou tels vices, pour provoquer la nomination d'experts et pour intenter l'action rédhibitoire. Il importe à l'intéressé de bien préciser le nombre de jours du délai conventionnel, car toute clause générale ou obscure dans ses termes serait sans valeur. Ainsi, serait nulle la clause conçue dans les termes suivants : « Le délai pour la mise en règle sera augmenté » ; « Le délai pour la mise en règle sera augmenté de quelques jours », etc. Afin que la prorogation porte à la fois sur le délai accordé pour demander la nomination d'experts et sur le délai donné pour intenter l'action rédhibitoire, il sera nécessaire que la clause soit conçue en termes clairs et nets, qui ne laissent pas de doute sur l'intention des parties. Il en sera ainsi, lorsqu'il aura été convenu que « les délais de la mise en règle, tant pour la constatation du vice que pour l'intentement de l'action rédhibitoire, seront prorogés de huit, quinze jours ». D'où il faut conclure que la prorogation (« Le délai pour intenter l'action rédhibitoire sera prorogé de huit jours ») du délai accordé par la loi pour intenter l'action rédhibitoire n'augmente pas le délai pour demander la nomination d'experts; par conséquent, l'acheteur serait déchu de tout droit, s'il ne demandait pas, en pareil cas, la nomination d'experts dans le délai fixé par la loi. Mais, pour que la prorogation s'applique en même temps à ce délai, il n'est pas indispensable que les parties l'aient expressément convenu et textuellement écrit, car l'intention de le prolonger aussi peut résulter implicitement de la clause, qui fixe la garantie à tant de jours pour tel ou tel vice; c'est au tribunal de décider, d'après les faits et les circonstances de la cause; cependant l'acquéreur doit avoir soin de faire rédiger la clause de manière à ne pas laisser de doute dans l'esprit du juge.

Il va sans dire que la prorogation ne s'applique qu'aux vices spécifiés dans la clause, qui étend la garantie. Il va sans dire aussi que, dans le cas où le délai pour intenter l'action est prorogé, l'acheteur continue néanmoins à jouir du délai de distance accordé par l'article 6 de la loi du 2 août 1884.

Quand la prorogation porte à la fois sur les délais accordés pour provoquer la nomination d'experts et sur ceux donnés pour intenter l'action rédhibitoire, si l'acheteur profite de cette prorogation, le vice constaté dans le délai conventionnel sera-t-il réputé avoir existé au moment du contrat, ou l'acheteur devra-t-il prouver que la maladie est antérieure à la vente? A cet égard, les opinions sont partagées; les uns prétendent que l'acheteur, qui profite du surcroît de délai accordé pour intenter l'action et pour provoquer la nomination d'experts, doit établir que la maladie existait au moment de la vente, s'il veut obtenir la rédhibition; mais cette manière de voir ne me semble pas conforme à l'exacte interprétation de l'intention des parties, qui ordinairement ont voulu augmenter le délai accordé pour la constatation du vice, sans changer d'ailleurs la situation de l'acheteur relativement à la présomption légale, qui fait remonter à la vente tout vice rédhibitoire constaté dans les délais. En effet, si les parties n'ont modifié que la durée des délais, si elles se sont contentées de convenir que les délais légaux seraient prolongés de quatre, cinq jours, sans dire que l'acheteur, qui en profiterait, rentrerait dans le droit commun, c'est qu'apparemment elles ont voulu que le vice, constaté avant l'expiration de ces délais prorogés, continuât à être réputé avoir existé au moment de la vente. Je crois donc que l'acheteur, qui profite de la prorogation de délai accordée pour la constatation d'un vice rédhibitoire, n'a pas besoin d'établir que le vice a existé au moment du contrat; la présomption, qui fait remonter la maladie au moment de la vente, subsiste lorsque les parties n'en ont pas décidé autrement, le vendeur restant néanmoins en droit d'établir que le vice a pris naissance chez l'acheteur.

B. — L'acheteur peut stipuler la garantie des vices rédhibitoires pour les animaux, quels qu'ils soient (solipèdes, porc), vendus pour un prix inférieur à 100 francs; et, en ce cas, étant donné le prix, la preuve testimoniale sera toujours admise.

C. — Les parties peuvent convenir que la garantie sera étendue à des vices, à des maladies, non prévues par la loi du 2 août 1884; elles peuvent, par une clause spéciale, étendre la garantie, établie par la loi, à un vice quelconque, qu'elles désignent nominativement; elles peuvent convenir que la garantie, réglée d'après les principes des articles 1641 à 1648 du Code civil, sera due par le vendeur à l'acheteur, en outre de la garantie fixée par la loi de 1884, pour une maladie quelconque nettement déterminée; elles peuvent enfin faire revivre les règles et la garantie des articles 1641 et suivants du Code civil, en la combinant avec celle de la loi du 2 août 1884, ou en l'y substituant.

La garantie conventionnelle peut donc être stipulée

pour des vices nominativement désignés, ou bien elle peut être générale, applicable à toute sorte de vices, et être exprimée par une clause générale conçue, par exemple, en ces termes : « L'animal est vendu garanti sans défauts, ou garanti sain et net », les mots, *vices*, *défauts*, s'entendant des vices moraux et des maladies. Toutefois, quand les parties ont stipulé, par une clause générale, une garantie applicable à toute sorte de vices, les défauts, vices, ou maladies, apparents au moment de la vente, sont exceptés ; car, sans une stipulation spéciale, formelle et expresse, un vice apparent, non caché au moment de la vente, ne peut pas entraîner la résolution du contrat, à moins qu'il ne s'agisse d'une vente de confiance, convenue sans que l'acheteur ait visité l'animal. Pour que la garantie s'appliquât aux vices apparents, il faudrait que la clause portât, en termes formels, que les parties ont entendu rendre le vendeur responsable et garant de tels ou tels vices non cachés et nominativement désignés ; néanmoins, serait valable la clause portant que le vendeur reste garant de tous vices, *cachés ou apparents* au moment de la vente, bien que les vices non cachés n'y fussent pas désignés.

Donc, malgré la clause générale, le vendeur ne répond des vices apparents qu'autant que la stipulation leur étend formellement la garantie ; et, il en serait ainsi, alors même que l'acquéreur, qui se trouvait en présence de l'animal, aurait négligé de l'examiner ou de l'essayer, ou lors même que, l'ayant revendu à un tiers sans avoir élevé aucune réclamation avant la revente, il serait actionné par le sous-acquéreur. Ainsi, l'acheteur, qui a obtenu, de son vendeur, une clause générale de garantie, peut se croire parfois dans une sécurité comlète, alors que pourtant la garantie ne lui est donnée ue pour les vices cachés. Ainsi, l'acheteur, qui, croyant tort qu'une clause générale de garantie embrasse les ices apparents comme les vices cachés, omettra d'examiner ou d'essayer les animaux, commettra une négligence, qui pourra lui être très préjudiciable, attendu ue les vices non cachés ne sont pas garantis, du moment que la clause ne le dit pas formellement. C'est pourquoi l'acheteur, qui n'aura obtenu qu'une clause générale, ne stipulant pas formellement la garantie pour es vices apparents, devra examiner et essayer les animaux ; car il ne pourra pas, dans la suite, invoquer la garantie conventionnelle, pour tel ou tel vice, qui était visible au moment de la vente. Ainsi, un cheval vendu et garanti sans défauts, est visité par l'acheteur, qui l'accepte ; il est ensuite reconnu atteint d'un vessigon ; l'acheteur ne peut pas invoquer la garantie conventionnelle.

Cependant, si le vendeur avait employé des moyens frauduleux, pour dissimuler ou faire disparaître momentanément le vice apparent, ou pour dissuader l'acheteur de visiter l'animal avec soin, il y aurait lieu, pour l'acquéreur, qui aurait obtenu une clause de garantie générale, d'intenter une action en nullité pour dol, ou une action en résolution, car le vice caché ou dissimulé frauduleusement, ayant cessé d'être apparent, rentre dans la clause de garantie. Mais, en pareil cas, mieux vaudrait pour l'acheteur l'action en nullité, qui dure dix ans, alors que l'action en rédhibition dure beaucoup moins longtemps. Si, par exemple, Pierre achète de Paul, comme sain et net ou sans défauts, un cheval, chez lequel le vendeur a pris soin de dissimuler une seime, il y aura lieu, pour l'acquéreur, d'intenter une action en nullité basée sur le dol, ou une action en résolution basée sur l'existence d'un vice caché garanti en vertu de la clause générale.

Il demeure bien entendu que la clause énonçant qu'un animal est garanti sain et net ou sans défauts est générale, et embrasse par conséquent plus que les vices rédhibitoires, puisqu'elle comprend tous les vices cachés au moment de la vente.

Quant à la clause par laquelle certains vendeurs garantissent, à des acheteurs naïfs, les animaux vendus, de tous vices rédhibitoires, elle est absolument inutile et superflue, elle n'ajoute rien à la garantie, que la loi accorde aux acquéreurs ; il en serait de même de la clause par laquelle le vendeur « garantit tout » ; il en serait de même de celle convenue et consentie en ces termes, « l'animal est garanti sans défauts, ou sans vices », si, avant de la remettre à l'acheteur, le vendeur y ajoutait le mot « rédhibitoire », et si sa mauvaise foi ne pouvait pas être établie par l'acheteur trompé.

Lorsque l'acheteur demandera la résolution de la vente, en invoquant l'existence d'un vice garanti conventionnellement, il n'aura pas à établir son antériorité à la vente, si la convention a eu pour effet de lui étendre la garantie de la loi du 2 août ; mais il devra la prouver, dans le cas où la convention se borne à accorder la garantie de droit commun, dans le cas où elle fait revivre celle du Code.

D. — Les parties peuvent s'entendre et convenir que la garantie sera due pour certaines qualités ; l'acheteur peut se faire garantir, par le vendeur, l'existence de telle ou telle qualité, de telle ou telle aptitude ; et cette garantie peut être expresse ou tacite.

L'acheteur peut exiger, de son vendeur, une garantie, expressément stipulée pour l'existence de telle ou telle qualité, en l'absence de laquelle la vente sera résoluble ; il peut se faire garantir le cheval, qu'il achète, pour l'aptitude et le dressage au service de la selle, de la voiture, du labour, pour tel âge, pour la bonté des yeux, etc. ; il peut se faire garantir une vache pour tel rendement en lait, pour une plénitude de tant de mois, pour la docilité, etc. ; il peut se faire garantir un animal pour une vitesse de tant de kilomètres à l'heure, pour une force capable de déplacer tel poids, etc. Si la qualité garantie n'existe pas, il y aura lieu à une action en résolution de la vente ; l'acheteur se contentera d'assigner le vendeur, laissant le tribunal saisi ordonner l'expertise. Dans des cas semblables, les experts doivent tenir compte du fait de l'acheteur, qui, non satisfait de l'animal, peut avoir tenté, par certains moyens, d'effacer ou de diminuer la qualité garantie, afin d'obtenir la résiliation du contrat. Ainsi, quand l'acheteur prétendra que la vache, garantie comme donnant quinze litres de lait par jour, n'en donne en réalité que dix, les experts s'assureront d'abord du fait, et en outre, après avoir vérifié le régime, feront soumettre la bête à une alimentation, qui leur paraîtra plus favorable à la production du lait.

La garantie pour telle ou telle qualité, pour telle ou telle aptitude, résulte parfois *tacitement* de la convention ; elle peut être *implicitement* contenue dans le contrat de vente. Ainsi, un animal, vendu comme reproducteur, est tacitement garanti contre toute inaptitude à reproduire ; ainsi, l'animal, vendu comme doux, docile et maniable, est tacitement garanti contre la méchanceté et la rétivité; ainsi, l'animal, vendu comme apte à tel service et acheté comme tel, est garanti tacitement, et la vente sera résoluble si l'aptitude déclarée n'existe pas; ainsi, est résoluble la vente d'un cheval rétif, quand le vendeur a su que l'acheteur le destinait à un service public, à un service de voiture dans une ville (Arr. Cour Lyon, 23 déc. 1881); ainsi, peut être résiliée, pour absence de qualité ou d'aptitude promise, la vente d'un cheval, qui a été déclaré comme cheval de chasse, bon sauteur, et qui ne saute pas (Trib. com. Seine, 30 nov. 1882); ainsi, le vendeur d'un étalon, annoncé comme ayant telle origine, garantit tacitement cette qualité, et doit, sous peine de voir la vente résiliée, l'établir en fournissant la carte d'origine; ainsi encore, il y a une garantie tacite dans les marchés de confiance, et la vente d'un troupeau, destiné à l'engraissement, ou à la reproduction, peut être résolue, lorsque l'acheteur, ayant fait un marché par correspondance, a reçu du vendeur des animaux atteints de cachexie avancée (Trib. com. Troyes, 2 mai 1892); ainsi, la vente d'animaux, faite en vue de la boucherie, contient implicitement garantie, de la part du vendeur en faveur de l'acheteur, pour tout vice, toute maladie antérieure à la convention et grave au point de déprécier considérablement la viande ou de la rendre inutilisable en tout ou en partie (Cass., 10 nov. 1885 et 23 mars 1887).

D'une façon générale, on doit donc considérer comme pouvant faire résoudre la vente, en vertu d'une garantie tacite ou implicite, tout vice ou toute absence de qualité rendant l'animal impropre ou inapte à la destination stipulée ou affirmée. Cependant, il convient de ne considérer comme « promis » par le vendeur que ce qu'il a affirmé de façon à s'obliger, et non ce qu'il a dit pour exalter la valeur de ses animaux. Ainsi, le poulain, vendu après la castration, devenant tétanique chez l'acheteur, meurt pour ce dernier, quand le vendeur ne s'est pas porté garant des suites de l'opération, tandis que la vente d'un cheval, présenté comme n'ayant que six ans, alors qu'il en avait neuf, est résoluble (Trib. com. Seine, 19 janv. 1858) ; la délivrance, par le vendeur, d'un billet constatant l'âge de l'animal, objet du contrat, constitue une garantie conventionnelle tacite (Cour Nancy, 16 fév. 1891).

Il a été décidé d'ailleurs (Cass., 29 mai 1865) : que la nullité d'une vente d'animaux peut être demandée, pour non réalisation, à raison d'un vice rédhibitoire, d'une condition mise à ladite vente par les parties ; que l'action en nullité est alors soumise à la prescription ordinaire des actions en nullité (dix ans), et non à celle édictée par la loi sur les vices rédhibitoires ; que les formalités et les délais de la loi sur les vices rédhibitoires sont inapplicables au cas, où l'acheteur d'une paire de chevaux, destinés à être attelés ensemble, demande la nullité de la vente, en se fondant sur ce que l'un de ces chevaux est affecté d'un vice rédhibitoire, qui, comme l'immobilité, rend impossible la réalisation de la condition (attelage), prévue lors de la vente ; qu'en pareille hypothèse, l'acheteur, après avoir laissé expirer les délais de la loi sur les vices rédhibitoires sans se mettre en règle, peut demander la nullité de la vente pendant dix ans, en prouvant que l'immobilité existe, qu'elle est antérieure à la vente, et qu'elle empêche l'attelage.

E. — Enfin, les parties peuvent étendre, par convention, la garantie à des espèces animales non comprises dans la loi du 2 août 1884, soit en faisant revivre purement et simplement les articles 1641 et 1648 du Code civil, soit en indiquant expressément ou implicitement les animaux, les défauts et la durée de la garantie.

L'absence d'une qualité, garantie expressément ou tacitement, ne constitue pas un vice rédhibitoire et ne donne pas lieu à une véritable action en rédhibition; mais on peut dire qu'elle donne ouverture à une action en nullité, qui a pour base l'erreur sur la substance, et qui dure dix ans, quand la qualité a été expressément ou tacitement stipulée, car alors elle est substantielle, puisque les parties l'ont eue principalement en vue en contractant. La méchanceté et la rétivité, déjà vues à propos du dol, peuvent faire l'objet d'une garantie conventionnelle expresse (exemple : Pierre achète de Paul un cheval, que celui-ci garantit contre la méchanceté), ou d'une garantie conventionnelle tacite (exemple : Pierre achète de Paul un cheval, que celui-ci lui vend comme docile et doux). La demande en résolution de la vente sera fondée, par conséquent admissible : toutes les fois que les parties (vendeur et acheteur) auront eu l'intention d'étendre la garantie, l'une en vendant et l'autre en achetant un animal comme sain et net ou sans défauts; toutes les fois que les parties auront expressément et nominativement désigné, comme soumis à la garantie, tel ou tel vice; toutes les fois que le vendeur aura promis expressément ou implicitement l'existence de qualités excluant la méchanceté et la rétivité, par exemple lorsque l'animal aura été vendu comme doux et docile, ou pour être utilisé à un service public, etc. Quand il y a erreur sur la substance, c'est-à-dire absence d'une qualité, promise expressément ou implicitement, l'acheteur a une action en nullité, qui dure dix ans à compter de la vente; tandis que, quand il s'agit de l'action en résolution née d'une convention générale (animal vendu sans défauts), ou d'une clause spéciale (animal garanti pour tel vice), le temps, pendant lequel l'acheteur peut agir, est court, c'est le délai fixé par la convention, et, à défaut de fixation, c'est le délai de l'article 1648 du Code civil. Donc, quand un délai a été fixé par la convention, la demande sera intentée dans ce délai, et l'acheteur devra prouver que le vice est antérieur à la vente. Quand il n'a pas été fixé de délai par la convention, il faut se référer à l'article 1648 du Code civil, à moins qu'il ne s'agisse d'une action en nullité pour erreur sur la substance, cas où le délai est de dix ans; mais, même dans ce cas, l'acheteur est intéressé à agir promptement, afin de faire plus facilement la preuve.

Les conventions, qui dérogent à la loi, en supprimant, limitant ou étendant la garantie légale, doivent être explicites, claires et précises; faites devant témoins, elles ne peuvent être prouvées que s'il s'agit d'une vente commerciale.

Quand la vente est civile et dépasse 150 francs, un écrit est indispensable pour prouver la convention, qui modifie la garantie légale. Les parties peuvent se contenter d'un acte sous seing privé, rédigé sur papier timbré sous peine d'amende, et au bas duquel celle qui s'engage écrira de sa main « lu et approuvé » et signera son nom. Mais l'acte sous seing privé, qu'une partie aurait signé d'une croix en présence de deux témoins ou aurait fait signer par une tierce personne, serait sans valeur; on ne peut s'engager, par un acte sous seing privé, qu'autant qu'on peut écrire « lu et approuvé » et signer son nom.

Les règles de l'article 1356 du Code civil permettent au vendeur de mauvaise foi de s'exonérer de tout ou partie de la garantie légale, en avouant la vente, et en alléguant, sous le bénéfice de *l'indivisibilité de l'aveu judiciaire*, qu'elle a eu lieu sans garantie. L'*aveu judiciaire* (aveu fait en justice, à l'audience ou dans un interrogatoire sur faits et articles), lorsqu'il est complexe (renfermant la reconnaissance du fait allégué, mais contenant un nouveau fait propre à créer une exception au profit de celui qui avoue), est *indivisible*, à la condition que le fait accessoire allégué ait un rapport intime, une connexité naturelle, avec le fait principal; la partie, qui l'invoque, contre celui de qui il émane, ne peut pas rejeter ce qui lui est contraire, pour ne retenir que ce qui lui est favorable. Dans les ventes *civiles* d'animaux, la preuve ne pouvant être faite par témoins ni par présomptions, lorsqu'elles dépassent 150 francs, si le vendeur, actionné par l'acheteur, à propos d'un vice rédhibitoire, avoue, sous le bénéfice de l'indivisibilité de l'aveu judiciaire, le fait de la vente, tout en alléguant qu'elle a eu lieu sans garantie pour les vices rédhibitoires, l'acheteur sera débouté, à moins qu'il ne prouve la vente autrement que par l'aveu du vendeur (par un acte établissant ou reconnaissant l'existence de la vente, par une quittance du prix, par un commencement de preuve écrite, etc.), ou ne démontre la fausseté de l'allégation relative à la non-garantie (au moyen d'un commencement de preuve écrite, corroboré par la preuve testimoniale ou des présomptions).

Les acheteurs de mauvaise foi peuvent aussi trouver une protection dans l'article 1356 du Code civil, quand la vente n'est prouvée que par leur aveu, qui renferme en même temps l'allégation du paiement du prix. Mais dans les ventes *commerciales*, l'acheteur peut toujours établir par témoins le fait de la vente et l'absence d'une décharge de garantie.

CHAPITRE VI

GARANTIE DES VICES RÉDHIBITOIRES ET DES MALADIES CONTAGIEUSES DANS LES VENTES D'ANIMAUX DE BOUCHERIE.

Le commerce des animaux de boucherie est soumis aux mêmes règles de droit que celui des animaux d'élevage, d'exploitation ou de travail ; il n'y a de différence que dans la garantie des vices rédhibitoires, qui n'est pas régie par les mêmes dispositions légales dans les deux cas, et dans la tolérance admise par la loi du 21 juillet et le décret du 22 juin 1882, en matière de ventes faites en vue de la boucherie, lorsqu'il s'agit de certaines maladies contagieuses, qui ne rendent pas la viande insalubre. Avant la loi du 2 août 1884, la garantie des vices rédhibitoires, dans les ventes d'animaux de boucherie, était régie par le Code civil ; à Paris, certains règlements, établissant une garantie exceptionnelle en faveur des bouchers, avaient force de loi. La loi du 2 août 1884 a abrogé ces règlements spéciaux ; elle s'applique, dans une certaine mesure, à la garantie des vices rédhibitoires des animaux de boucherie ; mais on peut soutenir qu'elle n'a pas soustrait, à l'application des règles des articles 1641 et suivants du Code, les ventes d'animaux faites en vue de la boucherie. Pourtant, l'article 12 a fait naître des incertitudes, en déclarant abroger tous règlements imposant une garantie exceptionnelle aux vendeurs d'animaux destinés à la boucherie, ainsi que les dispositions contraires à la présente loi. La portée de cet article a été diversement interprétée ; j'avais démontré et fait décider par le tribunal de commerce de Lyon (20 nov. 1884) que la loi de 1884 n'avait pas soustrait, à l'application des règles du droit commun, la garantie des vices rédhibitoires dans les ventes d'animaux de boucherie ; mais le tribunal de commerce de Lille (9 déc. 1884) décidait tout le contraire, et la décision du tribunal de Lyon était déférée à la Cour de cassation. Avant l'arrêt de la Cour suprême, d'autres jugements étaient rendus dans le même sens que celui du tribunal de Lyon, et notamment un jugement (26 août 1885) du tribunal de commerce de la Seine, adoptant la même jurisprudence que celui de Lyon, appliquant le droit des articles 1641 et suivants du Code dans un cas, où il s'agissait d'une action en garantie intentée, à un commissionnaire, par un boucher qui, sans s'en apercevoir, avait acheté un bœuf atteint de fortes contusions, et avait éprouvé, de ce chef, une perte résultant de la détérioration de la viande. Ensuite, venait la décision de la Cour de cassation (arr. 10 nov. 1885) sur le jugement du tribunal de commerce de Lyon, qu'elle confirmait, au lieu de le casser. La doctrine, admise dans cet arrêt, consacrée d'ailleurs par une autre décision (arr. 23 mars 1887), a fixé la jurisprudence ; elle peut être résumée de la façon suivante : *la loi du* 2 *août* 1884 *est applicable indistinctement à toutes les ventes d'animaux, aux ventes d'animaux de boucherie comme aux ventes d'animaux d'élevage, d'exploitation ou de travail; mais les parties peuvent déroger à ses dispositions par une convention spéciale, qui peut n'être que tacite, et dont les juges du fond constatent souverainement l'existence; dès l'instant où les parties font un marché en vue de la consommation immédiate, elles sont invinciblement présumées avoir, par cela même, convenu tacitement de soumettre leur contrat aux règles du code, relatives à la garantie des vices rédhibitoires; en matière de ventes d'animaux, faites en vue de la boucherie ou de la charcuterie, une convention tacite de garantie résulte de la nature même de la chose vendue et du but, que les parties se sont proposé en contractant, c'est-à-dire de la destination de l'animal connue du vendeur ; l'acheteur d'une viande sur pieds, c'est-à-dire d'un animal destiné à être utilisé immédiatement pour la consommation, a naturellement entendu acheter une marchandise utilisable pour l'alimentation publique, et le vendeur est réputé l'avoir garantie tacitement par cela seul qu'il a connu la destination, en vue de laquelle l'achat a été fait.*

Les acheteurs bouchers et charcutiers ou simples particuliers sont donc garantis, pour les vices ou maladies, qui font saisir totalement ou partiellement la viande, ou qui la déprécient considérablement, par cela même et par cela seul que le vendeur a su qu'il vendait en vue de la consommation immédiate.

Que faut-il entendre par les expressions « animaux de boucherie », « animaux destinés à la boucherie »; et comment peut-on établir que la vente a été faite en vue de la consommation immédiate? Doivent être considérés comme « animaux de boucherie », comme « animaux destinés à la boucherie », les animaux, de quelque espèce qu'ils soient, qui sont vendus comme viande sur pieds, pour être sacrifiés en vue de la consommation immédiate. Pour savoir si la vente a été faite en vue de la consommation immédiate, pour savoir s'il y a lieu d'appliquer les règles du Code ou celles de la loi du 2 août 1884, il faut se baser sur l'intention des parties, sur la destination, qu'elles ont entendu donner aux animaux; et l'acheteur n'a qu'à établir que le vendeur a fait un marché de viande sur pieds. La destination donnée aux animaux vendus pourra être établie, dans les cas où le vendeur contestera, par une preuve écrite, par la preuve testimoniale, par des présomptions. La preuve que telle destination a été donnée aux animaux peut être faite par des présomptions tirées de la profession des parties, de celle du vendeur (commissionnaire pour la boucherie), de celle de l'acheteur (boucher, charcutier), de l'état des animaux, du lieu et des circonstances de la vente. Il pourra arriver que la preuve par présomptions soit difficile à établir : quand la vente aura eu pour objet des animaux, dont l'état les rendait indifféremment propres à la boucherie ou à toute autre fin; quand elle aura eu lieu sur un champ de foire ou dans un marché autre que le marché d'approvisionnement; quand la profession de l'acheteur sera mixte (commissionnaire achetant pour l'élevage et pour la boucherie); quand le vendeur prétendra avoir ignoré la profession de l'acheteur ou la destination, qu'il a voulu donner aux animaux; le vendeur, malgré la qualité de l'acheteur, peut soutenir (et établir) qu'il n'a pas cru vendre pour la consommation immédiate, que l'animal n'était pas en état, etc. En pareils cas, les tribunaux apprécieront, en s'inspirant de tout ce qui pourra les éclairer. Mais les acheteurs, quels qu'ils soient, éviteront ces chances d'erreur, quand ils auront fait signer par leurs vendeurs une déclaration portant que la vente est faite en vue de la boucherie ou de la consommation immédiate, ou quand ils en auront obtenu une semblable déclaration devant témoins.

Si les bouchers et les charcutiers sont garantis tacitement pour toutes les maladies, qui rendent la viande impropre à la consommation ou la déprécient considérablement, il ne leur est dû aucune garantie contre les maladies, qui ne nuisent pas à la marchandise, fussent-elles inscrites dans la loi du 2 août 1884. Ainsi, pour les animaux solipèdes, l'immobilité, l'emphysème pulmonaire, le cornage, le tic, les boiteries intermittentes, la fluxion périodique des yeux entraîneront ou non la rédhibition, suivant que la vente aura été faite pour le travail ou pour la boucherie. L'acheteur ne peut pas, d'ailleurs, changer la destination des animaux, afin de se faire appliquer la loi qui le garantit le mieux dans la circonstance présente ; s'il a acheté un cheval comme viande sur pieds, il ne lui est pas permis, au cas où il l'emploierait au travail, au lieu de le sacrifier, d'invoquer les vices prévus par la loi de 1884, pour faire résilier une vente, qui aurait cessé de lui agréer ; l'animal doit être abattu, et alors, s'il est saisi totalement ou partiellement, il y aura lieu d'agir en garantie d'après les règles de l'article 1641 du Code civil. Celui qui a acheté un animal quelconque pour une destination autre que la boucherie, par exemple un cheval ou un bœuf pour le travail, une vache pour la lactation, ne peut pas invoquer, contre son vendeur, la garantie du Code, quand, l'ayant sacrifié ou l'ayant revendu pour la consommation, la saisie en a été prononcée. En sorte que celui qui achète, pour le travail, un cheval atteint de mélanose généralisée (vice non rédhibitoire), et qui le revend aussitôt pour la boucherie, où il est saisi, est garant vis-à-vis du sous-acquéreur, et n'est pas garanti lui-même par le vendeur originaire.

I. — MALADIES OU VICES RÉDHIBITOIRES.

Sont rédhibitoires toutes les maladies, antérieures à la vente, connues ou ignorées du vendeur, non apparentes et inconnues de l'acheteur, graves au point de déprécier considérablement la viande ou de la rendre impropre à la consommation et d'entraîner une saisie totale ou partielle (art. 1641 et 1643 Cod. civ.); les maladies, qui ne réunissent pas toutes ces conditions, ne sont point des vices rédhibitoires. Le vendeur est donc garant des maladies, qui déprécient considérablement la viande, qui en motivent la saisie totale ou partielle, quand elles sont *antérieures à la vente, non apparentes* et *inconnues de l'acheteur;* il est même garant des maladies apparentes, quand l'acheteur n'a pas pu se convaincre de leur existence, soit que les parties aient traité de confiance, par correspondance ou autrement, et sans être en présence des animaux, soit que lui, vendeur, ait, par son dol, empêché l'acheteur de les constater (art. 1116 Cod. civ.). Mais il n'est pas garant des maladies, qui ne déprécient pas la viande, ni de celles survenues postérieurement à la vente, ni de celles qui étaient apparentes, et dont l'acheteur aurait pu constater l'existence, ni des maladies cachées, si l'acheteur les a connues, ni des maladies non apparentes et inconnues de l'acheteur, quand il a stipulé de ce dernier une décharge de garantie valable (art. 1642, 1643 Cod. civ.).

En résumé, pour qu'il y ait vice rédhibitoire, il faut une maladie reconnue telle par la loi (ladrerie), ou une maladie, qui rende la viande impropre à la consommation, et en entraîne la saisie totale ou partielle, ou diminue l'usage, auquel les animaux étaient destinés, d'une façon telle que l'acquéreur ne les aurait pas achetés, ou ne les aurait payés qu'un moindre prix, s'il l'eût connue.

1° *Ladrerie.* — La loi du 2 août 1884 range la ladrerie parmi les vices rédhibitoires ; et ses dispositions, en ce qui concerne cette maladie, sont applicables aux porcs vendus pour la boucherie et à ceux qui ont été vendus pour une autre destination, soit pour l'élevage, soit pour la consommation des particuliers. Antérieurement la ladrerie était rédhibitoire, à certaines conditions, pour les porcs vendus en vue de la consommation ; mais l'application des règles du Code n'était pas faite d'une manière uniforme par la jurisprudence. Désormais, quand un porc, même reconnu sain au languéyage, sera trouvé ladre avant ou après sa mort, l'acheteur, quel qu'il soit, pourra agir en garantie contre son vendeur, pourvu qu'il ne soit pas intervenu entre les parties une convention contraire dérogeant à la loi ; désormais donc, le charcutier, qui achète pour revendre, et le particulier, qui achète pour sa consommation ou pour l'élevage, pourront exercer leur recours contre le vendeur. Ainsi, la maladie est rédhibitoire, quand elle est non apparente, inconnue de l'acheteur, et quand elle entraîne la saisie à l'abattoir. Elle est rédhibitoire : toutes les fois qu'elle est invisible au languéyage, toutes les fois que le languéyage a été rendu inutile par l'épinglage ou l'extraction des cysticerques; toutes les fois qu'on n'a pas pu faire opérer le languéyage, alors même que des cysticerques existent au-dessous de la langue; toutes les fois que la vente a été faite de confiance, par correspondance ou autrement; toutes les fois que l'acheteur ne s'est pas trouvé en présence des animaux et a ignoré l'existence de la ladrerie. Il en était d'ailleurs ainsi, avant la loi de 1884, d'après le droit commun, quand il s'agissait de porcs vendus pour la boucherie.

Si l'acheteur, le pouvant, omet de faire languéyer le porc, et si ensuite l'animal est reconnu ladre et saisi, le vendeur est-il garant? La loi de 1884 n'impose pas à l'acheteur l'obligation de faire languéyer; d'où il suit que, dans l'espèce, le vendeur est encore garant, bien que l'acquéreur ait négligé de faire examiner l'animal, bien que l'examen de la bouche eût pu aisément amener à la constatation de la maladie, dont les grains existent en plus ou moins grand nombre sous la langue, et bien que, sur le marché, on ait l'habitude de faire procéder au languéyage des porcs vendus. Pour que le vendeur soit, en pareil cas, exonéré de la garantie, il faut, ou que l'acheteur ait connu la maladie, ou que, par une clause spéciale de la vente, il ait consenti à ne pas être garanti; mais encore faut-il, pour que cette clause soit valable, que le vendeur ait ignoré lui-même l'existence de la ladrerie; car, quand il la connaît, il doit la dévoiler, s'il veut être valablement déchargé de la garantie, que la loi lui impose (art. 1643 Cod. civ.). A plus forte raison, le vendeur est-il garant, quand il est démontré que le languéyage, s'il eût été pratiqué, n'eût pas abouti à la constatation de la ladrerie, dont les cysticerques peuvent faire assez souvent défaut en dessous de la langue, alors qu'ils existent dans d'autres parties du corps; il est également garant, quand le languéyeur n'a pas su découvrir les grains de ladre, qui étaient cependant très visibles, car la loi de 1884 n'établit aucune distinction entre les cas où le vice est visible et ceux où il ne l'est pas; il est surtout garant, quand il s'est entendu avec le languéyeur pour induire l'acheteur dans l'erreur (art. 1116 Cod. civ.).

Le vendeur ne sera pas garant, quand il aura stipulé, en sa faveur, l'exclusion de la garantie, pour les porcs languéyés et non reconnus ladres, et même pour les porcs non languéyés, pourvu qu'il ait ignoré lui-même l'existence de la maladie; mais il le sera, malgré toute stipulation contraire, quand, connaissant lui-même la maladie, il ne l'aura pas déclarée, et surtout quand il se sera entendu avec le languéyeur pour tromper l'acheteur. Il ne sera pas garant, quand l'acheteur aura connu l'existence de la ladrerie, à moins que ce dernier n'ait stipulé la garantie en sa faveur, pour le cas où l'animal serait saisi. La décharge de garantie doit être stipulée par le vendeur, et elle doit être stipulée clairement ; car tout pacte, obscur ou ambigu, s'interprète contre lui (art. 1602 Cod. civ.) ; aussi ne saurait-on approuver, comme conformes à l'esprit et à la lettre de la loi, les décisions prises jadis par certains tribunaux de commerce, qui avaient débouté les charcutiers de leur demande en garantie, quand il s'agissait de porcs, qui, reconnus indemnes au languéyage, étaient ensuite saisis, pour cause de ladrerie reconnue à l'autopsie, admettant ainsi, contrairement au commandement de la loi, une présomption en faveur des vendeurs, qu'ils réputaient avoir été exonérés tacitement de leur obligation. Il faut même aller plus loin, dans cette voie, et décider, contrairement à la solution déjà donnée jadis par le tribunal de commerce de Bordeaux, que l'affichage d'un placard sur les murs du marché, portant que les vendeurs informent les acheteurs qu'ils ne répondent pas des porcs saisis pour cause de ladrerie, alors que le languéyage aura été pratiqué et n'aura pas fait découvrir la maladie, n'équivaut pas à une stipulation de non-garantie comme l'entend l'article 1643; il est nécessaire qu'une stipulation expresse intervienne, à propos de chaque vente, entre le vendeur et l'acquéreur, qui devra au moins être questionné pour savoir s'il adhère aux conditions portées sur le placard, afin qu'il ne perde pas de vue que, courant de mauvaises chances, il doit donner un prix en conséquence.

Il faut d'ailleurs admettre que, sous la loi de 1884, comme jadis sous l'empire exclusif du Code, la ladrerie n'ouvrira l'action en garantie au profit du charcutier ou du particulier, qui tue pour sa propre consommation, que sous certaines conditions de gravité; ainsi, il ne suffira pas que l'autopsie révèle l'existence de quelques rares grêlons ou grains de ladre ; il faudra, ou que la viande ait été saisie en totalité ou en partie, ou qu'elle se trouve dépréciée, au point que l'acquéreur n'aurait pas acheté l'animal, ou n'en aurait donné qu'un moindre prix, s'il eût connu la maladie. La loi de 1884 n'exige pas, il est vrai, ces conditions d'une manière formelle; mais les vices rédhibitoires qu'elle admet, sont des maladies, qui toutes déprécient les animaux, qui en sont atteints ; or, la ladrerie, réduite à quelques rares cysticerques, n'entraînant pas la saisie dans les abattoirs, de quoi le charcutier se plaindrait-il en réalité ; et l'acheteur, qui tue pour sa consommation, peut-il davantage se plaindre, quand le porc ne présente qu'un très petit nombre de grains, qu'il est facile d'enlever. En général, quand il s'agit d'animaux vendus pour la consommation, une maladie n'est rédhibitoire qu'autant qu'elle rend la viande totalement ou partiellement impropre, ou qu'autant qu'elle la déprécie d'une manière évidente. Il va sans dire, d'ailleurs, que la pseudo-ladrerie, déterminée par le *cysticercus tenuicollis*, n'est pas rédhibitoire (on verra plus loin quels sont les caractères de la ladrerie rédhibitoire et quelles sont les règles à suivre pour constater son existence).

En décidant que la ladrerie du porc serait désormais un vice rédhibitoire, le législateur de 1884 a voulu empêcher, pour l'avenir, toute hésitation de la part des tribunaux; et il n'a pas été arrêté par la difficulté, qu'il peut y avoir parfois de reconnaître l'identité, l'individualité et la provenance du porc, qui souvent est reconnu ladre seulement à l'autopsie, au moment de l'habillage, après avoir passé par l'échaudoir, après que son cuir a été « dépouillé par le grattage de ses soies, de son épiderme, et, par conséquent, des marques, dont il pouvait porter l'empreinte ». Et voici ce que l'exposé des motifs répond à ce sujet : « Ces raisons ne sont pas décisives; elles ne s'appliquent pas à la consommation des ménages ruraux, ni même à celle des petites villes. Là, les porcs sont achetés un à un, souvent un seul suffit à l'approvisionnement de la maison pour toute l'année; les acquisitions sont faites entre personnes, qui se connaissent, en présence de leurs voisins; l'identité de l'animal ne pourra presque jamais être contestée, et dans tous les cas la provenance serait facilement établie. . . . .

« Et même dans les grandes villes, même dans l'abattoir de Paris, cette action peut être encore d'une grande efficacité. . . . .

On trouvera sans trop de peine le moyen d'établir des marques permanentes (marque au feu, à l'emporte-pièce, anneau, etc.), sur l'ongle, à l'oreille, ou au groin des animaux. Et même, avant que ces marques durables soient employées, un examen attentif et facile de l'animal mort, examen auquel il serait procédé avant l'échaudage, suffira fréquemment pour faire reconnaître les traces de la maladie, lors même que les vésicules auraient été raclées... »

Toutefois, l'article 4 de la loi de 1884 décide malencontreusement qu'il n'y aura pas lieu à garantie, quand le prix de la vente ne dépassera pas 100 francs. De la sorte, beaucoup d'acheteurs se trouveront sans aucun droit de recours en ce qui concerne la ladrerie, car il y a beaucoup de porcs qui ne se vendent pas 100 francs. Il ne leur restera qu'à maudire cette limitation, que le Code n'admettait pas, qui d'ailleurs ne s'applique pas aux autres vices rédhibitoires en matière de ventes pour la boucherie, et qui n'aurait pas dû être étendue aux espèces animales telles que l'espèce porcine, dont les individus restent souvent en dessous de la valeur de 100 francs. Néanmoins, les acheteurs demeurent libres de stipuler de leurs vendeurs une garantie plus complète ; et ils sont garantis, dans tous les cas, par le droit commun, quand ils ont été victimes du dol du vendeur, quel que soit le prix de la vente. On peut d'ailleurs soutenir, avec quelque raison, que la disposition de l'article 4 de la loi du 2 août 1884 se trouve tacitement (garantie conventionnelle tacite) éliminée dans les ventes faites en vue de la consommation immédiate, même en ce qui concerne la ladrerie. Enfin, l'exercice de l'action en garantie, pour la ladrerie, est soumise aux diverses règles touchant les délais et les formes de procédure, qui sont contenues dans les articles 3, 5, 6, 7, 8, 9 de la loi de 1884, tandis qu'aux autres vices on appliquera celles du droit commun.

2° Vices rédhibitoires autres que la ladrerie du porc. — La détermination des vices rédhibitoires, autres que la ladrerie du porc, est subordonnée, pour chaque espèce animale, à la solution de la question suivante : Quand la viande est-elle rendue impropre à la consommation, quand est-elle inutilisable en totalité ou en partie, quand est-elle suffisamment dépréciée ou diminuée de valeur, étant toujours indispensable que cet effet soit la conséquence d'une maladie antérieure à la vente et non apparente ?

A. — D'après la législation sanitaire (art. 1, 13, L. 21 juill. 1881 ; — art. 1, Déc. 28 juill. 1888 ; — art. 1, L. 31 juill. 1895), les maladies contagieuses font mettre hors du commerce les animaux, qui en sont atteints, et qui ne peuvent dès lors être vendus. Quand il s'agit de ventes pour une destination autre que la boucherie, la défense de vendre des animaux atteints de maladie contagieuse ne peut pas être transgressée sous peine de nullité du contrat ; mais, quand il s'agit de ventes faites pour la boucherie, on doit appliquer la distinction contenue dans les articles 13, 14 et 15 de la loi du 21 juillet 1881; 13, 14, 23, 24, 30, 34, 58, 70, 84, 85, 86 du décret du 22 juin 1882; 15, 16, 17 du décret du

12 novembre 1887 ; 10, 11, 15, 16, 21, 23 de l'arrêté ministériel du 28 juillet 1888. Les animaux atteints de maladies contagieuses, prévues par l'article 1er de la loi du 21 juillet 1881 et le décret du 28 juillet 1888, peuvent, lorsqu'il s'agit de certaines affections, qui ne rendent pas dans tous les cas la viande insalubre, et à propos desquelles les règlements spéciaux n'ordonnent pas la saisie, être vendus pour la boucherie, à la condition que les mesures et les précautions, imposées par la législation sanitaire en pareille occurrence, seront rigoureusement appliquées. Ainsi, d'après ces principes, peuvent être valablement vendus pour la boucherie : les animaux simplement suspects de typhus ; les bêtes atteintes de péripneumonie légère ou simplement suspectes ; les moutons atteints de clavelée bénigne ; les animaux atteints de fièvre aphteuse ou de gale, de tuberculose, de rouget, de pneumo-entérite infectieuse, quand la viande n'est pas considérée, par le service sanitaire ou par les inspecteurs, comme insalubre, altérée et saisissable d'après les pouvoirs à eux conférés par les règlements sanitaires ou les règlements relatifs à l'inspection des viandes.

Lorsque des animaux, atteints d'une, quelconque, des maladies contagieuses prévues par la législation sanitaire, et vendus par un vendeur de bonne ou de mauvaise foi à un boucher ou charcutier, ont été saisis à l'abattoir, ou lorsque la viande, reconnue insalubre, a dû être enfouie ou détruite, il y a vice rédhibitoire donnant droit à l'acheteur d'agir en garantie contre son vendeur. Il en est ainsi, lorsqu'il s'agit de maladies (morve, charbon), qui rendent toujours la viande insalubre, et même quand il s'agit d'affections (péripneumonie, clavelée, fièvre aphteuse, rouget, pneumo-entérite, tuberculose), qui peuvent la rendre ou ne pas la rendre insalubre, suivant leur degré de généralisation et de gravité. Les maladies contagieuses constituent donc toujours des vices rédhibitoires, contre lesquels l'acheteur, qui les a ignorées, est tacitement garanti, toutes les fois que la viande a été reconnue insalubre et a dû être saisie, enfouie, détruite.

D'ailleurs, lorsque le boucher ou le charcutier a acheté des animaux, atteints d'une des maladies, qui rendent toujours la viande inutilisable d'après les règles de la loi sanitaire (peste bovine, morve, rage, charbon), il peut se prévaloir de l'article 13 de la loi du 21 juillet 1881 et de l'article 1er de la loi du 31 juillet 1895, et demander la nullité de la vente, même avant d'avoir sacrifié les animaux, s'il a reconnu ou soupçonné l'existence de l'affection avant l'abatage. Il peut encore se baser sur les dispositions de la loi du 31 juillet 1895, pour demander la nullité de la vente, même quand il s'agit d'une affection (péripneumonie, clavelée, fièvre aphteuse, tuberculose, rouget, pneumo-entérite), qui, suivant son degré de gravité, laisse la viande salubre ou la rend insalubre, toutes les fois que le service sanitaire ou le service d'inspection aura prononcé la saisie.

Toutefois, si les animaux atteints de péripneumonie, de clavelée, de fièvre aphteuse, de tuberculose, de rouget, de pneumo-entérite, ont été vendus avec autorisation administrative, et achetés par des bouchers ou charcutiers, qui ont été mis au courant de leur état sanitaire, la loi du 31 juillet 1895 ne saurait recevoir son application; en pareil cas, la vente n'est pas nulle ; si la viande est saisie en tout ou en partie, l'acheteur ne pourra intenter qu'une action en garantie (rédhibitoire ou estimatoire) contre son vendeur ; et encore faut-il décider qu'il n'en sera ainsi qu'autant que les parties n'ont pas entendu faire un marché aléatoire. Car, si les animaux péripneumoniques, tuberculeux, etc., ont été vendus comme tels, avec autorisation administrative, et avec décharge expresse de garantie, l'acheteur sera réputé avoir accepté un marché aléatoire.

D'ailleurs, le boucher, qui achète, en connaissance de cause, un animal tuberculeux ou péripneumonique, de même que celui qui achète un animal abattu, en sachant qu'il a dû l'être pour cause de maladie, et qui n'en donne qu'un prix inférieur à sa valeur réelle, fait un marché aléatoire, et est présumé avoir assumé, pour son compte, les mauvaises chances à courir, à moins que les parties n'en aient convenu autrement.

En résumé, si les animaux atteints de certaines maladies contagieuses peuvent être utilisés et vendus pour la boucherie, le vendeur demeure garant, dans la mesure qui vient d'être indiquée, d'après la loi du 31 juillet 1895, et en vertu de la convention tacite de garantie.

La loi sanitaire ne vise qu'un nombre restreint de maladies transmissibles ; les animaux, atteints d'affections contagieuses, non prévues par la loi sanitaire, et les animaux, non visés à propos de telle ou telle maladie contagieuse (cheval ou porc atteint de tuberculose), peuvent être vendus pour la boucherie. Mais, en vertu de la convention tacite de garantie, le vendeur est garant toutes les fois que ces affections réunissent les caractères (antériorité, invisibilité, gravité), exigés par les articles 1641, 1642, 1643 du Code civil, et motivent, d'après les règlements spéciaux, la saisie partielle ou totale à l'abattoir.

Ainsi, la diphtérie, la septicémie, l'infection purulente, la gourme, la trichinose, la ladrerie du bœuf, etc., constituent des vices rédhibitoires, quand elles se sont trouvées cachées au moment de la vente, et quand elles motivent la saisie.

Enfin, à défaut de tout règlement spécial, comme à défaut de toute autre disposition légale à ce sujet, les viandes, provenant d'animaux atteints de certaines maladies, peuvent, en vertu de la loi du 27 mars 1851 (art. 1 et 3), être rejetées de la consommation, comme marchandises nuisibles ou simplement altérées. Ainsi, peuvent être rejetées de la consommation les viandes provenant d'animaux phtisiques, ladriques, septicémiques, etc., comme constituant des marchandises altérées et nuisibles, dont la vente est interdite et punie par la loi du 27 mars 1851. Ainsi donc, doivent être considérées comme rédhibitoires, toutes les maladies, contagieuses ou non, qui rendent la viande altérée et nuisible, si d'ailleurs elles ont été cachées au moment de la vente.

B. — On a vu que, d'une manière générale, tout accident, tout vice, toute maladie, même non contagieuse, constitue un vice rédhibitoire, quand les trois caractères, exigés par le Code, sont réunis, quand la maladie existait et était invisible au moment de la vente, et lorsqu'elle est grave au point de déprécier considérablement la viande, ou de la rendre insalubre et de motiver une saisie partielle ou totale. Pour entraîner la rédhibition, dans les ventes d'animaux de boucherie, une maladie ne doit pas nécessairement être prévue comme rédhibitoire par l'usage du lieu de la vente ou par un règlement spécial; car, la détermination des vices rédhibitoires serait parfois malaisée, d'après les usages locaux, qui sont ignorés, peu précis ou inexistants, et d'après les règlements sur la matière, qui n'existent pas partout, et qui, dans les localités où ils existent, ne prévoient pas toujours nominativement toutes les maladies, qui peuvent entraîner la saisie totale ou partielle de la viande. C'est en tenant compte des diverses dispositions légales déjà rappelées, de celles contenues dans les règlements spéciaux sur l'inspection et même des usages, qu'on arrive à savoir si telle ou telle maladie doit être considérée comme rédhibitoire. Sont donc comprises parmi les vices rédhibitoires, à condition qu'elles réunissent les caractères (antériorité, non visibilité), exigés par les articles 1641 et 1642 du Code civil : les maladies, que les usages locaux (s'il y en a), ou les règlements spéciaux (s'il en a été fait) prévoient comme devant entraîner l'insalubrité de la viande ; les affections, à propos desquelles, le règlement de l'abattoir ordonne ou autorise la saisie partielle ou totale de la viande des animaux, qui en sont atteints. Ainsi donc, les maladies, prévues nominativement par les usages ou par les règlements d'inspection comme devant entraîner la saisie partielle ou totale, donnent lieu à l'action en garantie, tout comme celles prévues par la législation sanitaire, pourvu qu'elles aient été invisibles au moment de la vente et inconnues de l'acheteur.

L'autorité administrative, les municipalités, le préfet de police à Paris peuvent faire des règlements et prendre des arrêtés : pour assurer l'application de la loi ; pour établir et régler l'inspection de la boucherie ainsi que le commerce des animaux destinés à l'alimentation ; pour interdire la mise en vente et l'utilisation d'animaux atteints de maladies ou défauts autres que ceux prévus par des dispositions légales. Ils peuvent même investir d'un quasi plein pouvoir d'appréciation les vétérinaires, qu'ils appellent à l'inspection des viandes, et leur permettre d'opérer des saisies, dans des cas où il n'y a pas à proprement parler maladie, par exemple dans les cas de maigreur ou d'extrême jeunesse des animaux sacrifiés. Toutes les fois qu'une maladie, constatée à l'abattoir, a motivé une saisie totale ou partielle, en vertu d'une disposition expresse d'un règlement de l'autorité administrative, ou en vertu du plein pouvoir d'appréciation conféré à l'inspecteur, elle peut être considérée comme rédhibitoire ; elle ouvre à l'acquéreur saisi une action contre le vendeur, pourvu qu'elle soit antérieure à la vente et non apparente au moment de la convention.

Il résulte de ce qui précède que la maigreur et l'extrême jeunesse, quand elles entraînent la saisie en vertu des dispositions réglementaires, ne constituent que rarement des vices rédhibitoires, attendu qu'elles sont apparentes au moment de la vente ; c'est donc à l'acquéreur à s'en convaincre et à prévoir les mauvaises chances. En conséquence, l'acheteur, qui se méfiera du plus ou moins de rigueur de l'inspecteur, fera bien, quand il achètera des animaux maigres ou trop jeunes, d'exiger de son vendeur une clause de garantie, pour le cas où on les saisirait entre ses mains. D'ailleurs, quand il s'agit d'animaux achetés trop jeunes, l'acquéreur n'a qu'à attendre quelques jours, pour que le défaut ait disparu. La maigreur et l'extrême jeunesse ne peuvent donc être considérées comme des vices rédhibitoires qu'autant que l'acheteur, trop confiant, a acheté les animaux sans les voir et tout en croyant pouvoir les livrer à la consommation. Que si cependant, à un certain degré de maigreur, étaient jointes des lésions de maladie rédhibitoire (phtisie), l'acheteur aurait le droit, si la saisie était motivée par les altérations résultant du vice en question, d'intenter une action en garantie à son vendeur.

D'après tout ce qui vient d'être dit, il est facile de donner des exemples de vices rédhibitoires pour les divers animaux de boucherie. Pour toutes les espèces, on doit considérer, comme vices rédhibitoires, les contusions, invisibles au moment de la vente, qui entraînent une dépréciation grave ou une saisie partielle. Dans les ventes d'animaux solipèdes (cheval, âne, mulet), destinés à la boucherie, si les accidents et maladies visibles ne sont pas rédhibitoires, il n'en est pas de même des maladies cachées, qui, reconnues à l'autopsie, font prononcer la saisie. Ainsi, la morve latente, la septicémie, la mélanose, etc., non apparentes au moment de la vente, entraînant la saisie, quand elles sont constatées à l'autopsie, sont des vices rédhibitoires. De même, il y a lieu à la rédhibition, quand il s'agit d'un cheval vendu à la boucherie et ayant un accident, un défaut visible au moment de la vente, mais saisi à l'autopsie pour cause de morve latente. Dans les ventes d'animaux bovins, sont des vices rédhibitoires : les charbons, la phtisie, la diphtérie, la septicémie, la gravelle compliquée de déchirure de la vessie, la ladrerie, etc. Pour les animaux de l'espèce porcine, on peut ranger, parmi les vices rédhibitoires, la phtisie, la ladrerie, le rouget, la trichinose, la cryptorchidie, qui rend la viande non marchande, etc. La vente de la viande de porc ladre est une infraction à la loi du 27 mars 1851 ; il en est de même de la vente de la viande trichinée, quand le vendeur agit en connaissance de cause.

II. — ÉTENDUE DE LA GARANTIE.

A. — Dans les abattoirs, on saisit très souvent des foies, des poumons, qui présentent des lésions diverses ; quelquefois on saisit un ou deux quartiers, ou une portion quelconque endommagée, et on laisse livrer le reste à la consommation. Y a-t-il vice rédhibitoire, y a-t-il ouverture à l'une des actions indiquées par l'article 1644 du Code, quand la maladie, qui a motivé la saisie était antérieure et invisible au moment de la vente ?

Il faut distinguer, suivant l'importance de la partie saisie, et appliquer l'article 1641, qui veut que le défaut ou vice rende la chose (animal) impropre à l'usage auquel on la destine, ou qu'il diminue tellement cet usage, que l'acheteur ne l'aurait pas acquise, ou n'en aurait donné qu'un moindre prix s'il l'avait connu. Toutes les fois que la saisie portera sur un viscère seulement, sur le foie, sur le poumon, etc., la maladie, quoique cachée au moment de la vente, ne devra pas être considérée comme rédhibitoire ; car, si elle eût été connue de l'acheteur, elle ne l'aurait pas empêché, vu le peu de préjudice qui en résulte pour lui, d'acheter l'animal pour le prix qu'il l'a payé. Il en sera tout autrement, dès que le préjudice, résultant de la saisie, sera tel qu'il eût détourné l'acquéreur d'acheter l'animal pour le prix qu'il en a donné, s'il eût pu le prévoir, c'est-à-dire s'il eût eu connaissance de la maladie. Par conséquent, la saisie d'un quartier ou de deux quartiers ouvrira à l'acheteur un recours en garantie contre le vendeur (art. 1641 et 1636 Cod. civ.); et il en sera de même de la saisie d'une région ou portion endommagée, contusionnée, si le préjudice est important.

Lorsqu'une viande a été jugée propre à la consommation, les bouchers ou charcutiers n'ont pas le droit de refuser l'animal et de demander la résiliation de la vente ; ils ne peuvent pas refuser la vente pour ce qui n'a pas été saisi, non plus que pour une marchandise, qui se trouve simplement détériorée ; ils ont seulement le droit d'agir en réduction de prix, lorsque les lésions, découvertes après l'abatage, entraînent une saisie assez importante ou une dépréciation assez considérable (art. 1641 Cod. civ.). Il semble qu'il faut adopter la même décision pour le cas où la viande ladrique, tuberculeuse, trichinée, etc., devra être, par ordre de l'autorité et par mesure de précaution, vendue, après salaison ou cuisson préalable, ou à un étal spécial, ou à la criée, avec l'indication qu'il s'agit d'une viande malade. Cependant, même en pareille hypothèse, l'acheteur pourra, en vertu des articles 1645 et 1382 du Code civil, joindre, à son action en réduction de prix, une demande en dommages-intérêts, ou l'intenter seule, dans les cas où il n'y aura pas lieu à la première, pourvu qu'il démontre la mauvaise foi du vendeur et qu'il établisse qu'il a éprouvé un préjudice.

B. — Avant la loi de 1884, étaient rédhibitoires, d'après l'article 1647 du Code civil, toutes les maladies, qui, réunissant d'ailleurs les autres caractères exigés par les articles 1641 et 1643, entraînaient la mort des animaux; la perte était pour le vendeur, quand les animaux périssaient par suite de leur mauvaise qualité. Désormais, lorsque des animaux vendus pour la boucherie succomberont naturellement, on n'appliquera plus l'article 1647, mais bien l'article 10 de la loi du 2 août 1884. En 1851, le projet soumis à l'Assemblée législative, pour abroger la garantie exceptionnelle imposée aux vendeurs par des règlements spéciaux, contenait la disposition suivante : « La garantie de neuf jours imposée aux vendeurs à l'égard des bœufs amenés sur les marchés de Sceaux et de Poissy est supprimée. *Les cas de mort naturelle, après livraison, sont réglés par le droit commun.* » Le rapporteur expliquait, dans son rapport, « qu'en se référant au droit commun on avait entendu renvoyer à la loi de 1838 et non pas à l'article 1647 du Code civil, dont la disposition plus générale met la perte à la charge du vendeur, si la chose, qui avait des vices, a péri par suite de sa mauvaise qualité ».

« L'Assemblée législative n'eut pas le temps de statuer sur cette disposition. Nous proposons d'y revenir et de la consacrer sous une forme plus simple. Tel est le but de l'article 12, qui déclare abroger tout règlement imposant une garantie exceptionnelle aux vendeurs d'animaux destinés à la boucherie (Exposé des motifs). » Il est donc de toute évidence qu'en abrogeant les règlements, qui imposaient une garantie spéciale aux vendeurs, le législateur a voulu leur substituer la loi de 1884, pour les cas qu'ils prévoyaient, et non point l'article 1647 du Code civil; le législateur de 1884 a fait ce que se proposait de faire celui de 1851 ; il a simplement décidé que, en cas de mort naturelle, survenue avant l'abatage, on n'appliquerait désormais que la loi spéciale sur les vices rédhibitoires. Il y a donc deux hypothèses différentes à envisager : celle d'animaux, vendus pour la boucherie, qui sont morts naturellement avant d'avoir été sacrifiés, et celle d'animaux, qui, ayant été sacrifiés par le boucher, ont été saisis à l'abattoir. Dans la première, il faut appliquer la loi de 1884 ; tandis que, dans la seconde, il faut appliquer les articles 1641 et suivants du Code civil. Par conséquent, si des animaux de l'espèce bovine meurent d'une maladie antérieure à la vente, le boucher sera sans garantie, de même que l'acheteur ordinaire ; et les animaux de boucherie, quels qu'ils soient, qui, avant d'être utilisés, périront des suites d'une maladie, non classée parmi les vices rédhibitoires par la loi de 1884, périront pour le compte de l'acheteur. Ainsi donc, lorsqu'un animal, vendu pour la boucherie, succombera avant que le boucher ait songé à l'abattre, il n'y aura désormais plus à rechercher si la mort a été occasionnée par une maladie antérieure à la vente ; il n'y aura pas davantage à rechercher si la maladie est de celles qui sont de nature à faire saisir la viande quand l'animal a été abattu ; il y aura tout simplement à voir si la mort est la conséquence d'une des maladies énumérées par l'article 2 de la loi du 2 août 1884 ; et, s'il en est réellement ainsi, on suivra les règles qu'elle édicte pour les formalités à remplir et pour les délais de l'action en garantie. Cependant, le boucher avisé pourra presque toujours éviter l'application de cet article 10, qui ne le garantit que dans une très faible mesure; et pour cela il n'aura qu'à abattre l'animal qu'il reconnaît malade; et, si la viande est saisie, la garantie lui sera due d'après les articles 1641 et 1643; que si l'animal était refusé à l'abattoir avant d'être sacrifié, la même garantie lui serait encore due aux conditions exigées par les mêmes articles. Si la mort arrive par la faute de l'acheteur, si par exemple l'acheteur ou ses gens laissent l'animal se noyer en traversant ou en longeant un cours d'eau, l'autopsie démontrerait en vain l'existence d'une maladie antérieure à la vente, lors même que cette maladie serait de nature à rendre la viande impropre à la consommation; en pareil cas, la perte ne saurait être pour le vendeur. Bien plus, l'article 1647, dans son second alinéa, décide que si l'animal, qui avait des vices rédhibitoires, périt par cas fortuit, avant ou après la livraison, la perte est pour l'acheteur ; en sorte que le bœuf atteint de tuberculose, le porc atteint de ladrerie, de rouget, etc., etc., périssent pour le compte de l'acheteur, s'ils sont tués par la foudre ou tout autre cas fortuit, bien que la maladie, dont l'autopsie révèle l'existence, soit de celles qui font saisir la viande, à moins que la saignée ayant été pratiquée à temps, la saisie ne soit motivée par l'existence de la maladie. Il en serait tout autrement s'il s'agissait d'une maladie contagieuse, inscrite dans la loi sanitaire, et si l'animal, qui en est atteint, vendu sans autorisation (qui ne peut d'ailleurs être donnée que lorsqu'il s'agit de certaines affections), venait à en succomber ; la vente étant alors *nulle* de droit, l'acheteur pourrait agir en nullité d'après la loi du 31 juillet 1895.

C. — Le vendeur, avons-nous vu, est garant des vices cachés, qu'il les ait connus ou qu'il les ait ignorés (art. 1643 Cod. civ.) ; mais sa responsabilité varie, suivant qu'il avait ou non connaissance des vices, quand il a vendu les animaux. Lorsqu'il a été de bonne foi, quand, en vendant, il ignorait les vices (art. 1646 Cod. civ.), il n'est tenu qu'à restituer à l'acquéreur le prix de l'animal (ou une partie de ce prix, quand il y a eu saisie partielle) et à lui rembourser les frais de la vente ainsi que les frais de justice. La bonne foi du vendeur est toujours présumée ; si l'acheteur avance que son cocontractant a été de mauvaise foi, c'est à lui de prouver qu'il avait connaissance des vices au moment de la vente. Il peut arriver que l'acquéreur ait revendu les animaux, par lui achetés, et que le dernier acquéreur attaque le premier en garantie ; celui-ci agit (action récursoire) à son tour contre le vendeur originaire, qui, bien qu'ayant été de bonne foi, est tenu de rembourser, en outre des frais déjà énumérés, ceux qu'ont occasionnés les reventes, ceux que le premier acquéreur a été obligé de rembourser au sous-acquéreur par suite de l'action rédhibitoire (Cass., 29 juin 1847).

Lorsque le vendeur a été de mauvaise foi, lorsque, connaissant les vices cachés, il ne les a pas dévoilés à l'acheteur au moment de la vente, il a commis un dol par réticence ; et, en conséquence (art. 1645 Cod. civ.), il est tenu, en outre de tout ce qui a été indiqué à propos du vendeur de bonne foi, à des dommages-intérêts envers l'acheteur. La différence, entre la garantie due par le vendeur de bonne foi et celle qui incombe au vendeur de mauvaise foi, est surtout saillante, quand il s'agit d'un animal atteint de maladie contagieuse.

Ainsi, quand un boucher achète, pour le livrer à la consommation, un cheval atteint de morve, il y a pour lui un intérêt capital à démontrer, s'il le peut, la mauvaise foi du vendeur. L'animal est saisi par l'inspecteur de la boucherie; mais, avant d'être saisi, il a pu cohabiter avec des chevaux sains, que le boucher utilisait pour le travail, ou avec les chevaux d'un voisin et les contaminer ; si l'acquéreur ne démontre pas la mauvaise foi du vendeur, il devra subir les pertes résultant de la contamination. Quand la mauvaise foi du vendeur est démontrée, les dommages résultant du vice sont donc à sa charge; et, dans notre hypothèse, ils peuvent être considérables.

D. — L'acquéreur n'est pas garanti pour les vices rédhibitoires, quels qu'ils soient, quand les ventes se font par autorité de justice (art. 1649 Cod. civ.). Ainsi, le boucher, qui achète des animaux dans les ventes judiciaires forcées, faites aux enchères publiques, à la suite de saisies, de faillites, etc., n'est nullement garanti pour les vices, que les animaux peuvent avoir.

E. — L'article 1627 décide que les parties peuvent, par des conventions particulières, ajouter à la garantie ou en diminuer l'effet, ou même l'effacer complètement. Le vendeur peut donc stipuler qu'il ne répond pas d'un ou plusieurs vices, qu'il énumère; et alors il ne cesse pas de répondre des autres, qu'il n'a pas énumérés ; il peut se décharger de la garantie de tous vices rédhibitoires, en stipulant que l'acquéreur achète à ses risques et périls et exonère le vendeur de toute garantie. Mais l'article 1643 établit que le vendeur ne peut valablement stipuler la non-garantie que pour les vices rédhibitoires, qu'il ne connaît pas ; et, s'il stipule la non-garantie pour des vices qu'il connaît, en se bornant à les énumérer, sans dire à l'acquéreur qu'ils existent, il fait une stipulation nulle, comme entachée de fraude, comme dolosive, et il reste garant.

Quand il s'agit d'une maladie contagieuse, prévue par la loi sanitaire, le vendeur fait une clause nulle en stipulant la non-garantie, peu importe qu'il ait ou non connaissance de l'affection. Les animaux, atteints de maladie contagieuse, sont hors du commerce, et ils ne peuvent pas être vendus ; par conséquent, stipuler la non-garantie à propos d'une vente nulle, c'est faire une stipulation également nulle. Mais, s'il s'agit d'une maladie contagieuse (péripneumonie, clavelée, fièvre aphteuse, tuberculose, rouget, pneumo-entérite), qui ne rend pas, dans tous les cas, la viande insalubre, et si la vente a été autorisée par l'administration conformément aux dispositions de la loi et des règlements sanitaires, le vendeur peut valablement stipuler la non-garantie, qui peut d'ailleurs résulter tacitement, ainsi qu'on l'a vu, de ce que l'acheteur n'a payé qu'un prix inférieur à la valeur réelle.

D'autre part, lorsqu'il s'agit d'une maladie contagieuse, non prévue par la loi sanitaire, le vendeur peut valablement stipuler la non-garantie, quand il ignore l'existence de l'affection.

L'acheteur peut prouver, par tous les moyens légaux, que le vendeur connaissait le vice au moment de la vente ; il peut d'ailleurs stipuler en sa faveur telle ou telle garantie spéciale pour telle ou telle maladie.

F. — Enfin, ainsi qu'on l'a vu, la limitation de prix, fixée par l'article 4 de la loi du 2 août 1884, n'est pas applicable dans les ventes faites en vue de la boucherie.

CHAPITRE VII

MOYENS ACCORDÉS AUX ACHETEURS POUR AGIR CONTRE LEURS VENDEURS : ACTIONS DIVERSES. COMPÉTENCE DES DIVERS TRIBUNAUX. ARBITRAGES. TRANSACTION.

I. — ACTIONS DIVERSES.

L'acheteur a plusieurs moyens à sa disposition pour agir contre son vendeur ; il peut exercer tantôt une action rédhibitoire, tantôt une action estimatoire, tantôt une action récursoire, tantôt une action en dommages et intérêts, tantôt une action en nullité ; il peut, dans certains cas, joindre une action en dommages et intérêts à l'une des autres.

1° **Actions en garantie, rédhibitoire, estimatoire, récursoire.** — L'action en garantie, basée sur l'existence d'un vice rédhibitoire, prévu par la loi ou par la convention des parties, est tantôt une action rédhibitoire, tantôt une action estimatoire, tantôt une action récursoire. La procédure à suivre et les délais à observer, pour intenter valablement l'action en garantie, seront déterminés au chapitre suivant.

A. — L'action rédhibitoire est une voie de recours, par laquelle l'acheteur, se basant sur l'existence d'un vice, dont le vendeur est garant d'après les règles précédemment exposées (garantie légale, garantie conventionnelle), demande la résolution de la vente et la restitution intégrale de son prix d'achat. Elle ne peut être intentée que pour les animaux et les vices énumérés dans la loi du 2 août 1884, modifiée par la loi du 31 juillet 1895, ou pour ceux auxquels les parties ont étendu la garantie par une convention expresse ou tacite. Elle est ouverte à l'acheteur, lorsque l'animal meurt d'un vice rédhibitoire (art. 10, L. 2 août 1884), soit après la livraison, soit avant la livraison. Elle nécessite, pour être admissible, une mise en règle complète (requête et assignation) de la part de l'acheteur dans les délais fixés par la loi du 2 août 1884, ou dans les délais convenus par les parties. Elle peut être intentée par voie d'exception ; par exemple, l'acheteur, assigné en paiement par le vendeur, peut demander reconventionnellement la résiliation de la vente pour vice rédhibitoire ; mais il doit, quand même, agir dans les mêmes délais et remplir les mêmes formalités que s'il agissait principalement en intentant l'action rédhibitoire. Le demandeur (acheteur) devra prouver, par expertise ou par toute autre voie de droit, que le vice est grave, qu'il existait et était non apparent au moment de la vente, lorsqu'il s'agira de vices garantis conventionnellement (ventes en vue de la boucherie) et lorsque les parties, en contractant, auront fait revivre la garantie du Code ; l'antériorité et l'invisibilité, comme la gravité, ne sont présumées, au profit de l'acheteur, que lorsqu'il s'agit de vices prévus par les lois des 2 août 1884, 31 juillet 1895, ou de vices auxquels les parties ont étendu conventionnellement la garantie de la loi du 2 août 1884.

Un vice rédhibitoire ayant été constaté et l'action

rédhibitoire admise, l'animal doit être restitué contre le prix ; la vente est résiliée. Lorsqu'il s'agit d'un marché, ayant pour objet deux chevaux, qui ont été vendus en bloc, et qui doivent être attelés ensemble, si l'un d'eux a un vice rédhibitoire, la résolution du contrat s'appliquera aux deux animaux, si, d'ailleurs, il ne résulte pas, des circonstances ou des conditions de la vente, des motifs d'en décider autrement.

Il n'en serait pas de même s'il s'agissait d'un troupeau, ou d'un lot d'animaux (de porcs, par exemple), susceptibles d'être utilisés individuellement ; bien que la vente eût été faite en bloc et pour un prix unique, l'action rédhibitoire ne serait admissible que pour l'animal reconnu atteint de vice rédhibitoire (ladrerie), et le prix à restituer serait évalué par l'expert.

S'il est vrai que l'acheteur, qui triomphe dans son action rédhibitoire, est obligé de rendre l'animal au vendeur, il est non moins vrai qu'il a un droit de rétention, et que, s'il craint de ne pas être remboursé, il peut garder l'animal et demander au tribunal de le faire vendre, pour s'en faire attribuer le prix en déduction de ce qui lui est dû par le vendeur.

B. — L'action estimatoire est une simple demande en réduction de prix, basée sur la lésion résultant, au préjudice de l'acheteur, de l'existence d'un vice, garanti par la loi ou par la convention, qui déprécie l'animal ou empêche l'utilisation d'une partie ou de la totalité de la viande ou d'une partie d'un lot d'animaux achetés en bloc. En intentant une action en réduction de prix, l'acheteur demande la restitution d'une partie de la somme, qu'il a payée. Pour fixer la quotité de la réduction il est fait appel à des experts. L'action estimatoire n'entraîne pas la résolution de la vente ; elle est admise dans les ventes d'animaux de boucherie (art. 1644 Cod. civ.) et dans les ventes régies par les lois des 2 août 1884, 31 juillet 1895 (art. 3, L. 2 août 1884). Elle offre des avantages pour les vendeurs d'animaux destinés à la boucherie, qui ne sont, en pareils cas, tenus de restituer qu'une partie du prix, les acheteurs utilisant tout ce qui n'a pas été saisi ; on a vu en effet précédemment que, malgré la disposition de l'article 1644 du Code civil, le boucher et le charcutier ne peuvent pas refuser la vente, pour ce qui n'est pas saisi, ou pour une marchandise, qui se trouve seulement détériorée, et qu'ils doivent se contenter de demander une simple réduction de prix. Donc, pour les vices, qui n'occasionnent qu'une perte partielle (saisie d'un ou de deux quartiers) ou qu'une détérioration, qui se traduit par une diminution de valeur, l'action estimatoire doit être employée de préférence ; car, s'il faut que les droits de l'acquéreur ne soient pas méconnus, il faut aussi que le vendeur ne soit pas injustement sacrifié. Ainsi, quand une partie seulement de l'animal a éte saisie, quand le vice n'occasionne qu'une simple dépréciation, c'est une action en réduction de prix qui doit être exercée par l'acheteur. La faculté d'option, dont parle l'article 1644, est donc restreinte ; et, quand le demandeur a intenté une action rédhibitoire, au lieu d'intenter une action estimatoire, dans des circonstances qui rendent illusoire le droit du vendeur d'exiger la restitution de l'animal, les juges peuvent ne prononcer que la réduction du prix.

En ce qui concerne les ventes d'animaux de travail, d'exploitation ou d'élevage, l'action estimatoire, jadis abolie par l'article 2 de la loi du 20 mai 1838, a été rétablie par l'article 3 de la loi du 2 août 1884, qui, tout en laissant à l'acheteur le choix entre l'action rédhibitoire et l'action estimatoire, a néanmoins décidé que l'action en réduction de prix ne pourra être exercée, lorsque le vendeur offrira de reprendre l'animal vendu, en restituant le prix et en remboursant les frais occasionnés par la vente. Cette disposition, qui permet au vendeur, actionné en garantie, d'obliger l'acheteur à choisir l'action rédhibitoire, a été édictée en vue de sauvegarder les intérêts des vendeurs et de les défendre contre les tentatives de chantage d'acheteurs de mauvaise foi.

Le législateur de 1884, en faisant revivre l'action estimatoire, que la loi du 20 mai 1838 avait abolie, n'a fait que rentrer dans le droit commun ; il a rendu, à l'acheteur d'animaux d'élevage, d'exploitation ou de service, la faculté, qui appartient, en vertu de l'article 1644 du Code civil, à tout acheteur, demandeur en garantie, même au boucher et au charcutier, qui ont acheté des animaux de boucherie, de choisir entre l'action en résolution de la vente et l'action en réduction de prix. La suppression de l'action en diminution de prix avait été introduite dans la loi de 1838, sous prétexte que cette action pourrait être plus funeste au vendeur que l'action rédhibitoire elle-même, comme étant une arme propre à permettre à l'acheteur de mauvaise foi de l'amener à composition. Or, sous le régime de la loi de 1838, les acheteurs de mauvaise foi, bien que privés du droit d'option de l'article 1644, avaient souvent réclamé et obtenu indirectement, par la menace d'un procès en résolution de la vente, la réduction de prix, que le législateur leur avait refusé de réclamer directement. En sorte que le seul résultat de la restriction introduite avait été : d'enlever aux tribunaux l'appréciation de la demande en réduction de prix; de mettre l'acheteur dans la nécessité de demander la résolution du contrat, quand il aurait pu se contenter de demander une réduction de prix; de l'obliger à intenter un gros procès, qui amenait des frais considérables pour la conservation et la restitution de l'animal, alors qu'il aurait été plus avantageux, au point de vue de l'intérêt des parties, comme au point de vue de l'intérêt général, de laisser aux tribunaux le pouvoir de statuer sur une simple demande en réduction de prix. Le législateur de 1884, tenant compte des considérations qui précèdent, pensant avec raison que la conservation d'un animal, dont la vente doit être résolue, est onéreuse, que la reprise de cet animal est embarrassante et coûteuse, considérant enfin qu'il peut entrer parfois dans la pensée de l'acheteur de se contenter de garder l'animal atteint de vice rédhibitoire, moyennant une juste réduction de prix, a voulu permettre aux parties d'éviter les frais excessifs de conservation et de restitution d'un animal souvent transporté à une grande distance. Il a reconnu qu'il était préférable de rentrer dans le droit commun, de ne pas mettre l'acheteur dans l'alternative de renoncer à toute action ou de demander plus qu'il ne juge suffisant pour sauvegarder ses intérêts. Toutefois, afin de protéger le vendeur contre l'abus, qui pourrait résulter de l'exercice de l'action en réduction de prix, afin de prévenir la spéculation de certains acheteurs, qui pourraient être tentés de se procurer la restitution d'une partie du prix en conservant l'animal, et afin de mettre le vendeur à l'abri de réductions arbitraires de la part d'experts, qui peuvent être incompétents pour apprécier certaines valeurs de convention (le prix des animaux étant parfois idéal), le législateur a réservé, par l'article 3 de la loi du 2 août 1884, au vendeur, actionné en réduction de prix, la faculté de reprendre l'animal vendu, s'il est atteint d'un vice rédhibitoire, en restituant le prix et en remboursant les frais occasionnés par la vente.

L'action estimatoire, comme l'action rédhibitoire, ne peut être intentée que pour les animaux et les vices énumérés dans la loi ou pour ceux auxquels les parties ont étendu la garantie par une convention expresse ou tacite (ventes en vue de la boucherie); elle est soumise aux mêmes règles et aux mêmes conditions; elle doit être intentée dans les mêmes délais et suivant les mêmes formes; le demandeur (acheteur) en garantie doit prouver l'existence du vice rédhibitoire, qu'il allègue, et démontrer son antériorité, son invisibilité et sa gravité, lorsqu'il s'agit de maladies auxquelles les parties ont appliqué conventionnellement la garantie du Code.

C. — L'action récursoire n'est autre que l'action en garantie, intentée à un précédent vendeur par un acheteur, qui, ayant revendu l'animal, est lui-même actionné en rédhibition ou en réduction de prix par le sous-acquéreur; c'est une action rédhibitoire ou estimatoire, intentée au vendeur originaire par un revendeur, auquel le sous-acquéreur a intenté une action en rédhibition ou en réduction de prix. Ainsi, Claude vend à Paul un bœuf ou un cheval; Paul revend l'animal à Pierre; l'animal est reconnu atteint d'un vice rédhibitoire, le cheval vendu pour le travail est immobile, le bœuf vendu pour la boucherie est saisi totalement ou partiellement pour cause de tuberculose ; Pierre intente une action rédhibitoire ou une action en réduction de prix à Paul, son vendeur, et celui-ci a le droit d'intenter, à son tour, une action en garantie, rédhibitoire ou estimatoire, contre le vendeur originaire, il a le droit d'agir récursoirement contre Claude. Ainsi donc, lorsque l'acheteur, qui a revendu l'animal acheté par lui, est actionné en garantie par son sous-acquéreur, il peut, à son tour, agir en garantie contre son propre vendeur, *si le délai pendant lequel il aurait pu agir par action principale n'est pas expiré*. Cette action récursoire, accordée au revendeur, est une action rédhibitoire ou estimatoire, suivant que l'action principale, intentée par le sous-acquéreur, est elle-même une action en rédhibition ou une action en réduction de prix; le revendeur, actionné en rédhibition (action rédhibitoire), peut cependant se contenter d'une action estimatoire et ne demander qu'une réduction de prix à son propre vendeur. Au cas, où le vendeur n'aurait pas imposé à son sous-acquéreur le choix de l'action rédhibitoire, conformément au droit, que lui reconnaît l'article 3 de la loi du 2 août 1884, et se serait laissé actionner en réduction du prix, il pourrait se voir opposer à lui-même par le vendeur originaire le choix prévu par ledit article.

Lorsque la vente, au lieu d'être faite directement par le propriétaire de l'animal, a été faite par un intermédiaire, qui a joué le rôle de mandataire, agissant pour son mandant, l'acquéreur doit intenter son action en garantie contre le mandant, lorsqu'il a connu la qualité de celui avec qui il a contracté; mais, si la qualité de mandataire du vendeur ne lui a pas été révélée, l'acheteur ne connaissant que celui avec lequel il a contracté, pourra agir valablement contre lui ; en ce cas, le mandataire, au lieu d'exercer une action récursoire, peut appeler en cause son mandant, d'après les règles du droit commun (art. 59, 175, 179 Cod. pr. civ.), et se faire garantir des condamnations prononcées contre lui. D'autre part, si l'achat, au lieu d'être fait directement par l'acheteur, l'a été par un mandataire, l'action rédhibitoire est régulièrement intentée par le mandant contre le mandataire ou commissionnaire, qui a exécuté l'ordre d'achat à son propre nom, et qui, en ce cas, n'aura qu'une action récursoire contre le vendeur. Lorsque l'ordre d'achat a été exécuté au nom du mandant, ce dernier ne peut agir en garantie que contre le vendeur.

L'action récursoire du revendeur, en matière de vices rédhibitoires, n'étant autre chose que l'action en garantie exercée par le sous-acquéreur, il en résulte les conséquences suivantes : elle ne peut être recevable qu'à la condition que celui qui l'exerce soit, vis-à-vis de son propre vendeur, dans le délai de garantie fixé par la loi, c'est-à-dire dans le délai pendant lequel il aurait pu agir par action principale ; quelles que soient les réclamations du demandeur principal (sous-acquéreur), le revendeur ne peut, par son action récursoire, réclamer et obtenir que les conséquences de la résolution du marché, qu'il a passé lui-même avec le vendeur originaire ; ayant revendu 1200 francs l'animal acheté 1100 francs, et se voyant réclamer le prix de la revente, le revendeur ne peut réclamer, à son tour, au vendeur originaire, que la somme par lui payée. L'action récursoire est liée à l'action principale, intentée par le sous-acquéreur ; elle doit être rejetée, quand l'action principale n'a pas été admise ; et elle doit être admise dans le cas contraire, hormis dans les cas où elle n'a pas été intentée dans le délai de la loi de 1884. Elle peut être portée devant le tribunal déjà saisi de l'action du sous-acquéreur ; le vendeur, contre lequel est intentée l'action récursoire, peut être appelé devant le tribunal, qui doit juger la demande du second acheteur ; et, dans ce cas, une seule et même décision intervient pour trancher la double contestation, en faisant droit aux deux actions, ou en les rejetant toutes les deux, ou en admettant l'action du sous-acquéreur et en rejetant l'action récursoire du revendeur, quand elle a été intentée trop tard. Le dernier acquéreur peut diriger son action en garantie (rédhibitoire ou estimatoire) contre le vendeur originaire, qui ne s'est pas exonéré de son obligation par une stipulation expresse, toutes les fois qu'il y est intéressé (art. 1166 Cod. civ.), par exemple s'il soupçonne l'insolvabilité du revendeur, pourvu qu'il le fasse dans les délais, que la loi accorde à son propre vendeur pour intenter l'action récursoire. En pareil cas, le sous-acquéreur ne peut obtenir du vendeur originaire la restitution d'un prix supérieur à celui de la première vente.

En aucun cas, le revendeur ne peut appeler valablement (contesté) en justice le vendeur originaire, avant d'avoir été lui-même poursuivi par le sous-acquéreur ; et, comme l'action récursoire, pour être recevable, doit être exercée dans le délai pendant lequel le revendeur aurait pu agir par action principale, il y a là un danger pour lui ; l'action récursoire sera non recevable toutes les fois que le revendeur sera actionné par le sous-acquéreur, après l'expiration des délais de la garantie comptés à partir de la première vente. La jurisprudence a consacré cette décision, qui, du reste, est dans l'esprit de la loi. Toutefois, le revendeur peut engager le sous-acquéreur à le poursuivre au plus tôt ou reprendre l'animal par lui revendu, afin de pouvoir agir aussitôt contre le vendeur originaire. Il peut également actionner le vendeur originaire dès que le sous-acquéreur a rempli une des formalités de la mise en règle. Il pourrait enfin agir en dommages et intérêts (art. 1382 Cod. civ.), après avoir perdu son droit à la garantie, s'il prouvait l'antériorité du vice et la mauvaise foi du vendeur originaire.

Le revendeur actionné peut, avons-nous dit, appeler le vendeur originaire devant le tribunal où il est appelé lui-même, pourvu que ce tribunal ne soit pas d'une juridiction différente de celle à laquelle le premier vendeur est soumis. Ainsi, le vendeur originaire, qui est actionné en garantie par le premier acheteur, peut être appelé devant le tribunal, que le sous-acquéreur a saisi de l'action rédhibitoire, si ce tribunal est une juridiction commerciale, et si le premier vendeur est soumis à la juridiction consulaire. Mais le premier acheteur ne peut pas appeler son vendeur devant le tribunal, où il est appelé lui-même, si ce tribunal est d'une juridiction autre que celle à laquelle ce vendeur est soumis (art. 170 Cod. proc. civ.); et il en est ainsi, alors même que la partie acquiesce. Soit le cas où le premier vendeur n'est pas commerçant, alors que le revendeur et le sous-acquéreur sont marchands de chevaux : l'action rédhibitoire intentée par le sous-acquéreur est portée devant le tribunal consulaire du domicile du revendeur; celui-ci ne peut pas appeler le vendeur originaire devant le tribunal de commerce; l'incompétence des tribunaux de commerce, pour connaître d'une affaire civile, est absolue ; elle peut être opposée par le défendeur en tout état de cause, même en appel. On ne peut pas, par des conventions particulières, déroger à l'ordre des juridictions ; on ne peut pas attribuer à la juridiction commerciale une affaire de nature civile. Le tribunal de commerce, saisi à tort d'une contestation de nature civile, doit même se dessaisir d'office, si le défendeur n'oppose pas l'incompétence.

Quant aux matières commerciales, la jurisprudence reconnaît unanimement que l'incompétence des tribunaux civils n'est pas absolue ; les commerçants peuvent renoncer à la juridiction consulaire, et ils sont présumés y avoir renoncé, si, traduits à tort devant un tribunal civil, ils n'opposent pas l'incompétence au début du procès. Soit le cas où le vendeur originaire et le revendeur sont marchands de chevaux, alors que le sous-acquéreur est non commerçant : ce dernier peut actionner le revendeur devant le tribunal civil ; et celui-ci pourra-t-il à son tour appeler le premier vendeur en garantie devant le même tribunal? En ce cas, le vendeur originaire appelé devant le tribunal civil peut opposer l'incompétence ; mais il doit le faire au début du procès, sous peine d'être considéré comme ayant accepté la juridiction saisie.

En résumé, tant qu'il n'y a pas changement de juridiction, mais seulement changement de ressort, le premier vendeur peut être appelé en garantie devant le tribunal déjà saisi par le sous-acquéreur (art. 181 Cod. proc. civ.); le vendeur originaire, assigné en garantie, est tenu de procéder devant le tribunal saisi par le sous-acquéreur, à moins qu'il ne soit démontré par écrit ou par l'évidence du fait que le revendeur a passé au sous-acquéreur une vente simulée, afin de faire traduire le premier vendeur hors de son tribunal (art. 181 et 168 Cod. proc. civ.). « Ceux qui seront assignés en garantie seront tenus de procéder devant le tribunal où la demande originaire sera pendante, encore qu'ils dénient être garants ; mais, s'il paraît par écrit, ou par l'évidence du fait, que la demande originaire n'a été formée que pour les traduire hors de leur tribunal, ils y seront renvoyés. La partie, qui aura été appelée devant un tribunal, autre que celui qui doit connaître de la contestation, pourra demander son renvoi devant les juges compétents. »

Les ventes simulées, faites dans le but de soustraire le vendeur originaire à ses juges naturels, ne sont pas rares dans la pratique ; et il n'est pas toujours facile de les prouver, pour demander l'application de l'article 181 du Code de procédure civile. Ainsi, il n'est pas rare que des marchands, qui ont conduit les animaux par eux achetés dans le centre de leurs affaires, passent des ventes simulées avec des tiers, pour des animaux qu'ils reconnaissent atteints de vice rédhibitoire, afin de se faire actionner devant le tribunal de leur domicile, et d'y appeler en garantie le premier vendeur, que, sans cela, ils auraient dû aller poursuivre devant son propre tribunal.

Le revendeur, qui appelle le vendeur originaire en garantie, profite de l'expertise faite par les experts, que le sous-acquéreur a fait nommer ; il peut l'invoquer contre le premier vendeur, et il n'a pas besoin d'adresser une requête au juge de paix pour provoquer une nouvelle expertise ; il lui suffit d'assigner le vendeur originaire dans les délais pendant lesquels il aurait pu lui intenter l'action rédhibitoire, s'il eût gardé l'animal au lieu de le revendre, pourvu que la requête du sous-acquéreur ait été présentée dans les délais résultant de la première vente au profit du revendeur.

Que décider dans le cas où le revendeur, au lieu de reprendre l'animal après le jugement de l'action rédhibitoire, l'a laissé revendre pour indemniser le sous-acquéreur auquel il ne pouvait momentanément restituer son prix ? La jurisprudence décide que le vendeur originaire, se trouvant ainsi privé de pouvoir obtenir une nouvelle expertise, est déchargé de la garantie vis-à-vis du revendeur.

2° Action en nullité. — L'action en nullité, par laquelle l'acheteur demande aux juges de reconnaître et de prononcer que la vente ne s'est pas valablement formée et qu'elle est nulle, peut être basée sur l'erreur substantielle, sur le dol et sur l'existence d'une maladie contagieuse prévue par la législation sanitaire.

A. — Lorsque l'acheteur a commis une erreur substantielle, et lorsqu'il a été trompé par le vendeur coupable de dol; lorsqu'il a acheté en vue de la reproduction une vache qui se trouve châtrée, un cheval de course qui est disqualifié, etc. ; lorsque le vendeur a masqué un vice quelconque, lorsqu'il a fait contre-marquer un cheval, épingler un porc ladre; lorsqu'il s'est entendu avec le languéyeur pour tromper l'acheteur; lorsqu'il a usé de manœuvres frauduleuses, pour empêcher l'acheteur de constater un vice apparent; lorsqu'il est convaincu d'avoir vendu sciemment, et sans en informer l'acheteur, des animaux, qu'il savait atteints de maladies graves non apparentes, etc., une action en nullité peut être exercée par l'acheteur, qui s'est trompé substantiellement ou qui a été induit en erreur par le dol du vendeur. Cette action en nullité, qui (art. 1304 Cod. civ.) dure dix ans, à compter du jour de la découverte de l'erreur ou du dol, aboutit, lorsqu'elle est admise, à faire constater que la vente ne s'est pas valablement formée, et entraîne la restitution du prix d'achat contre la remise des animaux. La procédure à suivre est la procédure ordinaire, c'est-à-dire celle du Code de procédure civile : l'acheteur assigne son vendeur devant le tribunal compétent, et le tribunal saisi ordonne les mesures d'instruction (expertise, enquête), qu'il juge utiles.

Pour intenter valablement une action en nullité, basée sur l'erreur substantielle, l'acheteur doit prouver son erreur, ainsi qu'on l'a vu antérieurement, et démontrer qu'elle est substantielle (voir p. 17). Pour réussir dans une action en nullité, basée sur le dol, l'acheteur doit prouver (voir p. 24) la fraude, l'existence de la maladie et son antériorité à la vente.

B. — Lorsque l'action en nullité est basée sur l'existence d'une maladie contagieuse, inscrite dans la loi sanitaire, on doit encore suivre la procédure ordinaire; l'acheteur déclare la maladie, existante ou soupçonnée, au maire de la commune, dans laquelle se trouve l'animal, isole et séquestre le malade, et assigne son vendeur devant le tribunal compétent, qui peut se reconnaître édifié par le rapport, déjà fait par le service sanitaire, ou ordonner une nouvelle expertise avec enquête. Le délai accordé, en pareil cas, à l'acheteur, est de quarante-cinq jours à compter de la livraison; et, si l'animal a été abattu, le délai est réduit à dix jours à partir du jour de l'abatage, sans que toutefois l'action puisse jamais être introduite après l'expiration du délai de quarante-cinq jours (Loi 31 juillet 1895, art. 1). Toutefois, lorsque le vendeur aura été de mauvaise foi, et lorsqu'il y aura eu poursuite du ministère public, la prescription (voir p. 107) ne sera opposable à l'action civile (que l'animal ait été ou n'ait pas été abattu) que conformément aux règles du droit commun ; l'action en nullité pourra être valablement exercée pendant trois ans. D'ailleurs, il faut se rappeler que la demande en nullité, formulée par l'acheteur, n'est recevable qu'autant qu'il est démontré que la maladie existait, au moins en germe, au moment de la vente. D'autre part, lorsque le même animal a été l'objet de plusieurs ventes successives, le revendeur, actionné en nullité par le sous-acquéreur, peut agir récursoirement contre le vendeur originaire, pourvu qu'il le fasse dans le délai de quarante-cinq jours, comptés à partir de la première vente, et pourvu qu'il prouve l'antériorité de la maladie. La loi du 31 juillet 1895 a voulu circonscrire dans un délai très court l'action en nullité : afin de prévenir les difficultés qui auraient pu se produire ; afin d'éviter des frais souvent hors de proportion avec la valeur du litige ; afin d'empêcher les supercheries et les contradictions, etc. Aussi, est-ce avec raison qu'il a été décidé (jug. trib. com. Grenoble, 25 septembre 1896) que, au sujet d'un animal tuberculeux, saisi à l'abattoir, l'action récursoire du revendeur n'était pas recevable, quand elle avait été intentée après l'expiration du délai de dix jours comptés à partir du jour de l'abatage.

Les délais de la loi du 31 juillet 1895 sont des délais francs (*dies à quo et dies ad quem non computanturr* art. 1033 Cod. pr. civ.).

Rappelons enfin que les ventes d'animaux peuvent être considérées comme inexistantes, c'est-à-dire qu'elles ont manqué de se former pour défaut d'objet : quand elles ont porté sur des animaux mis d'une façon absolue hors du commerce par la loi sanitaire ; quand le vendeur a intentionnellement vendu des animaux, qu'il savait atteints, ou qu'il soupçonnait d'être atteints d'une maladie contagieuse. En cas de vente inexistante, le marché ne peut être invoqué par le vendeur ni opposé à l'acquéreur ; celui-ci a le droit de se refuser à prendre livraison et à payer le prix de vente, s'il vient à apprendre et à pouvoir démontrer l'existence d'une maladie faisant mettre l'animal hors du commerce. Que si la vente a été exécutée, l'acheteur peut agir en nullité, comme il a été dit, et de plus demander des dommages et intérêts.

3° Action en dommages et intérêts. — Qu'il s'agisse de ventes ordinaires, ou de ventes faites en vue de la boucherie, l'acheteur peut intenter au vendeur une action en dommages et intérêts, ou la joindre à l'une des actions ci-dessus énoncées, s'il établit qu'il a éprouvé un préjudice, et s'il démontre la mauvaise foi du vendeur. Ainsi, il peut joindre, à son action en nullité, une demande en dommages et intérêts, lorsqu'il a été trompé par le dol de son vendeur; ainsi, il peut joindre, à l'action rédhibitoire ou estimatoire, une demande en dommages et intérêts (art. 1645 Cod. civ.), quand il démontre que le vendeur connaissait le vice en vendant ; ainsi, lorsqu'il s'agit d'animaux atteints de maladies contagieuses, l'acheteur peut demander des dommages et intérêts, lorsqu'il prouve la mauvaise foi du vendeur, et joindre sa demande à l'action en nullité lorsque celle-ci lui est ouverte. L'action en dommages et intérêts est tantôt principale et soumise à la procédure ordinaire, tantôt accessoire et liée à une autre action. Sa durée, en cas d'infraction à la loi sanitaire, est de trois ans tant au civil que devant le tribunal correctionnel ; elle est de trente ans en cas de dol (voir p. 25).

En résumé, l'acheteur peut intenter une action en garantie (rédhibitoire ou estimatoire), quand les animaux sont atteints d'un vice rédhibitoire, et y joindre une demande en dommages et intérêts, s'il prouve que le vendeur a été de mauvaise foi, et s'il démontre qu'il a subi un préjudice. En cas d'erreur substantielle, il ne peut exercer qu'une action en nullité. En cas de dol, il peut joindre, à l'action en nullité, une demande en dommages et intérêts. Lorsqu'il s'agit d'animaux atteints d'une maladie contagieuse, prévue par la législation sanitaire, il peut exercer une action en nullité, en y joignant ou non une demande en dommages et intérêts, suivant que le vendeur a été de mauvaise ou de bonne foi. Il peut demander des dommages et intérêts, lorsqu'un vendeur de mauvaise foi lui a vendu un animal atteint de maladie contagieuse, non prévue par la législation sanitaire, si cette maladie s'est transmise avant qu'il ait pu la découvrir. Il peut enfin, même après la prescription de l'action en garantie ou en nullité, demander des dommages et intérêts au vendeur de mauvaise foi coupable de dol, en invoquant l'article 1382 du Code civil, mais sans pouvoir, par cette voie détournée, obtenir la restitution ou la diminution du prix d'achat.

II. — RÈGLES DE DROIT INTERNATIONAL PRIVÉ A APPLIQUER AUX FRANÇAIS QUI ACHÈTENT A L'ÉTRANGER ET AUX ÉTRANGERS QUI ACHÈTENT EN FRANCE.

Dans les relations commerciales, qui ont lieu journellement entre Français et étrangers, il peut arriver qu'il se produise des conflits de législation, quand il s'agit d'apprécier l'effet des conventions intervenues entre eux, quand il s'agit de savoir dans quelle mesure le vendeur est obligé, responsable, garant, vis-à-vis de l'acheteur. En effet, les législations étrangères diffèrent plus ou moins de la législation française, par exemple en ce qui concerne les vices rédhibitoires, leur nombre, l'étendue de la garantie et la procédure à suivre; il y a lieu de se demander quelle loi il faudra appliquer (la loi française ou la loi étrangère), pour régler et les effets de la convention et la procédure à suivre en cas de litige. Le conflit de législation pourra se produire dans les hypothèses suivantes : 1° quand un étranger achète en France d'un Français; 2° quand un Français achète à l'étranger d'un étranger ; 3° quand un étranger achète en France d'un autre étranger appartenant à une nationalité différente ; 4° quand un Français achète en pays étranger d'un étranger appartenant à une autre nationalité ; 5° quand deux étrangers de même nationalité contractent en France ; 6° quand deux Français contractent en pays étranger.

Dans toutes ces hypothèses, les principes généraux de notre droit exigent qu'on recherche, avant tout et par-dessus tout, quelle a été la volonté des parties contractantes, afin d'appliquer, pour régir le fond et les effets de leurs conventions, la loi à laquelle elles se sont référées.

Cette règle est consacrée dans l'article 1134 de notre Code civil ; les parties peuvent faire leurs conventions comme elles l'entendent, pourvu qu'elles respectent les bonnes mœurs. Aussi, n'y aura-t-il pas de difficulté, quand elles auront déclaré expressément ou exprimé tacitement que leur volonté a été de s'en référer à telle ou telle loi. Mais ordinairement les parties n'ont désigné ni expressément ni tacitement la loi, qui doit régir leur convention ; et, comme le Code est muet sur la détermination de leur volonté, quand elles ne l'ont pas exprimée, on est réduit à des théories ; et la jurisprudence a émis à cet égard des décisions contradictoires. Le système le plus rationnel, celui que les principes commandent d'admettre, celui qui est adopté en Italie et en Belgique, consiste à décider que les parties ont entendu traiter d'après la loi, qu'elles connaissent le mieux, et qui est leur loi nationale, si elles appartiennent à la même nationalité, ou d'après la loi du lieu où la convention a été passée, quand elles sont de nationalité différente. Ainsi, quand une vente a été conclue entre deux personnes de même nationalité (deux Français traitant à l'étranger — deux Italiens traitant en France), c'est la loi de leur propre pays, qui sera appliquée pour régir le fond et les effets de leur convention ; tandis que, si la vente a eu lieu entre deux personnes de nationalité différente (un Français et un étranger traitant en France ou à l'étranger — deux étrangers de nationalité différente traitant en France), il faudra appliquer la loi du lieu où le contrat a été passé. Ainsi, quand un étranger achète en France, d'un Français, un animal, c'est à la loi française qu'il faut recourir, pour savoir s'il y a ou non vice rédhibitoire ; ainsi, le Français, qui achète à l'étranger, et d'un étranger, des animaux, est garanti par la loi du pays où il contracte ; ainsi, deux Français, traitant à l'étranger, sont présumés avoir voulu être régis par la loi française ; ainsi, deux Italiens, traitant en France, sont également présumés avoir voulu s'en référer à la loi de leur pays ; ainsi, deux personnes, l'une Belge et l'autre Italienne, traitant en France, sont présumées avoir choisi la loi française pour régir les effets de leur contrat. Telles sont les règles à suivre, quand il s'agit de déterminer la loi qui doit être appliquée pour régir les ventes d'animaux, intervenues entre personnes de nationalité différente, ou entre personnes de même nationalité traitant à l'étranger ; il est bien entendu d'ailleurs, ainsi que cela a été déjà établi, qu'on doit admettre la preuve établissant que les parties ont voulu être régies par une autre loi.

Il résulte de ce qui précède : 1° que l'étranger, qui achète des animaux en France d'un Français, ne peut invoquer d'autres vices rédhibitoires que ceux que la loi française admet, alors même que sa propre loi en reconnaît un plus grand nombre ; 2° que le Français, qui achète à l'étranger des animaux d'un étranger, peut invoquer tous les vices que la loi du lieu du contrat admet, même ceux qui ne figurent pas dans la loi française ; 3° que le Français, qui achète à l'étranger d'un autre Français, des animaux, n'est garanti que pour les vices que la loi française admet ; 4° qu'un Belge, achetant en France de tout autre étranger, n'est garanti que dans la mesure établie par la loi française. La durée de l'action en garantie, qui résulte de l'existence d'un vice rédhibitoire, et celle des autres actions, sera, dans tous les cas, celle que fixe la loi, qui régit le contrat duquel elles sont nées.

En résumé, la vente d'animaux entre étrangers, ou entre Français et étrangers, est régie, quant à ses effets, quant à la garantie des vices rédhibitoires, par la loi, que les parties ont acceptée expressément ou tacitement ; et, à défaut d'une manifestation de leur volonté, par la loi, qu'elles sont rationnellement présumées avoir acceptée. Ainsi donc, lorsque des animaux, vendus en France, ont été emmenés à l'étranger, c'est la loi française qui régit la vente, les vices rédhibitoires et la procédure ; l'assignation devra être donnée devant un tribunal français, mais la requête sera présentée au juge du lieu, où est l'animal, et l'expertise faite dans ce lieu.

III. — COMPÉTENCE DES DIVERS TRIBUNAUX.

En ce qui concerne l'action en garantie, basée sur l'existence de vices rédhibitoires, il faut, comme pour les autres actions, s'en référer au droit commun, quand il s'agit de déterminer la juridiction compétente. L'article 9 de la loi du 2 août 1884 déclare en effet, d'une façon expresse, que, en matière de vices rédhibitoires, rien n'est changé aux règles ordinaires de la compétence.

Les tribunaux français peuvent d'ailleurs, quelle que soit la nationalité des plaideurs, juger leurs procès. Ainsi, les tribunaux français sont compétents, quand l'acheteur est Français et le vendeur étranger ; ils le sont aussi, quand l'acheteur est étranger et le vendeur Français.

« L'étranger, même non résidant en France, pourra

être cité devant les tribunaux français, pour l'exécution des obligations par lui contractées en France avec un Français ; il pourra être traduit devant les tribunaux de France pour les obligations par lui contractées en pays étranger envers des Français. Un Français pourra être traduit devant un tribunal de France pour des obligations par lui contractées en pays étranger, même avec un étranger. » (Art. 14, 15 Cod. civ.). Toutefois, le Français peut renoncer au droit, que lui confère l'article 14 du Code, de citer son débiteur étranger devant les tribunaux français. En matière personnelle (mobilière), l'étranger défendeur, appelé devant une juridiction française, doit être traduit devant le tribunal de sa résidence, quand il en aura une en France ; s'il n'a ni domicile ni résidence en France, l'action peut être valablement portée devant les juges du domicile du demandeur.

Par compétence, on entend le pouvoir donné à une juridiction, à un tribunal, de trancher une contestation, de connaître d'un procès et de le juger. Quand un acheteur lésé veut faire reconnaître son droit, quand il veut par exemple intenter à son vendeur une action rédhibitoire, il doit savoir à quelle classe de tribunaux et au tribunal de quel lieu il peut s'adresser, il doit savoir si son procès (compétence *ratione materiæ*) est de la compétence d'un tribunal de première instance (tribunal civil, tribunal d'arrondissement), ou d'un tribunal de commerce ou d'un tribunal de paix (justice de paix) ; et, connaissant la juridiction, c'est-à-dire la classe de tribunaux, qui est compétente, il doit savoir enfin quel est, dans cette classe, le tribunal qui peut connaître de son action, il doit savoir s'il doit porter son procès devant le tribunal de commerce de tel lieu et non devant celui de tel autre lieu (compétence *ratione personæ*).

L'action de l'acheteur doit être portée tantôt devant un tribunal d'arrondissement, tantôt devant un tribunal de commerce, et tantôt devant un tribunal de paix. En général, sauf exception en ce qui concerne les tribunaux de commerce, l'action, intentée par l'acquéreur, doit être portée devant le tribunal du domicile du défendeur (vendeur). Quand l'acheteur se trompe, quand il porte son action devant un tribunal de commerce, alors qu'elle devrait être portée devant un tribunal civil, ou quand il l'intente devant un tribunal autre que celui du domicile du vendeur, il y a incompétence. Dans le premier cas, lorsque l'acheteur se trompe sur la classe du tribunal, lorsqu'il saisit un tribunal de commerce au lieu de saisir un tribunal civil, il y a incompétence absolue ; et chaque plaideur peut s'en prévaloir et l'opposer en tout état de cause, même en appel ; le tribunal doit même d'office se dessaisir, en se déclarant incompétent. Lorsqu'au contraire l'acheteur, ne s'étant pas trompé sur la classe du tribunal à saisir, a porté son action devant un tribunal autre que celui du domicile du vendeur, il y a incompétence relative ; et cette incompétence ne peut être opposée que par le vendeur, encore faut-il qu'il le fasse au début du procès. Si l'affaire est portée devant un juge de paix, qui n'est pas celui du vendeur, alors qu'elle est néanmoins de la compétence d'un tribunal de paix, les parties peuvent (art. 7 Cod. proc. civ.) autoriser, à la juger, le magistrat saisi, qui est dès lors tenu d'en connaître et de se prononcer. Quant aux autres tribunaux (d'arrondissement, de commerce), qui seraient à tort saisis, et pour lesquels il n'y aurait qu'une incompétence relative, les parties peuvent les autoriser à juger l'affaire, mais non pas les y obliger.

1° **Compétence des tribunaux d'arrondissement.** — Les tribunaux d'arrondissement ont la plénitude de juridiction, ils peuvent connaître des actions intentées par l'acheteur au vendeur toutes les fois que ces actions ne sont ni de la compétence des justices de paix, ni de celle des tribunaux de commerce ; ils jugent parfois en premier et en dernier ressort, d'autres fois ils ne jugent qu'en premier ressort, et leurs décisions sont alors susceptibles d'appel. Dans les arrondissements, qui n'ont pas de tribunal de commerce, les actions, nées d'une vente commerciale, sont jugées par le tribunal d'arrondissement ou par le juge de paix, suivant qu'il s'agit d'une valeur supérieure ou inférieure à 200 francs.

Les tribunaux d'arrondissement connaissent en dernier ressort (art. 1, loi du 11 avril 1838) des actions que l'acheteur peut intenter au vendeur, jusqu'à la valeur de 1500 francs ; et, pour déterminer si leur jugement est en dernier ressort, ou seulement en premier ressort, il faut prendre pour base le montant de la demande formulée par l'acheteur.

Enfin, les tribunaux d'arrondissement sont à leur tour tribunaux d'appel ; ils statuent sur les jugements rendus en premier ressort par le juge de paix (art. 7, loi du 27 ventôse an VIII), et sur l'appel des sentences arbitrales, rendues relativement à des matières, qui étaient de la compétence du juge de paix (art. 1023 Cod. proc. civ.).

Les appels des jugements rendus par les tribunaux

'arrondissement et ceux des décisions émanant des ribunaux de commerce sont portés devant la Cour 'appel du ressort.

Doivent être portées, devant un tribunal d'arrondissement, les actions, que l'acheteur intente au vendeur, uand la vente est civile, et quand le montant de la emande dépasse 200 francs ; quand la vente est comnerciale, si le montant de la demande (prix de vente t dommages-intérêts) dépasse 200 francs, et s'il 'existe pas de tribunal de commerce, qui puisse être aisi par l'acheteur, l'action doit encore être portée evant le tribunal d'arrondissement.

La vente est dite civile ou commerciale, suivant qu'elle eu lieu entre parties non commerçantes ou commerantes. Ainsi, le contrat de vente est civil, quand il a eu ieu entre deux personnes, qui ne sont ni l'une ni l'autre narchands de chevaux ou de bestiaux ; et il est comnercial, quand le vendeur et l'acheteur sont commerants, marchands de chevaux ou de bestiaux. Le contrat eut être commercial pour une partie et civil pour 'autre. Quand il est commercial pour le vendeur et ivil pour l'acheteur, celui-ci peut, à son choix, actionler le vendeur devant le tribunal de commerce ou levant le tribunal d'arrondissement, si le montant de a demande s'élève au-dessus de 200 francs ; quand 'acheteur est seul commerçant, le vendeur ne peut amais être appelé devant le tribunal de commerce, il loit toujours être actionné devant la juridiction civile. Ainsi, un cultivateur ne peut pas être actionné, devant ın tribunal de commerce, en résolution de la vente d'un cheval, alors même qu'il a l'habitude d'acheter des oulains pour les élever ou les dresser et les revendre.

Ainsi, le marchand de chevaux, qui a acheté des animaux d'un fermier vendant le bétail de son exploitation, ne peut en aucun cas l'appeler devant le tribunal de commerce.

L'acheteur, qui assigne le vendeur devant un tribunal d'arrondissement, est obligé de l'assigner devant le tribunal de son domicile. C'est le tribunal du domicile du vendeur, et, à défaut de domicile connu, c'est celui de la résidence du défendeur qui est seul compétent (art. 59 Cod. proc. civ.). Quand il y a eu élection de domicile pour l'exécution du contrat de vente (art. 59 Cod. proc. civ. et art. 111 Cod. civ.), et quand cette élection a été faite en faveur du vendeur, l'acheteur doit l'assigner devant le tribunal du domicile élu ; si l'élection avait été faite dans l'intérêt de l'acheteur, celui-ci aurait le droit d'assigner, à son choix, le vendeur, devant le tribunal du domicile élu, ou devant le tribunal de son domicile réel.

L'action en garantie, exercée par le revendeur, alors que l'action principale est pendante devant un tribunal civil, peut être portée devant ce même tribunal; mais si le revendeur attendait, pour intenter son action récursoire, le jugement de l'action rédhibitoire, il devrait alors saisir le tribunal du domicile du vendeur originaire.

L'acheteur peut assigner directement son vendeur devant le tribunal d'arrondissement, sans recourir au préliminaire de conciliation (art. 9, loi du 2 août 1884), lorsqu'il s'agit de l'action en garantie.

L'assignation ne peut être donnée que par un huissier du canton du vendeur; elle doit être portée au domicile du défendeur, et elle doit contenir certaines énonciations (art. 61 Cod. proc. civ.), entre autres la dési-

;nation du vice ; mais cependant elle est valable, quand lle ne la contient pas, ou lors même qu'elle mentionne .n vice autre que celui qui existe réellement ; il suffit onc qu'elle conclue à la rédhibition pour vice rédhi-ıitoire, sans le spécifier, sans le désigner.

L'article 9 de la loi du 2 août 1884 décide que l'action 'édhibitoire sera instruite et jugée comme matière ;ommaire ; par conséquent, l'affaire sera jugée à l'au-lience (art. 405 Cod. proc. civ.), après les délais de la ;itation échus, sur un simple acte, sans autres procé-lures ni formalités ; néanmoins, les parties doivent se ;ervir du ministère des avoués, chacune d'elles doit ;onstituer le sien, et lui remettre le soin de conduire 'affaire.

2° **Compétence des tribunaux de commerce.** — Le ;ype de l'acte de commerce est l'achat (art. 632, 2e alinéa, Cod. com.) de marchandises pour les revendre ou les ouer ; acheter pour revendre ou pour louer, c'est faire ın acte commercial. Il faut donc l'intention de revendre ıu moment où l'achat est conclu ; et, en pratique, cette ntention se déduit de la profession de celui qui achète. Jne vente peut être commerciale pour l'une des parties, ;t non commerciale pour l'autre, quand une seule des)arties est commerçante. On est réputé commerçant, quand on a pour profession de faire des actes de com-nerce. Les marchands de chevaux et autres marchands le bestiaux, dont la profession est d'acheter des ani-maux pour les revendre, sont des commerçants ; mais le propriétaire et le fermier, qui vendent ou achètent des animaux selon les besoins de leur exploitation, ne font pas des actes de commerce. Toutefois, peuvent être ré-putés commerçants, les herbagers, dont la profession consiste à exploiter leurs herbages ou ceux qu'ils louent en vue de l'achat et de la revente de bestiaux.

Les tribunaux de commerce sont compétents pour connaître de tous les différends, qui s'élèvent à propos d'actes de commerce. Quand l'une des parties, l'acheteur par exemple, a fait un acte commercial, alors que le vendeur a fait au contraire un acte non commercial, quand, en d'autres termes, le vendeur n'est pas commerçant, alors que l'acheteur l'est, l'action rédhibitoire ou autre ne peut jamais être portée devant le tribunal de commerce. Quand le vendeur est commerçant et l'acheteur non commerçant, l'action rédhibitoire devrait être portée devant le tribunal de commerce (art. 631 Cod. com.) ; mais néanmoins, la jurisprudence admet que l'acheteur peut, en pareil cas, actionner à son choix le vendeur devant le tribunal d'arrondissement ou devant le tribunal de commerce.

Les tribunaux de commerce, comme les tribunaux civils, jugent tantôt en premier et en dernier ressort, et tantôt en premier ressort seulement. Ils ne jugent en premier et dernier ressort qu'autant que le montant de la demande ne dépasse pas 1500 francs; au-dessus de ce chiffre, ils jugent seulement en premier ressort, leurs décisions peuvent être frappées d'appel, et cet appel est porté devant la Cour du ressort. Mais, devant les tribunaux de commerce, les parties peuvent toujours, en s'entendant, déclarer qu'elles veulent être jugées sans appel (art. 639 Cod. com.).

Quand une contestation doit être portée devant un tribunal de commerce, l'acheteur a le choix entre trois tribunaux (art. 420 Cod. proc. civ.); il peut assigner devant le tribunal du domicile du vendeur, ou devant celui de l'arrondissement où la convention a eu lieu et où l'animal a été livré, ou bien encore devant le tribunal dans l'arrondissement duquel le paiement devait être fait. Il est parfois difficile de déterminer le lieu où la convention a eu lieu, quand par exemple la vente a été faite par correspondance; en pareil cas, le lieu, où l'offre de contracter a été acceptée, est le lieu de la convention.

Quand l'acheteur assigne son vendeur devant un tribunal de commerce, il procède (art. 415 Cod. proc. civ.) comme pour l'assignation devant un tribunal civil; il fait (art. 61 Cod. proc. civ.) assigner le défendeur par un huissier du ressort du tribunal, et cette assignation est assujettie toujours aux mêmes règles (art. 415, 416 et 417 Cod. proc. civ.).

Devant les tribunaux de commerce, le ministère des avoués n'est pas admis, la procédure se fait sans leur intervention (art. 414 Cod. proc. civ.); les parties sont tenues de comparaître en personne, ou bien elles se font représenter par un fondé de procuration spéciale, qu'elles désignent parmi les avocats ou avoués, parmi les agréés près du tribunal, ou en dehors de ces deux classes de personnes (art. 421 Cod. proc. civ.).

3° **Compétence des juges de paix.** — Quand la vente ne constitue pas un acte commercial, l'acheteur doit poursuivre son vendeur devant le juge de paix, toutes les fois que le montant de sa demande n'excède pas 200 francs.

Les juges de paix ont, entre autres missions, celle de concilier les parties, qui veulent entamer un procès devant certaines juridictions. Dans notre matière (actions en garantie, demandes en matière de commerce, demandes requérant célérité), l'acheteur n'est pas tenu de soumettre l'affaire à un préliminaire de conciliation, quand elle doit être portée devant un tribunal d'arrondissement (art. 9, L. 2 août 1884 ; art. 49 Cod. pr. civ.).

Outre leur rôle de conciliateurs, les juges de paix ont d'importantes fonctions judiciaires. D'après l'article 1er de la loi du 25 mai 1838, les juges de paix connaissent des affaires, entre vendeurs et acheteurs d'animaux, dans lesquelles le montant de la demande ne dépasse pas 200 francs ; ils jugent en premier et dernier ressort jusqu'à 100 francs ; et, de 100 francs à 200 francs, ils ne jugent qu'en premier ressort ; mais ils ne connaissent pas de ces affaires, même lorsqu'elles ne dépassent pas 200 francs, si elles sont de la compétence des tribunaux de commerce.

Quand une contestation est portée devant un juge de paix, c'est devant celui du domicile du vendeur que l'action doit être intentée, et, à défaut de domicile connu, la contestation doit être portée devant le juge de la résidence du défendeur (art. 2 Cod. proc. civ.).

Bien que la compétence des juges de paix soit limitée à une somme relativement modique, les parties peuvent néanmoins toujours se présenter volontairement devant un juge de paix, qui est tenu de juger leur différend, soit en dernier ressort, si les lois ou les parties l'y autorisent, soit en premier ressort seulement, encore qu'il ne soit pas le juge naturel des parties, ni à raison de l'importance de l'affaire, ni à raison du domicile du défendeur (art. 7 Cod. proc. civ.).

En général, les affaires, soumises à la jurisprudence des juges de paix, doivent d'abord être entamées, non par une citation d'huissier, mais par un simple billet d'avertissement (art. 2, L. du 2 mai 1855).

Dans aucune cause, excepté celles qui requièrent célérité et celles dans lesquelles le défendeur est domicilié hors du canton ou des cantons de la même ville, les huissiers ne peuvent donner aucune citation en justice, sans qu'au préalable le juge de paix n'ait appelé les parties devant lui au moyen d'un avertissement sur papier non timbré, rédigé et délivré par le greffier, au nom et sous la surveillance du juge de paix, et expédié par la poste sous bande simple scellée du sceau de la justice de paix, avec affranchissement.

Donc, si le vendeur a son domicile, ou, à défaut de domicile connu, sa résidence, dans le même canton que l'acheteur, ou dans l'un des cantons de la même ville, il doit d'abord être appelé devant le juge de paix au moyen d'un billet d'avertissement ; et, si cet essai de conciliation reste infructueux, l'action sera alors intentée. Mais, quand le temps fait défaut pour faire une tentative d'arrangement, l'huissier peut, la cause requérant célérité, citer d'emblée, sans avertissement, en obtenant la permission du juge (art. 6 Cod. proc. civ.). La tentative de conciliation n'interromprait pas la prescription de l'action rédhibitoire, qui doit être intentée dans les délais de la loi du 2 août 1884.

La citation est donnée par un huissier du canton, dont le juge doit connaître de l'affaire ; elle doit contenir certaines énonciations, comme l'assignation donnée devant le tribunal d'arrondissement ou de commerce.

Le vendeur et l'acheteur comparaissent en personne ou se font représenter par un fondé de pouvoirs institué par procuration notariée ou par acte sous seing privé, qui sera enregistré et présenté à l'audience. L'acheteur ou son mandataire produit le procès-verbal de l'expertise ou une expédition, si la minute a été déposée au greffe du juge qui a nommé l'expert, et si ce juge n'est pas le même que celui qui doit connaître de l'affaire ; mais, quand le juge, qui a nommé les experts, est celui qui doit connaître de l'affaire, le greffier apportera le rapport d'expertise à l'audience.

L'acheteur pourra développer et modifier les conclusions contenues dans la citation ; il pourra demander et obtenir un délai, si l'expertise n'est pas terminée, ou si le rapport n'est pas encore dressé. Le vendeur présentera ses moyens de défense ; et, s'il y a lieu d'appeler un précédent vendeur en garantie, il devra en faire la demande à la première audience, s'il n'a pas déjà actionné son garant.

Quel que soit le tribunal, qui a été saisi de l'action, intentée par l'acquéreur, les juges peuvent appliquer les articles 322 et 323 du Code de procédure civile ; ils peuvent ordonner une contre-expertise, et, après l'avoir ordonnée, ils peuvent baser leur décision sur la première.

Les juges peuvent enfin, dans le jugement qui prononce la résiliation de la vente, sur la demande de l'acheteur, et en prévoyant que le vendeur n'exécutera pas la condamnation prononcée contre lui, autoriser la vente judiciaire de l'animal litigieux, et ordonner que le prix restera à l'acheteur, pour valoir sur les sommes à lui dues par le vendeur.

IV. — ARBITRAGES.

Les parties peuvent toujours échapper à la juridiction des tribunaux, en s'entendant pour soumettre leur contestation à la décision d'une ou de plusieurs personnes, choisies par elles, et acceptées comme arbitres (art. 1003 à 1028 Cod. pr. civ.). Le vendeur et l'acheteur, décidés à se soustraire à la juridiction des tribunaux, doivent consentir, et s'engager par un écrit (compromis), à s'en rapporter à la décision d'un ou de plusieurs arbitres de leur choix. L'arbitrage est expéditif et peu coûteux; dans notre matière, les parties ont intérêt à choisir leurs arbitres parmi les vétérinaires.

En général, les parties (vendeur et acheteur) peuvent compromettre, c'est-à-dire soumettre, par un compromis, leur différend à l'arbitrage, toutes les fois qu'elles ont la libre disposition de leurs droits, toutes les fois qu'elles ne sont ni des mineurs, ni des interdits, ni des tuteurs, ni des faillis. Le compromis peut être fait de différentes manières; il peut être fait par procès-verbal, dressé par les arbitres choisis avant leur jugement; il peut être fait par acte passé devant notaire; il peut être fait par acte sous seing privé; enfin, il peut être fait par procès-verbal dressé par le juge de paix, quand les parties se sont conciliées devant lui.

Le compromis fait sous seing privé doit être rédigé sur papier timbré et enregistré, puis remis aux arbitres, qui ont été choisis. Le compromis, rédigé dans un acte sous seing privé, doit être fait (art. 1325 Cod. civ.) en autant d'originaux qu'il y a de parties intéressées. Chaque original doit contenir la mention du nombre d'originaux, qui en ont été faits ; mais si le compromis est déposé à l'instant où il est fait, entre les mains des arbitres, on peut, ainsi que nous l'avons dit, se dispenser de faire plusieurs originaux. Le compromis serait nul, si l'une des parties n'y avait pas apposé sa signature ; mais la nullité serait, en pareil cas, couverte par l'adhésion de cette partie à l'arbitrage et son concours aux opérations, qu'il a nécessitées. Le compromis doit désigner les objets du litige et les noms des arbitres. Les parties désignent un ou plusieurs arbitres ; si elles n'en nomment que deux, elles leur accordent le droit de choisir un tiers arbitre en cas de partage, ou bien elles se réservent ce droit, ou bien enfin elles en laissent le choix au juge de paix ou à tout autre magistrat. Toute personne valide et jouissant de ses droits peut être nommée arbitre ; mais, en général, les parties désignent des vétérinaires, ou un juge de paix, ou tout autre juge. Les juges, désignés comme arbitres, et notamment le juge de paix, choisi comme arbitre dans une contestation portée devant lui, n'a droit à aucun honoraire.

Les parties peuvent fixer le temps que doit durer l'arbitrage ; elles peuvent aussi s'abstenir de fixer un délai, le compromis n'en est pas moins valable, et, en pareil cas, la mission des arbitres ne durera que trois mois ; leur pouvoir expirera légalement au bout de trois mois, à compter du jour du compromis, quelle que soit d'ailleurs la date de l'acceptation par les arbitres de la mission à eux confiée. Le délai légal, fixé pour l'arbitrage, peut être prorogé par une convention des parties, qui peuvent aussi donner aux arbitres le droit de proroger le délai, que le compromis a fixé ; et du reste, le délai, fixé pour l'arbitrage, peut être prorogé même tacitement par les parties. Cette prorogation résulte de ce que, depuis l'expiration des délais du compromis, les parties ont volontairement procédé devant les arbitres.

Pendant le délai (légal ou convenu) de l'arbitrage, les arbitres ne peuvent être révoqués que du consentement unanime du vendeur et de l'acheteur, alors même que chaque partie aura nommé le sien ; mais le vendeur et l'acheteur peuvent, en s'entendant, révoquer un, deux ou tous les arbitres, soit expressément par lettre ou tout autre acte extra-judiciaire signé des deux, soit tacitement, en transigeant. En conséquence, serait nul tout jugement arbitral, qui aurait été prononcé et signé après la révocation expresse ou tacite des arbitres.

Les parties peuvent convenir de la procédure, des délais et des formes à suivre ; et, à défaut de convention à cet égard, on suivra, dans la procédure, les délais et les formes établis pour les tribunaux.

Au moment du compromis, ou après, les parties peuvent renoncer à l'appel, à la condition que cette renonciation soit écrite dans le compromis ou dans une convention expresse, avant le jugement arbitral.

Le compromis peut autoriser les arbitres à commettre l'un d'eux pour faire les actes d'instruction (expertise) et les procès-verbaux ; et, à défaut de cette autorisation, tous les arbitres doivent concourir pour faire les actes d'instruction et procès-verbaux.

Le compromis d'arbitrage n'a plus aucun effet, lorsque l'un des arbitres décède, refuse, se déporte ou est empêché, et lorsqu'il n'est pas stipulé, dans une clause spéciale, qu'il sera passé outre, ou que le remplacement sera au choix des parties ou au choix de l'arbitre ou des arbitres restants, ou au choix du juge de paix; le compromis finit encore par l'expiration du délai stipulé ou du délai de trois mois, lorsque les parties n'ont pas convenu une prorogation; il finit enfin par le partage des voix, lorsque les arbitres sont en nombre pair, et lorsqu'ils n'ont pas le choix d'un tiers arbitre.

Une fois qu'ils ont accepté et commencé leurs opérations, les arbitres ne peuvent plus se déporter, ils ne peuvent plus cesser, sans motif grave, leurs fonctions avant le jugement arbitral; ils ne peuvent pas être récusés, si ce n'est pour des causes survenues depuis le compromis, et rentrant dans la catégorie de celles prévues par l'article 378 du Code de procédure civile. Les arbitres récusés ne peuvent pas connaître de la récusation dirigée contre eux, ils ne peuvent pas être juges et parties.

Si le vendeur ou l'acheteur ou les deux parties venaient à mourir avant l'expiration du compromis, cet acte continuerait d'avoir son effet, s'il n'y avait pas de mineur parmi les héritiers, et finirait dans le cas contraire.

Le jugement arbitral doit contenir les noms des arbitres, les noms, professions et domiciles des parties, leurs conclusions, un exposé sommaire des points de fait et des points de droit, les motifs de la décision des arbitres et le dispositif de cette décision, la date, la signature d'au moins la majorité des arbitres, la date de l'enregistrement du compromis avec le montant des droits perçus et le nom du bureau; cette sentence doit être rédigée sur papier timbré ainsi que le compromis.

La date des jugements arbitraux est celle du jour où les arbitres les ont rédigés et signés.

Ces documents font foi de leur date et des énonciations qu'ils renferment.

Les vétérinaires nommés arbitres ont, pour le paiement de leurs honoraires, une action solidaire contre chacune des parties ; leurs honoraires peuvent être taxés et liquidés dans la sentence arbitrale, sauf au président du tribunal, chargé de rendre la sentence exécutoire, de réformer la taxation et la liquidation faite par les arbitres.

Lorsque les arbitres, étant en nombre pair, se trouvent partagés d'avis, ils doivent, s'ils y ont été autorisés, nommer un tiers arbitre par la décision même qui prononce le partage ; s'ils ne peuvent en convenir, ils ne doivent pas recourir au sort, ils doivent le déclarer dans leur procès-verbal, et le tiers arbitre sera désigné par le président du tribunal, qui doit ordonner l'exécution de la décision arbitrale, après que la partie la plus diligente lui aura présenté une requête à cet effet ; en tous cas, les arbitres divisés rédigeront leur avis distinct et motivé dans le même procès-verbal ou dans des procès-verbaux séparés ; cependant le jugement du tiers-arbitre ne peut pas être annulé, parce que le procès-verbal, dont il vient d'être question, n'aurait pas été rédigé, pourvu que le dissentiment résulte des actes de la procédure. Il en serait de même, si l'un des arbitres divisés avait négligé de rédiger son avis par écrit, si d'ailleurs le jugement du tiers arbitre constate qu'il a eu connaissance de l'avis de chacun des arbitres.

Le tiers arbitre doit juger dans le mois, à compter du jour de son acceptation, à moins que ce délai n'ait été prolongé par l'acte de nomination. Il doit, avant de se prononcer, faire sommer les arbitres divisés de se réunir et les consulter; si les arbitres ne se réunissent pas, il se prononcera seul, en se conformant à l'avis de l'un des arbitres divisés. Du reste, il n'est pas nécessaire qu'il y ait discussion et délibération entre le tiers arbitre et les arbitres divisés, il suffit que les arbitres divisés, après s'être réunis au tiers arbitre, lui aient déclaré s'en référer à leurs avis distincts et motivés, dont ils ont dressé procès-verbal.

En tous cas, les tiers arbitres, comme les arbitres, jugeront d'après les règles du droit, à moins que le compromis ne leur donne le pouvoir de prononcer comme amiables compositeurs.

Le jugement, prononcé par des arbitres ou par des tiers arbitres, ne peut être exécuté qu'après avoir été rendu exécutoire par une ordonnance du président du tribunal de première instance, dans le ressort duquel il a été rendu; aussi la minute devra en être déposée au greffe, dans les trois jours, par l'un des arbitres.

L'appel des jugements arbitraux doit être porté, soit devant la cour d'appel, soit devant le tribunal de première instance, suivant que le litige arbitré eût été de la compétence de la justice de paix ou de celle du tribunal de première instance.

Assez souvent, les tribunaux de commerce, usant du droit, que leur confère l'article 429 du Code de procédure civile, renvoient le vendeur et l'acheteur devant des arbitres, qu'ils désignent et qu'ils chargent d'entendre les parties et de les concilier, si faire se peut, ou sinon de donner leur avis; le rapport des arbitres, comme celui des experts, doit être déposé au greffe du tribunal.

Modèle d'un compromis d'arbitrage.

Nous soussignés, Paul B., propriétaire, demeurant à M. (Saône-et-Loire), et Jean L., marchand de chevaux, demeurant dans la même ville, convenons de nommer le sieur L. P., vétérinaire à M., à l'effet de prononcer comme arbitre, dans la contestation qui s'est élevée entre nous, au sujet d'un cheval vendu le 14 mai de cette année pour la somme de cinq cents francs. Ce cheval est hongre, de race suisse, propre au trait léger, sous poil bai brun, marqué en tête, balzane postérieure droite, âgé de six ans, taille de 1 mètre 52 centimètres sous potence. Nous renonçons à en appeler du jugement du sieur P., nous en rapportant entièrement à sa décision, qui devra être donnée demain, sur le point de savoir si ce cheval est atteint d'emphysème pulmonaire.

Fait à M., le vingt mai mil huit cent...

Lu et approuvé.	Lu et approuvé.
Signé : B.	*Signé :* L.

V. — TRANSACTION.

La transaction (art. 2044 Cod. civ.) est un contrat par lequel les parties, au moyen de concessions réciproques, terminent une contestation née, ou préviennent une contestation à naître. La transaction diffère du désistement et de l'acquiescement : dans la transaction, le vendeur et l'acheteur s'entendent en se faisant réciproquement des concessions, tandis que, dans l'acquiescement et le désistement, il n'y a sacrifice que d'un seul côté ; dans le désistement, c'est l'acheteur qui, après avoir intenté l'action rédhibitoire, y renonce de son propre mouvement; dans l'acquiescement, c'est le vendeur, qui, avant le jugement, adhère à la demande de l'acheteur; dans la transaction, le vendeur consent par exemple à reprendre son animal, à la condition qu'il gardera une partie du prix payé par l'acheteur.

La transaction est souvent le meilleur moyen de terminer un procès, déjà engagé ou sur le point d'être engagé, à la satisfaction et dans l'intérêt des parties; aussi le vétérinaire doit-il toujours exhorter le vendeur et l'acheteur à l'entente, en les engageant à ne jamais oublier « l'Huître et les Plaideurs ».

Une transaction ne peut pas être prouvée par témoins, même lorsque l'intérêt engagé est inférieur à 150 francs (art. 2044 Cod. civ.). Il importe donc que les parties fassent un écrit; cependant, la Cour de cassation décide qu'une transaction peut être prouvée par témoins, quand il existe un commencement de preuve par écrit.

Toute transaction a, entre les parties capables de transiger, l'autorité de la chose jugée sans appel, et ne peut pas être attaquée pour cause d'erreur de droit, ni pour cause de lésion (art. 2052 Cod. civ.).

Pour pouvoir transiger, il faut (art. 2045 Cod. civ.) être capable de disposer de l'objet de la transaction, c'est-à-dire de l'action rédhibitoire; il faut que les parties ne soient ni des mineurs, ni des interdits, etc.

La transaction serait du reste annulable ou rescindable, si elle avait été obtenue par violence, par dol, ou s'il y avait eu erreur sur l'objet de la contestation (art. 2053 Cod. civ.). Ainsi, serait annulable la transaction, qui serait intervenue à la suite d'une vente nulle ou annulable (art. 2054 Cod. civ.), à moins que les parties n'eussent expressément traité à la fois sur la nullité de la vente et sur l'action rédhibitoire. Ainsi, serait annulable (art. 2056 Cod. civ.), la transaction postérieure à un jugement, devenu inattaquable, sur l'action rédhibitoire, ignoré d'une ou des deux parties.

Le vendeur et l'acheteur peuvent transiger sur l'action rédhibitoire, sur l'action en nullité, et même sur l'action en dommages-intérêts, résultant du délit de vente intentionnelle d'animaux atteints de maladie contagieuse ; mais le vendeur peut néanmoins être poursuivi correctionnellement par le ministère public (art. 2046 Cod. civ.).

Les transactions, faites relativement à l'action rédhibitoire, basée sur l'existence de tel vice, n'empêchent pas l'acquéreur de conserver tous ses droits relativement à tels autres vices (art. 2048 Cod. civ.).

Les transactions sont, comme toutes les autres conventions, interprétées souverainement par les juges du fait, lorsqu'elles contiennent des clauses obscures ou ambiguës ; et il en est ainsi, même dans le cas où la transaction a été homologuée en justice (Cass.).

CHAPITRE VIII

Actions diverses : procédure, requête, assignation, délais.

La garantie, pour vices rédhibitoires, peut résulter de la convention des parties, ou de la loi du 2 août 1884, modifiée par la loi du 31 juillet 1895. En ce qui concerne les vices rédhibitoires *légaux*, l'action en garantie est soumise aux règles de la procédure spéciale, établie par la loi du 2 août 1884 ; tandis que l'action en garantie, pour les vices *conventionnels*, est soumise aux règles de la procédure ordinaire, comme les actions en nullité.

I. — DÉLAIS ET PROCÉDURE DE L'ACTION EN NULLITÉ ET DE L'ACTION BASÉE SUR L'EXISTENCE DE VICES GARANTIS PAR CONVENTION.

Lorsqu'il s'agit de l'action en nullité pour cause d'erreur substantielle, pour cause de maladie contagieuse, pour cause de dol, la procédure ordinaire doit être suivie, ainsi qu'on l'a vu ; il en est ainsi, lorsqu'il s'agit d'un vice rédhibitoire légal, au sujet duquel le vendeur a commis un dol par réticence ou autre, l'action en nullité de dix ans pouvant être susbtituée à l'action rédhibitoire ; il en est enfin de même, lorsqu'il s'agit de l'action en garantie, motivée par l'existence d'un vice garanti conventionnellement.

L'action, résultant de l'article 1641 du Code civil (ventes faites en vue de la boucherie, etc.), doit être intentée (assignation) dans un bref délai (art. 1648 Cod. civ.) ; à défaut de texte de loi ou d'usages, ce délai est laissé à l'appréciation des tribunaux, qui pourront d'ailleurs se guider, en cette matière, sur ceux fixés par la loi du 2 août 1884. Ces mêmes principes doivent être suivis, lorsque les parties ont gardé le silence sur le délai, dans lequel doit être intentée l'action en garantie, résultant d'une convention spéciale arrêtée entre elles. Il a été décidé : que la détermination du délai de l'action en garantie pour vice conventionnel est laissée à l'appréciation des tribunaux ; que l'action en garantie, basée sur l'existence d'un vice rédhibitoire conventionnel, doit être intentée dans un bref délai, qu'elle doit être exercée, sous peine de déchéance, dans le délai le plus long (30 jours), fixé par la loi spéciale sur les vices rédhibitoires ; que l'acheteur n'est pas astreint à suivre, en matière de vices conventionnels, la procédure de la loi de 1884, qu'il n'est pas obligé de présenter une requête en vue de faire nommer des experts, qu'il peut se contenter d'assigner son vendeur, les experts devant être nommés par le tribunal saisi de l'affaire, comme lorsqu'il s'agit des actions en nullité ou en dommages et intérêts. Toutefois, en cas d'urgence, la nomination d'experts, chargés de faire les constatations nécessaires, pourra toujours être accélérée.

Si l'affaire est de la compétence du tribunal de paix, l'acheteur pourra appeler d'abord le vendeur au moyen d'une lettre (avertissement) de conciliation. Mais, s'il y a urgence (et elle existe en cette matière), le demandeur pourra se faire dispenser de l'avertissement par une permission du juge de paix, donnée sur l'original de l'exploit (art. 17, L. 25 mai 1838 et art. 2, L. 2 mai 1855) ; il pourra d'ailleurs obtenir du juge de paix une cédule (art. 6 Cod. proc. civ.), abrégeant le délai de comparution, et lui permettant de citer le vendeur dans le jour et à l'heure indiqués ; le juge de paix nommera les experts, dans le jugement, qu'il rendra après la citation, et cette nomination pourra avoir lieu aussi promptement qu'au moyen d'une ordonnance.

Si l'affaire est de la compétence d'un tribunal civil, les experts seront nommés par les juges saisis, au moyen d'un jugement rendu à cet effet sur assignation, donnée sans préliminaire de conciliation (art. 49 Cod. proc. civ.) ; mais, en raison de l'urgence, le demandeur pourra faire nommer les experts par une ordonnance de référé, avant d'avoir intenté l'action, et être autorisé à assigner ensuite à bref délai devant le tribunal.

Si l'affaire est de la compétence d'un tribunal de commerce, les experts seront nommés également par jugement du tribunal saisi ; en cas d'urgence, le demandeur pourra obtenir du président l'autorisation d'assigner de jour à jour et même d'heure à heure, et le tribunal, immédiatement saisi de l'assignation, nommera les experts.

On peut enfin soutenir que (art. 554 Cod. proc. civ.) l'acheteur a le droit, en cas d'urgence, de s'adresser au président du tribunal du lieu, où se trouve l'animal, pour faire nommer les experts ; mais toutes les fois que cela sera possible, il conviendra de suivre la procédure ordinaire, afin d'éviter toute contestation.

Lorsque le même animal aura fait l'objet de plusieurs ventes successives (animal vendu à un commissionnaire en boucherie, qui l'a revendu à un boucher), l'action récursoire en garantie du revendeur ne pourra être exercée qu'autant qu'il aura été actionné lui-même dans le délai de garantie, compté à partir de son achat, et elle devra être intentée dans la huitaine du jour de la demande principale, outre un jour supplémentaire par cinq myriamètres de distance (art. 175, 176, 1033 Cod. proc. civ.).

Les experts, nommés à la suite d'une action en nullité (erreur, dol, maladie contagieuse), ou en dommages et intérêts, ou en garantie pour vices rédhibitoires conventionnels, doivent procéder conformément aux dispositions du Code de procédure civile (art. 302 et suivants) concernant les expertises. Ils doivent, sous peine de nullité de l'expertise, prêter serment devant le juge, qui les a commis, ou qui a été désigné pour le recevoir, avant de commencer leurs opérations.

Tandis que, en matière de vices rédhibitoires légaux, il y a présomption d'antériorité, d'invisibilité et de gravité par cela même que l'acheteur s'est mis en règle dans les délais fixés et que l'existence du vice a été constatée par l'expert, il n'en est plus ainsi en matière d'erreur substantielle, de dol, de dommages et intérêts, de maladies contagieuses et de vices rédhibitoires conventionnels. Lorsqu'il s'agit d'un vice, constituant l'erreur substantielle, d'une maladie contagieuse, d'un vice garanti conventionnellement, il incombe à l'acheteur de prouver que le vice ou la maladie est antérieure à la vente ; et l'expert doit, lorsqu'il s'agit d'un vice garanti conventionnellement, au lieu de se borner à constater son existence, apprécier son ancienneté, son invisibilité et sa gravité, se prononcer sur le point de savoir s'il est antérieur ou postérieur à la vente, s'il était caché au moment de la vente et s'il est grave. D'ailleurs, l'acheteur peut établir l'antériorité par tous autres moyens (enquête, preuve testimoniale, présomptions graves, etc.).

Les experts rédigeront leurs procès-verbaux conformément aux règles imposées par le Code de procédure, et les déposeront au greffe du tribunal, qui les aura nommés ; la taxe de leurs honoraires sera faite par le juge de paix ou le président du tribunal.

Les parties peuvent convenir que, pour les vices garantis conventionnellement, on appliquera les délais et même la procédure de la loi du 2 août 1884 (art. 1134 Cod. civ.) ; et, en pareils cas, il faudra s'en tenir à leur convention. D'ailleurs, ainsi qu'on l'a vu, la détermination des délais peut être calquée sur celle qui est établie par la loi de 1884. Ainsi, dans *les ventes faites en vue de la boucherie*, comme dans les autres ventes, accompagnées de garantie conventionnelle, les actions rédhibitoire, estimatoire et récursoire durent peu ; elles durent neuf jours, pour la ladrerie (art. 5, 6, 7, loi 2 août 1884), et un temps variable pour les autres vices, suivant leur nature et suivant les usages locaux (art. 1648 Cod. civ.). En tous cas, l'acheteur doit agir promptement, et le délai de neuf jours, à défaut d'usages locaux, est celui que les juges peuvent prendre pour règle, quand il s'agit de savoir si l'action en garantie a été intentée en temps voulu. Le délai pour intenter l'action en garantie se compte à partir du lendemain du jour de la vente ; cependant il a été décidé (Cass. 16 nov. 1853) que l'action rédhibitoire, étant une action en nullité ou rescision pour cause d'erreur dans le sens de l'article 1304, le délai pour l'intenter commence à courir, non du jour de la vente, mais seulement du jour de la découverte de l'erreur, c'est-à-dire du vice caché, qui donne lieu à l'action rédhibitoire ; mais il a été décidé aussi (Cass., 23 août 1865) qu'en cette matière sont inapplicables les dispositions de l'article 1304, soit quant à la durée, soit quant au point de départ du délai. Les juges peuvent par suite considérer que le délai a couru du jour de la vente et non du jour de la découverte des vices, alors qu'il s'agit de vices faciles à vérifier. Du reste, quand il s'agit de la ladrerie, le délai accordé par la loi de 1884 se compte toujours à partir de la vente. L'acheteur peut agir vablement pendant tout le jour, qui suit celui dans lequel le délai a pris fin. Non seulement on ne compte pas le jour de la vente, ni le jour de l'échéance, mais en outre ce délai est augmenté d'un jour à raison de cinq myriamètres de distance entre le lieu où l'animal a été conduit et le domicile du vendeur ; les fractions de moins de quatre myriamètres ne sont pas comptées, tandis que les fractions de quatre myriamètres et au-dessus augmentent d'un jour le délai. Quand le dernier jour est férié, le délai est prorogé au lendemain (art. 1033 Cod. proc. civ.). Ainsi, soit une vente d'animaux, faite dans un lieu où le règlement de la boucherie, ou l'usage, fixe, comme la loi de 1884, un délai de neuf jours pour agir en garantie ; ce délai commence à courir le lendemain de la vente, et le dixième jour l'acheteur peut intenter son action. Bien plus, ce laps de temps doit être augmenté d'un jour, si le vendeur se trouve domicilié à 50 kilomètres du lieu où est l'animal ; de deux jours, s'il est éloigné de 90 kilomètres ; de trois jours, s'il est éloigné de 140 kilomètres, etc.

Si le sous-acquéreur agit en garantie vis-à-vis du revendeur, avant l'expiration du délai accordé à ce dernier en vertu de la première vente, celui-ci pourra à son tour agir valablement par action récursoire contre le vendeur originaire ; mais il n'en sera pas de même, si le second acheteur agit contre le revendeur, alors que le délai de la garantie due à celui-ci par le vendeur originaire est expiré, car alors l'action du premier acheteur est prescrite. Dans cette seconde hypothèse, qui se présentera forcément toutes les fois que le premier acquéreur sera actionné par son sous-acquéreur à la suite d'une revente, faite après l'expiration du délai résultant de la première, et qui se réalisera encore souvent, quand le sous-acquéreur, qui aura acheté deux, trois, quatre jours après la première vente, n'agira en garantie qu'à l'expiration du délai qui lui est propre ; dans cette hypothèse, dis-je, le revendeur ne pourra pas agir récursoirement contre le vendeur originaire, son droit à la garantie se trouvant prescrit ; il ne lui restera que le secours de l'action en dommages-intérêts de l'article 1382, s'il peut prouver l'antériorité du vice à la vente et la mauvaise foi de son vendeur. Quand l'animal acheté a été revendu par le premier acquéreur, et quand celui-ci est actionné par son sous-acquéreur, il y a lieu, en faveur du revendeur, pour actionner le vendeur originaire, à une prolongation de délai, calculée en raison de la distance, qui sépare le domicile de ce dernier du lieu où l'animal a été conduit pendant le délai de la garantie résultant de la première vente, peu importe que l'animal ait été déplacé avant ou après la seconde vente, pourvu qu'il l'ait été avant l'expiration du délai créé par la première ; en outre le revendeur bénéficie des délais des articles 175 et 176 du Code de procédure civile, c'est-à-dire qu'il a pour assigner son garant un délai de huitaine à compter du jour où il est assigné lui-même, pourvu qu'il l'ait été dans les délais qu'il aurait eus lui-même pour agir d'après la première vente contre le vendeur originaire.

La loi du 2 août 1884 étant applicable aux ventes d'animaux de boucherie (jurisprudence de la Cour de cassation), ce sont les délais, qu'elle fixe pour la ladrerie, qui sont accordés d'une manière générale aux bouchers et charcutiers, quelle que soit la maladie cachée qui a motivé la saisie ; et ces délais doivent se compter à partir du lendemain de la livraison. Toutefois, on pourrait, en se fondant sur l'erreur substantielle commise par le boucher ou le charcutier, soutenir qu'il a dix ans pour agir en nullité à partir du jour de la découverte de l'erreur, c'est-à-dire du jour de l'abatage. Mais, en ce cas, il faudrait que le demandeur, tout en établissant l'identité de l'animal, prouvât non seulement que la maladie, qui a motivé la saisie, était antérieure à la vente, mais qu'elle était assez grave ou assez avancée pour entraîner la saisie de la viande, au cas où l'abatage aurait été pratiqué dans les neuf jours consécutifs à la livraison. Il a été, avec justice et équité, décidé que le boucher avait perdu son droit à la garantie, au sujet d'un animal abattu cinquante-quatre jours après la livraison, reconnu tuberculeux et saisi pour cause de tuberculose avancée, parce que, durant ce laps de temps, la maladie avait pu s'aggraver et nécessiter une saisie totale, alors qu'elle aurait pu ne pas entraîner la saisie ou ne motiver qu'une saisie partielle, si la bête avait été abattue plus tôt. En un cas pareil, l'acheteur aurait pourtant droit à l'action en nullité d'après les règles de la loi du 31 juillet 1895, si, ayant été lui-même de bonne foi, il établissait la mauvaise foi de son vendeur.

En tous cas, l'inspecteur de l'abattoir devra, lorsque les parties ne s'entendront pas à l'amiable, faire un procès-verbal de saisie suffisamment circonstancié, pour qu'il puisse servir de base à la décision du tribunal ou à une contre-expertise. Il devra relever très exactement le signalement de la bête, relater l'aveu du vendeur, s'il y a lieu, sur son identité, et décrire les diverses lésions, en indiquant leurs sièges, leur dissémination, leur nombre, leurs caractères. Il pourra d'ailleurs conserver, dans un liquide approprié, des échantillons des dites lésions, en prenant les précautions voulues pour en assurer l'authenticité. Il pourra se dispenser d'agir ainsi, quand le boucher aura de suite provoqué une expertise ; il pourra se borner alors à conserver le cadavre avec la dépouille, pour permettre aux experts de remplir leur mission.

Quelle que soit l'action que le demandeur intente, il doit prouver certains faits, et il doit les prouver d'une certaine façon. Ainsi, quand il intente une action rédhibitoire ou estimatoire, il doit prouver l'existence du vice, son antériorité et son invisibilité au moment de la vente ; et cette preuve se fait par un rapport d'expert, qui constate l'existence de la maladie, et décide, d'après ses lésions ou ses symptômes, si elle était antérieure à la vente et si elle a été cachée au moment de la convention ; s'il s'agit de la ladrerie, il lui suffira d'établir l'existence de la maladie, car, d'après la loi de 1884, ce vice, constaté dans les délais légaux, est réputé antérieur et invisible au moment de la vente. Lorsque le demandeur intente une action en dommages-intérêts, il doit prouver, en outre des points déjà indiqués, la mauvaise foi du vendeur ; et cette preuve se fait par toute espèce de voie légale, même par des présomptions graves. Enfin, s'il intente une action en nullité, l'acheteur doit prouver l'erreur sur la substance, ou le dol, ou l'existence d'une maladie contagieuse.

Il faut, dans toute cette matière, hormis quand il s'agit de la ladrerie, suivre les règles du droit commun relativement à la procédure ; c'est donc généralement la procédure ordinaire qu'il faut adopter, et dans un cas (ladrerie) celle de la loi de 1884. Dans la procédure ordinaire, c'est le tribunal, saisi de l'action, qui nomme les experts, quand il y a lieu ; et, si l'on attendait qu'un tribunal eût été saisi par le demandeur et qu'il eût nommé des experts, il arriverait presque toujours que la viande se serait altérée et que les constatations nécessaires ne pourraient plus être faites. Aussi, quand un boucher ou un charcutier a acheté un animal atteint de vice rédhibitoire, il doit, avant tout, c'est-à-dire dès que l'animal a été saisi ou reconnu impropre à la consommation, demander la nomination d'experts chargés de faire les constatations, indispensables pour assurer la réussite de l'action, qu'il veut intenter à son vendeur. Il peut, vu que l'affaire est toujours de celles qui requièrent célérité, adresser au président du tribunal civil du lieu où se trouve l'animal, à l'effet d'obtenir la nomination d'un ou plusieurs experts, une requête sur papier timbré, dans laquelle il exposera sommairement le pourquoi et l'objet de sa demande. Le président rendra, à la suite de cette requête, une ordonnance, dans laquelle il désignera un ou plusieurs experts, pour examiner l'animal, faire les constatations voulues et en dresser rapport. Quand l'affaire est de la compétence du juge de paix ou du tribunal de commerce, les choses peuvent aller plus vite encore. Ainsi, quand le vendeur et l'acheteur sont domiciliés dans le même canton, et lors même qu'ils sont domiciliés dans des cantons différents, si toutefois l'affaire ne s'élève pas à un chiffre dépassant 200 francs, l'acheteur peut traduire directement et à tout moment son vendeur devant le juge de paix de son domicile, après l'avoir prévenu (art. 8 Cod. proc. civ.). Ainsi encore, si l'affaire est de la compétence du tribunal de commerce, si la vente a eu lieu entre un marchand de bestiaux et un marchand boucher ou charcutier, et si les deux parties sont domiciliées dans le ressort du tribunal, l'acheteur peut introduire directement sa demande (art. 417 Cod. proc. civ.) à une audience utile, et le tribunal ordonnera l'expertise et nommera des experts. Mais, si l'audience du tribunal de commerce est trop éloignée, et si le défendeur (vendeur) n'est pas domicilié dans son ressort, l'acheteur devra adresser une requête au président du tribunal civil.

Le tribunal civil ou autre, compétent pour connaître du fond de l'affaire, celui devant lequel l'action rédhibitoire doit être intentée, est le tribunal du domicile du vendeur ; tandis que la requête à fin de nomination d'experts doit être présentée au président du tribunal civil du lieu où est l'animal, ou au juge de paix du lieu dans lequel l'animal se trouve, quand il s'agit de la ladrerie (art. 7, loi du 2 août 1884, qui décide en outre que la requête peut être verbale ou écrite).

Lorsque l'acheteur a obtenu l'ordonnance nommant les experts, il doit la faire enregistrer et la remettre ensuite lui-même ou la faire remettre à l'expert par un huissier, qui le sommera en même temps de procéder à son expertise; il doit, si cela est possible, sommer le défendeur (vendeur) d'assister à l'expertise (voir pour la ladrerie, l'art. 8 de la loi du 2 août 1884) ; mais il ne pourra guère en être ainsi qu'autant que le vendeur ne sera pas éloigné. Les experts nommés rempliront leur mission en suivant les règles générales relatives aux expertises ; ils prêteront serment entre les mains du magistrat, qui les a nommés ou de celui qui a été délégué pour le recevoir ; cependant, quand il s'agira de la ladrerie, ils se dispenseront de remplir cette formalité (art. 7, loi 2 août 1884), et se borneront à affirmer par serment la sincérité de leurs opérations, à la fin de leur procès-verbal. Ils procéderont à leur expertise le plus promptement possible ; ils feront reconnaître par le vendeur, s'il est présent, l'identité de l'animal, ou relèveront soigneusement tout ce qui peut aider à l'établir ; ils procéderont méthodiquement à la constatation de tout ce qui peut être important pour la démonstration de l'existence du vice et de ses caractères ; ils feront ensuite un rapport, dans lequel ils relateront scrupuleusement ce qu'ils ont fait, ce qu'ils ont vu et les conclusions qu'ils en tirent.

Quand un animal a été saisi à l'abattoir par l'inspecteur, que l'administration a nommé, à la suite de la constatation d'une maladie rendant la viande impropre à la consommation en totalité ou en partie, *l'acheteur n'a pas besoin de provoquer une nouvelle expertise, il peut se contenter du procès-verbal de saisie dressé par le vétérinaire inspecteur;* il doit néanmoins faire établir l'identité de l'animal, ou faire relever toutes les particularités propres à l'établir. Il n'a qu'à assigner son vendeur devant le tribunal compétent et à invoquer, comme preuve de l'identité de l'animal ainsi que de l'existence et des caractères du vice, le rapport de l'inspecteur, qui a opéré la saisie ; il peut d'ailleurs appeler en témoignage l'inspecteur, si besoin en est. Des jugements (trib. com. Roubaix, 17 août 1882 et trib. com. Lille, 18 mars 1884), tout en appliquant les règles du Code, relatives à la garantie des vices rédhibitoires des animaux vendus pour la boucherie et saisis à l'abattoir pour insalubrité de leur viande, ont admis la doctrine qui précède, en considérant comme probants les procès-verbaux des inspecteurs, qui ont pratiqué la saisie. Celui qui, actionné par le sous-acquéreur, agit en garantie contre un précédent vendeur, profite d'ailleurs de l'expertise faite à la diligence du premier demandeur ou de la preuve résultant du procès-verbal de saisie.

La demande de l'acheteur, qui, à la suite d'une vente d'animaux de boucherie, intente une action rédhibitoire ou autre à son vendeur, n'est pas soumise au préliminaire de conciliation toutes les fois que la vente a été commerciale, toutes les fois que le demandeur a obtenu d'assigner à bref délai, et toutes les fois qu'il s'agit d'une action en garantie (rédhibitoire ou estimatoire, ou récursoire). En dehors de ces hypothèses, le préliminaire est exigé ; il l'est, par exemple, quand l'acheteur intente une action en nullité basée sur le dol, sur l'erreur, sur l'inexistence du contrat, etc., et il l'est, que l'affaire soit de la compétence du juge de paix, ou qu'elle soit de la compétence du tribunal d'arrondissement. Devant les juges de paix, et pour les cas de leur compétence ne requérant pas célérité, le préliminaire de conciliation (art. 2, loi du 2 mai 1855) consiste dans l'envoi d'un billet d'avertissement par l'acquéreur au vendeur. Quand l'affaire est de la compétence d'un tribunal d'arrondissement, la conciliation doit être tentée devant un juge de paix. Les parties peuvent s'entendre et choisir le juge conciliateur, et à défaut de leur entente, la loi désigne le juge du domicile du vendeur. Du reste, le vendeur, appelé en conciliation devant un juge, qui n'est pas celui désigné par la loi, peut à son gré l'accepter ou se prévaloir de son défaut de qualité. Le demandeur appelle le vendeur en conciliation par une citation, qu'il lui fait donner par un huissier du canton où est le juge conciliateur, à moins toutefois que les parties ne se soient entendues pour se présenter d'elles-mêmes. La citation en conciliation sauvegarde les droits du demandeur, elle interrompt la prescription, qu'il y ait ou non comparution du vendeur ou non-conciliation, pourvu que la demande (assignation devant le tribunal compétent) soit formée dans le mois, à dater du jour de la non-comparution ou de la non-conciliation (art. 57 Cod. proc. civ.). Il n'en serait pas de même, s'il n'y avait pas eu de citation par huissier ; si les parties avaient comparu volontairement et ne s'étaient pas conciliées, la prescription ne serait pas interrompue. Quand une demande, qui doit être soumise au préliminaire de conciliation, est portée directement devant le tribunal d'arrondissement, le défendeur peut refuser d'entamer l'instance, et, sur sa demande, le tribunal doit dire qu'il n'examinera pas l'affaire. Mais, d'après les dernières décisions de la jurisprudence, le défendeur ne peut se prévaloir du défaut de préliminaire qu'au début de l'instance devant le tribunal d'arrondissement ; il ne le peut plus lorsqu'il a autorisé l'instance. La citation en conciliation et l'assignation (intentement de l'action), quand le préliminaire de conciliation n'est pas nécessaire, doivent être données dans les délais, précédemment indiqués, à propos de chacune des actions, qui peuvent être ouvertes à l'acheteur. L'assignation devant le tribunal compétent est donnée au vendeur par un huissier du ressort de ce tribunal.

Quand le demandeur triomphe dans son action en garantie, il obtient soit une réduction de prix évaluée par les experts, soit la restitution intégrale de son prix, tout en étant pourtant obligé de restituer ou de tenir compte au vendeur des dépouilles et accessoires ; les frais de la vente et ceux du procès sont pour le perdant.

II. — DÉLAIS ET PROCÉDURE DE L'ACTION EN GARANTIE BASÉE SUR L'EXISTENCE D'UN VICE RÉDHIBITOIRE LÉGAL. DÉLAIS ET PROCÉDURE DE LA LOI DU 2 AOUT 1884.

L'acheteur, qui veut se porter demandeur en garantie, à propos d'un vice rédhibitoire légal, dont il a reconnu ou soupçonné l'existence, doit *se mettre en règle* dans les délais légaux. Pour les ventes d'animaux non destinés à la boucherie, les délais et les formalités de la mise en règle sont indiqués par les articles 5, 6, 7, 8, 9 de la loi du 2 août 1884. La mise en règle comprend deux formalités, la requête, pour obtenir la nomination d'experts, et l'assignation du vendeur devant le tribunal compétent. Ces deux formalités, qui sont indispensables pour l'admissibilité des actions rédhibitoire, estimatoire et récursoire, doivent être remplies conformément aux prescriptions et dans les délais fixés par la loi de 1884. L'acheteur doit, dans les délais de l'article 7, provoquer la nomination d'experts; il doit de plus faire assigner le vendeur dans les délais légaux. Les deux formalités sont indispensables pour l'admissibilité de l'action en garantie ; la nomination d'experts et l'expertise, faites dans les délais voulus, ne dispensent pas l'acheteur d'assigner dans les délais légaux, et ne sauraient prolonger le délai de l'assignation au delà du temps prévu par la loi, ni rendre valable une assignation tardive, alors même que le retard serait imputable à un tiers (à l'huissier), pourvu que ce tiers n'ait pas agi d'après l'inspiration frauduleuse du vendeur.

Il a été décidé, et il est admis : qu'il ne suffit pas que la nomination des experts, chargés de visiter les animaux atteints de vices rédhibitoires, ait été provoquée dans le délai légal ; qu'il faut, en outre, et à peine de déchéance, que l'action en garantie ait été intentée (assignation); que l'action en garantie, intentée après les délais légaux, est non recevable, dans le cas même où la nomination des experts, chargés de constater le vice, a été provoquée régulièrement et valablement; qu'aucune des deux formalités de la mise en règle ne saurait suppléer l'autre.

1° Requête. Nomination d'experts. Délais. — D'après l'article 7 de la loi du 2 août 1884, l'acheteur doit, sous peine de déchéance, provoquer, dans le délai légal, une expertise régulière; il doit, dans le délai de trente jours pour la fluxion périodique, et dans le délai de neuf jours pour tous les autres vices rédhibitoires, provoquer, au moyen d'une requête, présentée au juge de paix du lieu où se trouve l'animal, la nomination d'experts, chargés d'examiner l'animal et de dresser procès-verbal. Les délais pour présenter la requête sont *francs* (*dies a quo et dies ad quem non computantur*), comme ceux de l'assignation (voir à l'assignation pour l'explication des délais francs et pour la détermination du *dies a quo et* du *dies ad quem*), mais *invariables*. Ils se comptent à partir du lendemain du jour fixé pour la livraison, et doivent être entendus de telle sorte que la requête peut valablement être présentée le lendemain du dernier jour du délai. Si le *dies ad quem* tombe un samedi, le délai est prorogé au lundi ; et s'il tombe le samedi, veille de Pâques ou de Pentecôte, le délai est prorogé au mardi. Que l'animal soit resté dans le lieu de la vente, ou qu'il ait été conduit plus ou moins loin du domicile du vendeur, l'acheteur est toujours tenu, à peine d'être non recevable, de présenter la requête dans les trente jours pour la fluxion périodique des yeux et de neuf jours pour les autres vices ; le délai, pour provoquer la nomination des experts, ne peut en aucun cas être augmenté, comme le délai de l'assignation, et cette différence, établie par le législateur, est rationnelle. Le délai, pour intenter l'action, est accrû en raison de la distance parce que, le vendeur devant être assigné auprès du tribunal de son domicile par un huissier du ressort, il fallait nécessairement ne pas mettre l'acheteur, qui a déplacé l'animal, dans une situation plus désavantageuse que celle de l'acheteur, qui est domicilié dans le même ressort que le vendeur; il fallait, en d'autres termes, donner à l'acheteur le temps de faire assigner le vendeur, en supposant qu'il ne voulût commencer à agir qu'à l'expiration des neuf jours ou des trente jours. Mais pourquoi aurait-on accordé une prolongation de délai pour provoquer la nomination des experts, puisque l'acheteur doit présenter sa requête au juge de paix du canton où se trouve l'animal? Aussi, l'acheteur, en déplaçant l'animal, a pu gagner un surcroît de délai pour assigner; mais, dans tous les cas, que l'animal ait été conduit plus ou moins loin du domicile du vendeur, il doit provoquer la nomination des experts dans les neuf jours ou dans les trente jours; et il lui sera facile de remplir cette formalité, même au moment où le délai va expirer, puisqu'il n'a qu'à présenter une requête au juge de paix du lieu où se trouve l'animal.

Si l'acquéreur laisse expirer le délai de l'article 7, sans présenter sa requête, il est déchu de sa garantie, peu importe qu'il ait ou qu'il n'ait pas intenté l'action. Toutefois, quoique déchu, après avoir laissé expirer le délai sans présenter sa requête, il peut néanmoins remplir cette formalité après l'expiration du temps, que la loi lui accorde; et le juge de paix, qui reçoit sa requête, ne peut pas lui refuser la nomination qu'il demande; le juge de paix n'est là qu'un intermédiaire, non chargé d'apprécier le droit des parties; et, si la nomination des experts a été provoquée tardivement, le tribunal, saisi de l'action rédhibitoire, déclarera l'acquéreur déchu, lorsque le vendeur se prévaudra de cette déchéance.

Le juge de paix, même dans une ville où il y en a plusieurs, n'est compétent pour répondre à la requête qu'autant que l'animal litigieux se trouve dans son propre canton. La requête, présentée, pendant le délai de la garantie, devant un juge de paix incompétent, a-t-elle pour effet d'interrompre la prescription et partant de sauvegarder le droit de l'acheteur? Il a été répondu oui et non à cette question. Les partisans de l'affirmative prétendent que la requête, présentée pendant le délai de la garantie, quoiqu'elle l'ait été devant un juge incompétent, n'en a pas moins fourni la donnée voulue par la loi, à savoir: que, pendant le délai de la garantie, le vice s'était manifesté ou avait été soupçonné ; ils pensent qu'il y a lieu de faire, à la requête, comme à l'assignation, l'application de l'article 2246 du Code civil. Ceux qui soutiennent la négative, et auxquels semble donner raison le texte de l'article 7 de la loi du 2 août 1884, pensent que la requête devant un juge incompétent est nulle et n'interrompt pas la prescription.

Les deux formalités de la mise en règle (requête et assignation) doivent, avons-nous vu, être remplies toutes les deux dans leurs délais respectifs. Toutefois, celui qui exerce l'action récursoire en garantie n'est pas tenu de remplir la formalité de la requête; les constatations de l'expertise, provoquée par le sous-acquéreur, sont opposables au premier vendeur, à tous les appelés en garantie par action récursoire (Cass., 18 nov. 1891). Les recours successifs d'acheteur à vendeur sont recevables, s'ils sont exercés (assignation) dans les délais impartis à chaque acheteur, en les comptant du jour de son achat, pourvu que le dernier acheteur présente sa requête, aux fins de nomination d'experts, au juge de paix du lieu où l'animal se trouve, dans les neuf jours qui suivent la première vente. Tout ce qui se fait, devant le juge de paix du lieu où se trouve l'animal litigieux, entre le dernier acheteur et son vendeur immédiat, est réputé fait *erga omnes*, et sauvegarde les droits de tous les revendeurs, auxquels profitent la requête et l'expertise.

Si l'acheteur ne connaît ni le nom ni le domicile de son vendeur, s'il a été trompé par son vendeur, qui lui a décliné un faux nom, une fausse qualité, un faux domicile, s'il a été négligent et a omis, en achetant sur un champ de foire, de prendre les noms, qualité et domicile du vendeur, il peut néanmoins sauvegarder ses droits ; il n'a qu'à présenter sa requête dans le délai légal, faire nommer des experts et faire constater l'existence du vice, en se conformant aux prescriptions de la loi de 1884 ; il pourra intenter valablement l'action en garantie après l'expiration des délais légaux, quand il aura trouvé son vendeur, à la condition qu'il aura fait contrôler, par un huissier ou un notaire, qu'il a fait en vain des démarches en temps voulu. De plus, si l'acheteur a été trompé par le vendeur, qui lui a donné de faux noms, une fausse qualité, un faux domicile, il pourra joindre à son action en garantie, une action en dommages et intérêts, en prouvant la fraude commise.

Les parties peuvent convenir à l'avance, soit au moment de la vente, soit après la vente, que, s'il y a lieu à une expertise pour constater l'existence d'un vice rédhibitoire, l'opération sera faite dans tel lieu et de telle manière ; elles peuvent, en s'entendant, augmenter ou diminuer le délai. Mais, en l'absence d'une prolongation expressément convenue, les délais de l'article 7 ne seraient pas augmentés par le seul fait qu'il aurait été convenu, entre les parties, que l'animal sera ramené au lieu de la vente, pour y être soumis à l'expertise.

L'acheteur doit, dans les délais de l'article 7, provoquer la nomination d'experts chargés de dresser procès-verbal; mais, pour que l'action rédhibitoire soit recevable, il n'est pas nécessaire que les experts, dont l'acheteur est tenu de provoquer la nomination, dans les délais fixés par l'article 7 de la loi du 2 août 1884, aient dressé procès-verbal de leur opération dans ces mêmes délais; il suffit que ce délai légal ait été observé pour la présentation de la requête à fin de nomination d'experts (Cass.). L'acquéreur n'est tenu, n'est obligé, sous peine de déchéance, que de provoquer la nomination des experts dans les délais de l'article 7 ; il est seulement tenu de présenter sa requête au juge de paix, peu importe ensuite que la nomination et l'expertise aient lieu avant ou après l'expiration du délai.

Bien plus, si une première expertise, provoquée dans les délais légaux, est annulée plus tard pour vice de forme, ou reconnue insuffisante, une seconde peut être valablement ordonnée par le tribunal ; et de nouveaux experts peuvent ainsi être nommés après l'expiration des délais, car le droit de l'acheteur a été sauvegardé par la mise en règle faite en temps voulu.

Avant d'entamer un procès en rédhibition, l'acquéreur peut, quand il en a le temps, tenter la conciliation avec son vendeur, soit en le voyant et lui parlant de l'affaire, soit en lui écrivant, soit en lui envoyant une sommation par huissier, soit en l'appelant devant le juge de paix par un simple billet d'avertissement.

Il sera quelquefois possible d'arriver ainsi à une entente et d'éviter des frais. Mais, dans cette matière, le préliminaire de conciliation n'est pas exigé par la loi ; et l'acheteur ne doit, en aucun cas, sous prétexte de conciliation, laisser expirer les délais légaux sans se mettre complètement en règle, s'il ne veut pas être déchu.

L'acheteur provoque la nomination d'experts, en adressant, au juge de paix du lieu où se trouve l'animal, une *requête*, une demande, dans laquelle il expose son désir d'obtenir une expertise et le motif pour lequel il la requiert. La requête peut être verbale ou écrite. Lorsqu'elle est faite verbalement par le demandeur ou son fondé de pouvoirs, le juge de paix est obligé d'en dresser procès-verbal (de la constater) sur papier timbré en tête de son ordonnance de nomination d'experts. Le plus souvent, la requête est présentée par écrit; elle peut être transmise au juge de paix par lettre ou par télégramme ; et, dans ces cas (lettre sur papier ordinaire, télégramme), comme lorsqu'il s'agit d'une requête verbale, le juge en dresse procès-verbal en tête de son ordonnance. Ordinairement la demande de nomination d'experts est rédigée et écrite par le vétérinaire au nom de son client ; elle peut d'ailleurs être écrite par le requérant ou par toute autre personne ; elle doit être écrite sur une feuille de papier timbré de 60 centimes ; elle doit être courte, simple, claire et précise. Elle contient : l'indication du canton du juge de paix, auquel elle est adressée ; l'énoncé des nom, prénoms, qualité, profession et domicile de l'acheteur et du vendeur ; l'indication du jour de la vente et de celui de la livraison, du lieu et du prix de la vente, du signalement de l'animal et du lieu où il se trouve actuellement ; la désignation du vice rédhibitoire, dont l'existence est soupçonnée ; la demande de nomination d'experts à l'effet de constater l'existence du vice soupçonné ou de tout autre vice rédhibitoire ; la date de la présentation au juge de paix (voir modèle de requête, page 272). Toutefois, la désignation du vice rédhibitoire dans la requête ou dans l'exploit introductif d'instance, par lequel l'acheteur assigne son vendeur, n'est pas prescrite à peine de nullité de ces actes. Ainsi, une requête est valable, quand elle n'indique spécialement aucun vice rédhibitoire, quand elle se termine par une demande de nomination d'experts, à l'effet de vérifier si l'animal n'est pas atteint d'un vice rédhibitoire. Ainsi, l'assignation, lancée contre le vendeur, est valable, quand, sans désigner nominativement aucun vice, elle conclut à la résiliation de la vente pour maladie rédhibitoire. Bien plus, la requête et l'assignation seraient valables, si elles contenaient une désignation erronée, si elles énonçaient un vice, alors que l'expertise conclut à l'existence d'un autre et non de celui désigné dans la requête et dans l'assignation. Cependant, si le vice n'a pas été désigné dans la requête, et s'il n'a pas été constaté dans le délai légal par les experts, qui n'ont reconnu son existence que plusieurs jours après, il y a lieu de penser qu'en pareil cas l'acheteur est tenu de prouver qu'il existait au moment de la vente.

La requête, qu'elle soit rédigée par le requérant ou par toute autre personne, doit être signée par l'acheteur ou par son fondé de pouvoirs. Si le requérant ne sait pas signer, il peut faire une croix à la place de sa signature, ou bien il peut faire signer l'écrit par celui qui l'a rédigé, par un parent, par un ami, qui agit en son nom comme mandataire verbal. La requête étant rédigée et signée, l'acheteur ou son fondé de pouvoirs doit la présenter au juge de paix pour la faire ordonnancer.

D'après l'article 7 de la loi du 2 août 1884, la requête doit être présentée au juge de paix du canton dans lequel se trouve l'animal, Elle sera présentée au juge de paix français, lorsque l'animal, acheté à l'étranger, aura été livré ou importé en France ; elle sera adressée au juge de paix étranger, ou au magistrat qui lui est assimilé, si l'animal, acheté en France, a été livré ou conduit à l'étranger. Quand les parties ont convenu d'un lieu pour l'expertise, la requête doit être adressée au juge de paix du canton qui comprend ce lieu dans son ressort. La requête doit être présentée au juge de paix dans le lieu où il tient ses audiences ; le juge de paix doit alors être assisté de son greffier ; cependant, en cas d'urgence, le juge, seul, peut recevoir la requête et y répondre en sa demeure (art. 1040 Cod. pr. civ.). Si le juge de paix est absent ou empêché, la demande en nomination d'experts sera présentée à son suppléant ; si le juge et le suppléant sont absents ou empêchés, et si le dernier jour du délai est arrivé, l'acheteur, pour ne pas être déchu, devra, comme il ne peut pas provoquer la nomination d'experts, faire constater par un huissier ou un notaire, ou par le maire ou l'adjoint, l'absence ou l'empêchement du juge de paix, ou de son suppléant, et l'impossibilité où il se trouve, sans qu'il y ait de sa faute, de leur présenter sa requête adressée dans les délais légaux.

Le juge de paix, ou, à son défaut, le suppléant, auquel la requête a été présentée, doit, par une ordonnance écrite, dans laquelle il constatera la date de la requête, nommer immédiatement, c'est-à-dire le plus tôt possible, un ou trois experts. Mais il demeure bien entendu que l'acheteur est en règle dès qu'il a présenté sa requête, pourvu qu'il l'ait présentée avant l'expiration du délai, peu importe que la nomination d'experts soit faite avant ou après l'expiration du délai; et la constatation de la date de la demande en nomination d'experts résultera de l'ordonnance du juge de paix, vu que la loi l'oblige à l'indiquer, afin qu'il soit prouvé que la formalité a été remplie en temps opportun. Toutefois, la constatation de la date de la présentation de la requête n'est utile pour l'acheteur qu'autant que la nomination des experts est faite après le délai ; car si l'ordonnance de nomination est intervenue avant l'expiration du délai de la requête, il est par cela même établi que cette formalité a été remplie en temps voulu.

Le juge de paix doit nommer immédiatement un ou trois experts. Le plus souvent la nomination aura lieu aussitôt après la présentation de la requête ; mais, dans certains cas, le juge de paix peut être obligé de différer cette nomination, parce qu'il a besoin de se renseigner sur le compte des experts, qu'il se propose de désigner, et de ne la faire qu'après l'expiration du délai ; c'est pour ces cas que la loi lui a prescrit de constater, dans son ordonnance, la date réelle de la présentation de la requête. La nomination de l'expert ou des experts est faite par une ordonnance du juge de paix. Cette ordonnance est écrite au bas ou au verso de la requête, lorsque l'acheteur en a présenté une sur papier timbré ; au bas ou au verso du procès-verbal de la requête présentée tout autrement. La requête ordonnancée est ensuite remise au requérant, qui doit d'abord faire enregistrer l'ordonnance du juge de paix et la transmettre ensuite aux experts. Lorsque la requête a été présentée le dernier jour du délai et à la dernière heure, l'ordonnance, bien que rendue aussitôt, ne peut pas être enregistrée et communiquée à l'expert dans le délai ; en ce cas, le juge de paix peut ajouter à son ordonnance les mots suivants : « et vu l'heure avancée, autorisons l'exécution de ladite ordonnance même avant son enregistrement ».

En matière de vices rédhibitoires, le juge de paix, saisi de la requête du demandeur, nommera un ou trois experts. Il appréciera souverainement, et il désignera un ou trois experts, suivant les circonstances, suivant l'exigence des cas, suivant la difficulté présumée de constater le vice, suivant l'importance de la vente et suivant la difficulté de trouver, sur les lieux, trois personnes aptes à remplir la mission d'experts. La loi a voulu permettre au juge de paix de diminuer les frais du procès, en lui donnant le droit de ne désigner qu'un seul expert dans les cas faciles, lorsqu'il s'agit de ventes peu importantes, quand il ne se trouve pas trois vétérinaires dans un rayon peu étendu.

Quand une première expertise aura été faite, le tribunal, saisi du procès, pourra la déclarer nulle, sur la demande du vendeur, en raison d'un vice de forme ; ou bien il pourra la trouver insuffisante et ordonner d'office une nouvelle expertise ; ou bien il pourra, sur la demande du vendeur, ordonner une contre-expertise. Dans ces trois hypothèses, les droits de l'acquéreur, qui s'était mis en règle en temps voulu, sont sauvegardés.

Quand la première expertise est annulée, le tribunal en ordonne une nouvelle; et il peut désigner un seul expert ou trois experts (art. 7, loi du 20 août 1884 et art. 322 Cod. proc. civ.). Si la première expertise est jugée insuffisante par le tribunal, une nouvelle pourra être ordonnée d'office ; et le tribunal nommera encore un ou trois experts. Toutefois, si la première expertise est jugée insuffisante, si elle n'établit pas d'une manière sûre l'existence du vice rédhibitoire, les juges, au lieu d'ordonner une nouvelle expertise, peuvent débouter l'acheteur de sa demande, en la déclarant insuffisamment fondée.

Lorsque le tribunal, sur la demande du vendeur, accorde une contre-expertise, il faut alors revenir à l'article 303 du Code de procédure civile ; les juges doivent, en ce cas, nommer trois experts. Les juges de paix et les tribunaux peuvent nommer experts qui ils veulent ; la loi ne leur prescrit pas de les choisir parmi les vétérinaires; mais, dans l'intérêt de la justice, ils ne doivent confier ces missions qu'à des vétérinaires ; et d'ailleurs, quand il s'agit de la constatation d'une maladie contagieuse, ils doivent s'abstenir de désigner des personnes non munies du diplôme de vétérinaire.

Les juges de paix et les tribunaux doivent choisir, pour experts, des personnes, que les parties n'ont pas intérêt à récuser, non pas que le droit de l'acheteur puisse être ainsi prescrit, mais parce qu'il importe d'éviter des frais inutiles (voir les articles 308 à 314 du Code de procédure civile, à propos de la récusation des experts). L'article 310 du Code de procédure civile dit que les experts peuvent être récusés par les motifs, pour lesquels les témoins peuvent être reprochés ; et l'article 283 du même Code cite, à titre d'exemples, un certain nombre de cas pouvant motiver la récusation. Ainsi, pourraient être récusées, si elles étaient nommées experts : les personnes (vétérinaires), qui, spontanément ou à la demande des parties, auraient délivré un certificat sur des faits relatifs au procès, sur l'existence ou l'inexistence du vice ; les vétérinaires, qui auraient présenté, rédigé et signé la requête de l'acheteur, en qualité de mandataires ; les vétérinaires, qui se seraient chargés de l'entretien et de la garde de l'animal mis en fourrière dans leurs écuries ; les vétérinaires parents ou alliés de l'une des parties jusqu'au degré de cousin issu de germain ; les vétérinaires, qui, depuis leur nomination, auraient accepté de l'une des parties une invitation à boire ou à manger. Dans tous ces cas et dans d'autres analogues, les experts pourraient être récusés, et leur expertise être annulée, sur la demande de la partie intéressée. Toutefois, un vétérinaire, qui a vu l'animal avant l'expertise, peut valablement être nommé expert, s'il n'a pas donné son avis par écrit. D'autre part, la requête, rédigée et écrite par le vétérinaire, peut ne pas être considérée comme un certificat déclarant l'animal atteint de vice rédhibitoire ; et le vétérinaire peut être valablement nommé expert, bien qu'il ait fait connaître sa manière de voir, lorsque la requête ne contient que l'énonciation d'une probabilité ou d'un soupçon, dont on demande la vérification aux experts. D'ailleurs, les certificats, fournis par les vétérinaires, peuvent offrir une grande diversité ; et ils ne sont une cause de récusation que s'ils ont été fournis complaisamment à l'une des parties, pour la favoriser, ou qu'autant qu'ils sont conçus en des termes si affirmatifs qu'ils rendent difficile une rétractation ; ils ne sauraient motiver une récusation, quand ils sont la conséquence de l'accomplissement d'un devoir, etc. Les certificats, délivrés par les experts et invoqués comme motif de récusation, doivent donc être appréciés par le juge.

La partie, qui aura des moyens de récusation à proposer, sera tenue de le faire dans les trois jours de la nomination, par un simple acte signé d'elle ou de son mandataire spécial, contenant les causes de récusation et les preuves, si elle en a, ou l'offre de les vérifier par témoins ; le délai ci-dessus expiré, la récusation ne pourra être proposée (voir art. 311, 312, 313, 314 Cod. pr. civ.).

Une fois l'ordonnance rendue et l'expert nommé, cette ordonnance, avant toute autre formalité, doit être portée à l'enregistrement, à moins qu'il n'en ait été ordonné autrement par le juge de paix. Les experts sont ensuite avisés de leur nomination, soit directement par l'acheteur, qui les informe et remet à l'un d'eux la requête suivie de l'ordonnance de nomination, soit par ministère d'huissier, qui signifie à chacun d'eux le contenu de la requête et de l'ordonnance, et qui les somme d'indiquer le jour et l'heure de l'expertise (art. 307 Cod. pr. civ.).

Le vétérinaire nommé expert est-il tenu d'accepter la mission que le juge lui confie? Les experts, qu'ils soient nommés par ordonnance du juge de paix, en application de l'article 7 de la loi du 2 août 1884, ou qu'ils soient désignés par ordonnance du président du tribunal d'arrondissement, par décision d'un tribunal, par jugement, ne sont pas tenus d'accepter ; les fonctions d'experts ne sont obligatoires qu'après la prestation du serment.

Les vétérinaires nommés experts peuvent donc refuser, sans même être obligés de donner des motifs de leur non-acceptation ; et, quand ils refusent, ils peuvent faire connaître leur refus, soit au requérant, soit à l'huissier, qui leur transmet la requête ordonnancée, soit en s'abstenant de répondre à la sommation d'avoir à fixer le jour et l'heure de l'expertise. Lorsque les premiers experts n'acceptent pas, l'acheteur n'est pas déchu de son droit, bien que le délai de l'article 7 soit expiré avant qu'il ait pu faire nommer d'autres experts ; il doit présenter une nouvelle requête au juge de paix, pour obtenir la nomination de nouveaux experts, en lui faisant connaître que les premiers n'acceptent pas ; il en sera de même en cas d'empêchement ou de récusation. Quand les experts ont été nommés par jugement d'un tribunal, il est, en cas de refus ou d'empêchement, pourvu à leur remplacement par ordonnance du président sur simple requête ou par le jugement, qui admet la récusation.

2° **Assignation. Citation à l'expertise. Délais de l'assignation en cas d'action principale (rédhibitoire ou estimatoire) et en cas d'action incidente (action récursoire).** — L'article 9 de la loi du 2 août 1884 dit que la demande est dispensée de tout préliminaire de conciliation, qu'elle sera portée devant les tribunaux compétents suivant les règles ordinaires du droit, et que, devant les tribunaux civils, elle sera instruite et jugée comme matière sommaire, c'est-à-dire de la façon la plus économique. Les articles 5, 6, 8 déterminent les délais dans lesquels doit être accomplie la formalité de l'assignation ou de l'introduction de l'action. Dans tous les cas, quel que soit le tribunal qui doit être saisi, l'affaire est dispensée du préliminaire de conciliation et doit être portée directement, par une assignation, devant les juges compétents pour en connaître. La compétence générale des divers tribunaux étant connue (voir pag. 189), il suffira de rappeler : que le vendeur non commerçant ne peut être assigné que devant le juge de son domicile, juge de paix ou tribunal de première instance, suivant l'importance du litige; que le vendeur commerçant peut être assigné (art. 420 Cod. pr. civ.), au choix du demandeur, devant le tribunal de commerce de son domicile (domicile du vendeur), ou devant le tribunal de commerce dans l'arrondissement duquel la vente a été faite et la marchandise livrée, ou devant celui dans l'arrondissement duquel le paiement devait être fait; que l'acheteur non commerçant peut assigner le vendeur commerçant devant le tribunal de commerce ou devant le tribunal civil; que celui qui est appelé récursoirement en garantie par le revendeur peut être actionné devant le tribunal où la demande du sous-acquéreur est pendante; qu'un vendeur non commerçant ne peut pas être appelé par action récursoire devant un tribunal de commerce; que si l'action, intentée par le sous-acquéreur devant un tribunal de commerce, amène un recours en garantie du revendeur contre un précédent vendeur, le tribunal de commerce ne peut connaître de l'action récursoire qu'autant que l'appelé en garantie est également commerçant.

L'action rédhibitoire et l'action estimatoire, pour

être recevables, doivent être intentées dans les délais fixés par les articles 5, 6, 8 de la loi de 1884 et par l'article 1033 du Code de procédure civile. L'article 5 de la loi du 2 août 1884 accorde à l'acheteur un laps de temps de neuf jours ou de trente jours, suivant les vices (trente jours pour la fluxion périodique des yeux et neuf jours pour les autres vices), et l'article 6 de la même loi ainsi que l'article 1033 du Code de procédure civile étendent la durée de ce délai, pour les cas où l'animal a été déplacé et conduit à une certaine distance du domicile du vendeur. Enfin, l'article 8 de la loi de 1884, prévoyant l'hypothèse où le vendeur aura été appelé à l'expertise, accorde un nouveau délai pour assigner. L'article 8 de la loi du 2 août 1884 décide : que le vendeur sera appelé à l'expertise, à moins qu'il n'en soit autrement ordonné par le juge de paix, à raison de l'urgence ou de l'éloignement; que la citation à l'expertise devra être donnée au vendeur dans les délais, déterminés par les articles 5 et 6, et qu'elle énoncera qu'il sera procédé même en son absence ; que, si le vendeur a été appelé à l'expertise, la demande pourra être signifiée dans les trois jours, à compter de la clôture du procès-verbal, dont copie sera signifiée en tête de l'exploit ; que, si le vendeur n'a pas été appelé à l'expertise, la demande devra être faite dans les délais fixés par les articles 5 et 6. Il importe de déterminer exactement le point de départ des délais, dont parlent les articles 5, 6, 8, leur durée, leurs causes d'interruption, de suspension et de prolongation, leur terminaison, et les conséquences, qui résultent du non-intentement de l'action en garantie avant leur expiration.

A. *Appel du vendeur à l'expertise.* « La loi de 1838 ne disait pas si le vendeur devait être appelé à l'expertise. Cette mesure a paru essentielle : il est bon que les faits soient *constatés contradictoirement* toutes les fois que la chose est possible. A ce moment, d'ailleurs, la conciliation est encore facile, et l'on peut espérer que le médecin-vétérinaire, s'il est consciencieux et capable, *pourra terminer à l'amiable le plus grand nombre des contestations. Cette règle toutefois ne peut être absolue. Il peut se faire que le vendeur soit éloigné ; l'urgence peut être extrême, surtout lorsqu'il y a une autopsie à faire.* En règle générale, le vendeur doit être appelé ; mais le juge de paix peut, par son ordonnance, dispenser de l'accomplissement de cette formalité, lorsqu'il y aurait grave inconvénient à la remplir. Et comme il ne faut pas que le vendeur, lorsqu'il est appelé, puisse, en faisant défaut, traîner en longueur ou peut-être rendre l'opération impossible, il sera averti par la citation que la non-comparution n'empêchera pas l'expert de procéder. Lorsque le vendeur a été appelé à l'expertise, et que les faits peuvent être vérifiés en sa présence, on peut, sans inconvénient, retarder l'assignation jusqu'à ce que l'opération soit terminée ; la conciliation en sera plus facile. L'assignation, si elle était nécessaire, sera donnée en pleine connaissance de cause ; mais cette assignation doit être notifiée à très bref délai, c'est-à-dire dans les trois jours à compter de la clôture du procès-verbal, qui sera signifié en tête de la demande. Si le vendeur n'a pu être appelé à l'expertise, on reste dans les termes généraux de la loi, et la demande doit être signifiée dans les délais déterminés par les articles 5 et 6. » (Exposé des motifs.)

Ainsi donc, d'après l'article 8 de la loi de 1884, il est indispensable que le vendeur soit appelé à l'expertise, si le juge de paix n'en ordonne autrement, à raison de l'éloignement ou de l'urgence. L'acheteur, qui ne voudra ou ne pourra appeler le vendeur à l'expertise, devra, en présentant sa requête au juge de paix, lui demander en même temps de décider, dans l'ordonnance qui nommera les experts, que, vu l'urgence ou l'éloignement du vendeur, celui-ci ne sera pas appelé à leurs opérations. Et, en pareil cas, le vendeur n'étant pas appelé à l'expertise, l'action rédhibitoire ou estimatoire (assignation) devra être intentée contre lui dans les délais des articles 5 et 6. Que si le juge de paix se refuse à décider que le vendeur ne sera pas appelé, ou si l'acheteur ne l'a pas demandé, une citation devra être donnée au vendeur dans les délais des articles 5 et 6, pour le sommer d'assister aux opérations des experts ; elle indiquera les lieu, jour et heure de l'expertise ; elle énoncera enfin qu'il sera procédé en son absence. Quand le vendeur aura été régulièrement appelé à l'expertise, s'il ne s'y est point présenté ou fait représenter, ou si, malgré sa présence, aucun arrangement n'est intervenu, l'action (assignation) devra être intentée (pour être valable) dans les trois jours à compter de la clôture du procès-verbal, dont copie sera signifiée en tête de l'assignation (exploit).

Le juge de paix peut donc, dans deux cas (lorsqu'il y a urgence ou éloignement du vendeur), dispenser l'acheteur d'appeler le vendeur à l'expertise. Il y a urgence : lorsqu'il y a une autopsie à faire ; lorsque l'animal litigieux est sur le point de succomber ; lorsqu'il s'agit de constater un accès de fluxion périodique, etc. Le juge de paix, qui nomme les experts, peut seul dispenser l'acheteur d'appeler le vendeur à l'expertise; lui seul est compétent pour apprécier les circonstances, pour accorder ou refuser ; et sa décision, ordonnant ou refusant d'ordonner que le vendeur ne sera pas appelé à l'expertise, pour cause d'urgence ou d'éloignement, est sans appel; il s'agit là en réalité d'une simple question de fait, dont l'appréciation est réservée au juge chargé de nommer les experts.

Lorsque l'acheteur a appelé le vendeur à l'expertise par une citation donnée dans les délais déterminés par les articles 5 et 6, et seulement à cette condition, il peut se dispenser de l'assigner dans les mêmes délais, et se contenter de signifier la demande dans les trois jours à compter de la clôture du procès-verbal. Mais les termes, dont s'est servi le législateur, « si le vendeur a été appelé à l'expertise, la demande pourra être signifiée dans les trois jours à compter de la clôture du procès-verbal », impliquent, pour l'acheteur, la faculté de ne pas profiter de ce nouveau délai.

En résumé, la théorie de l'article 8 est celle-ci : quand le vendeur n'est pas appelé à l'expertise, l'assignation doit lui être donnée dans les délais des aritcles 5 et 6 ; quand le vendeur a été appelé à l'expertise, qu'il se soit ou non présenté, l'assignation peut, au choix de l'acheteur, être donnée dans les délais des articles 5 et 6, ou seulement dans les trois jours qui suivent la clôture du procès-verbal des experts ; si l'acheteur, qui a cité le vendeur à l'expertise, profite du délai supplémentaire de trois jours pour assigner, copie du procès-verbal sera signifiée en tête de l'exploit ; lorsque l'acheteur a assigné dans les délais des articles

5 et 6, que le vendeur n'ait pas été ou ait été appelé à l'expertise, le rapport des experts devra être signifié au défendeur dans les trois jours à compter de sa clôture. La citation à l'expertise est donnée au vendeur par un huissier de son arrondissement; elle contient la copie de la requête et de l'ordonnance, et se termine par une sommation d'assister aux opérations des experts tel jour, à telle heure, dans tel lieu.

Le revendeur, actionné en garantie par le sous-acquéreur, n'a pas à citer le vendeur originaire à l'expertise à laquelle il est cité lui-même; souvent il n'en aurait pas le temps; il profitera néanmoins de cette expertise contre le vendeur originaire. Bien qu'il n'y soit pas tenu, le revendeur peut dénoncer à son vendeur la demande formée par le sous-acquéreur, le tenir au courant des actes de procédure, l'appeler même à l'expertise s'il en a le temps.

Qu'arrivera-t-il, si l'acheteur, sans avoir fait décider par le juge de paix qu'il n'y a pas lieu d'appeler le vendeur, se dispense de lui envoyer une citation pour l'inviter à assister à l'expertise? (En ce cas deux hypothèses sont possibles : ou il y avait réellement, soit urgence, soit éloignement du vendeur, ou aucune de ces circonstances n'existait; *quid* dans le premier cas, et *quid* dans le second ?) Quel est le délai minimum qui devra être accordé au vendeur pour se rendre au lieu de l'expertise le jour et l'heure fixés? L'acheteur qui, dans une première citation, aura fixé un délai trop court pour permettre au vendeur de se rendre à l'expertise, pourra-t-il, en s'entendant avec l'expert, prolonger les opérations, et lancer une seconde citation, en fixant cette fois un délai convenable, afin d'inviter le vendeur à se présenter, pour suivre la continuation de l'expertise? Quelle sera la sanction de l'irrégularité de la citation à l'expertise? Dans quel délai le procès-verbal des experts devra-t-il être clos ; les délais de l'assignation pourront-ils être prolongés indéfiniment par le retard apporté à l'accomplissement de l'expertise et à la rédaction du procès-verbal, de la clôture duquel part le délai nouveau de trois jours accordé pour assigner?

Lorsque l'acheteur, ayant rempli d'ailleurs en temps opportun les deux formalités principales de la mise en règle (requête, assignation), s'est abstenu d'appeler le vendeur à l'opération des experts, sans pouvoir justifier d'une décision du juge de paix l'autorisant à agir ainsi, le tribunal, saisi de l'action, devra, si le vendeur le demande, déclarer l'expertise nulle (sans que le droit de l'acheteur se trouve prescrit pour cela), et ordonner qu'il sera procédé à une nouvelle, conformément aux règles de la loi, les frais de la première restant à la charge de celui qui est en faute. Cette décision convient-elle à l'hypothèse où l'acheteur pourrait justifier de l'urgence ou de l'éloignement du vendeur, aussi bien qu'à celle où aucune de ces circonstances ne pourrait être invoquée? La loi a rendu le juge de paix appréciateur de ces circonstances, et l'acheteur est en faute pour s'être substitué à lui. Pourtant on a soutenu, non sans raison, que l'obligation d'appeler le vendeur à l'expertise n'est pas essentielle, qu'il appartient aux tribunaux d'apprécier l'utilité de la citation du vendeur à l'expertise et les circonstances qui ont pu s'opposer à son accomplissement (trib. civ. Aurillac, 6 fév. 1889). D'ailleurs, l'acheteur, après avoir assigné dans les délais des articles 5 et 6, peut ensuite sommer le vendeur d'assister à l'expertise. Si l'ordonnance est rendue à la dernière heure du dernier jour, et si l'expert est absent, l'acheteur n'a qu'à assigner le vendeur dans le délai des articles 5 et 6; ensuite, quand l'expert aura accepté et fixé le jour et l'heure de l'expertise, il sommera le vendeur d'y assister.

Le délai minimum, accordé au vendeur cité, pour se rendre, les jour et heure indiqués, au lieu de l'expertise, doit être suffisant, pour lui permettre d'entreprendre le voyage auquel il est invité; il doit être au moins d'un jour entre la citation et le jour indiqué pour l'expertise, si le vendeur est domicilié dans la distance de 5 myriamètres; s'il est domicilié au delà de cette distance, il sera ajouté un supplément convenable et suffisant; s'il est domicilié dans le lieu même, le juge de paix pourra permettre de le citer pour le même jour (art. 5, 6 et 1033 Code de procédure civile). Il a été décidé que, sous peine de nullité de l'expertise, le vendeur devait être appelé, et que les opérations, auxquelles il est procédé hors de sa présence, sont nulles, si la sommation d'y assister ne lui a été adressée qu'à une époque tellement rapprochée de leur date qu'il lui a été impossible, à raison de l'éloignement, de s'y présenter.

L'acheteur, qui, dans une première citation, aura fixé un délai trop court, pour permettre au vendeur de se rendre à l'expertise, pourra lancer valablement une seconde citation, et fixer cette fois un délai convenable, pour donner au vendeur le temps de se présenter à la continuation, ou pour mieux dire, à la reprise de l'expertise; mais il supportera les frais de la première citation et de la première expertise, s'il en a été fait une. La citation donnée au vendeur, pour l'appeler à l'expertise, n'interrompt la prescription de l'action en garantie qu'autant qu'elle est donnée dans les délais des articles 5 et 6 ; que si l'acheteur avait laissé expirer les délais des articles 5 et 6, en se bornant à provoquer la nomination d'experts dans les délais de l'article 5, il serait déchu de son droit, de même qu'il le serait, si, au cas de non citation, il n'avait intenté l'action qu'après l'expiration des délais des mêmes articles 5 et 6 ; il le serait enfin, si, après avoir cité le vendeur à l'expertise, il n'intentait pas l'action dans le délai de trois jours à compter de la clôture du procès-verbal. Bien que la citation doive énoncer qu'il sera procédé même en l'absence du vendeur, il y a lieu d'admettre que le défaut de cette énonciation n'entraîne, pour l'acheteur, aucune conséquence. Le délai de l'assignation ne peut pas être indéfiniment prolongé par le retard, que les experts pourraient apporter à la rédaction de leur procès-verbal, sous peine, pour ces derniers, d'encourir la sanction de la loi (art. 320 Cod. pr. civ.)

B. *Assignation. Délais de l'action en garantie.* — L'action en garantie est intentée au moyen d'un *exploit* appelé *ajournement*, *assignation*, *citation*, par lequel l'acheteur appelle le vendeur devant le tribunal compétent. Pour l'assignation, comme pour la requête, il n'est pas nécessaire que le vice rédhibitoire y soit désigné ; l'une et l'autre sont valables, quand elles indiquent seulement que l'animal est atteint de vice rédhibitoire, et même lorsqu'elles contiennent une désignation erronée d'un vice rédhibitoire. On vient de voir : que la citation à l'expertise, pour interrompre la prescription de l'action en garantie, doit être donnée dans les délais des articles 5 et 6 de la loi du 2 août 1884 ; que, à défaut de citation à l'expertise dans lesdits délais, l'action en garantie doit être intentée elle-même dans les délais des articles 5 et 6 ; que la demande peut n'être formée que dans les trois jours, qui suivent la clôture du procès-verbal des experts, lorsque le vendeur a été appelé à l'expertise. Les délais des articles 5 et 6 sont des délais francs, c'est-à-dire que le *dies a quo* et le *dies ad quem non computantur ;* tandis que le délai de trois jours accordé par l'article 8, pour signifier la demande, en cas d'appel du vendeur à l'expertise, n'est pas un délai franc, mais bien un délai de rigueur.

a. *Point de départ du délai de l'action en garantie.* — *Lorsque le vendeur a été régulièrement appelé à l'expertise, la demande peut être signifiée* (*assignation*) *dans les trois jours, à compter de la clôture du procès-verbal, dont copie sera signifiée en tête de l'exploit* (art. 8, L. 2 août 1884). Ce délai de trois jours, qui est un délai de rigueur, commence à courir après la clôture du procès-verbal des experts ; toutefois, le jour de la clôture du procès-verbal ne compte pas ; l'acheteur a trois jours pleins, à partir du lendemain de la clôture du procès-verbal des experts.

Que faut-il entendre par ces mots « à compter de la clôture du procès-verbal » ? Ainsi qu'on vient de le voir, le délai de trois jours se compte à partir du lendemain de la clôture du procès-verbal. On a prétendu qu'il devait courir à partir de la dernière opération de l'expert (Cour Nancy, 21 juin 1890) ; on a soutenu que le procès-verbal était réputé clôturé, quand il était rédigé, daté et signé. Ces deux manières de voir doivent être rejetées ; le procès-verbal ne peut être réputé clôturé, tant qu'il est entre les mains de l'expert, et peut être modifié par lui, c'est-à-dire tant qu'il n'a pas été déposé au greffe ou remis à l'acheteur ; il n'est définitif, clôturé, qu'autant que l'expert s'en est dessaisi, en le remettant à l'acheteur, ou mieux en le déposant au greffe du juge de paix, qui l'a nommé, et le *dies a quo* est le lendemain du dépôt ou de la remise.

Bien que la copie du procès-verbal doive être signifiée en tête de la demande, le défaut de signification de ladite copie ne saurait suffire pour entraîner la nullité de la demande, cette omission pouvant être réparée par une signification faite en cours d'instance.

Si le vendeur n'a pas été appelé à l'expertise, la demande devra être faite dans les délais fixés par les articles 5 et 6 (art. 8, L. 2 août 1884), c'est-à-dire dans les délais de neuf ou de trente jours, augmentés proportionnellement à la distance, qui sépare l'acheteur du domicile du vendeur. C'est d'ailleurs dans les mêmes délais que la citation à l'expertise doit être donnée, quand il y a lieu, pour interrompre la prescription de l'action en garantie. Les délais des articles 5 et 6 sont, avons-nous vu, des délais francs. Leur point de départ (art. 5, L. 2 août 1884) est le lendemain du jour fixé pour la livraison ; ils doivent être comptés, non pas du jour de la livraison de l'animal ou du jour fixé pour la faire, mais seulement à partir du lendemain. Ainsi, soit un cheval vendu le 1er du mois de décembre pour être livré le 3 du même mois ; le laps de temps, accordé à l'acheteur pour se mettre en règle, pour intenter l'action rédhibitoire, se compte à partir du 4, et ce quantième est alors le premier jour du délai.

Lorsque l'acheteur néglige ou refuse de prendre possession, et laisse l'animal entre les mains du vendeur après le jour fixé pour la livraison, celle-ci est réputée avoir eu lieu au jour convenu, et le délai commence à courir du lendemain de ce jour; la faute ou la négligence de l'acquéreur ne doit pas tourner à son profit. Mais si c'est le vendeur qui néglige, omet ou refuse de livrer l'animal au jour fixé, le délai ne court qu'à compter du jour où l'acheteur est mis en possession, car ici la faute du vendeur ne doit pas préjudicier à l'acquéreur.

Bien que, dans les ventes, accompagnées de la fixation d'un jour pour la livraison, le délai se compte ordinairement à partir du lendemain du jour convenu, les parties peuvent s'entendre pour avancer la tradition, et alors le délai court à partir du lendemain du jour où elle a eu lieu.

Quand les parties n'ont pas fixé de jour pour la livraison, il y a à distinguer deux cas : celui où l'acquéreur a été mis le jour même de la vente en possession de l'animal, et celui où la mise en possession de l'acheteur est différée. Dans le premier cas, le délai se compte à partir du lendemain du jour de la vente, qui est aussi celui de la livraison. Dans le second cas, lorsque les parties ont entendu différer la livraison sans en fixer le jour, le délai court encore à compter du lendemain du jour de la livraison; seulement, en pareille hypothèse, l'acheteur, pour être absolument sûr de ne voir son délai compter qu'à partir du lendemain de la livraison, fera bien de sommer son vendeur par huissier d'avoir à effectuer la tradition. De même le vendeur peut, dans notre cas, sommer par huissier l'acheteur d'avoir à prendre livraison, et l'avertir qu'il garde l'animal en fourrière ; alors le délai court à compter du lendemain de la mise en demeure. Que si, aucun terme n'ayant été convenu pour la livraison, que si, les parties n'ayant pas eu l'intention de différer la tradition, il est évident que le vendeur n'a aucun intérêt à la retarder, et que c'est l'acheteur qui néglige de prendre possession, le délai se compte à partir du lendemain du jour de la vente (Cass.).

Qu'il s'agisse d'une vente, accompagnée de la fixation d'un jour pour la tradition, ou qu'il s'agisse d'une vente, non accompagnée de cette fixation, le retard de livraison, dû à un cas fortuit (maladie de l'animal), ou à un cas de force majeure (interruption des communications par une inondation), n'empêche pas le délai de courir à compter du lendemain du jour fixé pour la livraison, ou du lendemain de la vente, attendu que le vendeur n'est pas en faute. Cependant cette décision peut être contestée, au moins en ce qui concerne la seconde hypothèse.

La mise en possession ne correspond pas toujours avec la livraison ; celle-ci peut être censée avoir eu lieu au moment de la vente, alors que le vendeur a néanmoins gardé l'animal en sa possession, soit parce qu'il en est resté emprunteur, locataire, soit parce qu'il en a été constitué dépositaire ; mais, en pareil cas, si l'acheteur nie que la vente a été accompagnée de la tradition, ce sera au vendeur à l'établir, afin de faire compter les délais de l'action rédhibitoire à partir du lendemain de la vente. En tous cas, s'il y a contestation sur l'époque de la livraison, les juges décideront d'après les circonstances de la cause. Dans la vente d'animaux, possédés par l'acheteur à titre de louage, prêt, ou dépôt, le délai court à partir du lendemain du jour de la vente.

L'article 1612 du Code civil dit que le vendeur n'est pas tenu de délivrer les animaux, si, dans les cas où il n'a pas accordé de terme pour le paiement, l'acheteur ne paye pas; la livraison peut ainsi être retardée; mais, comme ce retard n'est pas imputable au vendeur, il faut en conclure que le délai, accordé à l'acquéreur, pour intenter l'action rédhibitoire, se compte à partir du jour fixé pour la livraison, bien que celle-ci ait été retardée.

Dans les ventes à l'essai et dans les ventes sous condition suspensive, le délai de l'action rédhibitoire ne se compte pas à partir de la livraison ; dans les premières, il se compte à partir du lendemain du jour où l'acheteur, acquiesçant définitivement au marché, informe le vendeur qu'il garde l'animal. Dans les ventes sous condition suspensive, le délai de l'action rédhibitoire se compte également à partir du lendemain du jour où la condition s'est réalisée. Il en est ainsi, quand l'animal, vendu à l'essai sous condition suspensive, a été essayé et possédé par l'acheteur; quand l'essai a eu lieu chez le vendeur, la garantie et le délai courent à partir du lendemain du jour fixé pour la livraison, ou du lendemain de la livraison, ou du lendemain de la sommation de prendre livraison.

Dans les ventes alternatives le délai court du lendemain de la livraison.

En résumé, le jour, fixé pour la livraison ou le jour de la tradition, soit qu'elle ait lieu aussitôt après la vente, soit qu'elle ait lieu à l'arrivée du jour fixé, ou avant ou après, etc., ne compte pas dans le délai (art. 5, L. 2 août 1884 et art. 1033 Cod. pr. civ.).

b. *Interruption de la prescription de l'action en garan-*

tie. — D'après l'article 2246 du Code civil, « la citation en justice, donnée même devant un juge incompétent, interrompt la prescription » ; et la prescription, interrompue par la citation devant un juge incompétent, reprend son cours à partir du jugement, qui déclare cette incompétence (Cass., 17 décembre 1849). Le délai de neuf ou de trente jours, fixé par la loi du 2 août 1884, est le laps de temps par lequel se prescrit l'action en garantie, après l'expiration duquel l'acheteur est déchu ; il faut lui appliquer l'article 2246. Il y a donc interruption de la prescription de l'action en garantie, quand celle-ci est intentée à temps devant un juge incompétent. L'acheteur, qui, dans les délais légaux, a adressé sa requête au juge de paix, et intenté l'action en garantie, devant un tribunal incompétent, conserve son droit ; le tribunal, saisi par lui, se déclarera incompétent ; et, à dater du jugement déclaratif d'incompétence, la prescription reprendra son cours, c'est-à-dire que, à dater de ce jour, l'acquéreur aura de nouveau neuf ou trente jours pour intenter son action devant le tribunal compétent ; mais une citation en conciliation ne saurait équivaloir à cette assignation, pour empêcher le délai légal de suivre son cours.

c. *Suspension de la prescription de l'action en garantie.* — La prescription court contre toutes personnes, à moins qu'elles ne soient dans quelque exception établie par la loi. Aucun texte ne permet de croire qu'elle soit suspendue dans l'intérêt de ceux qui, par force majeure, sont momentanément dans l'impossibilité de poursuivre leur droit ; cependant les auteurs et la jurisprudence admettent qu'elle est suspendue en faveur de ceux qui sont dans l'impossibilité d'agir par suite d'un empêchement majeur. On admet en conséquence que le délai, pour intenter l'action en garantie, peut être suspendu, quand il y a impossibilité d'assigner, résultant d'une force majeure. Ainsi, soit le cas où le vendeur et l'acheteur se trouvent séparés par une certaine distance et où les communications viennent à être interrompues par une inondation ; si l'acheteur avait attendu le neuvième jour pour assigner son vendeur, et si le neuvième jour l'impossibilité survenait, il lui resterait encore un jour à partir de celui où elle aurait disparu, à la condition qu'il fît constater (huissier, notaire, maire, etc.) sa détermination d'agir le neuvième jour et la force majeure qui l'en a empêché. Il en serait de même en ce qui concerne la requête; le délai, pour provoquer la nomination d'experts, serait suspendu, si le neuvième jour les communications étaient interrompues entre la résidence de l'acheteur et celle du juge de paix de son canton.

d. *Prolongation du délai de l'action en garantie.* — Le délai, accordé à l'acheteur pour citer le vendeur à l'expertise, ou pour intenter l'action en garantie (rédhibitoire ou estimatoire), quand il est dispensé de le citer, est fixé par les articles 5 et 6 de la loi du 2 août 1884 et par l'article 1033 du Code de procédure civile. Il est de trente jours pour la fluxion périodique des yeux et de neuf jours pour tous les autres vices rédhibitoires ; mais il est prolongé en raison de la distance, qui sépare le domicile du vendeur et le lieu où l'animal se trouve au moment où l'action est intentée, soit qu'il y ait été livré, soit qu'il y ait été conduit dans le délai de l'article 5, après la livraison. Le délai, accordé à l'acheteur pour intenter l'action, quand le vendeur a été appelé à l'expertise, est de trois jours à compter de la clôture du procès-verbal ; et, bien qu'il en ait été décidé autrement (trib. civ. Caen, 4 déc. 1888), il n'est pas invariable ; il faut admettre qu'il est susceptible d'être augmenté, lui aussi, proportionnellement à la distance, qui sépare le domicile du vendeur du lieu où l'expertise a été faite (art. 6, L. 2 août 1884 et art. 1033 Cod. pr. civ.).

Lorsque l'animal vendu a été livré hors du lieu du domicile du vendeur, et lorsqu'il a été conduit à une certaine distance durant les neuf jours ou les trente jours après la livraison, les délais de l'action en garantie et de la citation à l'expertise sont augmentés proportionnellement à la distance, qui sépare le domicile du vendeur du lieu où l'animal se trouve (art. 6 du 2 août 1884). L'article 1033 du Code de procédure civile décide : que les délais, fixés pour les ajournements (assignations), les citations, sommations et autres actes faits à personne ou à domicile, seront augmentés d'un jour à raison de cinq myriamètres de distance ; qu'il en sera de même, dans tous les cas prévus en matière civile et commerciale, lorsqu'en vertu de lois, décrets ou ordonnances, il y a lieu d'augmenter ces délais à raison des distances ; que les fractions de moins de quatre myriamètres ne seront pas comptées, mais que les fractions de quatre myriamètres et au-dessus compteront et augmenteront le délai d'un jour.

Par application de cet article, dont les dispositions viennent d'être rappelées, il faut décider que l'acheteur aura droit à une prolongation d'un jour, s'il y a, entre le domicile du vendeur et le lieu où l'animal a été livré ou conduit après la vente pendant les neuf jours ou les trente jours, une distance d'au moins cinquante kilomètres (cinq myriamètres) à quatre-vingt-neuf kilomètres (huit myriamètres et neuf dixièmes de myriamètre) ; la prolongation sera de deux jours, pourvu qu'il y ait au moins quatre-vingt-dix kilomètres (cinq myriamètres plus une fraction égale à quatre myriamètres) ; elle sera de trois jours, dès qu'il y aura une distance de cent quarante kilomètres (dix myriamètres plus une fraction égale à quatre myriamètres), et ainsi de suite. Pour que l'acheteur ait droit à une prolongation de délai, il faut (art. 6, loi du 2 août 1884), que l'animal ait été conduit, dans le lieu où il se trouve, quand l'action est intentée, au moment de la livraison ou au moins dans les délais de l'article 5, c'est-à-dire dans les neuf jours ou dans les trente jours qui ont suivi celui de la livraison.

D'ailleurs, ainsi qu'on l'a vu, la prolongation de délai n'est jamais accordée pour provoquer la nomination des experts ; dans tous les cas (art. 7, loi du 2 août 1884), l'acheteur doit présenter sa requête à son juge de paix dans les neuf jours ou dans les trente jours. Il n'y a donc pas à craindre que l'acheteur, qui a laissé expirer les délais de la mise en règle, sans en remplir aucune formalité, récupère son droit en faisant immédiatement parcourir à l'animal une distance suffisante pour accroître la durée de la prescription, car il est déchu par le seul fait qu'il n'a pas présenté sa requête dans les délais de l'article 5 ; et d'ailleurs, en supposant qu'il eût provoqué la nomination d'experts en temps voulu, il ne pourrait pas faire revivre son droit en déplaçant l'animal après les délais de l'article 5, dans le but de pouvoir profiter d'une prolongation de délai pour intenter l'action rédhibitoire, qu'il a omis d'exercer en temps voulu ; car, pour qu'il y ait lieu à prolongation, il faut que l'animal ait été déplacé dans les neuf jours ou dans les trente jours. D'où il faut conclure que l'acquéreur, qui, après avoir rempli une seule formalité dans les neuf ou les trente jours, fait voyager l'animal, après l'expertise, afin de jouir d'un délai plus long pour assigner le vendeur, ne sera pas recevable, parce que le déplacement aura eu lieu après l'expiration des délais de l'article 5.

Que décider dans l'hypothèse suivante et autres analogues? L'acquéreur, s'étant aperçu qu'il a acheté un animal atteint de vice rédhibitoire, fait nommer des experts, le premier, le second, le troisième, etc., jour du délai ; l'expertise a lieu le second, le troisième, etc., jour et amène la constatation du vice ; puis l'acheteur, avant l'expiration des délais de l'article 5, fait voyager l'animal, parce qu'il y est obligé, ou parce qu'il veut avoir un délai plus long pour assigner le vendeur. Dans cette hypothèse et dans les autres hypothèses analogues, l'acheteur profite de la prolongation du délai pour assigner le vendeur. Soit encore la même hypothèse, avec cette seule différence que l'acheteur, après avoir présenté sa requête, n'attend pas que l'expertise ait eu lieu et fait voyager l'animal. En pareil cas, l'expert ira accomplir sa mission là où l'animal aura été conduit, ou bien l'acheteur fera désigner un autre vétérinaire.

L'augmentation de délai accordée par l'article 6 se calcule d'après la distance, qui existe, au moment où l'action est intentée, entre le domicile du vendeur et le lieu où l'animal se trouve. Mais cette décision n'est pas exacte dans tous les cas ; elle l'est seulement, quand l'animal est arrivé au lieu où il se trouve avant l'expiration des délais de l'article 5. Quand, au contraire, l'animal ayant commencé de voyager avant l'expiration des délais de l'article 5, a continué après leur expiration, il y a lieu de fixer la prolongation en tenant compte, non pas de la distance qui sépare le domicile du vendeur du lieu où l'animal se trouve, mais bien de la distance, qui sépare le domicile du vendeur du lieu où l'animal se trouvait à l'expiration des délais de l'article 5. Soit par exemple le cas où l'acheteur qui, avant l'expiration des délais de l'article 5, a fait partir pour Marseille un cheval qui lui a été livré à Lille ; quand les délais de l'article 5 expirent, l'animal se trouve à Lyon, et le lendemain il se rend à Marseille ; la prolongation du délai pour intenter l'action se calcule en tenant seulement compte de la distance entre Lille et Lyon.

Si l'animal, acheté et déplacé par l'acquéreur après la livraison, ou livré loin du domicile du vendeur, s'en est de nouveau rapproché avant l'expiration des délais de l'article 5, la prolongation de délai doit être diminuée proportionnellement, et elle peut même cesser d'être due, si, dans les délais, l'animal est revenu à moins de cinquante kilomètres du domicile du vendeur.

La distance, dont parle l'article 6, sera calculée entre le lieu où se trouve l'animal et le domicile du vendeur, en suivant le trajet de la voie ferrée, et à défaut de voie ferrée, en suivant le trajet des routes de terre.

L'action en garantie (action récursoire), que le revendeur, actionné lui-même par le sous-acquéreur, intente contre le vendeur originaire, est soumise aux mêmes règles que l'action principale, sauf certaines différences. On a vu que, toutes les fois qu'un acquéreur a revendu l'animal par lui acheté, il peut, si son sous-acquéreur lui intente une action rédhibitoire ou estimatoire, actionner lui-même en garantie le vendeur originaire, tant que les délais pendant lesquels il aurait pu agir par action principale ne sont pas expirés. On sait d'autre part : que, en aucun cas, le revendeur ne peut appeler valablement en justice le vendeur originaire, avant d'avoir été lui-même poursuivi par le sous-acquéreur ; qu'il y a là un danger pour le revendeur, qui, étant tenu de remplir les formalités de la mise en règle dans certains délais, peut, dans plusieurs cas, perdre son droit à la garantie, quand le sous-acquéreur se met lui-même en règle après l'expiration des délais accordés au premier acheteur en vertu de la première vente ; que si le sous-acquéreur remplit les formalités de la mise en règle, vis-à-vis du revendeur avant l'expiration des délais accordés à ce dernier, en vertu de la première vente, il n'y aura aucune difficulté, le premier acheteur pouvant agir valablement par action récursoire contre le vendeur originaire ; qu'il n'en sera plus de même, si le second acheteur se met en règle contre le revendeur, alors que les délais de la garantie due à celui-ci par le vendeur originaire sont expirés, l'action du premier acheteur se trouvant alors prescrite ; que, dans cette seconde hypothèse, qui se présentera forcément toutes les fois que le premier acquéreur sera actionné en garantie par son sous-acquéreur à la suite d'une revente faite après l'expiration des délais résultant de la première vente, et qui se réalisera encore souvent quand le sous-acquéreur, qui aura acheté deux, trois, quatre jours après la première vente, ne se mettra en règle qu'à l'expiration des délais, qui lui sont propres, le revendeur ne pourra pas agir récursoirement contre le vendeur originaire, son droit à la garantie se trouvant prescrit; qu'il ne lui restera que le secours de l'action en dommages et intérêts de l'article 1382 du Code civil, ou de l'action en nullité pour cause de dol, s'il peut prouver l'antériorité du vice à la vente et la mauvaise foi ou le dol du vendeur.

Quand l'animal acheté a été revendu par le premier acquéreur, et quand celui-ci est actionné par son sous-acquéreur, il y a lieu en faveur du revendeur, pour actionner le vendeur originaire, à une prolongation de délai, calculée en raison de la distance, qui sépare le domicile de ce dernier du lieu où l'animal a été conduit pendant les délais de la garantie résultant de la première vente ; peu importe que l'animal ait été déplacé avant ou après la seconde vente, pourvu qu'il l'ait été avant l'expiration des délais créés par la première, et pourvu que la requête à fin de nomination d'experts ait été présentée au juge de paix du lieu où se trouve l'animal avant l'expiration des délais de l'article 5, comptés à partir de la première vente.

Ainsi, soient A et B, l'un vendeur originaire, l'autre premier acheteur habitant à Lyon ; A vend et livre à B le 4 octobre un cheval que B vend et livre le 6 octobre à C, qui l'envoie aussitôt à Marseille où il est arrivé le 7 ; le 14 octobre, dernier jour pendant lequel B a le droit de se mettre en règle (requête) vis-à-vis de A, le sous-acquéreur C, soupçonnant l'existence de l'immobilité, adresse une requête au juge de paix ; ensuite, profitant de la prolongation de délai accordée par la loi, il intente l'action en garantie contre B le 21 octobre. B, le revendeur, bien qu'habitant Lyon, aura encore le droit d'agir récursoirement contre A ; il profitera de la prolongation de 7 jours, qui résulte du calcul de la distance séparant Lyon de Marseille. Et rien ne semble plus juste, car le cheval a été déplacé dans le délai de l'article 5, et la requête a été présentée dans le même délai, compté à partir de la première vente ; car C, au lieu d'actionner B, aurait pu agir contre A directement. B pourrait même agir contre A par action principale et l'appeler par exemple devant le tribunal de commerce, s'il est marchand de chevaux, alors que lui revendeur est appelé devant le tribunal civil ; car, dans l'espèce, son action contre A ne serait en réalité qu'une action incidente. Dans l'hypothèse, que nous venons d'envisager, et qui se trouve à peu de choses près celle jugée par le tribunal civil de Dunkerque (11 févr. 1881), le revendeur peut valablement appeler en cause le vendeur originaire le 21 ; son droit est sauvegardé ; mais doit-il assigner A aussitôt, c'est-à-dire avant l'expiration du vingt-unième jour, ou bien a-t-il un délai pour exercer son action récursoire ?

Le jugement du tribunal de Dunkerque donne la réponse, qu'appelle cette question, conformément au droit des articles 175, 176 et 1033 du Code de procédure civile.

L'article 175 du Code de procédure civile décide que celui : « *qui prétendra avoir droit d'appeler en garantie sera tenu de le faire dans la huitaine du jour de la demande originaire*, » et l'article 176 dit que : « *Si le garant prétend avoir droit d'en appeler un autre en sous-garantie, il sera tenu de le faire dans le délai ci-dessus, à compter du jour de la demande en garantie formée contre lui ; ce qui sera successivement observé à l'égard du sous-garant ultérieur.* » Le tribunal de Dunkerque s'est inspiré de ces textes : « *Considérant qu'aux termes de l'article* 175 (*Cod. proc. civ.*), *celui qui prétend avoir droit d'appeler en garantie est tenu de le faire dans le délai de huitaine du jour de la demande originaire, outre les délais de distance ; — Que cette règle du Code de procédure civile renferme un principe général auquel on doit se conformer toutes les fois qu'il n'y a pas été formellement dérogé par des textes précis tirés des lois spéciales ;*

« *Considérant que le système contraire pourrait avoir pour conséquence d'arrêter l'action du demandeur en garantie, quand, comme dans l'espèce, le demandeur principal aurait attendu la dernière heure du dernier jour pour intenter sa demande.* »

Il est donc bien certain, d'après le droit commun, que la loi de 1884, pas plus que celle de 1838, n'a modifié en ce qui concerne la procédure à suivre pour l'exercice de l'action incidente en garantie (action récursoire), que les revendeurs, dont le droit est sauvegardé par une mise en règle du sous-acquéreur comme et sous les conditions ci-dessus indiquées, doivent bénéficier des délais des articles 175, 176 et 1033 du Code de procédure civile.

En résumé, la distance à considérer, dans le cas d'action récursoire exercée par un revendeur, pour établir la prolongation de délai, est celle qui existe entre le domicile du vendeur originaire et le lieu où l'animal se trouve, quand il y a été conduit avant l'expiration des délais de l'article 5, comptés à la suite de la première vente ; ce serait au contraire celle qui existe entre le domicile du vendeur originaire et le domicile du revendeur, si l'animal n'avait été conduit de ce dernier lieu dans celui où il est au moment où l'action est exercée, qu'après l'expiration desdits délais. Enfin, l'action incidente en garantie des revendeurs successifs, y en eût-il plusieurs dans la même espèce, une fois sauvegardée par une mise en règle en temps opportun des sous-acquéreurs, peut être exercée dans le délai de huitaine vis-à-vis de leurs garants respectifs (cette manière de voir adoptée par le tribunal de Dunkerque est cependant contestée), sauf prolongation de ce délai à raison de la distance, qui sépare le domicile du vendeur originaire du domicile du revendeur, conformément aux dispositions de l'article 1033 du Code de procédure civile.

Voici d'ailleurs, pour terminer, une hypothèse dans laquelle les délais pour intenter l'action récursoire sont plus longs que les délais pour intenter l'action principale.

Soient encore A, B, C; l'un, vendeur originaire, domicilié à Paris ; l'autre, premier acheteur, domicilié à Lyon ; et le troisième, sous-acquéreur, domicilié à Marseille. B achète de A à Paris le 4 octobre un cheval, dont il prend livraison le lendemain ; le 6, l'animal arrive à Lyon : le 9, C l'achète et en prend livraison pour l'expédier à Marseille, où il arrive le 10 octobre, cinquième jour du délai accordé à B vis-à-vis de A; le 15 octobre, dernier jour pendant lequel B aurait le droit de se mettre en règle (requête) contre A, le sous-acquéreur, soupçonnant l'existence de l'immobilité, adresse une requête au juge de paix, et, profitant de la prolongation que lui accorde la loi pour intenter l'action en garantie, il assigne B le 22 ; ici, B, loin de manquer de temps pour assigner A, a devant lui un certain nombre de jours résultant de la prolongation à laquelle il a droit en raison de la distance qui sépare Paris de Lyon, car il profite, lui, de toute la distance qui sépare le domicile du vendeur du lieu où l'animal a été conduit avant l'expiration des premiers délais de la mise en règle. Ce surcroît de délai, auquel a droit le revendeur, se confond, dans ce cas, avec celui qui lui est accordé, à propos du délai de l'article 175, pour ne faire qu'une seule prolongation applicable au délai de huitaine dont parle cet article.

Si le sous-acquéreur exerce directement son action rédhibitoire contre le premier vendeur, en laissant de côté le revendeur, il doit remplir les deux formalités de la mise en règle dans les délais que la loi accorde au revendeur.

Quand le revendeur, actionné par le sous-acquéreur, exerce valablement son recours contre le vendeur originaire, il profite, avons-nous dit, de l'expertise, qui a été faite à la requête du dernier acquéreur. Cela est vrai lorsque l'expertise a été provoquée dans les délais de l'article 5 après la première vente ; mais en est-il de même lorsque l'expertise a été provoquée dans les délais de l'article 5 comptés à partir de la seconde vente ? Soit par exemple le cas suivant : A vend à Paris un cheval que B, l'acheteur, conduit à Lyon après en avoir pris livraison, ou qui lui est livré à Lyon ; B garde le cheval pendant huit jours après en avoir pris livraison, il le revend le neuvième jour à C qui, le quatrième ou le cinquième jour après en avoir pris livraison, se met en règle pour faire constater un vice rédhibitoire, et assigne B ; grâce à la prolongation de délai qui est due à B pour assigner A, le revendeur pourrait assigner valablement le premier vendeur, si la requête eût été présentée par C le neuvième jour après la première livraison faite par A à B ; mais comme ici l'expertise, bien que valablement provoquée par C en ce qui le concerne, l'a été le douzième ou le treizième jour après la première livraison, il faut décider que le revendeur n'a aucun recours contre le premier vendeur, car l'action récursoire est une action rédhibitoire, et se trouve soumise aux mêmes conditions de recevabilité que si elle était exercée principalement par le premier acquéreur. Mais si le revendeur est tenu, sous peine de perdre son droit, d'intenter l'action récursoire dans les délais que la loi lui accorde, il ne saurait être déchu, quand, ayant assigné en temps voulu son vendeur, il tarde ensuite un certain temps à suivre sa demande, car une assignation ne se périme que par un délai de trois ans (art. 397 Cod. pr. civ.).

L'article 6 de la loi du 2 août 1884 suppose deux cas (« si la livraison de l'animal a été effectuée ou s'il a été conduit dans les délais ci-dessus »), qui ne doivent pas être confondus ; en effet, un animal vendu à Paris peut avoir été acheté avec la condition qu'il sera livré à Lyon ou à Marseille, voilà le premier cas ; ou bien, après avoir été livré à Paris, il est conduit par l'acheteur à Lyon ou à Marseille, voilà le second cas. Dans l'un comme dans l'autre cas, l'acquéreur a la même prolongation de délai pour assigner son vendeur ; mais, dans le premier cas, le délai, accordé à l'acheteur pour provoquer la nomination d'experts, ne court qu'à compter du lendemain du jour où l'animal a été livré à Lyon, tandis que, dans le second cas, il court à compter du lendemain de la livraison faite à Paris. Il n'est donc pas indifférent pour l'acheteur d'exiger que la livraison lui soit faite à Lyon, car, de la sorte, il retarde, à son avantage, le point de départ du délai, qui lui est accordé pour adresser sa requête au juge de paix.

e. *Expiration du délai de l'action en garantie.* — On a vu que le délai de trois jours, accordé à l'acheteur, pour assigner le vendeur après la clôture du procès-verbal des experts, est un délai de rigueur, se comptant à partir du lendemain de la clôture dudit procès-verbal et finissant le troisième jour, qui est le dernier pendant lequel l'assignation peut être donnée, hormis le cas où il y a lieu à prolongation d'après la distance, qui sépare le domicile du vendeur du lieu où l'animal se trouve. Il résulte en effet de la jurisprudence consacrée par la Cour de cassation : *que l'article* 1033 *du Code de procédure, d'après lequel le* dies ad quem *n'est pas compté pour le calcul du délai des ajournements, citations, sommations ou autres actes faits à personne ou domicile, est inapplicable au cas où la loi prescrit de faire un acte dans un délai déterminé à partir de telle date ; que cet acte doit alors être fait au plus tard le dernier jour du délai, compté de quantième à quantième, avec exclusion du seul jour qui est le point de départ* (dies a quo) *du délai, et ne peut être fait le lendemain.* Toutefois, si le troisième jour tombe un jour férié, le délai est prorogé au lendemain (art. 1033 Cod. pr. civ.).

Contrairement au délai précité, ceux des articles 5 et 6, accordés pour la requête, pour la citation à l'expertise et pour l'assignation lorsqu'il n'y a pas appel du vendeur à l'expertise, sont des *délais francs ;* non seulement le *dies a quo* ne compte pas, mais il en est de même du *dies ad quem*. L'acheteur a neuf ou trente jours pleins pour réfléchir; et, de même que le jour de la livraison ne compte pas, le jour de l'expiration n'est pas le dernier pendant lequel l'acheteur peut agir ; la mise en règle peut être valablement exécutée (requête, citation, assignation) pendant toute la journée qui suit le neuvième ou le trentième jour. Ainsi, quand il s'agit d'un cheval, atteint d'immobilité, acheté le premier du mois et livré le 2, l'acheteur a encore le droit de se mettre en règle (requête, citation à l'expertise ou assignation) le 13, car, en commençant à compter à partir du lendemain de la livraison, il a neuf jours pleins et le lendemain de surplus pour agir. La citation ou l'assignation peut être donnée valablement (et la requête présentée) le lendemain du neuvième ou du trentième jour. Elle ne peut être donnée que de six heures du matin à six heures du soir depuis le 1er octobre jusqu'au 31 mars (art. 1037 Cod. pr. civ.), et de quatre heures du matin à neuf heures du soir depuis le 1er avril jusqu'au 30 septembre ; mais, quand elle est donnée après six ou neuf heures, elle n'est pas nulle (art. 1030 Cod. pr. civ.); l'huissier, sous peine de se voir ensuite condamner à l'amende, pourrait valablement citer, assigner, jusqu'à minuit, et si la partie citée ou assignée refusait de recevoir l'exploit, le remettre à un voisin, au maire, à l'adjoint (art. 68 Cod. pr. civ.).

Les citations, assignations, ne peuvent (art. 1037 et 63 Cod. pr. civ.) être données ni les dimanches ni les jours de fête légale (Ascension, Assomption, Toussaint, Noël, 1er Janvier, 14 Juillet, lundi de Pâques et lundi de Pentecôte) ; cependant, la permission d'assigner, même un jour férié (dimanche ou fête), peut être obtenue du juge dans le cas où il y aurait péril en la demeure; il suffit pour cela que l'acheteur adresse une requête au président du tribunal du domicile du vendeur, qui rend une ordonnance à cet effet; mais l'assignation ne peut, en aucun cas, être autorisée pour les heures de la nuit; il importe donc à l'acheteur de ne pas laisser écouler la sixième heure en hiver et la neuvième en été. Le président du tribunal de commerce et le juge de paix peuvent aussi accorder la permission d'assigner un jour férié, quand l'affaire est de leur juridiction (art. 417, 63, 6 Cod. pr. civ.).

D'ailleurs (art. 1033 Cod. proc. civ.), quand le dernier jour du délai est un jour férié (dimanche ou fête), le délai est prorogé au lendemain; toutes les fois que le dernier jour, pendant lequel l'acheteur a le droit d'agir, se trouve être un dimanche ou une des fêtes précédemment énumérées, son droit lui est conservé pendant toute la journée du lendemain. Conséquemment, si le délai de trois jours après la clôture du procès-verbal expire un jour férié, si le troisième jour, compté à partir du lendemain de ladite clôture, se trouve être un dimanche ou un jour de fête légale, l'acheteur pourra assigner pendant la journée du lendemain; si le troisième jour tombe le dimanche de Pâques ou de Pentecôte, l'acheteur aura tout le mardi suivant. Pour les délais des articles 5 et 6, puisque le *dies ad quem* ne compte pas, puisque l'acheteur peut agir pendant toute la journée qui suit le neuvième ou le trentième jour, si le lendemain du neuvième ou du trentième jour tombe un dimanche ou un jour de fête légale, le droit de l'acheteur est prorogé au jour suivant; et si le lendemain du neuvième ou du trentième jour tombe le dimanche de Pâques ou de Pentecôte, l'acheteur pourra citer ou assigner le mardi suivant.

f. *Conséquences qui résultent du non-intentement de l'action en garantie avant l'expiration des délais légaux.* — Lorsque l'action en garantie n'a pas été intentée dans les délais légaux, elle est prescrite, et désormais irrecevable ; et le vendeur, actionné (assigné) tardivement, peut se défendre en opposant la prescription en tout état de cause, soit au commencement, soit au cours du procès, tant qu'il n'est pas présumé y avoir renoncé. Ainsi, devient irrecevable l'action de l'acheteur, qui, ayant appelé le vendeur à l'expertise, ne l'assigne pas dans les trois jours comptés à partir du lendemain de la clôture du procès-verbal ; ainsi encore, l'assignation tardive est nulle et l'action irrecevable, quand, le vendeur n'ayant pas été appelé à l'expertise dans les délais des articles 5 et 6, l'acheteur n'a pas observé lesdits délais pour intenter sa demande. Toutefois, si le vendeur n'oppose pas la prescription, s'il n'allègue pas la déchéance du demandeur, le tribunal ne peut pas d'office rejeter la demande tardive, introduite par l'acheteur. Le vendeur peut donc renoncer à se prévaloir de la prescription et consentir à laisser juger le procès, comme si l'action avait été intentée dans les délais ; seulement, en pareil cas, il faudra que l'expertise ait été provoquée dans le délai de l'article 5, sans quoi l'acheteur devrait prouver que le vice existait au moment de la vente.

Lorsque c'est par la faute d'un tiers que l'acheteur a laissé expirer les délais légaux, avant d'assigner son vendeur, il est déchu du droit d'exercer l'action en garantie contre ce dernier, qui peut opposer la prescription; mais il peut agir en dommages-intérêts (art. 1382 Cod. civ.) contre le tiers. Ainsi, l'huissier, qui, par sa négligence, assigne tardivement, est responsable vis-à-vis de l'acheteur. Que si le tiers avait agi frauduleusement, après entente avec le vendeur, il y aurait dol, et en ce cas, comme en tous cas où il y a eu manœuvre frauduleuse de la part du vendeur, pour empêcher l'acquéreur d'examiner convenablement l'animal, pour dissimuler ou faire disparaître temporairement un vice, qui n'aurait dès lors pu être constaté qu'après l'expiration des délais, l'action rédhibitoire est prescrite, et le vendeur peut opposer la prescription ; mais l'acheteur peut alors demander, pendant dix ans, la nullité de la vente et des dommages-intérêts, en prouvant le dol.

Lorsque les parties (vendeur et acheteur) s'entendent pour résilier amiablement la vente, avant l'assignation, cette convention doit être rédigée par écrit, si la vente dépasse 150 francs, car il pourrait arriver que le vendeur de mauvaise foi refusât de reprendre l'animal et opposât ensuite la prescription à l'acheteur, qui, s'étant laissé tromper, intenterait son action après l'expiration du délai.

3° **Résumé des formalités à remplir pour exercer l'action en garantie. Modèles de requête.** — Dans tous les cas, quel que soit le délai pour assigner en garantie, l'acheteur doit, sous peine de perdre son droit, adresser, dans le délai franc de neuf ou de trente jours, au juge de paix du lieu où se trouve l'animal, une requête en vue de provoquer la nomination d'experts (voir ci-après des modèles de requête). En même temps, il demande, s'il y a lieu, à être dispensé d'appeler le vendeur à l'expertise.

L'ordonnance de nomination étant rendue, l'acheteur, à moins que le juge de paix n'ait autorisé son exécution avant enregistrement, la fait enregistrer; ensuite, il avise les experts, soit de vive voix, soit par lettre, soit par un exploit d'huissier; si un ou plusieurs experts n'acceptent pas, il provoque leur remplacement.

Lorsqu'il a été dispensé d'appeler le vendeur à l'expertise, l'acheteur doit l'assigner devant le tribunal compétent dans les délais des articles 5 et 6 de la loi du 2 août 1884 ; puis, quand le procès-verbal de l'expertise a été dressé, il doit le signifier au vendeur ; il peut d'ailleurs, quand l'expertise a été terminée avant l'expiration des délais de l'assignation, signifier le procès-verbal dans l'exploit qui contient l'assignation.

Lorsqu'il n'a pas été dispensé d'appeler le vendeur à l'expertise, l'acheteur, après avoir obtenu des experts la fixation du jour et de l'heure de l'expertise, devra citer à cette opération son adversaire dans les délais des articles 5 et 6 de la loi du 2 août 1884. Puis, lorsque le procès-verbal de l'expertise aura été clôturé, il devra, tout en le signifiant au vendeur, assigner ce dernier devant le tribunal compétent dans les trois jours.

MODÈLES DE REQUÊTE.

1° Requête pour obtenir la nomination d'experts, afin de faire constater l'existence d'un vice rédhibitoire prévu par la loi du 2 août 1884.

Monsieur le Juge de paix de...

Je soussigné (*nom, prénoms, qualité, profession, domicile de l'acheteur*), ai l'honneur de vous exposer que (*jour, mois, année de l'achat*), j'ai acheté (*lieu de l'achat, prix d'achat, jour de la livraison*) de (*nom, prénoms, qualité, profession, domicile du vendeur*) un cheval (*signalement de l'animal*). Ce cheval me paraît être atteint d'un vice rédhibitoire (*désignation du vice*) ; je vous prie en conséquence de vouloir bien nommer un expert vétérinaire (ou trois experts) pour visiter l'animal et constater l'existence du vice désigné ou de tout autre vice rédhibitoire que l'expertise pourrait révéler.

Fait à (*lieu, jour, mois, an de l'écrit*).

(*Signature du requérant.*)

MONSIEUR LE JUGE DE PAIX DU TROISIÈME CANTON DE L.

Le sieur X... (Jean-Baptiste), marchand de chevaux, demeurant à L., Grande-Rue de la G., n° 120, a l'honneur de vous exposer que le 20 septembre 1892, il a acheté sur le marché aux chevaux de cette ville, au prix de cinq cents francs payés comptant, du sieur M. (Pierre), marchand de chevaux à V. (Isère), un cheval hongre de race bressane, propre au trait, à tous crins, sous poil bai cerise, avec quatre balzanes, âgé de cinq ans, taille de 1 mètre 54 sous potence. Ce cheval lui paraît être atteint d'un vice rédhibitoire désigné sous le nom de boiterie ancienne intermittente.

C'est pourquoi l'exposant vous prie, Monsieur le Juge de paix, en vertu de l'article 7 de la loi du 2 août 1884, de nommer un ou trois experts vétérinaires, afin de procéder à la visite du cheval dont il s'agit, constater s'il est atteint de boiterie ancienne intermittente ou de tout autre vice rédhibitoire, pour être ensuite statué ce qu'il appartiendra.

Fait à Lyon, le vingt-quatre septembre mil huit cent quatre-vingt-douze.

Signé : X... (Jean-Baptiste).

2° *Requête pour obtenir la nomination d'experts, afin de faire constater l'existence d'un vice rédhibitoire entraînant l'inutilisation totale ou partielle d'un animal de boucherie.*

MONSIEUR LE PRÉSIDENT DU TRIBUNAL CIVIL DE...

Je soussigné (*nom, prénoms, qualité, profession, domicile de l'acheteur*), ai l'honneur de vous exposer qu'il m'a été saisi (*jour, mois, an de la saisie)* à *(lieu de la saisie)* par *(personne qui a saisi, sa qualité)* un ou des *(animaux, signalement)* pour *(motif de la saisie)*. Cet animal avait été acheté par moi *(jour, mois, an, lieu et prix de l'achat)* du sieur *(nom, prénoms, qualité, profession, domicile du vendeur)*; et comme j'ai lieu de penser que la maladie, qui a motivé la saisie, existait au moment de la vente, je vous prie de vouloir bien nommer un *(ou plusieurs experts)* expert vétérinaire pour constater l'état du cadavre, et apprécier s'il y a vice rédhibitoire.

Fait à *(lieu, jour, mois, an de la requête)*.

(Signature du requérant.)

CHAPITRE IX

MISE EN FOURRIÈRE. — EXPERTISES : NOMINATION, DEVOIRS ET DROITS DES EXPERTS. PROCÈS-VERBAUX D'EXPERTISE.

I. — MISE EN FOURRIÈRE.

La mise en fourrière est le dépôt de l'animal litigieux chez un tiers non partie au procès. Ce dépôt, quand il a lieu, est ordinairement fait dans l'écurie d'une auberge, dans l'écurie d'un individu, qui tient pension de chevaux, dans l'écurie d'un vétérinaire, dans les hôpitaux d'une École vétérinaire. Le dépositaire, chargé de nourrir et de soigner l'animal litigieux, moyennant une rétribution journalière, qui varie suivant les lieux, est responsable de tous les accidents et détériorations résultant de son fait, de sa faute, ou de sa négligence; il ne peut, en aucun cas, se servir de l'animal, il ne peut ni le faire travailler, ni le prêter, ni le louer; il doit le nourrir et le soigner convenablement (voir Dépôt).

Ordinairement c'est l'acheteur, qui se décide à déposer l'animal litigieux en fourrière, quand il se dispose à agir contre son vendeur, ou quand il vient de remplir les formalités de la mise en règle. Et, lorsque le dépôt a été ainsi volontairement effectué par l'acquéreur, ce dernier a tous les droits et tous les devoirs d'un déposant : bien que les frais de la fourrière incombent au perdant, il est tenu d'en faire l'avance ; il répond du dépositaire vis-à-vis du vendeur ; il peut déplacer l'animal et changer le dépositaire ; il peut faire visiter l'animal par un vétérinaire autre que l'expert ; il peut donner les ordres et les instructions, qu'il juge convenables au dépositaire, qui, ne connaissant que le déposant, refusera de laisser visiter l'animal litigieux par quiconque se présentera dans ce but, avant ou après l'expertise, en l'absence de l'acheteur et sans son consentement.

Le vendeur et l'acheteur peuvent décider, à la suite d'un accord, intervenu entre eux à ce sujet, que l'animal litigieux sera déposé, jusqu'à la fin du procès, chez un dépositaire choisi par eux (séquestre conventionnel). Dans cette hypothèse, qui se présente rarement, l'animal ne peut être examiné par un vétérinaire autre que l'expert judiciaire qu'autant que le vendeur et l'acheteur ont donné leur consentement ; l'animal ne peut être remis, à moins d'arrangement nouveau, qu'à celle des parties, qui en sera déclarée propriétaire par le jugement ; le dépositaire est responsable vis-à-vis du vendeur et de l'acheteur, qui sont solidairement obligés quant au paiement du prix.

La mise en fourrière (séquestre judiciaire) peut être ordonnée par la justice (jugement du tribunal saisi, ordonnance sur référé), sur la demande de l'acheteur ou du vendeur ou de l'expert. Le vendeur et l'expert ont quelquefois intérêt à demander que l'animal soit mis en fourrière ou changé de dépositaire, soit pour éviter qu'on lui fasse accomplir des travaux plus ou moins pénibles, soit pour lui faire suivre un traitement et un régime appropriés à son état, soit pour empêcher l'emploi de manœuvres propres à nuire à l'expertise, etc., etc. En ce cas, lorsqu'il s'agit du dépôt ordonné par la justice, le dépositaire ne connaît ni le vendeur ni l'acheteur ; il ne doit laisser visiter l'animal à aucun vétérinaire, autre que l'expert judiciaire, qui ne sera pas autorisé par le tribunal ou par les deux parties ; le prix de la fourrière sera payé par le perdant, et, à défaut de paiement, le dépositaire, comme dans les autres cas, aura le droit de retenir l'animal comme gage de sa créance, et, au besoin, de le faire vendre en s'adressant à la justice.

Si le dépôt de l'animal litigieux chez un tiers offre parfois des avantages, parce que l'acheteur ne veut pas assumer la charge de le garder pendant le cours du procès, parce qu'il y a lieu de se méfier de la partie qui le détient ou du dépositaire qui l'a déjà reçu, parce que la mise en fourrière peut faciliter les opérations des experts, il ne faut pas méconnaître qu'elle offre souvent de sérieux inconvénients. En dehors des cas où l'animal est atteint d'une maladie contagieuse, et où le déplacement en vue de la mise en fourrière doit être évité, il y a aussi d'autres circonstances dans lesquelles il sera bon d'en user le moins possible. Dans le cas où il s'agit d'une maladie contagieuse, l'acheteur, qui agira en nullité, ne devra pas déplacer l'animal, et l'expert ne devra pas non plus demander sa mise en fourrière, car il faut avant tout ne pas disséminer les germes de la contagion ; et même le tribunal violerait la loi sanitaire, s'il ordonnait la mise en fourrière en pareils cas. D'ailleurs l'acheteur, qui aurait déplacé l'animal, atteint de maladie contagieuse, de son propre chef, pourrait être poursuivi pour infraction à la loi sanitaire, et il serait responsable (art. 1382 Cod. civ.) des dommages causés par la propagation de la maladie. Il en serait de même de l'expert, si, pendant la fourrière, il avait, faute de faire appliquer les mesures sanitaires indispensables, laissé la maladie se propager. D'autre part, la mise en fourrière devient très onéreuse, lorsqu'elle doit être longtemps prolongée; et d'ailleurs elle nuit souvent à la santé des animaux, par suite de la longue inaction qu'elle entraîne, et par suite des mauvais soins dont ils sont l'objet. C'est ce qui arrive souvent quand il s'agit de la fluxion périodique des yeux, dont la constatation peut exiger des semaines; aussi vaut-il beaucoup mieux, en pareil cas, laisser l'animal chez l'une des parties, chez l'acheteur, qui l'utilisera, et de la sorte les frais seront amoindris.

Quand, à propos de la fluxion périodique des yeux ou de tout autre vice, l'animal litigieux est resté en fourrière et s'y est détérioré, le vendeur peut-il ensuite arguer de ce fait pour demander que la vente ne soit pas résiliée, ou pour demander des dommages-intérêts à l'acheteur? En aucun cas, le vendeur ne peut s'opposer à la résiliation de la vente, parce que l'animal s'est détérioré, a maigri par le seul effet de la longue inaction, et sans l'intervention active du dépositaire ou de l'acquéreur; mais, en ce qui concerne la demande de dommages-intérêts, il faut distinguer, suivant que l'animal a été mis en fourrière par l'acheteur, ou par ordre du tribunal, ou sur la demande de l'expert.

Quand le dépôt en fourrière a été volontaire de la part de l'acheteur, et lorsqu'il y a eu faute, négligence du dépositaire, le vendeur peut, à son choix, demander des dommages-intérêts au dépositaire ou au déposant ; s'il les demande au déposant, celui-ci aura recours contre le dépositaire. Quand la mise en fourrière a été demandée par le vétérinaire expert, ou ordonnée par le tribunal, le vendeur doit demander les dommages-intérêts, s'il y a lieu (faute, négligence), au dépositaire.

Les frais de la fourrière, comme ceux du procès, sont à la charge du perdant. On a dit qu'ils pouvaient être comptés à partir du jour de la mise en règle, lors même que le dépôt en fourrière aurait été effectué plus tard ; mais il convient de ne les compter que du jour où l'animal a été effectivement placé en fourrière, car, tant que l'acheteur l'a gardé chez lui, il a pu l'utiliser et s'indemniser ainsi des frais d'entretien. Quant aux prix demandés par les dépositaires, ils varient beaucoup suivant les lieux; mais, si le perdant les trouve trop élevés, il peut demander au tribunal d'en fixer la quotité. Lorsque la fourrière a été ordonnée par jugement du tribunal saisi, les frais rentrent dans les frais et dépens du procès et ne modifient ni la compétence ni le taux du premier ou dernier ressort ; mais il en est autrement, quand il s'agit de la fourrière volontaire, ses frais jusqu'à l'assignation devant compter pour déterminer la compétence et pour fixer le taux du premier et du dernier ressort.

II. — EXPERTS. EXPERTISES.

Art. 7 (L. 2 août 1884). — Quel que soit le délai pour intenter l'action, l'acheteur, à peine d'être non recevable, devra provoquer dans les délais de l'article 5, la nomination d'experts chargés de dresser procès-verbal; la requête sera présentée verbalement ou par écrit au juge de paix du lieu où se trouve l'animal; ce juge constatera dans son ordonnance la date de la requête et *nommera immédiatement un ou trois experts qui devront opérer dans le plus bref délai. Ces experts vérifieront l'état de l'animal, recueilleront tous les renseignements utiles, donneront leur avis, et, à la fin de leur procès-verbal, affirmeront par serment la sincérité de leurs opérations.*

L'article 7 veut que le juge, chargé de désigner (juge de paix du lieu où se trouve l'animal) les experts, procède à leur nomination immédiatement, c'est-à-dire, le plus tôt qu'il lui sera possible. La loi lui laisse le soin de décider s'il convient de désigner un ou trois experts, et elle ne l'oblige pas à les choisir parmi les vétérinaires. Lors de la discussion de l'article précité à la Chambre des députés, il fut demandé que son second paragraphe fût modifié ainsi qu'il suit: « Ces experts, qui devront être munis du diplôme de vétérinaire, délivré dans une des Écoles vétérinaires de France, etc. »; cette modification, qui eût donné aux vétérinaires le *monopole* des expertises, était inspirée par le souci de l'intérêt général autant que par le désir de rehausser la profession vétérinaire en établissant une distinction entre les empiriques, les guérisseurs et les vétérinaires. Voici, puisées dans la réponse du rapporteur, les raisons qui décidèrent la Chambre à ne pas voter la modification demandée; tout d'abord, le député (il était vétérinaire), auteur de l'amendement, fut accusé de demander, pour ses confrères, un *privilège* « qui n'existe pas même pour les médecins; jamais on n'a imaginé d'obliger les juges dans les questions où les lumières médicales sont utiles et nécessaires, de choisir des médecins munis de tel diplôme. Or, *on peut être vétérinaire* et exercer cet art sans avoir de diplôme. Tout le monde a le droit de le faire. Le privilège n'existe pas. Il arrive tous les jours que des *maréchaux experts* font métier de vétérinaire. J'ajoute qu'il y a des cantons en très grand nombre en France où il n'y a pas de vétérinaires et où certains cultivateurs exercent cette profession au profit de leurs voisins. Il n'y a donc pas de privilège.

« Je vois bien l'intérêt de la question, — je ne parle pas de l'intérêt de camaraderie, auquel mes paroles pourraient faire croire à tort que je faisais allusion tout à l'heure, — mais l'intérêt qu'il y a à ce que la justice soit le plus éclairée possible. Je l'approuve fort cet intérêt; mais alors ce que je comprends, c'est que, dans une circulaire, M. le Ministre de la justice invite les juges de paix à commettre, toutes les fois qu'il sera possible, des vétérinaires diplômés plutôt que tous autres hommes de science spéciale; je conçois qu'il y ait dans la circulaire : « toutes les fois que cela sera possible ».

« Mais, je le répète, il y a des cantons où il n'y a pas de vétérinaires. Je me rappelle même une discussion toute récente où l'on disait qu'il n'y avait que deux vétérinaires en Corse. Je crois qu'il y en a trois. Eh bien, en présence de ce fait, comment l'amendement de l'honorable M. Bernard serait-il acceptable?

« Ce que nous cherchons, c'est d'éviter des frais, c'est de faciliter les transactions. Si vous voulez que le juge de paix, qui n'aura pas près de lui un vétérinaire diplômé, soit obligé de l'aller chercher au loin quand il a à sa disposition un homme en état d'examiner la question, vous imposez aux plaideurs une charge excessive.

« Le désir de l'honorable M. Bernard peut trouver une satisfaction légitime dans une circulaire de M. le Ministre de la justice. Mais mettre dans la loi que, lorsqu'il n'y aura pas de vétérinaire dans le canton, le juge de paix sera obligé, coûte que coûte, d'en chercher un au loin, c'est ce que la Chambre ne peut accepter; elle repoussera donc l'amendement. »

Il est inutile de relever ce qu'il y a d'inexact et d'affligeant, pour les vétérinaires, dans les assertions du rapporteur ; heureusement, personne ne croira jamais qu' « *on peut être vétérinaire..., sans avoir de diplôme* », car l'ordonnance du 1er septembre 1825 dit tout le contraire. Quant au titre de *maréchal expert*, la jurisprudence a décidé que les maréchaux n'avaient pas le droit de se l'attribuer. Ce qu'il importe de retenir, c'est un passage de l'exposé des motifs, invoqué plus haut à propos de la citation du vendeur à l'expertise,

« à ce moment d'ailleurs la conciliation est encore facil et l'on peut espérer que le médecin-vétérinaire, s'il es consciencieux et capable, pourra terminer à l'amiabl le plus grand nombre des contestations ». Ne semble-t-i pas que, malgré les assertions du rapporteur, il est dans l'esprit de la loi que les juges de paix doivent porter leur choix sur des vétérinaires.

Les vétérinaires, désignés comme experts, peuvent ainsi qu'on l'a vu, refuser la mission, qui leur est confiée sans être obligés de donner des motifs de leur non-acceptation; mais généralement ils acceptent; et, dans ce cas, ils sont tenus de remplir la mission, dont ils se sont chargés, sous peine de supporter tous frais frustratoires et d'être condamnés à des dommages et intérêts (art 316 Cod. pr. civ.). Toutefois, même après avoir tout d'abord accepté, ils peuvent invoquer des causes légitimes d'excuse, lorsqu'ils sont empêchés de remplir leurs fonctions par quelque maladie grave, par l'exercice de quelque fonction publique, par quelque voyage obligé, par un changement de domicile, etc.

1° **Prestation de serment.** — En toutes matières, autres que celles prévues par la loi du 2 août 1884, les experts sont tenus, avant de commencer leurs opérations, de prêter serment, à moins d'en avoir été dispensé par les parties ou par le tribunal; il en est ainsi pour les experts nommés en vue de constater l'erreur substantielle, le dol, l'existence d'une maladie contagieuse ou d'un vice rédhibitoire conventionnel; la prestation préalable du serment n'est supprimée qu'en matière de vices rédhibitoires légaux, mais alors les experts doivent, à la fin de leur procès-verbal, affirmer par serment la sincérité de leurs opérations.

Lorsque la formalité du serment doit être réalisée (erreur substantielle, dol, maladie contagieuse, vice rédhibitoire conventionnel), les experts, avant de commencer leur expertise, vont le prêter devant le juge qui les a nommés (juge de paix, président du tribunal civil, président du tribunal de commerce) ou devant celui qui a été désigné pour le recevoir. Il n'est pas nécessaire que les parties soient appelées à la prestation de serment; mais il est bon que l'expert se fasse accompagner par le demandeur, si cela est possible, afin de lui faire avancer les frais et de n'avoir rien à débourser lui-même. La prestation de serment étant obligatoire dans les espèces précitées, l'expert, qui omettrait cette formalité, ou qui ne la remplirait qu'après avoir déjà commencé son expertise, encourrait une certaine responsabilité, car son opération pourrait être annulée, le défaut de prestation de serment pouvant entraîner, sur la demande de l'une des parties, la nullité de l'expertise, ainsi que de nombreuses décisions de la jurisprudence l'ont admis. Mais la nullité de l'expertise pour violation d'une forme substantielle, n'empêchant pas l'acquéreur de conserver son droit, le tribunal peut faire procéder à une nouvelle expertise, soit par les mêmes experts, soit par d'autres. D'ailleurs, le défaut de prestation de serment se couvre par le consentement des parties; et, quand les experts ont été nommés par un jugement, qui, en les désignant, les a dispensés du serment, ils sont réputés en avoir été dispensés par les parties. De même, si, après avoir procédé à une première expertise, les mêmes experts sont chargés de faire un supplément d'expertise, pour donner des éclaircissements, qu'ils avaient omis, ils peuvent faire le supplément d'opérations sans nouvelle prestation de serment, s'ils ont déjà rempli cette formalité, ou s'ils en ont été valablement dispensés lors de la première expertise.

Le juge qui reçoit la prestation de serment, en dresse procès-verbal et indique, sur cette pièce, le jour, l'heure et le lieu que l'expert a fixés pour faire son expertise ; si les parties sont présentes à la prestation du serment, cette indication équivaudra à une sommation d'assister à l'opération des experts. Si les parties sont absentes, l'acheteur devra être informé des lieu, jour et heure de l'expertise, afin qu'il puisse sommer le vendeur de s'y présenter, et afin de pouvoir y assister lui-même; mais la présence des parties et la sommation faite au vendeur ne sont pas indispensables.

L'expert, qui a prêté serment, doit remplir sa mission dans le plus bref délai possible, sous peine d'être condamné à tous les frais frustratoires et à des dommages-intérêts, s'il y a lieu ; cependant la responsabilité de l'expert ne peut être engagée, qu'autant qu'il y a négligence de sa part, et que cette négligence préjudicie à l'une des parties, étant admis d'ailleurs que l'acheteur ne perd pas son droit dès qu'il s'est mis en règle dans les délais légaux. Ordinairement les experts doivent prêter serment le jour ou le lendemain du jour où ils ont reçu leur nomination, et commencer leur expertise le jour ou le lendemain du jour où ils ont prêté serment, à moins que, sur la demande de l'acquéreur, ils ne consentent à différer leur opération, pour donner au vendeur le temps de venir y assister. S'ils attendent plus longtemps, sans que l'acheteur ait consenti ou demandé, et si ensuite la constatation du vice devient impossible pour une cause ou pour une autre, ils peuvent être poursuivis en vertu de l'article 1382 du Code civil; mais il reste bien entendu que leur responsabilité n'est engagée que s'ils ont prêté serment; car, s ils ne se sont pas présentés pour prêter serment, ils sont par cela même réputés avoir refusé, et l'acheteur doit s'imputer de n'avoir pas fait nommer d'autres experts. Si, grâce au retard apporté par les experts dans l'accomplissement de leur mission, le vendeur a éprouvé un préjudice, il a le droit de se retourner contre eux.

L'expert nommé, une fois qu'il a prêté serment, a certaines prérogatives et certains droits ; il peut fixer le lieu de l'expertise, ainsi que le jour et l'heure ; il peut demander que l'animal soit déplacé et mis en fourrière ; il jouit d'une grande latitude pour remplir sa mission ; mais il ne peut pas s'opposer à ce que l'expertise soit suivie par les parties intéressées ou leurs représentants, vétérinaires ou autres. A-t-il droit à l'expertise, et le demandeur peut-il, sans s'être entendu avec son adversaire, lui ordonner de surseoir à son opération ? L'expert, qui a prêté serment, a déjà et de ce chef droit à des honoraires pour une vacation; mais si, avant qu'il ait commencé ses opérations, les parties s'entendent et règlent amiablement leur affaire, il n'a pas droit à l'expertise, dès que l'arrangement a été porté à sa connaissance; il doit donc ne pas commencer son opération ou la suspendre aussitôt. Mais il n'en sera pas de même, si l'acheteur lui demande de surseoir à son opération sans s'être arrangé avec son adversaire ; en ce cas, l'expert peut déférer au désir du demandeur, ou continuer son expertise, ou la commencer, s'il ne l'a déjà fait.

D'où il faut conclure : que l'expert nommé, qui a prêté serment, a droit à l'expertise toutes les fois que les parties n'ont pas transigé ; qu'une partie n'a pas le droit de déplacer, de soustraire l'animal, le cadavre ou les pièces de l'expertise à l'examen de l'expert. S'il arrivait à ce dernier de se trouver dans l'impossibilité d'examiner l'animal litigieux, si l'acheteur l'avait soustrait, détourné, déplacé, il ferait constater par un huissier sa tentative et l'impossibilité où il est de faire son examen ; ses honoraires seraient ainsi dus par l'acquéreur, qui perdrait son procès devant le tribunal, et serait condamné aux dépens.

En matière de vices rédhibitoires, prévus par la loi du 2 août 1884, les experts « affirmeront par serment, à la fin de leur procès-verbal, la sincérité de leurs opérations ». On s'est demandé si le législateur de 1884, en enjoignant aux experts d'affirmer par serment, à la fin de leur procès-verbal, la sincérité de leurs opérations, avait voulu déroger aux prescriptions du Code de procédure civile, s'il avait voulu remplacer le serment préalable par un serment postérieur, s'il avait voulu obliger les experts à venir affirmer par serment la sincérité de leurs opérations devant le juge de paix qui les a nommés.

On a soutenu : que « la loi du 2 août ne met nullement en échec les principes du Code de procédure en matière d'expertise ; que la disposition de l'article 7 n'a d'autre portée que celle d'une formule, qui devra terminer le rapport des experts, qui prêteront donc serment préalable devant le juge de paix, comme précédemment, et qui réitéreront ensuite, par écrit, *à la fin de leur procès-verbal*, l'affirmation sous serment de la sincérité de leurs opérations. Dans cette loi, disent les partisans du serment préalable, l'intention du législateur de déroger, en cette circonstance, aux règles ordinaires de la procédure, ne ressort ni du texte de la loi, ni des travaux qui l'ont précédée, ni des débats devant les Chambres. Le texte de la loi, interprété littéralement, n'impose en effet aux experts qu'une affirmation *par écrit* à la fin de leur procès-verbal. « Ils affirmeront par serment, *à la fin de leur procès-verbal*, la sincérité de leurs opérations, dit l'article 7. Le législateur ne dit point *qu'après avoir terminé leurs opérations*, ils en affirmeront par serment la sincérité, ce qui serait, sans aucun doute, une affirmation verbale, un serment prêté ; il ne s'agit que d'affirmer à la fin du procès-verbal, c'est-à-dire *en le clôturant*, que les opérations ont été sincèrement accomplies et, selon nous, conformément au serment déjà prêté » (*Journal des Greffiers*, 1885).

Pour d'autres, « la formalité consisterait, pour les experts, à se présenter après leur rapport dressé et avant sa clôture, devant le juge de paix qui les aura commis. Ils affirmeraient par serment, devant ce magistrat, la sincérité de leurs opérations. Il en serait dressé procès-verbal par le juge de paix, et aussitôt après les experts clôtureraient leur procès-verbal et le déposeraient au greffe de la justice de paix. Ainsi, serait régulièrement accomplie cette formalité de serment prescrite aux experts, en évitant cette anomalie de voir des experts se prêtant à eux-mêmes et devant eux-mêmes le serment d'avoir bien et fidèlement rempli leur mission » (É. Lepelletier).

Aucune de ces deux manières de voir ne doit être admise, ainsi que cela résulte de l'exposé des motifs de la loi de 1884, dans lequel on lit : « les pouvoirs des experts sont plus complètement définis ; ils sont étendus; la loi leur donne le droit d'entendre des témoins à titre de renseignement; ils sont dispensés de prêter serment préalable, ce qui entraînerait une dépense inutile; mais ils sont tenus d'affirmer par serment, dans leur procès-verbal même, la sincérité de leurs opérations ». En conséquence, lorsqu'il s'agit de la constatation d'un vice rédhibitoire, prévu par la loi du 2 août 1884, les experts, une fois avisés de la mission qui leur est confiée, doivent, sans aller prêter serment entre les mains de personne, « opérer dans le plus bref délai ». Ils ne doivent prêter serment ni avant l'expertise, ni après ; ils doivent se borner à affirmer par serment, en terminant leur procès-verbal, avant de le signer, la sincérité de leurs opérations. Les frais de toute prestation de serment, antérieure ou postérieure à l'expertise, seraient (vacation d'expert, honoraires du greffier, enregistrement) à leur compte, si, par oubli des dispositions de la loi, ils remplissaient cette formalité. D'autre part, si les experts ont prêté serment préalable devant le juge de paix, ils ne peuvent pas se dispenser d'affirmer par serment, à la fin de leur procès-verbal, la sincérité de leurs opérations, sous peine de nullité. En tous cas, même lorsqu'il y a eu prestation préalable de serment (les frais restant alors à la charge de l'expert), l'expertise est irrégulière et doit être déclarée nulle, lorsque l'expert n'a pas affirmé par serment, dans son procès-verbal, la sincérité de ses opérations ; cette manière de voir a été consacrée par la jurisprudence (trib. Semur, 2 juin 1887 ; — trib. civ. Caen, 2 août 1887; — trib. civ. Lons-le-Saulnier, 25 mai 1893). D'ailleurs, la nullité de l'expertise, prononcée pour ce motif entraîne la non-recevabilité de l'action, quand elle n'a pas été intentée dans les délais des articles 5 et 6 de la loi de 1884; quand l'assignation n'a été donnée que dans les trois jours à compter de la clôture du procès-verbal, et quand les délais prévus par les articles 5 et 6 sont écoulés; en pareils cas, l'expert est civilement responsable (art. 1382 Cod. civ.) vis-à-vis du demandeur, à qui il a par sa faute fait perdre son droit à la garantie.

2° **Expertises, rôle et devoir des experts.** — Les experts, après avoir prêté serment, quand il y a lieu (erreur substantielle, dol, maladie contagieuse, vice rédhibitoire conventionnel, dommages et intérêts), sont tenus d'opérer suivant certaines règles, qui sont résumées ci-après, à propos des expertises en matière de vices rédhibitoires légaux, et qui peuvent être étendues aux expertises relatives à d'autres matières. Ils doivent opérer le plus promptement possible, au jour et à l'heure indiqués.

En matière de vices rédhibitoires légaux, les experts doivent opérer dans le plus bref délai, aussi promptement que possible; mais ils ne sont pas tenus d'opérer dans le délai de la garantie; et l'expertise, terminée ou commencée et terminée après l'expiration dudit délai, n'est pas nulle. D'ailleurs, souvent les experts se trouvent dans l'impossibilité de commencer immédiatement leurs opérations, notamment, lorsque le vendeur est appelé à l'expertise. D'autre part, la faute ou la négligence des experts ne peut pas faire perdre le droit de l'acheteur. Après avoir été informés par l'ordonnance, qui les nomme, ou par le demandeur en garantie, du lieu où se trouve l'animal, du jour et de l'heure fixés pour l'expertise (que le vendeur soit ou non appelé à l'expertise, la fixation du jour et de l'heure est ordinairement faite d'un commun accord entre le demandeur et les experts), ils n'auront qu'à être exacts et à se rendre auprès de l'animal litigieux, nantis de l'original ou de la copie de l'ordonnance qui les nomme, sans avoir à se préoccuper si la formalité, imposée par l'article 8 de la loi de 1884 au demandeur en garantie, a été remplie ; toutefois, il sera bon qu'ils engagent l'acquéreur à la remplir s'il ne l'a pas fait. Ils feront convoquer ou convoqueront eux-mêmes, par lettre ou autrement, pour le jour et l'heure de l'expertise, les personnes capables de leur fournir des renseignements, s'ils prévoient qu'ils en auront besoin.

Lorsqu'il s'agit de matières autres que les vices rédhibitoires légaux, l'acheteur fait ordinairement sommer le vendeur d'assister à l'expertise ; cette sommation peut être faite par acte séparé ou dans l'assignation donnée au vendeur pour l'intentement de l'action, quand les experts ont été nommés par ordonnance de référé ; et, quand il s'agit d'une expertise ordonnée par le tribunal au cours du procès, elle peut être faite par exploit d'huissier signifié aux parties, ou par acte d'avoué à avoué, lorsque les parties ont été obligées d'en constituer.

Quelle que soit la matière, objet de l'expertise, la sommation faite au vendeur d'y assister ne doit pas être réitérée pour les vacations suivantes, quand une première est insuffisante.

Dans tous les cas, l'acheteur a un certain intérêt à appeler son vendeur à l'expertise : pour l'amener à reconnaître l'animal et établir ainsi plus facilement son identité ; pour rendre possible une transaction ; pour lui faire suivre les opérations des premiers experts, afin qu'il ne soit pas fondé à demander plus tard une contre-expertise. Aussi, lorsqu'il y aura possibilité d'appeler le vendeur à l'expertise, les experts désignés devront toujours conseiller à l'acheteur de l'appeler, en lui donnant le temps voulu pour qu'il puisse arriver à propos au lieu où elle doit être faite. Toutefois, cette formalité n'est pas prescrite à peine de nullité de l'expertise ; elle n'est pas absolument nécessaire, l'acheteur peut s'en dispenser ; et du reste, il est des cas où elle entraînerait des longueurs, et d'autres où elle est impossible, soit parce qu'il y a urgence (animal mort de maladie contagieuse, etc.), soit parce que le vendeur est trop éloigné.

Le vendeur, sommé d'assister à l'expertise, peut toujours se dispenser d'y venir ; et il en est de même de l'acheteur ; ou bien encore les parties peuvent se faire représenter par un fondé de pouvoirs, par des vétérinaires, chargés de suivre les opérations des experts et de leur faire des observations. Bien que les experts puissent opérer en dehors de la présence des parties, il y a avantage à ce qu'il soit fait autrement, soit en vue d'obtenir des renseignements, soit en vue d'amener un arrangement.

L'expert est astreint à une parfaite exactitude ; au jour et à l'heure indiqués, il doit se trouver auprès de l'animal ; il doit avoir pour règle de conduite d'attendre plutôt que de se faire attendre. Si les parties ou l'une d'elles ne sont pas présentes à l'heure indiquée, il convient qu'il attende quelques instants, soit une demi-heure, après quoi il peut commencer ses opérations, que les parties soient présentes, représentées ou absentes.

Quand les parties sont présentes ou représentées par

leurs fondés de pouvoirs, l'expert reconnaît l'animal devant elles et le leur fait reconnaître ; et, après avoir ainsi établi son identité, il en prend néanmoins un signalement très exact, sans omettre aucune particularité. D'ailleurs, en l'absence des parties, l'identité de l'animal ne peut être établie que grâce au signalement relevé par l'expert.

L'identité de l'animal établie ou assurée (et elle doit toujours l'être pour que l'action, quelle qu'elle soit, puisse être recevable), l'expert provoque et écoute les dires des parties intéressées (acheteur, vendeur) ou de leurs représentants, les interrogeant l'un après l'autre, l'acheteur d'abord et ensuite le vendeur, leur demandant tous les renseignements, qui peuvent lui être utiles, et les invitant à fournir toutes preuves, observations ou explications à l'appui de leurs prétentions respectives. Cela fait, après s'être renseigné très exactement sur la date, le lieu, le jour et les conditions de la vente, sur le jour de la livraison, sur les noms, prénoms, qualité, profession, domicile des parties, sur leurs griefs et leurs prétentions, il doit, avant de procéder à l'examen de l'animal, tenter de les concilier, d'amener un arrangement, une transaction, en leur faisant consentir des concessions réciproques, ou de les décider à recourir à un arbitrage.

Si cette tentative échoue, ou si elle n'a pas pu être faite, parce que les parties, ou l'une d'elles, ont fait défaut, l'expert examine l'animal et le soumet aux épreuves jugées utiles pour la constatation, dont il est chargé. En aucun cas, il n'a le droit de s'opposer à ce que ses opérations soient suivies par les parties, seules, ou assistées d'un conseil quel qu'il soit. Il a toute latitude pour accomplir sa mission : il peut ordonner tous les exercices, toutes les épreuves qu'il croit nécessaires, et se livrer à toutes les recherches, à toutes les investigations, qu'il juge nécessaires ou utiles, pour arriver à se faire une conviction. Toutefois, s'il peut user de tous les moyens d'investigation, qu'il juge propres à faciliter les constatations, qu'il est chargé de faire (on verra, à propos de chaque vice rédhibitoire, ceux qu'il faut mettre en usage), il demeure bien entendu qu'il n'a pas le droit de détériorer l'animal, et qu'il serait responsable des accidents ou détériorations, qui arriveraient par son fait, par sa faute, sa négligence, son imprudence (art. 1382 Cod. civ.). Il demandera l'autorisation des parties intéressées au cas où il croirait utile ou indispensable de pratiquer quelque opération sur l'animal, telle que l'extirpation d'une glande, l'injection d'une substance révélatrice, etc., en vue de faciliter ou d'assurer son diagnostic. Il pratiquera les autopsies avec le plus grand soin, lorsque l'expertise devra être faite sur des cadavres : il recherchera toutes les lésions, tant celles qui ne se rapportent pas à la maladie soupçonnée que celles qui s'y rapportent ; il déterminera la cause de la mort et le plus ou moins de connexité entre les diverses lésions ; il appréciera très exactement les caractères, la nature et l'importance de toutes les altérations, afin de pouvoir attribuer à chacune son rôle, son âge, son influence ; il ne négligera aucun moyen (examen bactériologique, inoculations) de déterminer la nature exacte des lésions, quand il soupçonnera l'existence d'une maladie contagieuse. Il pourra d'ailleurs, en cas d'expertise sur un cadavre, prélever des lésions, les placer dans un liquide conservateur et les sceller devant les parties, en faisant apposer leur signature sur le scellé, ou les faire sceller par un huissier, etc. ; cette précaution est de la plus grande utilité ; quand le tribunal n'est pas suffisamment édifié par une première expertise, elle en rend une seconde possible.

En matière de vices rédhibitoires, et lorsqu'il s'agit de les constater sur le vivant, l'expert, après s'être renseigné, auprès de l'acheteur et du chargé de fourrière, sur les conditions dans lesquelles se montre le ou les vices soupçonnés, procède à l'examen de l'animal avec tout le soin dont il est capable, et recherche les symptômes du vice désigné dans la requête, en examinant les appareils ou organes qui peuvent en être le siège. Il demande d'ailleurs à l'acheteur ou au dépositaire si l'animal n'a pas présenté d'autres caractères de vice rédhibitoire, et il peut rechercher de son côté s'il n'existe pas un vice rédhibitoire autre que celui, désigné, à tort ou à raison, dans la requête. Quand la requête ne désigne nominativement aucun vice, l'expert doit s'assurer si l'animal est exempt de tous symptômes pouvant faire soupçonner l'existence d'une maladie rédhibitoire quelconque ; il procède par voie d'exclusion, en s'assurant successivement si chacun des vices rédhibitoires, désignés par la loi, existe ou n'existe pas. Dans son examen de l'animal litigieux, l'expert, tout en procédant avec célérité, en vue d'opérer dans le plus bref délai possible, doit prendre le temps qui lui est nécessaire ; il peut demander la mise en fourrière, mais seulement quand il la juge utile ou indispensable à la constatation, qu'il est chargé de faire ; il peut et doit user de tous les moyens de constatation, qui lui semblent utiles, pourvu qu'il ne détériore pas l'animal ; il l'examine, dans les diverses situations, dans lesquelles il juge à propos de le placer, au repos, en mouvement, pendant qu'il mange, pendant qu'il boit, pendant qu'il travaille, pendant qu'on le soumet aux allures diverses, au pas, au trot, au tourner, au reculer, au tirer, etc. ; il recherche les symptômes du vice soupçonné ou de tout autre, examine les régions et les organes où ils peuvent siéger ; il peut faire déferrer l'animal, etc.

En toute matière, l'expert peut être investi, par le jugement, qui le nomme, du pouvoir de se renseigner auprès des personnes, qui peuvent lui fournir des indications utiles, d'apprécier ces renseignements et de les utiliser en vue d'établir ou d'étayer ses conclusions. En ce qui concerne les vices rédhibitoires, la loi de 1884 donne à l'expert le droit de recueillir tous les renseignements utiles ; il devra donc prendre, auprès de toutes personnes, capables de lui en fournir, tous les renseignements, dont il croira avoir besoin, et qu'il pourra obtenir : sur les conditions dans lesquelles l'animal s'est trouvé antérieurement à la vente et depuis la livraison; sur les circonstances, qui ont précédé ou accompagné la livraison ; sur les faits, qui ont pu se produire ; sur les influences, qui ont pu favoriser ou empêcher la manifestation du vice, etc. En tous cas, qu'il s'agisse d'expertises en vue de la constatation d'un vice rédhibitoire légal, ou qu'il s'agisse d'une expertise quelconque, pour laquelle le tribunal a autorisé les experts à recueillir des renseignements, il y aura lieu, pour ces derniers, de se montrer très circonspects, de peser les renseignements, qui leur seront fournis, de n'accueillir que ceux qui émaneront de personnes dignes de foi, et de ne prendre en considération que ceux qui seront suffisamment circonstanciés et suffisamment précis.

Durant le cours de ses opérations, l'expert doit prendre des notes, sur tout ce qui lui paraît utile à être relaté dans son procès-verbal. Si une première visite donne un résultat définitif et sûr (positif ou négatif), s'il lui est possible d'arriver à une conclusion immédiate, il doit prononcer la clôture de ses opérations ; il devra en être ainsi toutes les fois que la maladie sera nettement et pleinement caractérisée, et toutes les fois qu'il n'existera aucun indice matériel, aucun signe quelconque, aucun renseignement, de nature à faire soupçonner l'existence de la maladie. Toutes les fois qu'il lui sera possible d'arriver immédiatement à une conclusion certaine, il devra mettre fin à son expertise, pour rédiger ensuite son rapport. Que s'il ne lui est pas possible d'aboutir le premier jour à une conclusion définitive, si les symptômes observés sont insuffisants, obscurs, mal caractérisés, si les renseignements sont équivoques, l'expert peut temporiser et fixer un jour ultérieur pour une nouvelle vacation, tout en ne perdant jamais de vue qu'il doit autant que possible abréger la durée de l'expertise et ne pas multiplier le nombre de ses vacations. Il peut alors rédiger un procès-verbal suspensif, dans lequel il relate ce qu'il a fait, ce qu'il a constaté ou appris, ainsi que le doute, que lui a laissé dans l'esprit cette première expertise ; ou bien il peut se dispenser de rédiger un procès-verbal suspensif, en renvoyant le narré des détails de sa première vacation au moment de la rédaction du procès-verbal définitif. Il est tenu d'indiquer chaque remise des opérations aux parties, qui, par cela même, et sans qu'il soit besoin d'une autre invitation ou sommation, pourront se rendre le jour et à l'heure fixés à l'expertise suivante. Dans tous les cas, que l'expertise soit clôturée ou renvoyée pour surcroît d'investigation, l'expert, sa première vacation terminée, doit tenter encore une fois d'amener les parties, si elles sont présentes, à un arrangement amiable ; ce n'est qu'autant qu'il n'y parvient pas, qu'il doit rédiger son rapport ou procès-verbal en la forme usuelle et le plus tôt possible.

On s'est demandé si, en l'absence de tout signe clinique de morve ou de tuberculose, l'expert pouvait légitimement conclure à l'existence de la maladie d'après la seule réaction provoquée par la malléine ou la tuberculine. On s'est également demandé si l'absence de réaction, à la suite de l'injection de malléine ou de tuberculine, pouvait faire considérer comme non morveux ou non tuberculeux un animal, qui présente néanmoins des signes cliniques de la maladie. A vrai dire, on n'a généralement recours à l'injection de malléine ou de tuberculine qu'autant que les animaux, qui ne présentent aucun signe clinique, ont des antécédents suspects ; et, en pareil cas, il y a lieu d'appliquer la loi du 31 juillet 1895. Que s'il s'agit d'animaux, qui n'offrent aucun signe clinique, et qui n'ont pas des antécédents suspects, la réaction, provoquée par la malléine ou la tuberculine, constitue néanmoins un signe important, dont il faut tenir grand compte ; et, en pareil cas, l'expert, comme le vétérinaire sanitaire, devra surseoir, pour suivre l'animal, et le soumettre plus tard à une nouvelle injection, quand il se sera écoulé un temps suffisant. D'ailleurs, pour affirmer l'existence de la maladie, ou pour conclure qu'elle n'existe pas, l'expert obéira aux mêmes règles que le vétérinaire sanitaire.

D'autre part, lorsqu'il y aura absence de réaction *suffisante* à la suite de l'injection de malléine ou de tuberculine, l'animal, qui présentera des signes cliniques de maladie, ne devra pas être considéré d'emblée comme exempt de morve ou de tuberculose ; il conviendra d'attendre, de recourir à d'autres moyens de diagnostic, à l'inoculation, si c'est possible, et de soumettre, après qu'il se sera écoulé un temps convenable, l'animal à une nouvelle injection du liquide révélateur.

Lorsque l'expert aura pris toutes les précautions nécessaires, pour faire les constatations qui lui sont demandées, lorsqu'il aura suivi les règles, qui seront exposées plus loin à propos de la recherche de chaque vice rédhibitoire, lorsqu'il aura observé celles qui sont enseignées à propos du diagnostic de chaque maladie contagieuse ou autre, lorsqu'il n'aura rien à se reprocher, lorsqu'il sera exempt de faute, de négligence ou d'imprudence, il n'encourra aucune responsabilité dans les cas, où il commettra une erreur de diagnostic. Il va sans dire, d'ailleurs, que, en vertu des articles 1382-1383 du Code civil, les experts seraient passibles des frais d'expertise, si, par leur faute ou leur négligence, leurs opérations avaient dû être annulées.

3° **Rapports ou procès-verbaux des experts.** — Les rapports ou procès-verbaux sont soumis, à peu de choses près, aux mêmes règles, que les experts aient été nommés par ordonnance du juge de paix, ou qu'ils l'aient été par décision d'un tribunal au cours d'un procès, ou qu'ils l'aient été par ordonnance du président d'un tribunal.

A. *Rédaction et dépôt des rapports ou procès-verbaux d'experts.* — Ces rapports ou procès-verbaux doivent contenir l'exposé de la mission accomplie par les experts, et les conclusions qu'ils ont adoptées. Dans ces pièces, les experts doivent : rappeler les pouvoirs à eux confiés par l'ordonnance ou le jugement qui les a nommés ; établir l'identité de l'animal ; relater fidèlement leurs opérations sur le vivant ou sur le cadavre, leurs constatations et les renseignements obtenus ; discuter et apprécier les faits et dires, qui leur paraîtront obscurs ou contradictoires ; donner leur avis sur les témoignages recueillis ; dégager, enfin, sous forme de conclusions ou de réponses nettes et précises, les conséquences ou conclusions, qui découleront de l'ensemble de leur expertise. Quand les experts ont été chargés de procéder à une contre-expertise ou de se prononcer et de donner des éclaircissements à la justice sur la valeur d'une expertise antérieure, leur rapport doit contenir une discussion et une appréciation raisonnées des constatations faites et des renseignements recueillis et se terminer par des conclusions bien motivées.

Que la nomination des experts émane du juge de paix, du président d'un tribunal, ou d'un tribunal, la pièce, dans laquelle ils sont désignés, ordonnance ou jugement, doit leur être remise, ainsi que les pièces (rapports), sur la valeur desquelles ils sont appelés à se prononcer (art. 317 Cod. proc. civ.) ; les parties peuvent faire tels dires et telles réquisitions, qu'elles jugeront convenables, et les experts en feront mention dans leur rapport.

Le procès-verbal d'une expertise doit être rédigé promptement sur le lieu de l'expertise, ou dans le lieu, le jour et l'heure indiqués par les experts. Ordinairement cependant, les experts rédigent leur rapport chez eux, après avoir pris des notes durant leurs opérations. Quand il y a trois experts, le rapport doit être rédigé par l'un d'eux et signé de tous.

Le rapport rédigé, hors du lieu de l'expertise, alors que les experts n'ont indiqué ni le lieu, ni le jour, ni l'heure de la rédaction, n'est pas nul ; et il en est de même du rapport non rédigé par un des experts. Ce rapport est valable, quand il a été dicté par un des experts et signé de tous ; bien plus, quand il y a trois experts, il suffit, pour la validité du rapport, qu'il soit signé par deux, c'est-à-dire par la majorité.

Enfin, les experts peuvent, après avoir procédé ensemble et conjointement à leurs opérations, rédiger séparément leur rapport, quand ils ne sont pas d'accord sur certains points. Cependant il sera préférable de s'en tenir aux règles du Code de procédure ; et les experts, s'ils sont trois, feront bien de ne rédiger qu'un seul rapport et de ne former qu'un seul avis à la pluralité des voix, tout en indiquant, en cas d'avis différents, les motifs des divers avis ainsi que ces divers avis, sans toutefois faire connaître quel a été l'avis personnel de chacun d'eux (art. 318 Cod. proc. civ.). Donc, si les trois experts sont d'accord sur un même avis, cet avis sera inséré comme unanime dans le procès-verbal ; s'ils sont partagés entre deux avis différents, l'avis adopté par deux experts est admis dans le rapport, mais l'avis du troisième expert doit être mentionné et motivé ; si chacun des trois experts a un avis différent, le rapport indiquera chaque avis et les motifs de son auteur, sans toutefois faire connaître son nom. Bien que le nom de l'expert, qui a émis tel ou tel avis, ne doive pas être mentionné, il a été décidé (Cass., 30 janv. 1849) que si, en cas de désaccord, les experts ont rédigé séparément leur rapport, le fait d'avoir ainsi fait connaître le nom de celui qui avait émis chaque avis n'entraînait pas nullité.

Si les experts ne peuvent pas terminer leurs opérations dans une seule vacation, ils devront visiter l'animal litigieux à différentes reprises, et ils pourront, après chaque vacation, rédiger un procès-verbal dans lequel ils relateront ce qu'ils ont fait sans prendre des conclusions, ou bien ils attendront, pour rédiger leur rapport, leur dernière visite, et alors ils mentionneront, dans la même pièce, tout ce qu'ils auront fait; ou bien encore, à chaque visite, ils rendront compte, sur la même pièce, de ce qu'ils ont fait, en mettant la date et leur signature.

En général, les procès-verbaux ou rapports des experts comprennent trois parties: un préambule ou préliminaire, l'exposé des opérations et les conclusions. Dans le préambule ou préliminaire, les experts rappellent ce qui s'est passé avant l'expertise; ils indiquent leurs nom, prénoms, qualité, profession, domicile; ils rapportent la date et le sens de l'ordonnance, ou du jugement qui les a désignés.

Dans le corps de leur procès-verbal, ils rappellent leur prestation de serment, quand elle a eu lieu; ils indiquent le lieu, les jours et heures de leurs vacations; ils donnent très exactement le signalement de l'animal litigieux, les noms, prénoms, qualités, domiciles des parties; ils doivent mentionner si les parties ont reconnu l'animal, relater leurs dires, qui ont de l'importance, et mentionner leur absence, quand elles ne se sont pas présentées; ils font un exposé simple, concis, clair, fidèle et complet des moyens d'investigation qu'ils ont employés, des épreuves auxquelles ils ont soumis l'animal, des opérations qu'ils ont pratiquées, des faits qu'ils ont observés, des symptômes qu'ils ont reconnus, des diverses constatations qu'ils ont faites, des renseignements qu'ils ont recueillis; ils apprécient, en les discutant, les constatations faites et les renseignements recueillis. S'ils ont opéré sur un cadavre, ils doivent faire un procès-verbal scrupuleusement exact et complet; ils doivent indiquer clairement les circonstances, qui ont précédé ou accompagné la mort, le temps écoulé depuis la mort jusqu'au moment de l'autopsie, l'état du cadavre; ils doivent décrire très exactement toutes les lésions, toutes les altérations par eux observées.

Si les parties sont absentes, ou si, étant présentes, le vendeur n'a pas reconnu le cadavre comme étant celui de l'animal vendu par lui, les experts feront bien de garder la peau.

Dans la troisième partie de leur procès-verbal, les experts, se basant sur ce qu'ils ont observé, constaté, appris, relaté et apprécié, donnent leurs conclusions d'une façon catégorique, claire, précise et nette; s'ils ont conservé des doutes, ils les exposent. Lorsqu'il s'agit de la constatation d'un vice rédhibitoire, prévu par la loi du 2 août 1884, ils doivent, sous peine de nullité de l'expertise, affirmer par serment la sincérité de leurs opérations, en ajoutant à leurs conclusions la phrase suivante ou toute autre équivalente: « j'affirme (nous affirmons) par serment la sincérité de mes (nos) opérations »; « j'affirme (nous affirmons) par serment la sincérité de toutes les opérations, constatations, relations, assertions, appréciations et conclusions contenues dans le présent procès-verbal. »

Lorsque les experts concluent à l'existence d'un vice rédhibitoire légal, ils n'ont pas à se prononcer sur la question de savoir s'il est antérieur à la vente ; mais, lorsqu'il s'agit de vices conventionnels ou de maladies contagieuses, etc., l'expert doit déterminer si la maladie est antérieure ou non à la vente; d'ailleurs, même à propos d'un vice rédhibitoire légal, les experts peuvent, quand ils en ont la conviction, conclure qu'il a pris naissance postérieurement à la vente, cas dans lequel le vendeur est exonéré de la garantie.

Les rapports des experts doivent être rédigés sur papier timbré, sur une feuille de 0,60 cent. ou de 1 fr. 20, sans blancs, ni surcharges, ni interlignes; les ratures doivent être approuvées à la fin de l'acte; les renvois sont reportés en marge et paraphés ; aucun mot ne doit être écrit en abrégé; les nombres doivent être écrits en lettres; il faut n'employer que des termes et des dénominations usuels, ordinaires et connus; il faut expliquer les mots techniques, en donnant leur équivalent dans le langage ordinaire; il faut désigner le vice par le nom que la loi a consacré.

Quand il s'agit d'une maladie contagieuse, l'autorité peut avoir prescrit et fait exécuter l'abatage, avant que l'acheteur ait pu accomplir les formalités de la mise en règle. En pareil cas, lorsque l'abatage a été exécuté avant l'expiration des délais de la mise en règle, le procès-verbal de l'agent sanitaire, relatant les symptômes et les lésions de la maladie, pourra tenir lieu de celui des experts.

Il ne suffirait pas de l'ordre d'abatage, il faut de plus

le procès-verbal constatant que la mesure a été exécutée ; aussi l'acheteur devra-t-il exiger que l'occision et l'enfouissement ou la livraison à l'équarrissage aient lieu en présence d'un fonctionnaire public (maire, adjoint, commissaire de police, gendarme, garde champêtre, agent de police), qui en dressera procès-verbal.

En toute matière, autre que celle des vices rédhibitoires, les experts, leur rapport terminé, doivent en effectuer le dépôt ou la remise conformément aux prescriptions de l'article 319 du Code de procédure civile. « La minute du rapport sera déposée au greffe du tribunal, qui aura ordonné l'expertise, sans nouveau serment de la part des experts... » Ainsi donc, la minute du rapport, qui doit être enregistrée (aux frais des experts ou aux frais du requérant), doit-être déposée au greffe du tribunal, d'où émane la nomination ; le greffier dresse un acte de dépôt et délivre une expédition du rapport, quand cela est nécessaire, à l'une ou à l'autre partie, qui en fait la demande.

En matière de vices rédhibitoires, le rapport des experts peut également être déposé au greffe de la justice de paix, d'où émane la nomination ; mais ce dépôt n'est pas exigé par la loi du 2 août 1884 ; et généralement on procède autrement; le rapport des experts, non enregistré (le demandeur ou son huissier ou son avoué le feront enregistrer), est remis au requérant, ou déposé chez son huissier ou son avoué.

Si les experts retardent ou refusent de faire le dépôt ou la remise de leur rapport, ils peuvent être assignés à trois jours, sans préliminaire de conciliation, par devant le tribunal, qui les aura commis, pour se voir condamner même par corps, s'il y échet, à faire ledit dépôt;

il y sera statué sommairement et sans instruction (art. 320 Cod. proc., civ).

En tout cas, le rapport, une fois déposé au greffe ou remis au requérant, à son huissier, à son avoué, doit ensuite être signifié à la partie adverse ; la notification peut avoir lieu dans l'assignation, si elle n'a pas encore été lancée, ou dans un acte séparé, si l'exploit d'ajournement a déjà été signifié. S'il n'y a pas eu de sommation pour assister à l'expertise, on pourra notifier, au vendeur, par le même acte, la requête, l'ordonnance, le rapport des experts et l'assignation ; quand les parties ont déjà constitué leurs avoués, la signification du procès-verbal est faite par avoué à avoué.

B. *Modèles de procès-verbal d'expertise.* — Quelle que soit la matière de l'expertise, les rapports ou procès-verbaux d'experts sont ordinairement rédigés dans des formes semblables, sans qu'il y ait des règles bien précises à cet égard ; on peut les rédiger d'après les modèles suivants, ou tout autre, pourvu qu'ils contiennent tout ce qu'ils doivent renfermer.

Procès-verbal d'expertise relatif à la constatation d'un vice rédhibitoire d'après la loi du 2 août 1884.

Je soussigné (*nom, prénoms, qualités, profession et domicile*), expert nommé par ordonnance de M. le juge de paix du canton de..., en date du..., enregistrée, faisant suite à une requête à lui présentée le..., par le sieur (*nom, prénoms, profession et domicile*), à l'effet de visiter l'animal désigné dans ladite requête, constater son état, rechercher s'il est atteint de vices rédhibitoires, notamment de..., en cas de mort faire l'autopsie, pour du tout dresser procès-verbal, le vendeur dûment appelé (ou l'acheteur étant dispensé d'appeler le vendeur) ; me suis transporté ce jourd'hui (*date*), à (*heure*) du (*matin ou soir*), dans l'écurie du (*nom et lieu du chargé de fourrière*), où se trouvait un... (*signalement exact de l'animal*), que le sieur (*nom de l'acheteur*), présent à ma visite, m'a déclaré avoir acheté le..., à la foire de..., du sieur (*nom, prénoms, profession et domicile du vendeur*), pour le prix de..., payé comptant (ou non payé) et lui avoir été livré le... Le sieur (*nom du vendeur*) appelé à l'expertise (ou non appelé à l'expertise) était présent et a reconnu l'animal comme étant celui qu'il a vendu au sieur (nom de l'acheteur) — supprimer cette assertion si le vendeur n'a pas été appelé et ne s'est pas présenté. (*Ensuite : relater les dires des parties ou de leurs représentants; relater l'insuccès de la tentative faite en vue de concilier les parties; décrire les opérations de l'expertise, les moyens d'investigation employés, les constatations faites, les renseignements recueillis, et les apprécier; relater la clôture de l'expertise et l'insuccès de la nouvelle tentative de conciliation.*)

De tout ce qui précède, il résulte que l'animal en litige est atteint (ou n'est pas atteint) de..., vice rédhibitoire prévu par la loi du 2 août 1884 et la loi du 31 juillet 1895.

J'affirme, par serment, la sincérité de mes opérations.

En foi de quoi, j'ai dressé le présent procès-verbal, pour servir et valoir ce que de droit.

Fait et clos à... le...

Signature de l'expert.

Lorsque l'expert, ne pouvant conclure, à la suite d'une première vacation, doit procéder à plusieurs examens, il peut dresser un procès-verbal, qu'il termine ainsi : « *me trouvant insuffisamment éclairé à la suite de ce premier examen, j'ai renvoyé la continuation de l'expertise à ...* » Ensuite, le second procès-verbal, qui est écrit à la suite du premier, commence ainsi : « *Ce jourd'hui* (*date*) *à* (*heure*) *du* (*soir ou matin*), *toujours en vertu de l'ordonnance qui m'a commis, je me suis rendu auprès de l'animal en litige et j'ai procédé à un nouvel examen en présence* (*ou en l'absence*) *des parties...* »

Lorsqu'il s'agit d'expertises, ordonnées par un tribunal, les procès-verbaux comprennent également trois parties et sont rédigés de même sorte.

Procès-verbal d'expertise ordonnée par un tribunal.

— Nous soussignés (*noms, prénoms, qualités, profession et domi-e des trois experts*), experts nommés par jugement du tribunal ..., en date du..., lequel ordonne une expertise dans le procès ndant entre le sieur... demandeur, et le sieur... défendeur, à ffet de..., avons prêté serment le... devant... et avons fixé nos érations au....

Nous nous sommes transportés le... auprès de l'animal à... *diquer si les parties sont présentes, représentées ou accompa-ées; relater le signalement de l'animal; indiquer s'il a été connu par les parties; relater les dires de la partie ou des parties ésentes sur le lieu, la date, les conditions, le prix de la vente, sur date et le lieu de la livraison, sur le paiement du prix; indiquer s'il a été donné lecture aux parties du dispositif du jugement donnant l'expertise et nommant les experts; rappeler que la tentative ite en vue de concilier les parties a échoué; décrire les opérations l'expertise, les moyens d'investigation employés, les constatations ites, les renseignements recueillis; rappeler qu'il a été délibéré par experts sur les constatations faites et les renseignements obtenus; diquer, s'il y a lieu, qu'un premier examen ayant été insuffisant et une seconde visite ayant été fixée à telle date, l'expertise a été ntinuée à la date fixée en présence ou en l'absence des parties, qui aient été prévenues directement ou par l'intermédiaire de leurs oués; relater et apprécier les constatations faites et les renseigne-ents reçus pendant la continuation de l'expertise; dire que la rédac-n du rapport a été confiée à l'un des experts, et que, au jour fixé ur en entendre lecture, il a été approuvé; dire si l'avis des experts été unanime ou s'il y a eu deux ou trois avis différents, en indiquant motif de chacun de ces avis; enfin terminer en formulant des nclusions nettes, précises et claires; le dater et le signer.*

C. *Force probante des rapports d'experts. Supplément preuves. Preuve contraire. Expertise nouvelle, contre-pertise.* — Les procès-verbaux rédigés par les experts, ii ont prêté serment, et qui ont rempli régulièrement ur mission, font foi pour tout ce qui tient à l'obser-ation des formalités, à la date, à la signature; ils font i de la présence des parties et des faits, qui s'y trouvent énoncés (controversé); mais cette force probant ne s'étend pas à l'opinion exprimée par les experts, e « les juges ne sont pas astreints à suivre l'avis de experts, si leur conviction s'y oppose » (art. 323 Cod proc. civ.). L'expertise est un moyen d'instruction l'avis des experts est une appréciation, un renseignement ; les tribunaux ont le pouvoir et le devoir de l'apprécier; il peut d'ailleurs être étayé ou combattu pa tout autre moyen de preuve. Ainsi, en présence d'u rapport peu concluant, l'acheteur, qui a d'autres éléments de preuve à l'appui de sa demande, peut les fair valoir; il peut produire et invoquer la lettre par laquell le vendeur, s'avouant convaincu de l'existence de l maladie, a offert ou accepté de transiger; il peut établi par des témoins, dignes de foi, que la maladie existai avant la vente; il peut démontrer par témoins, qui on entendu l'aveu du vendeur, que ce dernier savait ou a reconnu que l'animal vendu était atteint de telle o telle maladie; il peut déférer au défendeur le sermen litis-décisoire, ou le faire interroger sur faits et articles En pareils cas, les juges peuvent d'ailleurs ordonne d'office une seconde expertise ou demander aux précédents experts des renseignements complémentaire (art. 322 Cod. proc. civ.). D'autre part, le défendeu (vendeur) peut contester les conclusions des experts e demander une contre-expertise.

Lorsqu'une première expertise a été annulée (vice d forme, défaut de prestation de serment, etc.), et lorsqu'elle ne suffit pas, pour entraîner la conviction de juges, une expertise nouvelle peut être ordonnée. Le juges peuvent ordonner une nouvelle expertise d'office ou sur la demande d'une des parties ou des deux parties quand ils ne trouvent pas, dans le rapport des premiers experts, des éclaircissements suffisants ; ils peuvent ainsi nommer un ou plusieurs experts nouveaux, qui pourront demander aux précédents les renseignements, qu'ils jugeront convenables (art. 322 Cod. proc. civ.). Quand un tribunal trouve insuffisant un premier rapport d'experts, et ordonne une nouvelle expertise pour compléter la première, il peut en charger les premiers experts, s'il s'agit, non de contrôler, mais seulement de compléter leurs opérations.

Les juges ne sont pourtant pas obligés d'ordonner une nouvelle expertise, en remplacement de celle qu'ils trouvent insuffisante ou erronée, ils peuvent statuer immédiatement au fond, en déclarant qu'ils se décident, d'après leurs convictions ; enfin, ils peuvent juger d'après la première expertise, bien qu'ils aient fait procéder à une seconde, et bien qu'elle ait amené des conclusions différentes de la première. D'où il suit que la partie, à laquelle sont défavorables les conclusions des premiers experts ou des seconds, peut toujours, dans le but d'éclairer l'esprit des juges, faire produire, par son avoué, des pièces, telles que certificats et consultations, donnés officieusement par des personnes compétentes, par des vétérinaires ; le tribunal tiendra tel compte qu'il jugera à propos des faits et des conclusions contenus dans ces pièces. Il n'est pas rare, en effet, dans la pratique, que des certificats ou des consultations soient demandées à des vétérinaires par des parties, à qui une première expertise est défavorable ; et ces pièces peuvent, lorsqu'elles portent le cachet de la vérité, modifier l'opinion des juges et les amener à ordonner une nouvelle expertise, ou à se prononcer

suivant leur conviction et même contrairement à l
conclusion des premiers experts.

Les experts peuvent d'ailleurs, dans tous les cas dou teux, lorsque les juges ne sont pas suffisamment éclairé être appelés en témoignage.

Lorsqu'il s'agit de vices rédhibitoires se montrant pa accès, tels que la fluxion périodique des yeux, il serai parfois trop long d'attendre l'apparition d'une nouvell crise, et l'on se demande à ce sujet, ainsi que nous l verrons plus tard à propos de ce vice, si l'expertise n pourrait pas être remplacée en justice par un procès verbal des déclarations des témoins qui ont assisté à u accès.

Dalloz pense que, dans de semblables hypothèses l'expertise peut être valablement remplacée par un pro cès-verbal des déclarations des personnes qui ont vu u accès. L'acheteur devrait, en pareil cas, appeler le experts et les témoins devant le juge de paix, pour y faire déposer ces derniers sous la foi du serment et su les points indiqués par les experts, qui apprécieraient d'après les réponses, s'il y a ou non vice rédhibitoire L'opinion de Dalloz est généralement repoussée par le auteurs et par la jurisprudence; et voici, je crois, com ment cette question doit être envisagée : les experts on le droit, quand ils ont été autorisés par le tribuna ou par la loi, de faire une enquête; ils peuvent ouïr les dires des parties et des témoins; et les renseignement et déclarations, reçus par les experts, de témoins, qu ont vu l'accès, et consignés dans les procès-verbaux n'ont aucune force probante obligatoire; les juges en feront le cas qu'ils croiront convenable, et ils en tiendront plus ou moins de compte, suivant la qualité des témoins.

4° **Taxation des honoraires des experts.** — Les vacations des experts sont taxées par le juge de paix, qui les a nommés, ou par le président du tribunal, qui a ordonné l'expertise, au bas de la minute du procès-verbal ; et il peut en être délivré exécutoire contre la partie, qui aura requis l'expertise, ou qui l'aura poursuivie, si elle a été ordonnée d'office (art. 319 Cod. proc. civ.). Les experts ont donc le droit de se faire délivrer un réquisitoire, pour pouvoir se faire payer immédiatement.

La taxation des honoraires des experts doit être établie d'après le décret du 16 février 1807 (art. 159 et suivants). Ils ont droit, pour chaque vacation ne dépassant pas trois heures, lorsqu'ils opèrent dans les lieux où ils sont domiciliés ou dans la distance de deux myriamètres, à 8 francs dans le département de la Seine et à 6 francs dans les autres départements (art. 159). Ils n'ont pas de frais de déplacement pour les distances moindres de 20 kilomètres ; au-dessus de 2 myriamètres, il est alloué, par chaque myriamètre, pour frais de voyage et de nourriture, soit pour aller, soit pour revenir, 6 francs à ceux de Paris et 4 fr. 50 à ceux des départements (art. 160). Il est alloué, pendant leur séjour, à la charge de faire quatre vacations par jour, 32 francs à ceux de Paris et 24 francs à ceux des départements ; la taxe doit être réduite, quand il n'a pas été fait quatre vacations (art. 161). Il est encore alloué aux experts deux vacations, l'une pour la prestation de serment (quand il y a lieu), l'autre pour le dépôt de leur rapport (lorsqu'il y a eu dépôt au greffe), indépendamment de leurs frais de transport ; s'ils sont domiciliés à plus de 2 myriamètres de distance du lieu où siège le tribunal, il leur sera accordé, par myriamètre, en ce cas, le cinquième de leur journée de campagne. Au moyen de cette taxe, les experts ne peuvent rien réclamer ni pour frais de voyage et de nourriture, ni pour s'être fait aider; ces frais, s'ils ont eu lieu, resteront à leur charge. Le président, en procédant à la taxe de leur vacation, en réduira le nombre s'il lui paraît excessif (art. 162).

La vacation est due, quel que soit le temps qu'elle ait exigé au-dessous de trois heures; un myriamètre commencé est dû en entier; toutefois, en pratique, on compte 0 fr. 60 ou 0 fr. 45 par kilomètre. Enfin, le tarif de Paris, pour tous les droits des experts, est applicable : aux cours d'appel de Lyon, de Bordeaux, de Rouen (Déc. 16 fév. 1807) et de Toulouse (Déc. 30 avril 1862); aux tribunaux de première instance et justices de paix de Lyon, Bordeaux, Rouen, Marseille, Toulouse, Lille et Nantes (Déc. 16 fév. 1807; — 12 juin 1856; — 30 avril 1862; — 13 déc. 1862). Pour les autres cours d'appel, et pour les tribunaux de première instance et les justices de paix des villes, où siège une cour d'appel, ou des villes, dont la population excède 30,000 âmes, le tarif est celui de Paris diminué d'un dixième (art. 1, 2, Déc. 16 fév. 1807).

On est d'accord pour admettre, en matière d'expertises : une vacation pour la prestation de serment (quand il y a lieu); une vacation pour l'examen des pièces de la procédure, des rapports des précédents experts (quand il y a lieu); une pour la visite unique de l'animal, ou autant que de visites, s'il a été nécessaire d'en faire plusieurs; une, deux, trois pour l'autopsie; une pour la rédaction du rapport ou une pour chaque feuille de 0 fr. 60; une pour le dépôt du procès-verbal.

CHAPITRE X

ANNULATION ET RÉSOLUTION DE LA VENTE. EFFETS QU'ELLES PRODUISENT. DROITS ET OBLIGATIONS DES PARTIES.

Quand l'action estimatoire ou en réduction de prix est intentée par l'acheteur, le tribunal, après avoir décidé qu'il y a lieu de l'admettre, en se basant sur les conclusions des experts, qui ont constaté l'existence du vice rédhibitoire, doit faire apprécier la réduction du prix, qu'il s'agit d'accorder, par les experts ; et il en charge ceux qui ont déjà opéré, ou il confie ce soin à d'autres. En pareil cas, l'acheteur garde l'animal et reçoit, ou est dispensé de payer, une partie du prix ; le vendeur paye les frais, et au besoin des dommages-intérêts, s'il a été convaincu de mauvaise foi, et si l'acheteur, démontrant qu'il a éprouvé un préjudice, en a demandé réparation.

Si l'action estimatoire aboutit, lorsqu'elle est admise, à une simple réduction de prix, il n'en est plus de même de l'action en nullité et de l'action rédhibitoire, qui entraînent, lorsqu'elles sont admises, la résolution ou l'annulation de la vente. Que l'annulation ou la résolution de la vente ait été prononcée par un tribunal, et pour une cause quelconque (erreur substantielle, dol, maladie contagieuse, vices rédhibitoires légaux ou conventionnels), qu'elle ait été décidée par des arbitres, ou qu'elle ait été convenue par les parties, à la suite d'une transaction, ou à la suite de l'acquiescement du vendeur, elle crée à ce dernier et à l'acheteur des obligations réciproques; elle oblige les parties à des restitutions réciproques; elle a pour résultat de replacer les choses dans l'état où elles étaient avant la conclusion de la vente.

I. — OBLIGATIONS DU VENDEUR A LA SUITE DE L'ANNULATION OU DE LA RÉSOLUTION DE LA VENTE.

Les obligations du vendeur, à la suite de l'annulation ou de la résolution de la vente, sont plus ou moins étendues, suivant les cas; les prestations, qu'il doit à l'acheteur, sont plus ou moins fortes, suivant qu'il a été de mauvaise ou de bonne foi; en tout cas, elles se résolvent en argent. Toutefois, ainsi qu'on l'a déjà vu, l'acheteur doit prouver le dol ou la mauvaise foi du vendeur, s'il veut obtenir les prestations les plus fortes, car la mauvaise foi et le dol ne se présument pas, celui qui veut en arguer devant toujours en faire la preuve. Quelles que soient les obligations pécuniaires du vendeur, il doit, une fois la vente annulée ou résolue, aller reprendre, à ses frais, l'animal au lieu où il se trouve au jour de l'annulation ou de la résolution; que si, après l'annulation ou la résolution, l'acheteur a conduit l'animal dans un lieu plus éloigné, le vendeur n'est pas tenu de supporter le surcroît de frais, résultant de ce déplacement, pour ramener l'animal chez lui. On verra plus loin ce qu'il faut décider au sujet des animaux atteints de maladies contagieuses, dont la vente a été annulée en vertu de la loi du 31 juillet 1895.

1° Cas où le vendeur n'a commis aucun dol et a été

de bonne foi. — Lorsque le vendeur n'a commis aucun dol, lorsqu'il a été de bonne foi (et il est toujours censé l'avoir été, quand l'acheteur ne démontre pas le contraire), il est *tenu*, tout en reprenant l'animal, à restituer le prix, s'il l'avait touché, et à rembourser à l'acheteur tous les frais occasionnés par la vente (art. 1646 Cod. civ.). Il doit, en outre du prix, les intérêts, à dater du jour où il l'a reçu, ainsi que les frais de nourriture et d'entretien de l'animal à compter du jour de la demande, à moins que celui-ci n'ait rapporté des fruits (travail, lait, etc.) ou rendu des services, compensant les intérêts du prix et les dépenses de nourriture et d'entretien. Il doit restituer, à l'acheteur, les frais occasionnés par la vente et les frais du procès ; les frais de voyage et de nourriture de l'acheteur ; les frais de courtage, s'il y a lieu ; les frais de visite, de retirement et de transport de l'animal ; les frais de fourrière, d'expertise, de procédure, de traitement médical, et tous les autres, que l'acheteur peut avoir supportés depuis la vente, tels que les frais de douane, si l'animal a été introduit de l'étranger ; les frais, occasionnés à la suite de reventes, et payés par le premier acquéreur à ses sous-acquéreurs. Il doit enfin les dépenses, faites en vue de l'amélioration de l'animal, et qui ont eu pour résultat réel de l'améliorer, telles que les dépenses de ferrure, celles nécessitées par le traitement d'une hernie, et même celles occasionnées par la castration d'un animal vieux et méchant ou rétif, qui n'était pas destiné à la reproduction, et qui, à la suite de l'opération, a augmenté de valeur, parce qu'il est devenu plus maniable.

En aucun cas, le vendeur de bonne foi ne peut être

condamné à des dommages-intérêts envers l'acheteur, lors même qu'il lui aurait vendu un animal atteint de maladie contagieuse, et lors même que la maladie aurait été transmise chez l'acquéreur à d'autres animaux.

2° **Cas où le vendeur a commis un dol; cas où il a été de mauvaise foi.** — Lorsqu'il a été démontré par l'acheteur que son cocontractant a commis un dol, ou qu'il a été de mauvaise foi, au moment du contrat, le vendeur est tenu aux mêmes restitutions et aux mêmes prestations que le vendeur de bonne foi; et il peut, en outre (art 1645 Cod. civ.), être condamné à des dommages et intérêts envers l'acquéreur, qu'il a trompé, soit pour la perte de temps qu'il lui a occasionnée, soit pour toutes les autres pertes et tous les préjudices, qu'il peut avoir éprouvés par suite de l'achat d'un animal litigieux (transmission de maladie contagieuse, etc.)

II. — OBLIGATIONS DE L'ACHETEUR QUI TRIOMPHE DANS SON ACTION EN NULLITÉ OU EN RÉSOLUTION.

L'acheteur, qui a obtenu l'annulation ou la résolution de la vente, doit remettre, au vendeur, contre les prestations ci-dessus énumérées, l'animal litigieux dans l'état où il se trouvait quand il lui a été livré, ou tel qu'il est devenu depuis, par suite d'améliorations, qui ne sont pas de son fait, ou par suite de détériorations, qui ne lui sont pas imputables. Il ne bénéficie pas des améliorations, qui ne sont pas de son fait; il ne répond que des détériorations résultant de son fait ou de sa faute, et il ne doit des dédommagements au vendeur qu'autant qu'il a, par son fait ou par sa faute, détérioré ou déprécié l'animal (art. 1245 Cod. civ.).

Lorsque, après l'annulation ou la résolution de la vente, l'acheteur craint de n'être pas remboursé, il peut se faire autoriser par le tribunal, qui a prononcé la résolution, à faire vendre l'animal, pour retenir le prix en déduction de ce qui lui est dû par le vendeur. Si, d'autre part, le vendeur ne reprend pas l'animal litigieux au lieu où il se trouve, l'acheteur peut le sommer d'avoir à l'enlever, ou se faire autoriser à le mettre en fourrière aux frais du perdant (art. 1264 Cod. civ.).

1° Cas où l'animal litigieux a donné des produits. — Toutes les fois que l'animal litigieux a donné, entre les mains de l'acquéreur, des *produits*, tels que petits, nés depuis la livraison, toison enlevée après la mise en possession, il doit être rendu au vendeur avec les produits (petits, toison), qu'il a donnés (art. 547 et 548 Cod. civ.), sauf à ce dernier de dédommager l'acheteur des frais faits pour leur obtention. Mais l'acheteur n'est pas tenu de restituer les *fruits* ou avantages journaliers (lait, travail, etc.), qu'il a retirés de l'animal ; il a possédé de bonne foi, au moins jusqu'à la découverte de la maladie ou du vice ; il a, par suite, gagné les fruits (art. 549 Cod. civ.), qui le dédommagent des frais d'entretien et de nourriture ; toutefois, les intérêts dus par le vendeur peuvent être compensés avec les fruits, dont a bénéficié l'acheteur.

Si l'acheteur n'a pas fait ce qu'il devait, pour sauver les petits, s'il a déjà vendu les toisons, il en devra le prix au vendeur.

2° Cas où l'animal litigieux a été vendu avec des accessoires. — Lorsque l'animal a été vendu avec des accessoires (harnais, voiture, charrue, etc.), la résolution de la vente oblige l'acheteur à rendre, au vendeur, les accessoires avec l'animal, toutes les fois que la vente a eu lieu en bloc, toutes les fois que les parties n'ont convenu que d'un prix commun pour l'animal et les accessoires. Si l'acheteur a revendu ou détérioré les accessoires, il sera tenu de dédommager le vendeur.

3° **Cas où l'animal litigieux fait partie d'un groupe d'animaux vendus en bloc et formant ou non un tout indivisible.** — Lorsque plusieurs animaux ont été vendus en bloc pour un prix général, représentant la valeur de tous, il y a lieu de distinguer, suivant que les animaux, vendus en bloc, forment ou ne forment pas un tout indivisible.

Toutes les fois qu'il s'agira d'un attelage de deux chevaux, achetés pour être attelés ensemble, il y aura là un tout indivisible ; à l'acheteur de prouver que la vente a porté sur deux chevaux, destinés à être attelés ensemble, vendus en bloc pour un prix unique. En pareils cas, si l'un des chevaux est impropre à l'usage auquel il est destiné, s'il n'est pas dressé, s'il est atteint de vice rédhibitoire ou de maladie contagieuse, s'il y a eu erreur substantielle ou dol, la vente est annulée ou résolue pour les deux, qui pourront être rendus tous les deux au vendeur. Bien plus, dans le cas d'une vente d'une paire de chevaux, faite sous la condition que ces chevaux pourront être attelés ensemble, s'il arrive que l'un d'eux n'est pas dressé, en sorte que la condition stipulée ne se trouve pas réalisée, l'action qui appartient à l'acheteur, pour obtenir la résiliation du marché, a son principe dans les règles du droit commun sur la vente, et non dans la loi du 2 août 1884, bien que l'animal non dressé se trouve atteint d'un vice rédhibitoire ; elle n'est pas dès lors soumise aux délais de la loi sur les vices rédhibitoires. Et lorsque deux chevaux ont été achetés pour être attelés ensemble, si l'un d'eux est atteint d'un vice rédhibitoire, qui, comme l'immobilité, rend impossible la réalisation de la condition d'attelage à laquelle la vente a été subordonnée, l'acheteur a le choix entre l'action rédhibitoire et une action en nullité, qui dure dix ans (art. 1304 Cod. civ.). Il peut donc obtenir la résiliation de la vente des deux animaux, soit en intentant l'action rédhibitoire dans les délais de la loi du 2 août, soit en intentant une action en nullité (erreur sur la substance) dans les délais de l'article 1304 du Code civil. L'acheteur peut, en définitive, après avoir laissé prescrire l'action rédhibitoire, recourir à l'action en nullité ; mais, pour triompher, il devra démontrer que l'immobilité existait au moment de la vente.

Si l'acheteur avait revendu un des deux chevaux, achetés pour être attelés ensemble, et si celui qu'il a conservé était atteint de vice rédhibitoire, il ne pourrait demander à son vendeur qu'une réduction de prix, que ce dernier pourrait lui refuser, en usant du droit, que lui confère l'article 3 de la loi du 2 août 1884, et en exigeant la restitution des deux animaux vendus en bloc.

Les animaux, quelle que soit leur espèce (chevaux, bœufs, porcs, moutons), vendus en bloc, pour la même destination et pour un prix commun, qui les représente tous indivisément, ne forment pas un tout indivisible, quand ils peuvent être utilisés séparément ; d'où il faut conclure que l'existence d'un vice rédhibitoire, ou l'absence d'aptitude sur l'un d'eux ou plusieurs d'entre eux, non plus que l'erreur substantielle ou dolosive au sujet d'un ou de plusieurs, n'entache pas la vente de tous ; l'annulation ou la résolution ne sera prononcée que pour celui ou ceux, dont la vente est entachée de nullité ou résoluble, et l'acheteur ne sera admis à restituer que les sujets, dont la vente aura été résolue ou annulée, et dont le prix individuel sera déterminé par les experts. Ainsi, lorsqu'un vice rédhibitoire (la ladrerie) est constaté sur un ou plusieurs animaux, faisant partie d'un lot de porcs, achetés en bloc pour un prix unique et général, en vue de la consommation ou de l'élevage, la vente est résiliée seulement pour ceux qui sont atteints du vice; le vendeur les reprend, ou en supporte la perte, et rembourse à l'acheteur le prix, qu'ils vaudraient, sans le vice, d'après une évaluation d'experts.

Lorsque plusieurs animaux, ayant même origine, ont été vendus, par le même propriétaire au même acheteur, pour un prix fixé en bloc, ou pour des prix individuels, si l'un d'eux est atteint d'une maladie contagieuse, prévue par la législation sanitaire, la vente est annulable pour tous, quand il s'agit d'un marché fait en vue de l'élevage, de l'exploitation ou du travail. Ainsi, après avoir acheté, en bloc ou non, du même vendeur, un certain nombre d'animaux, si l'acquéreur constate, sur l'un ou plusieurs d'entre eux, l'existence de la morve, de la tuberculose, de la fièvre aphteuse, de la clavelée, etc., il peut demander l'annulation de la vente pour tous les animaux, peu importe d'ailleurs que la vente ait eu lieu pour un prix unique ou pour des prix fixés relativement à chaque individu. Dans les ventes, faites en vue de la boucherie, l'acheteur ne peut obtenir l'annulation du contrat que pour les animaux que la maladie contagieuse rend inutilisables.

Quand les animaux ont été achetés en bloc, mais accessoirement avec un fonds quelconque, l'acheteur rend seulement les sujets atteints de vice rédhibitoire, s'ils ont été vendus comme corps certains (s'ils ont été individuellement ou numériquement et spécifiquement désignés) ; tandis qu'il n'a pas droit à l'action rédhibitoire, quand les animaux ont été vendus comme universalité, et sans aucune détermination, avec un fonds ou un domaine.

4° **Cas où l'animal litigieux est mort.** — Lorsque l'animal est mort fortuitement, ou par la faute de l'acheteur, avant la constatation du vice ou de la maladie, il n'y a lieu, hormis le cas de dol et le cas de vente d'un animal atteint de maladie contagieuse, à aucun recours ; la perte de l'animal, survenue fortuitement ou par la faute de l'acheteur, incombe à ce dernier. Elle incombera au vendeur, lorsqu'elle aura été la conséquence d'un vice rédhibitoire ou d'une maladie contagieuse (mort naturelle ou abatage). Lorsque l'animal est mort d'un vice rédhibitoire, lorsqu'il est mort d'une maladie contagieuse ou a été abattu par ordre de l'autorité, lorsque la viande a été saisie à l'abattoir pour cause de maladie contagieuse ou de toute autre affection la rendant impropre à la consommation, l'acheteur, qui obtient l'annulation ou la résolution de la vente, ne restitue au vendeur que ce qu'il a conservé, c'est-à-dire la peau, les harnais et autres accessoires. La même solution doit être admise, quand l'animal litigieux, après la constatation d'un vice rédhibitoire ou d'une maladie contagieuse, meurt par cas fortuit ou de toute autre maladie, sans qu'il y ait faute de l'acheteur.

Quand il y a eu vente en bloc, vente d'un attelage, vente de deux chevaux pour être attelés ensemble, si un vice rédhibitoire est régulièrement constaté sur l'un des animaux, il y a lieu à la résolution de la vente pour tous les deux ; et cela serait ainsi, lors même que celui, qui n'avait pas de vice, viendrait à succomber par cas fortuit, ou des suites d'une maladie non rédhibitoire, et sans la faute de l'acheteur. De même, une maladie contagieuse ayant été constatée sur un des animaux vendus en bloc, la perte fortuite des autres, survenue après l'annulation de la vente (la constatation de la maladie contagieuse), serait pour le vendeur. Ces diverses solutions semblent devoir être admises, même dans les cas où l'acheteur aurait détérioré ou fait opérer l'animal avant sa mort, pourvu que celle-ci résulte d'un vice rédhibitoire ou d'une maladie contagieuse.

5° **Cas où l'animal litigieux a été déprécié, détérioré par la faute ou par le fait de l'acheteur.** — Dans les cas de vente annulable (dol, maladie contagieuse), les détériorations fortuites, survenues depuis la livraison jusqu'à la restitution de l'animal, sont pour le compte du vendeur ; l'acheteur, moyennant qu'il démontre que la détérioration est due à un cas fortuit, n'a qu'à rendre l'animal tel qu'il est (art. 1245 Cod. civ.). Lorsqu'il s'agit de la vente résoluble pour cause de vice rédhibitoire, les risques, survenus avant la constatation du vice, sont pour l'acheteur, qui, nonobstant la détérioration fortuite subie par l'animal, conserve son droit à l'action rédhibitoire et peut le restituer au vendeur en lui faisant raison, c'est-à-dire en le dédommageant, de la détérioration.

Lorsque la détérioration a eu lieu par la faute ou par le fait de l'acheteur, il y a lieu de distinguer si elle est grave ou légère, si elle s'est produite avant ou après l'annulation ou la résolution de la vente. Lorsqu'elle s'est produite après que la vente a été annulée ou résolue, l'acheteur est responsable dans la même mesure qu'un dépositaire ; il devra être condamné à dédommager intégralement le vendeur de toute détérioration, résultant de son fait ou de sa faute. Lorsque la détérioration s'est produite avant l'annulation ou la résolution de la vente, et lorsqu'elle n'est pas très grave, l'acheteur fautif doit être admis à rendre l'animal au vendeur, et être condamné à le dédommager de la dépréciation ou détérioration, qui résulte de son fait ou de sa faute. Mais si la détérioration est très grave, l'action en résolution peut être déclarée non recevable, de même que lorsqu'il s'agit de la mort de l'animal. Toutefois, la conduite de l'acheteur devra être appréciée avec une certaine indulgence lorsque sa faute ou son fait se sera produit avant qu'il ait soupçonné l'existence d'un vice, ou d'une maladie, rendant la vente annulable ou résoluble ; tandis qu'elle devra être appréciée avec plus de sévérité et de rigueur, lorsqu'il aura déprécié ou détérioré l'animal, après s'être mis en règle contre son vendeur. En tous cas, les juges ont une « certaine latitude de pouvoir discrétionnaire » pour apprécier, d'après les avis d'experts, les détériorations qui peuvent faire perdre à l'acheteur son recours contre le vendeur ; et il demeure acquis que, dans les cas où la détérioration ne fait pas obstacle à l'annulation ou à la résolution de la vente et à la restitution de l'animal, l'acheteur doit dédommager le vendeur pour toute dépréciation ou détérioration, éprouvée par sa faute, ou résultant de son fait.

L'acheteur peut avoir été coupable de négligence ou d'imprudence, avoir fait couronner l'animal, l'avoir laissé se détériorer (écart, effort de boulet), lui avoir laissé faire une prise de longe, etc. ; il peut avoir fait pratiquer quelque opération de convenance (tonte des crins, tonte générale, amputation de la queue, niquetage, etc.), quelque opération utile (feu, trachéotomie, saignée, castration, séton, ferrure spéciale, etc.) ou quelque opération urgente et indispensable (castration en cas de hernie étranglée, etc.). En principe, il a le droit d'agir en propriétaire sur la chose par lui achetée ; jusqu'au moment de sa mise en règle contre son vendeur, il a pu croire sa propriété définitive ; aussi, bien qu'il soit responsable de toutes les détériorations, qui sont de son fait ou de sa faute (art. 1382, 1383 Cod. civ.), ses actes, pas plus que ses imprudences ou négligences, ne sauraient, d'une manière générale, nuire à l'admission de son action, sauf dans les cas, où il a changé la destination de la chose, et dans ceux, où il aurait trop profondément modifié l'aspect des animaux.

Il faut distinguer les cas où l'acheteur est seulement coupable de négligence ou d'imprudence, et ceux où il a agi volontairement. Dans les premiers cas, c'est-à-dire lorsque, par sa faute, son imprudence ou sa négligence, l'acquéreur a laissé déprécier l'animal (blessures, accidents), le vendeur peut demander, et le tribunal peut lui accorder des dommages-intérêts, dont le *quantùm* variera suivant la gravité de la détérioration ; l'importance de la dépréciation est une question de fait laissée à l'appréciation des juges, qui, dans cette matière, la détermineront d'après un rapport d'experts. Dans cette première hypothèse, l'acheteur devra donc rendre l'animal au vendeur et lui payer en outre, à titre de dédommagement, une certaine somme, fixée par le tribunal, d'après un rapport d'experts.

Quand l'acheteur a agi volontairement, et a fait pratiquer sur l'animal litigieux certaines opérations, il y a lieu de faire une sous-distinction et d'étudier, d'un côté, les cas où l'opération a été pratiquée en vue d'améliorer l'animal, et ceux dans lesquels le possesseur a été guidé par une pure idée de convenance. Lorsque, par exemple, l'acheteur a fait appliquer le feu sur une forme, un effort de tendon, etc., lorsqu'il a fait placer un séton à l'épaule ou ailleurs pour guérir une boiterie, lorsqu'il a fait pratiquer la trachéotomie pour combattre le cornage, etc., il ne peut pas, pour cela, être déclaré déchu de son droit, il doit obtenir l'annulation ou la résolution de la vente s'il y a lieu ; mais ici encore, s'il est résulté une dépréciation, pour l'animal, de l'opération qu'il a fait pratiquer, il est responsable. Le tribunal fera apprécier la détérioration par des experts, et condamnera l'acheteur à rendre son animal au vendeur, et à lui payer une certaine somme à titre de dommages-intérêts.

Lorsque l'acquéreur a fait pratiquer sur l'animal des opérations de simple convenance, il peut être traité diversement par le tribunal, quand il vient demander la résolution de la vente pour vice rédhibitoire, suivant qu'il en est résulté une dépréciation plus ou moins grave. S'il s'agit de l'opération de la queue à l'anglaise, de la section des crins, de l'ablation de la crinière, de l'amputation de l'extrémité de la queue, du tondage, etc., le tribunal, éclairé par des experts sur l'importance de la dépréciation, décidera s'il y a lieu de considérer l'acheteur comme ayant ou comme n'ayant pas fait acte de propriétaire définitif, et d'accueillir ou de rejeter l'action en nullité ou en résolution, pour l'animal litigieux, qui a été opéré. Mais en général, les experts et le tribunal jugeront que la dépréciation n'est pas de nature à faire rejeter l'action rédhibitoire ; l'acheteur sera condamné à rendre l'animal et à payer des dommages-intérêts, dont le *quantùm* sera en rapport avec la gravité de la dépréciation occasionnée ; de plus, il restera responsable des suites de l'opération, qu'il a fait pratiquer. Ainsi, il a été décidé : que si l'acheteur, usant de son droit de propriété, a diminué la valeur de la chose, ce fait ne peut donner lieu qu'à une réduction correspondante du prix à restituer par le vendeur ; que la tonte des crins des extrémités, la tonte générale de l'animal, l'amputation de deux ou trois vertèbres coccygiennes, ne rendent pas l'acheteur non recevable à exercer son action contre le vendeur.

Cependant, comme il s'agit ici d'une question de fait, dont l'appréciation est ordinairement demandée à des vétérinaires par les tribunaux, il peut arriver : que les experts et les juges estiment que la dépréciation est grave ; que l'acquéreur a fait acte de propriétaire définitif, en faisant pratiquer l'opération de la queue à l'anglaise, ou l'amputation d'une trop longue partie de la queue, en faisant couper les oreilles de l'animal. Il peut arriver que l'acheteur soit déclaré non recevable dans son action ; cas où il lui est attribué, par le tribunal, une certaine somme, pour le dédommager de la détérioration, résultant du vice, et appréciée par les experts, si le vendeur a été coupable de dol ou de mauvaise foi.

Que décider lorsque l'acquéreur, après avoir fait châtrer l'animal, intente une action rédhibitoire ou une action en nullité ; le tribunal doit-il décider invariablement que l'acheteur a fait acte de propriétaire et rejeter son action rédhibitoire ? Ici encore, il faut distinguer le cas où l'opération a déprécié l'animal et le cas où elle ne l'a pas déprécié.

Quand l'acheteur a fait châtrer un animal jeune, qui aurait pu être encore employé à la reproduction, le tribunal, saisi de l'action, la rejettera, en décidant que l'acquéreur a fait acte de propriétaire, et il pourra néanmoins lui accorder une indemnité, pour la dépréciation résultant du vice rédhibitoire, si le vendeur a été de mauvaise foi.

Lorsque l'acheteur, après avoir fait châtrer un animal vieux, difficile à manier, intente l'action en garantie, basée sur un vice rédhibitoire, le tribunal peut décider qu'il y a lieu de prononcer la résiliation de la vente et même n'accorder aucune indemnité au vendeur, s'il résulte, de l'avis des experts, que l'animal, au lieu d'être détérioré, se trouve amélioré par l'opération de la castration, dont les suites fâcheuses restent bien entendu à la charge de l'acheteur. Il a été en effet décidé, avec raison, que la castration ne déprécie que l'animal destiné à la reproduction ; qu'elle ne rend irrecevable l'action en nullité ou en résolution que lorsqu'il s'agit d'un animal destiné à la reproduction ; qu'elle ne rend pas irrecevable l'action de l'acheteur, lorsqu'elle a été pratiquée sur un animal vicieux, pour remédier à sa rétivité et à sa méchanceté ; qu'elle ne rend pas irrecevable l'action en garantie ou en nullité, lors même qu'elle a été pratiquée sur un jeune cheval, non destiné à la reproduction ; qu'elle ne déprécie pas, mais l'améliore au contraire, l'animal non destiné à la reproduction. Toutefois, l'acheteur répond des suites fâcheuses de l'opération, il supporte la perte, si l'animal châtré devient tétanique et meurt.

En résumé donc, l'acheteur, bien que restant responsable, en vertu de l'article 1382 du Code civil, des détériorations résultant de son fait ou de sa faute, peut obtenir la résolution ou l'annulation de la vente, tout en étant obligé de payer une certaine somme au vendeur, quand il a fait subir à l'animal quelque opération, qui le déprécie, ou quand il l'a laissé, par sa faute, sa négligence ou son imprudence, se blesser, se détériorer ; mais, pour qu'il en soit ainsi, il faut qu'il n'ait pas changé la destination de l'animal (castration d'un animal reproducteur), ou qu'il ne l'ait pas modifié inutilement, en lui faisant subir une opération de convenance (amputation d'une trop grande partie de la queue, etc.). Du reste, je le répète, l'appréciation de la détérioration est une pure question de fait, et, à ce sujet, les tribunaux ont un pouvoir souverain ; ils peuvent toujours décider souverainement, en s'inspirant de l'avis d'experts, s'il y a lieu ou s'il n'y a pas lieu de considérer la dépréciation comme suffisante pour empêcher la résolution de la vente.

Les experts, consultés en pareil cas, devront, pour se prononcer en toute équité, tenir compte de l'opération, de ses suites, de la détérioration matérielle, de la dépréciation des formes, de l'aspect et du coup d'œil, de la qualité des animaux, de leur destination, de leur valeur, etc. ; c'est ainsi que la dépréciation, résultant de l'amputation de la queue, serait plus grave sur un cheval fin, sur un cheval arabe, par exemple, que sur un cheval commun, destiné à un service d'agriculture ou de trait.

En aucun cas, l'acheteur ne peut se voir refuser la résolution ou l'annulation de la vente, quand il s'agit d'accidents, de détériorations résultant de cas fortuits, d'une force majeure, d'une maladie, d'un service régulier, d'une mise en fourrière. Il est toujours responsable, quand il y a eu de son fait ou de sa faute ; et ordinairement cette responsabilité est sanctionnée par le paiement d'une indemnité au vendeur, qui reprend son animal. C'est ainsi que les tribunaux, admettant la résolution de la vente pour vice rédhibitoire dûment constaté, ont plusieurs fois décidé que l'acheteur payerait au vendeur telle somme, pour le dédommager de la dépréciation occasionnée par telle opération. Si la détérioration, résultant du fait ou de la faute de l'acquéreur, avait été occasionnée après la mise en règle, les tribunaux apprécieraient plus sévèrement sa responsabilité, et, pour peu que la dépréciation occasionnée fût grave, ils décideraient que l'acheteur, ayant fait acte de propriétaire à un moment où la propriété de l'animal était soumise à l'appréciation du juge, doit être débouté de sa demande en rédhibition, sauf à lui accorder une indemnité pour la détérioration résultant du vice rédhibitoire, si le vendeur a été de mauvaise foi.

Que l'annulation de la vente soit prononcée à propos de l'erreur substantielle, du dol, de l'existence d'une maladie contagieuse, ou que le contrat soit résolu pour cause de vice rédhibitoire, ou pour cause de non-paiement du prix (art. 1184-1654 Cod. civ.), les obligations des parties se déterminent d'après les règles précédemment exposées, avec cette différence que les tribunaux doivent se montrer plus indulgents pour les faits de l'acquéreur, qui a été trompé. La résolution produit d'ailleurs les mêmes effets, quand c'est le vendeur qui la réclame en vertu des articles 1184 et 1654 du Code civil.

Il est arrivé que, à propos d'un cheval récemment vendu, l'acheteur et le vendeur ayant choisi un arbitre avec mission de décider sans appel s'il y avait une cause d'annulation ou de résolution, l'arbitre a constaté l'existence d'un vice rédhibitoire, mais n'a pas pu apprécier la détérioration résultant d'une opération, que l'acheteur avait fait pratiquer, parce qu'il n'avait pas reçu mission pour cela. En pareil cas, la constatation de la cause de résolution doit être tenue pour certaine et acquise; l'appréciation seule de la détérioration doit être demandée à un autre ou au même arbitre, ou à un expert.

6° **L'acheteur, qui a actionné à tort son vendeur, peut-il être condamné à le dédommager des frais, qu'il lui a occasionnés?** — Le demandeur, qui, par mauvaise foi ou même par simple légèreté, a occasionné des frais au défendeur, est tenu (art. 1382 Cod. civ.) à le dédommager, et peut être condamné à lui rembourser les frais résultant de son voyage, de visites de vétérinaire, etc. Toutefois, il résulte de la jurisprudence, établie par la Cour de cassation : que l'acheteur n'abuse de son droit d'agir en justice et ne commet une faute qu'autant que le procès intenté ne repose sur aucune apparence sérieuse, qu'autant qu'il y a eu malice, mauvaise foi ou erreur grossière de sa part; que l'acheteur, qui succombe, et qui n'est reprochable d'aucun fait constitutif de fraude, ne doit pas être condamné à des dommages et intérêts envers le vendeur, lors même qu'il l'a obligé à une défense onéreuse.

7° **Lorsque la vente est annulée pour cause de maladie contagieuse, l'animal doit-il rester chez l'acheteur ou peut-il être remis au vendeur?** Lorsque l'acheteur a fait prononcer la nullité de la vente pour cause de maladie contagieuse, si l'animal vit encore, s'il n'a pas déjà été abattu par ordre de l'autorité, et s'il est atteint d'une maladie, qui ne légitime pas un ordre d'abatage, que faut-il décider; l'animal doit-il être laissé en séquestration chez l'acheteur, tant que son état l'exige, ou peut-il être déplacé pour être ramené et séquestré chez le vendeur? Cette question, qui ne se pose pas, lorsque l'animal est déjà mort, lorsqu'il a été abattu, ou lorsqu'il est reconnu atteint d'une maladie (peste bovine, péripneumonie, morve, rage), qui nécessite l'abatage (cette mesure devant être mise en pratique chez l'acheteur aux frais du vendeur), soulève des divergences d'appréciation; il convient, pour la résoudre, de s'inspirer des textes de la législation sanitaire en ce qui concerne chaque maladie.

Les animaux, reconnus atteints de peste bovine, de péripneumonie, de morve, de rage, ne seront pas déplacés et devront être abattus chez l'acheteur (art. 6, 7, 8, 9, 10, L. 21 juillet 1881; art. 69, 70, 83, 84, 87, Déc. 22 juin 1882). Les animaux suspects de peste bovine resteront chez l'acheteur, pour y être abattus ou séquestrés. Les animaux suspects de péripneumonie (ayant été vendus avec ceux qui ont été reconnus malades) pourront être ramenés chez le vendeur ou livrés à la boucherie (art. 23, 70, 84, Déc. 22 juin 1882). Les animaux suspects de morve (vendus avec des chevaux reconnus morveux) pourront également être ramenés chez le vendeur (art. 44, 70-4°, Déc. 22 juin 1882). Il en serait de même pour les animaux herbivores, qui auraient été vendus et livrés, après avoir été mordus par un chien enragé.

Lorsqu'il s'agira de la fièvre aphteuse, les malades (art. 85, Déc. 22 juin 1882) seront séquestrés jusqu'à complète guérison chez l'acheteur aux frais du vendeur, à moins que ce dernier ne demande à les faire abattre en vue de la boucherie, cas où on appliquera les dispositions de l'article 30-1° et 9° du décret du 22 juin 1882 ; quant aux animaux, vendus avec les malades par le même propriétaire, et non encore atteints manifestement au moment de l'annulation de la vente, ils pourront être ramenés chez le vendeur (art. 85, Déc. 22 juin 1882), où ils seront soumis aux prescriptions édictées par la législation sanitaire, de même que les animaux suspects de péripneumonie, de morve, de rage, dont il vient d'être question. La même décision, semble-t-il, convient, lorsqu'il s'agit de la clavelée (art. 86 et 34, Décr. 22 juin 1882). Quant aux moutons galeux et suspects de gale, bien que notre législation sanitaire ne contienne aucun texte, qui soit absolument en faveur de cette solution, il faut décider que le transfert chez le vendeur pourra être autorisé. Il devrait en être de même en cas de dourine.

Lorsqu'il s'agira de l'un des deux charbons, les malades resteront séquestrés chez l'acheteur (art. 3, 22, arr. min. 28 juillet 1888) ; mais les suspects, qui ont fait partie de la même vente, pourront être ramenés chez le vendeur ou être livrés à la boucherie (art. 6, 21, 22, arr. min. 28 juillet 1888). On suivra les mêmes règles en ce qui concerne le rouget et la pneumo-entérite infectieuse du porc : les malades resteront séquestrés chez l'acquéreur, et les suspects pourront être livrés à la boucherie, ou ramenés chez le vendeur (art. 15, 21, 22, arr. min. 28 juillet 1888).

La tuberculose, inscrite au nombre des maladies contagieuses par le décret du 28 juillet 1888, est régie, quant aux mesures de police sanitaire qui lui sont applicables, par l'arrêté ministériel du 28 juillet 1888 (art. 9, 10, 11, 12, 13, 21, 23) et par l'arrêté ministériel du 28 septembre 1896. L'article 10 de l'arrêté du 28 juillet décide que tout animal reconnu tuberculeux sera isolé et séquestré, qu'il ne pourra être *déplacé* si ce n'est pour être abattu; d'autre part, l'article 23 du même arrêté décide que la tuberculose étant constatée sur un champ de foire ou un marché, les animaux malades *devront être renvoyés* dans leur commune d'origine, à moins que le propriétaire ne préfère les faire abattre de suite. Les textes d'un document législatif ou réglementaire devant être rapprochés, comparés et interprétés les uns par les autres, il faut, à mon avis, adopter la décision suivante : lorsque la vente d'un animal sera annulée pour cause de tuberculose, le déplacement pourra être autorisé ; l'arrêté de mise en surveillance, entraînant la séquestration chez l'acheteur, pourra, après qu'une autorisation de déplacement aura été accordée, être rapporté par un second arrêté de mise en surveillance, qui prescrira la séquestration chez le vendeur. Il restera à faire désinfecter le local, occupé par le malade chez l'acheteur, et à prendre les précautions nécessaires pour le transfert et la séquestration chez le vendeur. De la sorte le propriétaire, qui peut d'ailleurs se décider à faire abattre de suite l'animal ou à le vendre à la boucherie, pourra le ramener son domicile, afin de le préparer pendant quelque temps en vue de la consommation. L'arrêté de 1888 étant muet sur les mesures applicables aux animaux suspects, hormis en ce qui concerne l'importation (art. 21), il va sans dire que ceux qui auront été vendus avec des malades (tuberculeux) et auront été exposés à la contagion seront renvoyés chez le vendeur.

Dans tous les cas, quelle que soit la maladie, dont les animaux sont atteints ou suspects, le déplacement, en vue de les ramener chez le vendeur, ne peut se faire que moyennant une autorisation régulière et sous les conditions prévues par la législation et les règlements, tant pour le transport des malades et des suspects que pour la surveillance sanitaire des animaux de l'acheteur, qui auront été exposés à la contagion, et la désinfection des locaux et objets souillés. L'autorisation, sur l'avis du service sanitaire, peut être donnée par le préfet, lorsque le déplacement doit se faire dans la même commune ou dans le même département, et le maire délivre un laissez-passer. Si l'administration refuse l'autorisation de déplacer les animaux malades ou suspects, les mesures, que comporte leur état, seront appliquées chez l'acheteur, aux frais du vendeur, à moins que ce dernier ne se décide de suite à les faire abattre, soit pour la boucherie, soit pour enfouir leurs cadavres ou les livrer au clos d'équarrissage.

CHAPITRE XI

DE L'ÉCHANGE DES ANIMAUX DOMESTIQUES.

L'échange des animaux domestiques contre d'autres animaux ou d'autres marchandises est régi par les mêmes règles que la vente proprement dite ; c'est un contrat par lequel les parties se donnent respectivement, ou s'obligent à se donner, un animal pour un autre animal ou pour une autre marchandise (art. 1702 Cod. civ.). Comme la vente, l'échange est consensuel, il s'opère par le seul consentement des parties, indépendamment de toute tradition effective ; il est translatif de propriété dès qu'il existe, quand les parties ont promis chacune un animal individuellement déterminé ; il est seulement générateur d'obligations, quand les parties ont promis chacune un animal spécifiquement désigné ou des animaux spécifiquement et numériquement déterminés ; enfin, il est translatif de propriété d'un côté et générateur d'obligations de l'autre côté, quand une partie a promis un animal individuellement déterminé, et l'autre un animal spécifiquement désigné.

Si l'un des copermutants a déjà reçu la chose à lui donnée en échange, et qu'il prouve ensuite que l'autre contractant n'est pas propriétaire de cette chose, il ne peut pas être forcé à livrer celle qu'il a promise en contre-échange, mais seulement à rendre celle qu'il a reçue (art. 1704 Cod. civ.). Le copermutant, qui est évincé de la chose qu'il a reçue en échange, a le choix de conclure à des dommages et intérêts, ou de répéter sa chose. (art. 1705 Cod. civ.). Toutes les autres règles, prescrites pour le contrat de vente, s'appliquent d'ailleurs à l'échange (art. 1707 Cod. civ.).

L'échange de l'animal d'autrui est nul, comme la vente ; il y a lieu d'autre part d'appliquer à l'échange les règles déjà vues, à propos de la vente, relativement au dol, à l'erreur substantielle, à la garantie conventionnelle, aux maladies contagieuses et aux vices rédhibitoires prévus par la loi du 2 août 1884 ; il faut appliquer à l'échange tout ce qui a été dit, au sujet de la vente, sur la garantie, sur les délais, sur la procédure, sur les expertises, sur la constatation des vices rédhibitoires, sur l'annulation ou la résolution du contrat ; il y a seulement quelques différences dans la manière d'exécuter les obligations, qui naissent de la résolution ou de l'annulation de l'échange.

Quand il y a lieu à la résiliation ou à l'annulation de l'échange, chaque échangiste doit remettre à l'autre l'animal ou la marchandise (s'il l'a encore), qu'il a reçue, ainsi que la soulte (s'il y a eu soulte) et ses intérêts, avec les accessoires, les produits et le croît. Si un seul des animaux échangés est atteint de vice rédhibitoire, l'échange étant résolu aux frais de l'échangiste, dont l'animal est atteint, chacun des contractants reprend son animal; cependant on pourrait soutenir que l'échangiste, à qui a été livré un animal atteint de vice rédhibitoire, a le droit de demander, au lieu de la restitution de l'animal par lui livré en échange, une somme d'argent égale à la valeur qu'aurait l'animal litigieux sans le vice (Cour Bourges, arr. 12 mars 1831), surtout si l'animal donné en échange a été gravement détérioré par le fait ou la faute du coéchangiste. Le coéchangiste, contre lequel la rédhibition est prononcée, doit payer les frais du contrat, les dépens de l'instance et des dommages-intérêts, quand il y a lieu d'en accorder. Si les deux animaux échangés se trouvaient atteints chacun d'un vice rédhibitoire, la résolution serait prononcée contre chaque coéchangiste, qui devrait reprendre son animal dans l'état où la maladie l'aurait laissé et payer ses frais; si l'un des deux seul avait été de mauvaise foi, il devrait des dommages-intérêts à l'autre.

Si l'échangiste, dont l'animal a été reconnu atteint de vice rédhibitoire, n'a plus celui qui lui a été donné en échange, s'il l'a vendu ou s'il l'a fait périr par son fait ou par sa faute, il devra en restituer la valeur; et cette valeur sera appréciée par voie d'expertise, en estimant celui qui reste, et en l'estimant ce qu'il vaudrait, s'il n'était pas atteint de vice rédhibitoire. Que si l'animal non atteint de vice rédhibitoire est mort fortuitement, et s'il est prouvé qu'il fût également mort chez l'échangiste, qui l'a cédé contre l'animal litigieux, ce dernier n'a rien à réclamer, à moins qu'il ne démontre le dol ou la mauvaise foi de son cocontractant; il en serait tout autrement, s'il était démontré que le cas fortuit, qui l'a fait périr chez l'échangiste, ne se serait pas produit chez son propriétaire originaire. Lorsqu'il y a eu simplement détérioration par cas fortuit, il y a lieu d'admettre la même solution que lorsqu'il s'agit de la mort par cas fortuit : si la détérioration est telle qu'elle se fût aussi bien produite chez le propriétaire originaire, son cocontractant n'est pas responsable; tandis qu'il l'est, s'il ne démontre pas qu'elle se fût aussi bien produite chez son cocontractant.

Lorsque c'est l'animal litigieux qui est mort, ou s'est détérioré, après avoir été cédé en échange, l'échangiste, qui l'a reçu, conserve son droit à la résolution du contrat, si la mort est la conséquence d'un vice rédhibitoire; il n'est pas responsable des détériorations fortuites, survenues à cause du vice rédhibitoire; mais il supporte la perte, si l'animal meurt fortuitement avant la constatation du vice rédhibitoire.

Dans tous les cas, les échangistes sont respectivement responsables de la mort et des détériorations, résultant de leur fait, de leur faute, de leur négligence ou de leur imprudence.

Quand l'un des coéchangistes s'est engagé à livrer, contre un animal évalué à une certaine somme, un autre animal, estimé à une somme inférieure, plus une soulte en argent, le contrat est-il un échange ou une vente; et, si l'animal, échangé avec soulte contre un autre, se trouve atteint de vice rédhibitoire, l'échangiste auquel il a été livré peut-il demander que le contrat soit maintenu, sauf la restitution de l'animal atteint de vice rédhibitoire contre le paiement de la somme à laquelle il a été évalué? Bien qu'il ait été décidé (tribunal Senlis 1883) « que cette opération constitue bien, non une vente, mais un contrat d'échange, dont le caractère et la nature ne sauraient être modifiés par l'estimation des objets échangés, que, dès lors, il n'y a, dans les obligations réciproques, qu'une seule et même opération, qui ne peut être résolue que pour le tout », il me semble qu'une pareille décision est loin d'être absolument juridique; et, pour mon compte, je serais assez disposé à voir dans le prétendu échange, fait dans les conditions, qui viennent d'être indiquées, une double vente plutôt qu'un simple contrat d'échange; aussi conclurai-je simplement à la reprise du cheval atteint de vice rédhibitoire et au paiement de la somme à laquelle il avait été évalué. Il me semble qu'on va beaucoup trop loin en décidant que le caractère et la nature du contrat d'échange ne sauraient être modifiés par l'estimation des objets échangés; il faut, en pareil cas, avant tout et par-dessus tout, rechercher, d'après les circonstances de la convention, quelle a été l'intention des parties, en faisant l'évaluation des objets échangés, et décider qu'il y a eu vente ou échange, suivant qu'il apparaît que l'estimation a été faite pour fixer d'une façon définitive la valeur pécuniaire des choses échangées, ou simplement pour fournir des termes de comparaison; il s'agit là d'une question d'intention, et la solution devra dépendre de l'appréciation des circonstances de ce contrat.

CHAPITRE XII

VICES RÉDHIBITOIRES PRÉVUS PAR LES LOIS DU 2 AOUT 1884 ET DU 31 JUILLET 1895.

Sont réputés vices rédhibitoires, pour le cheval, l'âne et le mulet : la *fluxion périodique des yeux*, l'*immobilité*, l'*emphysème pulmonaire*, le *cornage chronique*, le *tic proprement dit avec ou sans usure des dents* et les *boiteries anciennes intermittentes*. Pour l'espèce porcine, la *ladrerie* est le seul vice rédhibitoire légal ; et, pour les autres espèces, il n'y en a pas.

I. — FLUXION PÉRIODIQUE DES YEUX (1).

En vue du diagnostic médico-légal de la fluxion périodique des yeux, il y a lieu d'examiner successivement : 1° les symptômes de la maladie pendant l'accès et durant l'intermittence ; 2° les procédés à l'aide desquels l'expert peut constater ces symptômes ; 3° la marche à suivre pour l'expertise et la valeur diagnostique des symptômes assignés à la fluxion périodique ; 4° les ruses employées pour simuler la maladie et les moyens de les déjouer.

1° Symptômes de la fluxion périodique pendant l'accès et durant l'intermittence.

(1) (*Dû à la plume de M. le professeur Peuch*).

L'accès typique de fluxion périodique comprend trois phases — l'*augment*, l'*état* et le *déclin* — qui indiquent la marche de l'inflammation dans les milieux visuels.

Au début, l'œil devient pleureur, les paupières sont gonflées, la conjonctive est injectée ; l'animal se défend au moindre attòuchement de l'œil. Puis, le larmoiement augmente, la cornée devient blanchâtre de la circonférence vers le centre, les vaisseaux de la sclérotique s'injectent, particulièrement au pourtour de la cornée (injection péri-kératique) ; parfois même la vitre de l'œil est sillonnée de stries rougeâtres. Cette période dure de quatre à six jours ; et l'inflammation oculaire, généralement très vive au début, accompagnée parfois de fièvre, se calme peu à peu ; le larmoiement et la tuméfaction des paupières diminuent ; le globe oculaire se découvre, bien qu'il reste encore fort sensible chez certains chevaux.

A la deuxième période, dite d'*état*, l'inflammation, qui semblait d'abord extérieure, se concentre, pour ainsi dire, dans l'intérieur de l'œil : l'humeur aqueuse se trouble, et l'on voit de petits flocons blanchâtres ou blanc jaunâtre, parfois même striés de sang, qui, peu à peu, se précipitent dans le fond de la chambre antérieure de l'œil, où ils forment un dépôt appelé l'*hypopion*, encore qu'il soit bien établi que ce dépôt est généralement de nature fibrino-albumineuse et qu'il puisse se former entre les lames de la cornée (Chuchu). L'hypopion est une sorte de magma jaunâtre, parfois strié de sang, ayant la forme d'un croissant ou d'un segment de cercle ; il ne manque jamais dans l'accès typique de fluxion périodique ; toutefois, il peut exister dans l'ophtalmie symptomatique, que l'on observe dans certaines formes de l'affection typhoïde et aussi dans la maladie du coït. Dans ces cas, on le constate habituellement dans les deux yeux en même temps ; ce qui ne se remarque pas dans la fluxion périodique. Au fur et à mesure que l'hypopion se forme, la vitre de l'œil reprend à peu près sa diaphanéité, et la face antérieure de l'iris présente une teinte jaunâtre, analogue à celle d'une feuille morte. L'hypopion peut aussi présenter cette coloration ; d'autres fois, il a une teinte jaune verdâtre. De même que la précédente, cette période dure environ quatre à cinq jours.

A la troisième période, l'hypopion se résorbe, la cornée s'éclaircit de plus en plus. Le larmoiement se tarit complètement, la sensibilité oculaire devient normale ; en un mot, la résolution s'opère, et, à première vue, l'œil paraît être comme avant l'accès. Toutefois, chez certains sujets, la résorption de l'hypopion et du trouble de la cornée est précédée d'une légère recrudescence de l'inflammation oculaire, accusée par un nouveau trouble de l'humeur aqueuse. Finalement tout disparaît graduellement dans l'espace de six, huit ou dix jours.

Tel est l'accès régulier de fluxion périodique, qui constitue le cas le plus simple, mais aussi le plus rare, sur lequel un expert soit appelé à se prononcer, du moins d'après ce qu'il nous a été donné de constater dans une pratique de plus de trente années. — Assez souvent, on se trouve en présence d'un sujet chez lequel un ou deux yeux deviennent pleureurs, un peu sensibles, la cornée légèrement laiteuse, la pupille un peu resserrée ; puis, en quatre ou cinq jours, l'œil malade semble avoir repris son aspect normal. Dans d'autres cas, l'inflammation oculaire est très intense ;

et, d'emblée, la chambre antérieure présente un volumineux hypopion jaunâtre ; parfois même, surtout chez les jeunes chevaux, il se forme un abcès intra-oculaire. Entre ces deux cas extrêmes, on remarque un grand nombre de cas intermédiaires, dans lesquels les trois phases de l'accès typique sont plus ou moins nettement tranchées.

L'accès de fluxion périodique revient à des intervalles de temps, susceptibles de varier depuis huit jours jusqu'à quinze mois. On estime qu'en moyenne l'accès se manifeste du vingt-cinquième au trentième jour, comme l'a admis le législateur en accordant un délai de trente jours pour intenter l'action rédhibitoire ; mais on observe aussi des accès après deux, trois ou quatre mois, parfois, après six mois, même un an et jusqu'à quinze mois, comme nous l'avons dit ci-dessus. Le repos prolongé, surtout dans une écurie obscure, retarde l'apparition de l'accès ; le travail, surtout en plein soleil, abrège la durée de la période de rémission ou d'intermittence.

Pendant cette période, les lésions, déterminées par l'évolution de la fluxion périodique, varient suivant le nombre d'accès et surtout suivant leur intensité ; elles se traduisent toujours par une faiblesse de la vue, qui rend l'animal ombrageux. Parmi ces lésions, on signale notamment de petits filaments irréguliers, flottant pour ainsi dire dans la chambre postérieure de l'œil, un resserrement de la pupille, des déformations variées de cette ouverture, résultant de synéchies postérieures, c'est-à-dire d'adhérences de la face postérieure de l'iris avec la cristalloïde antérieure. Lorsque trois ou quatre accès se sont produits, ces lésions sont encore plus accusées et l'on constate un ou plusieurs points blanchâtres sur le cristallin; l'iris prend une teinte feuille morte; l'œil s'atrophie; la paupière supérieure ne forme plus un arc à peu près régulier, mais elle présente une disposition telle que l'angle nasal est droit, au lieu d'être aigu comme dans l'état physiologique. Dans les cas anciens, on peut voir sur le chanfrein un sillon creusé par le passage des larmes. Finalement la cécité survient par cataracte, ou par amaurose, avec déformations de la pupille. Dans d'autres cas, des adhérences s'établissent entre l'iris et la cornée d'une part, le cristallin d'autre part, et l'œil est comme rapetissé dans l'orbite, il forme une sorte de moignon blanchâtre; et, comme le corps clignotant est hypertrophié, l'animal présente un aspect hideux d'autant que l'angle interne de l'œil malade est toujours recouvert de chassie.

Les divers caractères, que nous venons d'exposer, se remarquent dans un seul œil ou bien dans les deux, mais ils n'existent jamais au même degré dans ces deux organes. Il peut même arriver que la fluxion périodique détermine la perte d'un œil, par cataracte notamment, et que l'autre conserve entièrement sa transparence et ses facultés. Dans d'autres cas, après qu'un œil a été détérioré par la fluxion périodique, l'autre devient malade à son tour — par sympathie — et la cécité finit par être complète.

2° Procédés à l'aide desquels l'expert constate les symptômes de la fluxion périodique.

Pour établir le diagnostic médico-légal de la fluxion périodique, l'animal litigieux doit être examiné successivement à l'œil nu, puis au moyen de l'ophtalmoscope. Il faut en un mot le soumettre à ce que l'on appelle, depuis les travaux du Dr Rolland de Toulouse (1), l'*épreuve de la pupille.*

ÉPREUVE DE LA PUPILLE. — 1° *Examen à l'œil nu.* — L'expert fait placer le cheval sous un hangar, ou bien dans une écurie, d'abord à une petite distance de la porte, dans un demi-jour. Autant que possible, le fond et les parois du local doivent être obscurs, afin qu'aucun reflet ne se produise sur la cornée de l'animal ; il faut éviter surtout d'examiner l'œil en face et à petite distance d'un mur blanc ou d'autres corps blancs volumineux, qui réfléchissent beaucoup de lumière et font presque fermer la pupille. On doit également enlever la bride à *œillères* et tenir l'animal en mains, soit au moyen du licol, soit avec un simple bridon. L'expert se placera d'abord en face de l'animal de manière à regarder obliquement et alternativement l'un et l'autre œil, à les comparer et à reconnaître ainsi s'ils sont égaux, et s'il existe quelque altération dans les parties, qui les composent; il se placera ensuite de côté et en arrière, pour bien examiner la cornée et la chambre antérieure de l'œil. Puis, un aide recouvre, avec la main, l'œil non examiné; l'expert abaisse la paupière supérieure sur l'œil à inspecter et tient pendant quelques instants le globe recouvert, puis il le découvre brusquement en retirant la main : lorsque l'iris n'est point paralysé, la pupille, dilatée dans l'obscurité, se rétrécit rapidement. Si ce mouvement ne s'accomplit pas, ou s'il se fait lentement, l'iris est altéré. Puis, l'animal sera amené au grand jour, afin de voir comment la pupille se comporte et réagit sous l'influence de la lumière.

(1) *Nouveau Guide pour l'examen pratique de l'œil fluxionnaire*, librairie Asselin et Houzeau. Paris, 1892.

En admettant que ce premier et très sommaire examen n'indique rien d'anormal dans la vue de l'animal litigieux, il faut procéder à l'examen avec l'ophtalmoscope. Nous estimons même que l'emploi de cet instrument est toujours utile et souvent indispensable ; qu'en d'autres termes, l'expert doit avoir recours à ce moyen de diagnostic pour dissiper ses doutes et conclure nettement par l'affirmative ou par la négative.

2° *Examen à l'ophtalmoscope.* — Cet examen comprend la dilatation de la pupille, l'écartement des paupières, l'éclairage de l'œil et l'emploi de l'ophtalmoscope seul ou combiné avec la loupe.

a) La dilatation pupillaire s'obtient en instillant, entre les paupières, « quelques gouttes d'une solution de sulfate d'atropine au centième. En moins d'une heure, il se produit un relâchement complet, ou au moins suffisant pour qu'il soit possible de procéder à un examen fructueux » (Violet). Le Dr Rolland, de Toulouse, conseille l'emploi d'une pommade composée de sulfate neutre d'atropine, 15 centigrammes ; pétréoline Lancelot, 15 grammes. A l'aide d'un pinceau, dont la pointe est recouverte de cette pommade, on en introduit avec douceur, sous la paupière supérieure, une parcelle de la grosseur d'un grain de maïs, puis on exerce un léger massage sur les paupières, afin de bien étaler la pommade. « Il faut attendre l'effet mydriatique pendant deux heures, si l'épreuve a lieu pendant l'accès, et pendant une heure si elle a lieu pendant l'intermittence » (Rolland).

b) L'écartement des paupières se fait au moyen d'un instrument *ad hoc*, notamment de l'écarteur de Rolland, ou bien on laisse les paupières libres, car chez certains sujets l'application de l'écarteur provoque des mouvements de défense ou tout au moins une certaine agitation, qui complique l'examen. Toutefois, on peut anesthésier la cornée et la conjonctive par le collyre suivant :

Chlorhydrate de cocaïne......	0gr,20 centigr.
Eau bouillie..................	4 grammes (ROLLAND).

c) La pupille étant dilatée et l'œil bien ouvert naturellement ou mécaniquement, il s'agit de l'éclairer. L'éclairage peut se faire à la lumière naturelle ou à la lumière artificielle : c'est ce dernier mode qu'il faut préférer, le premier étant insuffisant. Le sujet litigieux sera donc placé dans un local tout à fait obscur et l'œil suspect éclairé soit par une bougie, soit par une lampe à essence ou à pyroléine, pourvue, pour plus de commodité, d'un réflecteur.

L'éclairage de l'œil peut se faire soit latéralement ou obliquement, soit directement.

Examen de l'œil à l'éclairage oblique ou *latéral.* — Dans ce mode d'examen, le foyer lumineux se trouve sur le côté de l'axe visuel. A ce sujet, le Dr Rolland formule les règles suivantes :

« Placer la lampe à 0m,25 ou 0m,30 du côté de l'œil à examiner, à sa hauteur, un peu en arrière du côté de l'épaule, soutenue par un aide intelligent, qui, suivant les indications de l'explorateur, l'avancera, la reculera, l'élèvera, l'abaissera, en diminuera ou en augmentera la flamme, se préoccupera en un mot, — étant donné qu'il ne faut pas compter sur la bonne volonté du patient, — de maintenir la source lumineuse *tangente à la cornée*, pour l'examen de cette membrane et *moins oblique* pour l'examen de la pupille et du cristallin et pour la constatation des synéchies postérieures » (Rolland).

Avec la loupe, interposée entre la lampe et l'œil, tenue de la main droite pour examiner l'œil gauche et *vice versa*, l'expert concentrera les rayons lumineux sur les points à examiner.

« L'éclairage oblique permet de voir d'une façon absolument nette et décisive, les moindres opacités du cristallin; les résidus pigmentaires, ruines indélébiles des synéchies postérieures; les synéchies postérieures; la face antérieure de l'iris, ses exsudats; la hauteur et la profondeur de la chambre antérieure, son trouble; l'hypopion, de le distinguer de l'*onyx* (abcès dans les lamelles de la cornée); les plaques punctiformes de Descemet; la cornée, sa transparence, ses moindres pertes de substance; l'injection péri-kératique » (Rolland).

Bien que le Dr Rolland déclare que « l'examen latéral » tel qu'il est décrit ci-dessus « suffit dans tous les cas », il pense cependant que, « pour augmenter sa précision, on peut se servir d'une seconde loupe de dix-huit dioptries, indépendante, tenue de l'autre main, pour grossir les parties éclairées par la première. »

Examen de l'œil à l'éclairage direct. — L'aide, qui tient la lampe, se placera un peu en avant et à droite de la tête du cheval, s'il s'agit d'examiner l'œil gauche, et du côté opposé (à gauche par conséquent) si l'on inspecte l'œil droit; il aura soin de maintenir la lampe à la hauteur de l'œil, que l'on veut éclairer. L'expert se munit du miroir concave perforé au centre, c'est-à-dire de l'ophtalmoscope proprement dit, et se place en regard de l'œil à examiner. Supposons qu'il s'agisse de l'œil droit, l'expert tient le miroir de la main droite et en appuie le dos sur le sourcil de son œil droit et, après correction de son défaut de réfraction, s'il y a lieu, se place à $0^{m},35$ environ de l'œil à examiner, en ayant le soin — cela va sans dire — de faire correspondre l'ouverture centrale du miroir avec son rayon visuel. On procédera de la même manière pour l'examen de l'œil gauche, seulement l'ophtalmoscope sera tenu de la main gauche et appliqué contre le sourcil de l'œil gauche.

Par l'éclairage direct ainsi pratiqué, « on peut apprécier l'état de transparence de la cornée et des milieux, — humeur aqueuse, cristallin, corps vitré, — la moindre opacité, le plus léger nuage sont décelés par l'apparition de points, de lignes ou de surfaces, dont l'obscurité est proportionnée à l'obstacle que rencontrent les rayons lumineux » (Violet).

Ajoutons que ce mode d'exploration, qui constitue le premier temps de l'examen du fond de l'œil, soit à l'*image renversée*, — par l'emploi combiné du miroir et de la lentille bi-convexe, — soit à l'*image droite*, — par l'emploi combiné du miroir et de la lentille biconcave — que ce mode d'exploration, disons-nous, suffit parfaitement pour contrôler les résultats de l'éclairage latéral et permettra ainsi à l'expert de se prononcer sûrement, comme le déclare M. Rolland, — sans qu'il soit nécessaire d'avoir recours à d'autre appareil que le miroir ophtalmoscopique.

3° **Marche à suivre pour l'expertise. — Valeur diagnostique des symptômes assignés à la fluxion périodique.** — L'expert cherche d'abord à se renseigner sur l'animal litigieux, il demande s'il est ombrageux, difficile à conduire, s'il provient d'un pays où règne la fluxion périodique, s'il a déjà présenté quelque maladie des yeux. Mais il est rare qu'il soit renseigné — avec sincérité surtout — sur ces derniers points. Il examine ensuite l'œil ou les yeux suspects, à la lumière naturelle, et sans le secours d'aucun instrument ni l'emploi d'aucun collyre mydriatique. S'il constate bien nettement ainsi les caractères d'un accès de fluxion périodique, tels que nous les avons décrits ci-dessus, il peut conclure par l'affirmative. Toutefois, étant donnés les résultats fournis par l'examen ophtalmoscopique, nous estimons qu'il doit être de règle aujourd'hui d'avoir recours à ce mode d'exploration de l'œil pour le diagnostic médico-légal. Par ce moyen, les conclusions de l'expert sont à l'abri de toute critique motivée, attendu que la fluxion périodique est susceptible de revêtir des formes très variées. Et ceci nous conduit à rechercher quels sont les symptômes pathognomoniques de la fluxion périodique, ou, en d'autres termes, les signes certains de cette maladie. A cet égard, de nombreuses dissidences existent entre les auteurs ; toutefois, nous n'avons pas à les exposer ici d'une manière détaillée ; nous devons nous borner à dire que, parmi les signes de l'accès de fluxion périodique, l'hypopion, la teinte feuille morte de l'iris, l'injection périkératique, présentent une très grande valeur diagnostique, et que nous les considérons comme caractéristiques de la fluxion périodique, quand ils évoluent comme nous l'avons indiqué en décrivant l'accès fluxionnaire typique. Mais le plus souvent, l'expert est appelé à se prononcer dans des cas qui s'éloignent tout à fait de la forme classique : l'œil est larmoyant, la cornée infiltrée, blanchâtre, le globe très sensible ; ou bien il n'existe aucun *signe d'inflammation* récente, et l'on observe un resserrement ou des déformations pupillaires manifestes, avec ou sans cataracte partielle ou totale, sans aucun changement dans la chambre antérieure de l'œil. Parfois enfin, et ce sont les cas les plus difficiles, les plus embarrassants, l'animal litigieux semble ne rien présenter d'anormal dans les yeux, les milieux oculaires ont toute leur transparence, l'ouverture pupillaire, examinée à l'œil nu et sans l'emploi d'un collyre mydriatique, paraît normale, mais l'animal est ombrageux et l'on estime qu'il a la vue faible. Comment conclure?

On a longtemps soutenu qu'en pareille occurrence, il fallait attendre un accès fluxionnaire ; à cet effet, mettre l'animal en fourrière ou mieux le laisser chez l'une des parties — l'acheteur habituellement — et le faire travailler, attendu que cette circonstance favorise le retour de l'accès. Mais il est rare que cette solution soit adoptée, et le plus souvent l'animal litigieux est laissé en fourrière. On a même discuté sur la durée de cette fourrière, que d'aucuns fixaient à deux mois, c'est-à-dire deux fois le délai imparti par la loi. Après ce temps, disait-on, si l'accès fluxionnaire n'apparaît pas, « l'expert pourra conclure en toute sûreté de conscience... *scientifiquement* parlant, il pourra se tromper, mais ses conclusions seront d'accord avec le texte et l'esprit de la loi ». Cette doctrine, qui était inspirée par un motif d'économie, que l'on conçoit aisément — les accès de fluxion pouvant être séparés par un intervalle de trois, quatre, cinq, six mois et plus — cette doctrine, disons-nous, confond le délai pour l'accomplissement des formalités, qu'implique l'exercice de l'action rédhibitoire, avec l'époque à laquelle l'expert estime qu'il doit se prononcer. Or, sous ce rapport, l'expert ne relève que de sa conscience. En droit, cette doctrine est donc contraire aux règles de l'expertise, et elle ne saurait avoir d'autre valeur que celle d'un conseil et non point d'une règle, que l'expert devrait suivre impérieusement, d'autant qu'elle l'exposerait à des erreurs, qualifiées de scientifiques, il est vrai, mais qui n'en sont pas moins des erreurs. D'ailleurs, il est un moyen d'éviter toutes ces lenteurs et toutes ces incertitudes : c'est de soumettre l'animal litigieux à l'*épreuve de la pupille* par l'éclairage latéral, puis par l'éclairage direct de l'œil, dont il est parlé ci-dessus ; par ces moyens, on reconnaîtra les lésions produites par la fluxion périodique. A ce sujet, le docteur Rolland de Toulouse déclare que « l'indice certain de la fluxion périodique est la synéchie postérieure, c'est-à-dire l'adhérence, la soudure, qui s'établit entre la cristalloïde antérieure et la face postérieure de l'iris » ; puis il ajoute : « au point de vue du diagnostic présent ou rétrospectif de la fluxion, dans tous les cas, la synéchie postérieure est un indice d'une valeur pathognomonique, à laquelle aucun autre indice ne peut prétendre. On la constate dans tous les cas de fluxion, que l'inflammation ait été légère ou intense, visible ou invisible, de courte ou de longue durée. Elle existe dès le début de l'inflammation de l'iris. Elle lui survit. Étroite ou large, extensible ou inextensible, marginale ou pariétale, partielle ou totale, intacte ou rupturée, elle est la *preuve irréfutable que l'œil dans lequel on la constate est atteint de fluxion périodique* ».

Or, en explorant l'œil suspect par l'éclairage latéral

et par l'éclairage direct, pratiqués comme il est dit ci-dessus, on reconnaîtra l'existence de la synéchie postérieure aux irrégularités ou déformations de la pupille. Ces déformations sont la conséquence du nombre des adhérences entre la face postérieure de l'iris et la cristalloïde antérieure, de leur largeur et de leur siège par rapport à la pupille. Dès lors celle-ci peut être en feston, en râteau, en pied de cheval (face plantaire), en 8 horizontal, en 8 vertical, en chapelet, en haricot, en haltère, suivant M. Rolland. Nous l'avons vue plusieurs fois en 8 horizontal et en feston. Ces déformations pupillaires persistent malgré l'effet mydriatique du collyre employé avant l'éclairage. Dans certains cas, il peut arriver que les adhérences, qui constituent la synéchie postérieure, se rompent et qu'elles ne se traduisent plus que par des *résidus pigmentaires*, occupant le milieu de l'ouverture pupillaire, qui est alors régulière. Ces résidus se traduisent à l'examen ophtalmoscopique, par « des points noirs indiquant qu'il y a dans les milieux de l'œil des points opaques, qui interceptent le passage des rayons lumineux à l'aller comme au retour.

Lorsque les adhérences sont résistantes, inextensibles, et occupent tout le pourtour de la pupille, et que, par suite, aucune partie du bord pupillaire n'est libre, ne peut être dilatée, la pupille demeure rétrécie, ce qu'elle était avant l'épreuve de la pupille. Cette persistance du rétrécissement, aussi bien que la dilatation irrégulière de la pupille et les résidus pigmentaires, sont une preuve irréfutable du passé fluxionnaire du cheval. Dans le rétrécissement de la pupille (spasmodique, paralytique), qui n'est pas fluxionnaire, l'action du mydriatique peut être incomplète ; *elle n'est jamais nulle.* Dans tous les cas on peut apprécier très facilement à l'*éclairage* latéral un commencement de dilatation. Dans le rétrécissement fluxionnaire, au contraire, la pupille demeure, après l'épreuve, exactement ce qu'elle était avant l'instillation de la pommade mydriatique, rétrécie. Du reste, il y a un moyen certain pour reconnaître si le rétrécissement est fluxionnaire, ou s'il est spasmodique ou paralytique, c'est la *contre-épreuve à l'ésérine.* Pour cela on introduit, entre les paupières, gros comme un grain de maïs, de la pommade suivante : sulfate d'ésérine, 20 centigrammes ; vaseline, 10 grammes. On peut faire cette contre-épreuve dans la même journée que l'épreuve de la pupille, mais il est préférable d'attendre le surlendemain, pour être sûr que l'œil n'est plus en puissance mydriatique. Une heure ou deux après l'instillation de la pommade myotique, si *le rétrécissement est augmenté*, le rétrécissement est un myosis spasmodique ou paralytique. Si, au contraire, le *rétrécissement est demeuré ce qu'il était avant*, il est dû à des adhérences entre la cristalloïde antérieure et l'iris, il est cicatriciel, *fluxionnaire. Si l'œil n'est pas fluxionnaire*, et alors même qu'il serait atteint de cataracte partielle ou totale, d'amaurose et de rapetissement du globe, on constate l'absence de toute synéchie postérieure ou de résidus pigmentaires (1).

Nous partageons l'opinion de M. Rolland sur la valeur diagnostique de la synéchie postérieure, et nous estimons que l'expert ne peut sûrement conclure à l'existence de la fluxion périodique qu'après l'avoir constatée et s'être assuré au besoin, par la contre-épreuve à

(1) Dr Rolland, *loco citato.*

l'ésérine, que le rétrécissement pupillaire est bien la conséquence d'adhérences post-iridiennes à la fois multiples et inextensibles.

4° **Ruses.** — On a soutenu que l'application de caustiques sur la cornée ou les paupières pouvait « donner lieu à une ophtalmie interne ayant avec la fluxion périodique la plus grande analogie » (Dayot). Toutefois, Reynal déclare qu'il a vu H. Bouley chercher vainement, par le moyen indiqué par Dayot, à faire naître la fluxion périodique chez le cheval. Cependant Violet a fait remarquer qu'il résulte de ses expériences « sur des ânes, que l'on peut, au moyen de l'application de liquides irritants, déterminer — sans laisser de traces de cette application — une inflammation de la cornée, avec injection des vaisseaux de l'épisclère, rougeur de l'iris et resserrement de la pupille. Mes essais, ajoute-t-il, n'ont pas été poussés assez loin pour obtenir un trouble apparent de l'humeur aqueuse ; mais je suis intimement convaincu que l'on pourrait arriver à ce dernier résultat chez le cheval ».

On conçoit dès lors qu'un vendeur ou un acheteur de mauvaise foi peut déterminer une irritation oculaire, l'un pour masquer la fluxion périodique, l'autre pour la simuler et rendre un animal qui ne lui convient plus. L'expert déjouera ces manœuvres frauduleuses, par l'*épreuve de la pupille*, et aussi en observant attentivement la marche de l'inflammation oculaire. S'il s'agit d'une ophtalmie provoquée artificiellement, les symptômes inflammatoires seront plus accusés sur les parties extérieures de l'œil, sur la cornée que sur l'iris ; et, s'il est possible qu'une ophtalmie traumatique produise des synéchies, il est permis de penser aussi que ces lésions impliquent un traumatisme assez violent pour laisser sur la cornée des traces encore apparentes au moment de la visite de l'expert. Dès lors, il sera à même de déjouer cette ruse.

II. — IMMOBILITÉ.

L'immobilité est un état pathologique, qu'on observe assez souvent chez le cheval, quelquefois chez le mulet, très rarement chez l'âne, et qui se caractérise par des troubles des fonctions cérébrales, de l'intelligence, des sens et des mouvements volontaires. Cet état consiste en effet dans une réunion de symptômes tels que l'assoupissement et l'hébétement du malade, la tendance à conserver certaines attitudes anormales ou forcées et même instables, qu'il prend ou qu'on lui fait prendre, la lenteur et l'arrêt de la mastication, l'automatisme des divers mouvements, l'impossibilité ou la difficulté de reculer ou de tourner en cercle ; il est la conséquence de lésions chroniques et persistantes du cerveau, telles que hydropisie des ventricules, tumeurs intra-ventriculaires, tumeurs osseuses de la boîte crânienne, hypertrophie, kystes et concrétions des plexus choroïdes, lésions d'encéphalite chronique. L'immobilité peut faire suite au vertige, dont elle est parfois le mode de terminaison, et elle se montre souvent sans que les animaux aient présenté d'autres symptômes de maladie aiguë. Lorsqu'elle ne dérive pas d'une maladie antérieure, elle se développe lentement, progressivement, et suit une marche essentiellement chronique et apyrétique ; son diagnostic ne devient possible et facile que quand le mal a déjà fait des progrès sensibles.

Quelquefois l'immobilité est symptomatique de l'encéphalite subaiguë ou comateuse, d'une congestion passagère du cerveau, de l'hydropisie ventriculaire aiguë ; dans ces cas, elle peut persister ensuite sous la forme chronique ou se terminer par la guérison à plus ou moins bref délai. L'immobilité peut parfois dépendre d'une maladie essentielle, sans lésion primitive appréciable des centres nerveux, et affecter même un caractère intermittent, qui entraîne des mécomptes ou des surprises chez les experts. L'immobilité, quelle que soit du reste sa cause, est un état pathologique grave ; elle peut se compliquer d'état aigu ; elle fait dépérir les malades et entraîne la mort à la longue ; elle rend les animaux inutilisables ou dangereux à manier.

1° Caractères de l'immobilité. — Suivant le degré du mal, les symptômes sont plus ou moins nombreux et plus ou moins accusés ; pour les observer convenablement, il faut examiner l'animal au repos et pendant l'exercice.

Le cheval immobile est indifférent, somnolent, inconscient; il a un faciès triste, hébété, sans expression, nerveux; l'œil reste fixe et sans vivacité, les pupilles sont peu ou pas mobiles et très dilatées ; la tête est portée haute ou basse et appuyée sur la mangeoire, elle se déplace rarement et avec lenteur, elle conserve plus ou moins de temps l'attitude forcée et anormale qu'on lui donne ; les oreilles sont pendantes ou dressées, rigides et rapprochées par leur pointe ; l'encolure est raide et immobile.

La sensibilité générale est plus ou moins émoussée, quelquefois peu modifiée, d'autres fois surexcitée; l'animal est insensible aux menaces, aux attouchements, aux piqûres des mouches et même aux coups ; la sensibilité tactile, l'ouïe, la vue, etc., sont amoindries ; quelquefois il y a exagération des sens, et cette exagération peut se montrer après une période de léthargie ; le malade s'effraye au moindre bruit, au moindre attouchement, etc.

L'animal immobile conserve une grande fixité dans ses attitudes ; il se déplace rarement et il est même difficile de le faire déplacer ; les membres prennent souvent une attitude irrégulière, ils sont tantôt croisés, tantôt rapprochés, tantôt fortement écartés, tantôt rassemblés sous le corps, tantôt portés en avant, en arrière, en dehors ; cette attitude est conservée plus ou moins de temps ; et du reste, on peut donner intentionnellement au malade l'une ou l'autre de ces positions, et il la conserve plus ou moins longtemps.

Quelquefois l'animal immobile éprouve une frayeur subite, se déplace brusquement par côté, en avant, en arrière, tire sur sa longe et peut se renverser.

La préhension des aliments et des boissons offre des particularités dignes de remarque : quelquefois le malade, ayant de la difficulté pour prendre le foin au râtelier, le tire pour le manger ensuite dans l'auge ou à terre ; il enfonce le bout du nez dans son avoine et en retire une bouchée ; il mange lentement, et, par moments il s'arrête, garde les aliments dans la bouche quelques instants sans les mâcher, puis il se remet à l'œuvre ; il boit maladroitement, plonge d'abord le bout du nez jusqu'au fond de l'eau et l'y laisse jusqu'au moment où le besoin de respirer le force à le retirer ; souvent on constate de la constipation ; la circulation et la respiration sont ordinairement ralenties.

Les animaux immobiles entrent difficilement en exercice ; ils sont plus ou moins insensibles au commandement, au fouet, à l'éperon, au mors ; ils relèvent fortement la tête, prennent un faciès crispé, se cabrent ou tirent au renard ; leur démarche est maladroite et lourde ; la tête est portée basse ; les membres, fortement et incomplètement relevés, se meuvent sans cadence et frappent fortement le sol ; les pieds heurtent facilement les obstacles qui se présentent ; le mouvement continue automatiquement en droite ligne ou de côté sans que l'assistance, les excitations ou les corrections produisent grand effet ; les changements d'allure et de direction sont difficiles ainsi que l'arrêt et le mouvement en cercle, parfois les tentatives faites dans ce sens irritent le malade, qui se cabre et peut se renverser, qui s'emporte ou refuse d'avancer. Le reculer est particulièrement difficile, surtout quand l'animal est monté ou attelé, il a lieu par côté ; les membres antérieurs en se déplaçant traînent sur le sol, la tête s'encapuchonne ou se renverse, le faciès devient crispé et nerveux ; le sujet se cabre, se jette par côté ou se renverse.

Le travail, la fatigue et les chaleurs exagèrent promptement les symptômes de l'immobilité, qui peut d'ailleurs se caractériser par des périodes d'apathie et d'exaltation alternatives, et offrir parfois les symptômes du vertige (action de pousser au mur, cabrer, etc.).

L'immobilité, facile à reconnaître lorsqu'on observe les symptômes qui viennent d'être énumérés, n'est pas toujours très nettement caractérisée : ainsi l'hébêtement peut faire défaut ou être à peine saisissable, et il en est de même des autres symptômes. Du reste, à l'encontre de la fatigue, du travail, des chaleurs, de l'alimentation copieuse et excitante, de l'état de pléthore, qui rendent les caractères de l'immobilité plus saillants, l'expression de la maladie peut être atténuée par le repos, le froid, la diète, les purgatifs, la saignée, etc.

Les lésions, qui expliquent les symptômes précédemment énumérés, et que la maladie laisse après elle, peuvent être : un épanchement, dans les ventricules cérébraux, d'un liquide séreux, citrin, qui comprime, refoule, déprime, imbibe la substance cérébrale; l'hypertrophie, des tumeurs et des concrétions des plexus choroïdes ; des tumeurs osseuses ou autres ayant exercé une compression sur la substance cérébrale ; des abcès ou des foyers de ramollissement provenant d'une encéphalite, etc.

2° Application de la loi du 2 août 1884 à l'immobilité. — L'immobilité, dont le vendeur est garant pendant les neuf jours qui suivent la livraison, est un vice grave ; elle peut être non apparente au moment de la vente; elle déprécie considérablement les animaux qui en sont atteints, mais il n'y a pas lieu de considérer comme rédhibitoire l'immobilité qui s'accompagne d'acuité, de fièvre, et qui est la conséquence d'une maladie récente (encéphalite aiguë, congestion cérébrale, etc.); ce n'est que l'immobilité chronique qui est rédhibitoire et non point un état aigu, qui peut naître facilement après la livraison.

Il peut arriver qu'un animal vienne à présenter, après la livraison, les symptômes d'une maladie cérébrale aiguë, que l'acheteur se mette en règle en invoquant l'existence de l'immobilité, et que le vice, tel que la loi l'exige pour qu'il y ait rédhibition, ne puisse être constatć par les experts qu'après la guérison de l'affection aiguë. Dans cette hypothèse, le procès-verbal d'expertise devra contenir un exposé complet des symptômes, de leur marche et de leur signification ; mais j'estime qu'en pareil cas l'immobilité devra être considérée comme la conséquence de la maladie aiguë. A mon sens, l'expert ne devra demander la rédhibition, et le tribunal ne pourra la prononcer, qu'autant que l'acheteur démontrera, par un moyen de preuve quelconque, que l'immobilité chronique existait avant la vente ; cette preuve pourra résulter d'attestations de témoins, qui affirmeront que l'animal avait été antérieurement vendu et repris pour cause d'immobilité, etc.

L'article 10 de la loi du 2 août 1884 peut-il recevoir son application, la mort peut-elle être la conséquence de l'immobilité ?

Si la mort a lieu après la constatation du vice sur l'animal vivant, le vendeur reste garant, pourvu qu'il n'y ait pas eu faute de la part de l'acquéreur. Il peut arriver, rarement il est vrai, qu'un animal atteint d'immobilité succombe à la suite d'une congestion ou d'une apoplexie, avant que le vice ait pu être constaté sur le vivant (j'ai été expert dans un cas de ce genre). En pareille hypothèse, si l'expert trouve des lésions chroniques dans le cerveau (hydropisie ventriculaire, tumeurs, abcès, etc.), pourra-t-il conclure à la rédhibition, en affirmant que la mort a été produite par l'immobilité ? Je réponds affimativement, tout en reconnaissant que sur ce point les avis peuvent varier, attendu que les lésions observées ne sont pas une preuve absolue que l'animal présentait des symptômes d'immobilité de son vivant. Si j'admets l'affirmative, et en cela je suis de l'avis de H. Bouley, c'est parce que la mise en règle de l'acheteur constitue déjà une présomption. D'ailleurs, j'admettrais encore cette ligne de conduite, si l'animal succombait même avant la mise en règle ; par conséquent, même dans ce cas, l'acheteur pourrait à mon sens se mettre en règle après la mort et obtenir la rédhibition, si l'expert constatait, en même temps qu'une congestion ou une apoplexie cérébrale, des lésions anciennes des centres nerveux. J'ajoute que, dans ces circonstances, l'expert qui se prononcera pour la rédhibition, et surtout l'acheteur qui la demandera, feront bien de prendre des renseignements sur les antécédents de l'animal, afin de pouvoir établir, par un moyen de preuve quelconque, que le vice existait avant la vente, que le vendeur avait vendu d'autres fois le même animal et avait été obligé de le reprendre, car cette preuve achèvera de former la conviction des juges. Mais il va sans dire qu'on ne saurait considérer, comme mort d'immobilité rédhibitoire, l'animal qui succomberait après avoir présenté des signes d'immobilité aiguë, et sur lequel on ne trouverait que des lésions aiguës (congestion des méninges, épanchement de liquide, hémorragies, etc.).

L'expert, désigné pour vérifier si un animal est atteint d'immobilité, devra presque toujours se livrer à un examen minutieux, et soumettre le cheval suspect à diverses épreuves ; il vérifiera son état général, il recueillera les renseignements fournis par l'acquéreur pour se guider dans ses opérations ; il examinera l'animal en repos dans l'écurie et au dehors, pendant le repas, pendant l'exercice.

L'expertise commencera par l'examen de l'animal au repos dans l'écurie ; l'attention se portera sur sa physionomie et son attitude en général; sur l'attitude de la tête, du cou et des membres ; sur la plus ou moins longue persistance des modifications intentionnelles, qu'on apportera à l'attitude de la tête et des membres, sur l'état des diverses fonctions, sur la préhension des solides et des liquides, sur la mastication, sur la sensibilité générale et spéciale.

L'épreuve continuera hors de l'écurie ; on fera sortir l'animal et l'on observera ses divers mouvements ; on l'examinera encore au repos, et l'on modifiera de différentes façons l'attitude de la tête et des membres, sauf à recommencer encore cette épreuve après un exercice plus ou moins prolongé ; on verra comment s'exécutent les divers mouvements, l'entrée en action, le pas, le trot, le galop, le reculer, le tourner, le changement d'allure, les arrêts, les départs, comment le cheval obéit au commandement, aux excitations, aux coups ; on le fera exercer à la main ; au besoin on le fera atteler ou monter, suivant sa destination, et on lui fera ainsi exécuter le reculer, le tourner, etc. ; on le fatiguera, on l'exercera au soleil, en ayant soin toutefois de ne pas outrer cette épreuve ; on vérifiera encore, après la fatigue, l'attitude de la tête et des membres, ainsi que le reculer, le tourner ; souvent il faut du temps, de la patience et toujours de la prudence et du tact. Il y a des animaux qui ne présentent les symptômes de l'immobilité qu'après une certaine fatigue; il faut alors prolonger, multiplier, répéter et varier les épreuves.

Il importe beaucoup de prévenir toute cause d'erreur, en tenant compte de la saison, du repos antérieur, etc. ; quand le reculer est difficile ou impossible, il faut s'assurer si cela ne tiendrait pas à des blessures de la bouche ou des barres, à une mauvaise disposition du mors, à un défaut d'habitude et de dressage, à un mauvais état des membres ou des reins, etc. ; il faudra surtout s'assurer si la difficulté ou l'impossibilité de reculer coïncide ou non avec d'autres symptômes de l'immobilité. Quand il n'existe aucune de ces causes, et quand d'ailleurs on n'observe pas d'autres symptômes d'immobilité, la difficulté ou l'impossibilité de reculer peut tenir à un défaut de dressage ou d'habitude, à un certain degré de rétivité ; l'expert doit alors prolonger ses opérations, il doit revoir l'animal, le faire exercer, fatiguer, etc.

Pendant ses opérations, l'expert doit veiller à ce qu'aucun accident n'arrive par sa faute ou sa négligence, car sa responsabilité pourrait être engagée ; mais il peut faire soumettre l'animal à toutes les épreuves qu'il jugera nécessaires à la constatation du vice ; il peut prolonger son expertise, s'il le juge utile, et faire placer l'animal en fourrière ; cependant il sera ordinairement préférable de le laisser chez l'acquéreur, qui l'utilisera.

Quelle est la valeur diagnostique des divers symptômes précédemment énumérés, quels sont ceux qu'il est nécessaire et suffisant de constater pour affirmer l'existence de l'immobilité ?

Lorsque l'expert observe chez l'animal litigieux le faciès hébété, la nonchalance, l'attitude anormale de la tête et des membres, l'impossibilité de reculer ou de tourner, la lenteur et l'arrêt dans la mastication, etc., il peut hardiment affirmer l'existence du vice rédhibitoire ; mais les symptômes peuvent être peu marqués ou peu nombreux et le diagnostic devenir difficile.

En cette matière, l'expert a un certain pouvoir d'appréciation ; je crois cependant que, pour conclure à l'existence de l'immobilité, il faut au moins constater la difficulté ou l'impossibilité de reculer jointes soit à l'hébétement, soit à l'attitude anormale de la tête et des membres, soit à l'interruption de la mastication, ou bien encore observer réunis ensemble l'hébétement, la nonchalance, l'attitude anormale de la tête et des membres et l'interruption de la mastication, bien que la difficulté ou l'impossibilité de reculer soit encore peu accusée ou fasse défaut.

III. — EMPHYSÈME PULMONAIRE.

L'*emphysème pulmonaire* est la désignation donnée par la loi de 1884 à un vice rédhibitoire, qui avait été inscrit dans la loi de 1838 sous le nom de *pousse ;* c'est une maladie, caractérisée par l'*infiltration* d'air dans le tissu du poumon, et décelée par un ensemble de symptômes bien connus. Les motifs qui ont été invoqués pour substituer l'appellation d'*emphysème pulmonaire* à celle de *pousse*, sont indiqués dans un rapport de H. Bouley fait en 1868 au nom de la Société centrale de médecine vétérinaire, dans l'exposé des motifs de la loi de 1884 et dans les rapports présentés aux Chambres.

H. Bouley disait dans son rapport :

« La pousse, qui résulte de l'état emphysémateux des poumons, celle que l'on peut appeler la pousse véritable, est caractérisée par un mouvement d'expiration qui se fait en deux temps bien marqués ; par la dilatation outre mesure des narines, quand l'animal est exercé ; par une toux faible, peu retentissante, qu'explique l'état des poumons, qui ne peuvent être que difficilement exprimés de l'air extravasé qu'ils renferment ; enfin par la sonorité des parois de la poitrine à la percussion, et les bruits de sifflement que l'on perçoit à l'auscultation. *Si l'on ne concluait à l'existence de la pousse que lorsque les animaux présentent cet ensemble de caractères, il n'y aurait pas d'inconvénient à maintenir la pousse dans la loi.* »

Or, c'est la doctrine, contenue dans ce rapport, qui a passé dans l'exposé des motifs de la nouvelle loi, et qui a inspiré les rapporteurs, ainsi que le ministre de l'agriculture, lors de la discussion devant le Parlement.

« La pousse a donné lieu à tant de procès, elle a causé tant d'abus..... L'expression qui la caractérise dans la loi de 1838 manque de précision. Des vétérinaires l'ont appliquée à toute espèce d'essoufflement. On a trouvé des moyens pour donner à un bon cheval la respiration entrecoupée, et la Société de médecine vétérinaire a constaté dans ses délibérations que l'on avait entendu quelquefois des marchands de chevaux tenir ce langage expressif : *Un cheval doit être déclaré poussif quand il ne vous convient pas.* On fabrique la pousse, disent les vétérinaires, et par cette fraude on obtient presque à volonté des diminutions de prix. Cependant la véritable pousse est permanente ; elle est le symptôme d'une maladie grave plutôt qu'elle n'est elle-même une maladie. Elle révèle l'existence de l'emphysème pulmonaire ou de l'infiltration de l'air dans le tissu du poumon. Dans ce cas, elle est reconnaissable à des signes certains..... »

« La pousse ou essoufflement n'est pas à proprement parler une maladie, c'est un symptôme commun à plusieurs maladies, même à plusieurs indispositions légères, tandis que l'emphysème pulmonaire est une maladie véritable bien caractérisée. » On a voulu substituer « à l'énonciation du symptôme qui peut être simulé, celle de la maladie elle-même. Du vivant de l'animal cette maladie est caractérisée non seulement par l'irrégularité des mouvements du flanc, mais par une toux spéciale. »

« Quand elle provient de l'emphysème pulmonaire, l'irrégularité du flanc, qui caractérise la pousse en général, est accompagnée d'une toux spéciale sans rappel et d'une sonorité plus grande de la poitrine. »

A la Chambre des députés, M. Bernard, invoquant la difficulté d'apprécier les symptômes de l'emphysème pulmonaire autres que l'irrégularité du flanc, soutenant d'ailleurs avec raison que l'emphysème pulmonaire peut apparaître chez l'acquéreur à la suite d'un violent effort de tirage, et arguant du peu de gravité de la maladie, quand elle est peu avancée, ainsi que de l'évidence manifeste pour tout le monde de l'irrégularité du flanc et de l'essoufflement lorsqu'elle est grave, avait demandé d'abord la radiation pure et simple de ce vice et ensuite le maintien de la dénomination de *Pousse ;* mais il ne lui fut pas donné satisfaction.

D'ailleurs, le rapporteur de la loi de 1884 devant la Chambre des députés s'est exprimé ainsi qu'il suit : « L'emphysème se manifeste par une *irrégularité des* « *mouvements du flanc*, qui sont entrecoupés dans l'ins- « piration comme dans l'expiration ; par *une plus* « *grande résonance des parois de la poitrine ;* par *une*

« *faiblesse variable du murmure respiratoire* et par *plu-*
« *sieurs râles, plusieurs bruits anormaux* que perçoit
« l'oreille à l'auscultation ; par *une toux intense, petite,*
« *sèche, avortée, sans rappel, toute particulière, toute*
« *caractéristique*, et enfin par *un léger jetage* d'une
« teinte grise ardoisée. *A ce moment, et, au moyen des*
« *symptômes ci-dessus, l'emphysème pulmonaire ne peut*
« *plus être mis en doute.* Pour le distinguer des autres
« affections de la poitrine, qui ont le même siège, et
« avec lesquelles il pourrait être confondu, il suffit à
« l'expert, qui connaît son métier, d'avoir des yeux et
« des oreilles et de bien vouloir s'en servir. »

Désormais donc ce n'est plus que la pousse, qui résulte de l'emphysème pulmonaire, qui est rédhibitoire. Aussi ne suffira-t-il pas d'observer l'essoufflement, le soubresaut, l'entrecoupement, le temps d'arrêt, l'irrégularité des mouvements du flanc, pour conclure à l'existence du vice rédhibitoire; il faudra de plus constater les autres principaux symptômes de l'infiltration d'air dans le tissu du poumon; il faudra, ainsi que cela résulte des diverses citations précédentes, empruntées à l'exposé des motifs, aux rapports et aux discours des rapporteurs de la loi, constater, en outre de *l'irrégularité de la respiration, la toux, la résonance anormale de la poitrine et certains bruits anormaux.*

Avec la loi de 1884, non seulement ce n'est pas toute espèce de pousse qui est rédhibitoire, mais ce n'est même pas tout degré d'emphysème pulmonaire; le législateur a pris le soin d'indiquer, dans la discussion, un groupe minimum de symptômes, dont la constatation est indispensable, pour que l'expert puisse affirmer l'existence du vice rédhibitoire; il a donc implicitement décidé que l'action en garantie ne serait ouverte qu'autant qu'il existerait un emphysème pulmonaire assez grave, assez avancé, assez étendu, pour déterminer les manifestations symptomatiques qu'il a énumérées.

1° **Symptômes de l'emphysème pulmonaire.** — Le groupe minimum « de symptômes, bruits ou phénomènes non équivoques, qu'il faudra indispensablement constater pour conclure à l'existence légale de cette affection », comprend : 1° l'irrégularité de la respiration, l'essoufflement, le soubresaut, le temps d'arrêt, l'entrecoupement des mouvements du flanc ; 2° la toux spéciale de l'emphysème pulmonaire ; 3° l'exagération de la sonorité de la poitrine ; 4° l'affaiblissement du murmure respiratoire, et des bruits anormaux, tels que râles sibilants. L'expert devra donc : 1° étudier les mouvements du flanc, comme jadis pour la constatation de la pousse, c'est-à-dire constater l'irrégularité de la respiration ; 2° provoquer et étudier la toux pour saisir ses caractères ; 3° percuter la poitrine et obtenir une sonorité exagérée ; 4° ausculter et constater l'affaiblissement du bruit respiratoire ainsi que des râles sibilants. L'irrégularité de la respiration et la toux sont faciles à constater, mais il n'en est pas toujours de même des autres symptômes, dont la constatation est pourtant exigée.

Soubresaut. — La pousse, qui consiste dans une altération du rythme de la respiration, dans une irrégularité des mouvements du flanc, est caractérisée par une sorte d'entrecoupement plus ou moins manifeste des deux mouvements de la respiration, ou simplement de l'un d'eux ; elle doit être considérée comme impliquant, pour qu'il y ait vice rédhibitoire, un état chronique, sans fièvre et sans phénomène d'acuité. C'est principalement à l'expiration que l'entrecoupement est généralement bien manifeste; la chute ou abaissement du flanc ne se fait plus d'une manière graduée, uniforme et continue ; le mouvement a lieu en deux temps ; il s'exécute normalement dans le commencement de l'expiration, puis, insensiblement ou tout à coup, vers le milieu ou vers la fin de l'expiration, il se ralentit et s'arrête; cet arrêt est même suivi ordinairement d'un léger mouvement d'élévation, après lequel l'expiration reprend son cours, momentanément interrompu, et s'achève en traînant un peu en longueur. Le soubresaut peut cependant se présenter avec des variations ; le temps d'arrêt est plus ou moins accusé, et il peut être seul, sans mouvement d'élévation consécutif. Quand l'entrecoupement existe dans l'élévation du flanc (inspiration), on remarque pareillement le temps d'arrêt, avec ou sans mouvement d'abaissement, au commencement, au milieu ou vers la fin de l'inspiration. Pour qu'il y ait réellement soubresaut, entrecoupement, il faut donc qu'il se produise un temps d'arrêt dans l'expiration ou l'inspiration; le simple tremblement, l'accélération, la simple irrégularité du flanc, sans temps d'arrêt évident, seraient insuffisants, et il faut que la respiration entrecoupée ne coïncide avec aucun état maladif aigu, propre à modifier le rythme fonctionnel de l'appareil respiratoire. Outre l'examen du flanc, celui de la colonne d'air expiré peut encore servir, parfois, à vérifier les modifications du mouvement d'expiration; lorsque la température ambiante est assez basse pour condenser rapidement la vapeur d'eau mélangée à l'air expiré, on observe un temps d'arrêt, un entrecoupement dans les colonnes d'air, qui s'échappent des naseaux plus ou moins ditatés.

Toux. — Après avoir constaté le soubresaut, le temps d'arrêt, l'entrecoupement et l'absence de toute maladie aiguë de nature à occasionner l'irrégularité de la respiration, l'expert étudiera la toux, la provoquera, en comprimant le larynx, et notera ses caractères. Dans l'emphysème pulmonaire, la toux est profonde, quinteuse, sèche, courte, petite, avortée, sans rappel, caractéristique par son timbre, légèrement sifflante. Ce symptôme, quand il existe, et quand il coïncide avec l'entrecoupement du flanc, a une grande valeur diagnostique ; mais l'expert ne doit pas s'en tenir là, et, s'il ne constatait que ces deux signes, il ne lui serait pas permis de conclure à l'existence légale de l'emphysème.

Résonance de la poitrine et rales. — Il faudra donc, en troisième et en quatrième lieu, recourir à la percussion et à l'auscultation de la poitrine, et constater au moins une exagération de sa résonance et des râles sibilants. C'est ici que commencent les plus sérieuses difficultés ; outre que la résonance de la poitrine à la percussion varie, même à l'état de santé, suivant le degré d'embonpoint des individus, outre que l'emphysème peut coexister avec d'autres états morbides, qui masquent ou dénaturent la sonorité du thorax et les bruits anormaux dus à l'infiltration de l'air dans le tissu du poumon, des divergences sont inévitables dans la pratique, parce qu'il ne suffit pas à l'expert, quoi qu'en ait dit le rapporteur devant la Chambre des députés, d'avoir des oreilles, et de bien vouloir s'en servir, parce que tous les vétérinaires n'entendent pas également et n'apprécient pas de la même façon des nuances dans la sonorité, ou des bruits parfois difficiles à saisir, parce que les tribunaux oublieront souvent de s'enquérir, au moment de la nomination d'un expert, s'il a l'oreille plus ou moins délicate, plus ou moins expérimentée. Quoi qu'il doive advenir, l'expert devra, néanmoins, constater une exagération de la sonorité de la poitrine, au moins partielle, une diminution correspondante du murmure respiratoire, et un râle sibilant ou crépitant sec.

D'autres symptômes pourront coexister avec les quatre précédents ; il y aura parfois du jetage, du roucoulement, des râles muqueux, des symptômes de bronchite, de pneunomie, etc. ; mais il suffira de constater l'entrecoupement, la toux, l'*hypersonorité* de la poitrine, le râle sibilant et l'absence de maladies aiguës de nature à provoquer ces symptômes.

Les divers symptômes, dont la constatation est exigée pour qu'il y ait légalement existence de l'emphysème rédhibitoire, seront faciles à observer quand la maladie sera avancée ; mais il en sera tout autrement dans l'emphysème débutant ou peu étendu. Aussi, conviendra-t-il que l'expert, non content d'examiner le flanc, de provoquer la toux, de percuter et d'ausculter la poitrine, ait recours, dans les cas douteux, à certaines manœuvres, en vue de rendre plus manifestes les symptômes, dont la constatation est exigée. Malgré les moyens employés et les épreuves auxquelles on soumettra les animaux, il arrivera généralement que les cas d'emphysème peu étendus ne pourront être affirmés par les experts, parce qu'un ou plusieurs des symptômes nécessaires feront défaut. C'est pourquoi, au lieu de dire : « l'action en garantie peut être intentée quel que soit le degré de la maladie », il faut absolument décider que l'action en garantie ne pourra être valablement intentée que dans les cas d'emphysème assez avancé, assez étendu, pour donner lieu à la manifestation des quatre symptômes nécessaires.

Le soubresaut lui-même peut être mal caractérisé, peu évident ; aussi faudra-t-il examiner convenablement l'animal, en se plaçant autant que possible dans les conditions qui favorisent la manifestation et la constatation de l'irrégularité de la respiration.

2° **Expertise.** — Pour bien saisir le rythme des mouvements respiratoires, on se place en face du flanc ou un peu en arrière, de façon à pouvoir diriger perpendiculairement ou obliquement le regard sur la région, et afin de pouvoir suivre ses mouvements d'élévation ou d'abaissement. On examine l'animal au repos d'abord, avant, pendant, après le repas, ensuite après un court exercice au trot ; ordinairement le trot, continué pendant quelques minutes, rend l'irrégularité plus manifeste et facilite également la constatation des autres symptômes.

Si l'exercice modéré n'amène pas complètement le résultat cherché, l'animal pourra être soumis à un exercice plus prolongé, plus fatigant ; cependant le trot, continué un certain temps, et le galop peuvent rendre la respiration désordonnée, tumultueuse et plus difficile la constatation du soubresaut.

Si le soubresaut manque complètement, l'expert s'en tiendra là de ses opérations.

S'il constate, au contraire, ce premier symptôme, il continue ses investigations, il étudie la toux, il fait placer l'animal dans les conditions où elle se manifeste de préférence (repas, abreuvoir, exercice) ; mais, auparavant, il essaie de la provoquer, et s'il réussit (ce qui arrive souvent), en comprimant le larynx, il passe immédiatement à d'autres explorations.

Que si la toux fait défaut ou n'offre pas les caractères précités, il est inutile d'aller plus loin, l'expert doit conclure à l'inexistence de l'emphysème; toutefois, s'il y a lieu de craindre que l'animal ait été soumis avant la vente à un régime ou à un traitement spécial en vue de masquer l'irrégularité du flanc et la toux, l'expert peut différer sa conclusion, se réservant de revoir le sujet dans quelques jours, après qu'il aura été soumis à un régime normal ou même excitant. D'ailleurs, si l'animal litigieux se trouvait sous le coup d'une maladie fébrile quelconque, si la respiration et la circulation étaient accélérées, si la température était surélevée, l'expert attendrait la cessation de l'état fébrile avant de commencer ses opérations.

Après avoir constaté l'irrégularité de la respiration et la toux, percutant et auscultant la poitrine, avant et après avoir soumis l'animal aux épreuves précitées, si besoin en est, l'expert s'assurera s'il y a résonance exagérée et s'il se produit des râles sibilants, libre à lui de recueillir chemin faisant, et de relater, dans son procès-verbal, les symptômes supplémentaires qu'il aura observés, sans qu'il puisse toutefois, même par leur ensemble, remplacer ou suppléer un des quatre signes nécessaires.

Étant donné que l'existence légale de l'emphysème implique la réunion des quatre symptômes précédemment décrits, il n'y a réellement aucune maladie, aucun état qui puisse simuler complètement ce vice.

En effet, telle maladie, tel état, qui provoquera l'irrégularité de la respiration (vieille courbature, etc.), ne s'accompagnera pas de la toux spéciale de l'emphysème et sera caractérisé par d'autres symptômes (matité), qui n'appartiennent pas à l'infiltration de l'air dans le tissu du poumon; de même, la bronchite et la pneumonie, outre qu'elles s'accompagneront d'une fièvre plus ou moins intense, ne provoqueront pas la toux de l'emphysème et se traduiront par des signes (râles muqueux, crépitants, matité, etc.), différents de ceux de l'emphysème. Certaines causes, certaines influences (régime, exercice, fatigue), pourront occasionner de la toux et un certain trouble de la respiration, mais sans ressemblance parfaite avec les symptômes correspondants de l'emphysème; et d'ailleurs cette ressemblance, arrivât-elle à être parfaite, il manquerait les autres symptômes fournis par la percussion et l'auscultation. Il pourra arriver qu'un emphysème, déjà existant au moment de la vente, mais insuffisamment caractérisé, en tant que vice rédhibitoire, s'aggrave dans les délais chez l'acquéreur et devienne, sous l'influence du travail et du régime, tel que la loi l'exige ; en présence d'une pareille situation, l'expert n'a qu'à constater le vice ; le vendeur, pour s'exonérer de la garantie, devrait prouver que la maladie a pris naissance chez l'acheteur, en établissant qu'elle n'existait pas au moment de la vente et que ce dernier a abusé de l'animal; que si on soupçonne que le vendeur a masqué le vice par le *repos*, par un *régime spécial*, par un *traitement quelconque*, il suffira de soumettre l'animal au travail et au régime ordinaire, ou même à un régime excitant.

Les cas qui offriront quelque difficulté seront les cas mixtes, ceux dans lesquels il y aura coexistence de l'emphysème et d'une autre maladie de la poitrine. Toutefois, même pour ces cas, la règle ne change pas ; si la maladie concomitante est aiguë, on attendra la cessation de la fièvre ; mais jamais l'expert ne s'arrêtera et ne se laissera détourner de la ligne de conduite précédemment exposée ; toutes les fois qu'il aura observé les quatre symptômes nécessaires de l'emphysème, il devra conclure à l'existence du vice, peu importe qu'ils soient seuls ou accompagnés de signes de bronchite ou de pneumonie chroniques.

On peut d'ailleurs, ainsi que cela est enseigné autre part se contenter de constater le soubresaut, la toux petite, sèche, quinteuse et sans rappel, et la persistance de la sonorité dans toute l'étendue de la poitrine, pour conclure à l'existence de l'emphysème.

L'article 10 de la loi du 2 août 1884 peut-il recevoir parfois son application dans le cas d'emphysème pulmonaire ? On peut le soutenir (quoique l'expert ne puisse se trouver que très exceptionnellement en présence d'un animal mort d'emphysème) en vue de l'hypothèse suivante : l'acheteur s'est mis en règle en temps voulu, l'animal est mort asphyxié pendant un travail léger exécuté durant une journée de forte chaleur, avant que l'expert ait eu le temps de reconnaître l'existence du vice sur le vivant; si à l'autopsie le vétérinaire trouve des lésions très manifestes d'emphysème ancien et des lésions d'asphyxie auxquelles il peut attribuer la mort, l'existence du vice peut être affirmée et la mort être attribuée à ses suites; le vendeur peut donc être condamné à supporter la perte, s'il ne démontre pas d'ailleurs que l'acheteur a commis une faute, une négligence, une imprudence.

IV. — CORNAGE CHRONIQUE.

On donne le nom de *cornage* à un bruit anormal, que font entendre certains animaux en respirant, et qui est produit par la collision de l'air inspiré ou expiré contre un obstacle situé dans une partie des voies respiratoires. Le bruit de cornage est un symptôme commun à plusieurs lésions; son timbre et son intensité varient suivant la lésion, qui fait obstacle au libre passage de l'air, et suivant les conditions dans lesquelles on place les animaux; il annonce souvent chez eux un état pathologique grave, incurable, qui nuit plus ou moins à leur utilisation. Il peut être l'expression d'un état morbide aigu, ou être occasionné par des lésions anciennes. Le cornage aigu est celui qui se montre durant le cours de certaines maladies aiguës (angine, anasarque, coryza, etc.); c'est un râle ou un ronflement ou un sifflement plus ou moins accusé; on constate en outre les symptômes de la maladie aiguë, qui occasionne ce bruit anormal, et il y a un état fébrile plus ou moins accusé, avec dyspnée plus ou moins marquée. Le cornage aigu est continu, il s'entend sans intermittence; mais il est temporaire, il cesse ordinairement avec la disparition de l'état aigu, qui le provoquait; la loi sur les vices rédhibitoires ne vise que le cornage chronique, et c'est de lui seul qu'il va être question dans tout ce qui suit.

1° Caractères et variétés du cornage chronique. — Le cornage chronique est ordinairement intermittent et se montre surtout à chaud, c'est-à-dire lorsque l'animal est en exercice. Il peut être occasionné par des lésions diverses : notamment, par l'atrophie et la paralysie des muscles laryngiens; par une lésion du nerf laryngé inférieur ou du nerf récurrent; par la compression du pneumo-gastrique ou du récurrent; par la paralysie des muscles des ailes du nez; par les lésions anciennes des cavités nasales (infiltration et épaississement des ailes du nez, de la pituitaire, étroitesse naturelle des cavités nasales, fractures, polypes, tumeurs, etc.); par des altérations morbides du voile du palais, du pharynx, du larynx, des poches gutturales (tumeurs, abcès, collections, etc.); par des altérations de la trachée ou des bronches (déformations, tumeurs, etc.), par des tumeurs, des engorgements situés dans leur voisinage, et exerçant sur elles une compression, etc., etc. Il est héréditaire et peut être transmis par l'étalon ou la jument.

Le cornage chronique est caractérisé par un symptôme, qu'il est nécessaire et suffisant de constater, pour se prononcer sur l'existence du vice; il importe donc de déterminer aussi exactement que possible où commence le cornage. D'après les anciens hippiatres, et d'après les auteurs plus récents, les mots *cornage* et *sifflage* sont synonymes et s'appliquent à un bruit sonore, éclatant, rauque ou aigu, à un râle grave ou à un sifflement; le législateur de 1838 et celui de 1884, en inscrivant le cornage au nombre des vices rédhibitoires, ont accepté le sens que les hippiatres avaient donné aux mots *sifflage* et *cornage;* d'où il faut conclure qu'il n'y a pas cornage tant qu'il n'y a pas râle ou sifflement, tant qu'il n'y a que simple souffle, que respiration soufflante, bruyante. Il faut enfin, pour qu'il y ait cornage chronique, que l'animal ne soit atteint d'aucune maladie aiguë de nature à occasionner le râle ou le sifflement, qu'il fait entendre.

Le cornage chronique est ordinairement intermittent ou rémittent, il se fait entendre à chaud, lorsque l'animal est en exercice; quelquefois il se montre dans d'autres circonstances; son bruit (râle ou sifflement) varie beaucoup dans son intensité et dans son timbre, suivant les cas et suivant les circonstances; il devient ordinairement plus accusé, quand une cause quelconque accélère la respiration; il va du sifflement clair et aigu jusqu'au râle grave et ronflant, simulant tantôt le son d'un sifflet et tantôt celui qu'on obtient en soufflant dans une corne; sa production et sa constatation sont favorisés par tout ce qui accélère les mouvements respiratoires ou les gêne.

Le cornage chronique peut se montrer pendant le repos et disparaître pendant l'exercice, pour reparaître après, quand il est dû à un œdème de la glotte, à un spasme des nerfs laryngés supérieurs, à un rhumatisme, à l'empoisonnement plombique. On l'observe quelquefois lorsque l'animal mange l'avoine; et, dans ce cas, il peut se montrer également pendant l'exercice; il peut se montrer par intermittence, par périodes, pendant le repos lorsqu'il est provoqué par la gesse, et alors il augmente ordinairement pendant l'exercice. Mais le plus ordinairement, ainsi que nous l'avons vu, le cornage ne se montre qu'à chaud, pendant l'exercice, lorsque les animaux font des efforts brusques et instantanés, lorsqu'ils sont soumis à des allures vives et lorsqu'ils accomplissent des travaux pénibles, lorsqu'ils se livrent à de violents efforts de tirage. Quelquefois il ne se montre qu'après la cessation de l'exercice.

Les animaux corneurs, qu'on soumet à un exercice long et pénible, font ordinairement entendre un bruit de plus en plus accusé ; la respiration devient accélérée, gênée, difficile, il y a bientôt de la dyspnée ; les naseaux se dilatent largement, le faciès devient anxieux, peu à peu les muqueuses se congestionnent ; et, si l'on continue l'exercice, l'asphyxie peut se produire et entraîner la suffocation et la mort. Le tirage à la montée produit le même résultat que l'exercice à une allure rapide. On peut donc, pour faciliter le diagnostic du cornage à chaud, faire exercer l'animal à la main ou sous le cavalier, ou le faire atteler à une voiture lourdement chargée, et le faire conduire sur un terrain difficile ; on obtient ainsi l'apparition d'un râle ou d'un sifflement, qui se montre plus ou moins vite suivant les individus, suivant les cas.

Après avoir constaté le bruit de cornage, on peut quelquefois en reconnaître ou en soupçonner la cause, en recourant à l'exploration manuelle, à la percussion et à l'auscultation, et en examinant la colonne d'air expiré. L'exploration, avec les doigts ou avec une sonde, peut permettre de reconnaître l'existence d'une lésion, d'un obstacle dans les cavités nasales ; la percussion permet de constater de la matité au niveau de l'obstacle, qui existe dans les mêmes cavités ; l'auscultation des ouvertures nasales, du larynx et de la trachée peut faire soupçonner l'existence d'un obstacle ; enfin, l'examen des colonnes d'air expiré permet de reconnaître que l'une d'elles est plus forte que l'autre.

2° Application de la loi du 2 août 1884 au cornage chronique. — C'est le cornage chronique qui est seul rédhibitoire ; et pour qu'il en soit ainsi, il faut qu'il se caractérise par un bruit rauque, par un râle grave ou par un sifflement.

Quelles sont, parmi les variétés de cornage chronique que nous avons reconnues, celles qui doivent être considérées comme rédhibitoires? Le cornage, qui ne se montre pas au repos, qui apparaît seulement pendant l'exercice, après un exercice plus ou moins fatigant et plus ou moins prolongé, est rédhibitoire, d'après l'avis unanime des auteurs et des praticiens ; et il en est de même du cornage, qui se fait entendre pendant le repos et pendant l'exercice, ainsi que du cornage qui ne se fait entendre qu'au repos, et qui disparaît pendant l'exercice, car la loi ne distingue pas ; il faut enfin considérer comme rédhibitoire le cornage chronique, qui se manifeste pendant le repos, surtout lorsqu'il se montre aussi pendant l'exercice. Il y a donc cornage chronique rédhibitoire, toutes les fois que ce vice se manifeste sans cause aiguë appréciable; la loi n'exige pas que l'expert reconnaisse la cause du vice, il suffit que ce dernier n'observe aucun symptôme de maladie aiguë de nature à produire un bruit de cornage ; peu importe d'ailleurs que la lésion, qui occasionne le râle ou sifflement, soit cachée ou apparente, et peu importe également que le vice ait été caché ou apparent au moment de la vente. Certains auteurs font rentrer, à tort, dans le cornage chronique rédhibitoire, les cas où la respiration est pénible, difficile et bruyante ou soufflante, sans sifflement ni ronflement proprement dit. Il peut arriver qu'un animal corne, si on l'emploie à un service auquel il n'est pas apte, alors qu'il ne corne pas s'il est employé à tout autre service ; ici encore, il y a cornage rédhibitoire, pourvu qu'il n'y ait pas de symptômes d'acuité.

Puisqu'il n'y a de rédhibitoire que le cornage caractérisé par un râle ou un sifflement, puisqu'il ne faut pas considérer comme rédhibitoire les cas de respiration bruyante ou soufflante, non plus que le simple ronflement nasal et l'éternuement ou l'ébrouement, puisque le cornage aigu n'est pas rédhibitoire, il serait bon de pouvoir reconnaître à certains signes invariables et univoques ce qui appartient au cornage rédhibitoire et ce qui ne lui appartient pas ; mais, dans la pratique, l'expert a un certain pouvoir d'appréciation, c'est à lui de discerner, dans les cas embarrassants, s'il y a ou non cornage rédhibitoire, en n'oubliant jamais que, pour conclure à la rédhibition, il doit avoir perçu un râle ou un sifflement et avoir constaté l'absence de toute affection aiguë des voies respiratoires.

L'article 10 de la loi du 2 août 1884 peut-il s'appliquer lorsqu'un animal, soupçonné de cornage chronique, meurt asphyxié, ou tout autrement, avant la constatation du vice sur le vivant ?

On dit bien que le cornage, étant un symptôme, ne peut pas être constaté après la mort ; mais c'est là une exagération. Il faut décider que l'expert, qui trouvera sur le cadavre des lésions anciennes propres à expliquer le cornage et des lésions d'asphyxie ayant occasionné la mort, pourra conclure à la rédhibition. Voici l'hypothèse que j'ai en vue, en donnant cette décision, qui me semble irréprochable (ce cas s'est présenté à moi jadis) : soit un cheval récemment vendu, l'acheteur se met en règle dans le temps voulu, mais, avant que l'expert ait pu constater le vice, l'animal meurt asphyxié en travaillant pendant une journée de forte chaleur ; à l'autopsie, le vétérinaire constate les lésions de l'asphyxie, et, de plus, une collection volumineuse de matière caséeuse plus ou moins concrète dans les poches gutturales. L'expert peut-il conclure à la rédhibition ? Oui, à mon avis, l'expert peut conclure à l'existence du cornage chronique ayant occasionné l'asphyxie et la mort, et le tribunal admettra sa conclusion, à moins toutefois que le vendeur ne vienne démontrer que l'acheteur est en faute pour avoir employé l'animal à un service trop pénible, etc.

Puisque le cornage aigu n'est pas rédhibitoire, et puisque constater que le cornage n'est pas aigu équivaut à la constatation de la chronicité, l'expert chargé de visiter l'animal litigieux devra toujours, en commençant ses opérations, vérifier l'état général et s'assurer qu'il n'existe pas de maladie ou de lésion aiguë propre à occasionner le bruit anormal qui constitue le cornage. Il notera les modifications fonctionnelles, qui annoncent un état fébrile; il explorera attentivement les divers organes de l'appareil respiratoire, pour s'assurer s'il n'y a pas une inflammation aiguë, un état maladif récent, une lésion aiguë.

Si, de ce premier examen, il ressort que l'animal n'est atteint d'aucune maladie ou lésion aiguë de nature à produire le cornage, l'expert poursuivra son expertise, en soumettant l'animal aux conditions propres à faciliter la manifestation et la constatation du vice: il se renseignera, auprès de l'acheteur, pour savoir, dans quelles conditions, à quel exercice et au bout de combien de temps se manifeste le cornage; il examinera ensuite l'animal au repos, et explorera avec soin tous les organes de la respiration; il auscultera les naseaux, le larynx, la trachée, la poitrine; il pressera le larynx et la trachée ; il explorera les cavités nasales, la région de la gorge et de la trachée ; il vérifiera l'état du flanc ; il comparera les colonnes d'air qui s'échappent des naseaux ; il verra l'animal avant et pendant son repas ; il le fera exercer au pas, au trot, au galop ; tantôt il le fera conduire à la main, tantôt il le fera monter par un cavalier, tantôt il le fera atteler à une voiture plus ou moins chargée ou embarrée, et le fera conduire à une allure plus ou moins vive ; il choisira un conducteur sûr et étranger aux intérêts des parties et le surveillera ; il déterminera le genre d'exercice et sa durée ; il choisira et vérifiera les pièces du harnais, en s'assurant que la sous-gorge et le collier ne serrent pas trop ; il fera exercer de préférence l'animal sur un terrain mal pavé, difficile, montueux, il se tiendra à proximité de l'animal ; il ordonnera qu'on le fasse passer devant lui de temps en temps, il prêtera attentivement l'oreille, il auscultera les naseaux, il fera exercer le sujet en cercle, il se placera en dedans du cercle et écoutera, il fera arrêter l'animal devant lui, il auscultera les naseaux, le larynx, la trachée, et il fera modifier l'allure, il fera continuer l'exercice plus ou moins longtemps, suivant que l'exigera la manifestation du vice ; il veillera cependant à ce que la vie et la santé de l'animal ne soient pas mises en danger par un exercice trop pénible ou trop longtemps continué ; il procédera à un nouvel examen complet après la cessation de l'exercice.

En résumé, l'expert doit donc reconnaître d'abord que le cornage n'est pas aigu ; il doit ensuite constater l'existence du bruit anormal, qui constitue le cornage ; il doit en provoquer la manifestation, le rendre percevable, et le percevoir en écoutant et auscultant à propos.

Toutes les fois que l'expert a constaté le bruit de cornage, il peut conclure à l'existence du vice rédhibitoire, quand il n'y a pas de symptômes d'affection aiguë des voies respiratoires ; une seule visite peut être suffisante pour permettre de conclure à la rédhibition.

Mais il peut arriver que l'expert trouve le bruit de cornage trop léger ou mal caractérisé, et qu'il ne puisse pas conclure à la suite d'une première visite ; dans les cas douteux, il y a lieu de prolonger l'expertise, de fixer un jour ultérieur pour une nouvelle visite, soit que l'animal reste entre les mains de l'acheteur, soit qu'on le dépose en fourrière, ou mieux d'engager les parties à transiger.

Si, à sa première visite, l'expert ne constate rien qui puisse lui faire soupçonner l'existence du cornage, il peut, après avoir soumis l'animal à des épreuves variées et continuées assez longtemps, conclure à la non-existence du vice, ou attendre une seconde visite ; il peut également conclure à la non-rédhibition, quand, après deux ou plusieurs visites, il n'a observé que des caractères qu'il juge insuffisants pour constituer le cornage ; et, en pareil cas, on peut voir parfois deux experts, désignés successivement, différer de manière de voir, et conclure dans des sens opposés.

Du reste, le cornage chronique peut quelquefois disparaître et le même animal être successivement reconnu corneur et non corneur par des experts successifs.

Quand l'expert, chargé de constater le cornage, observe des symptômes de maladie aiguë avant d'avoir pu reconnaître le vice tel que la loi l'exige, il doit suspendre son jugement et faire déposer l'animal en fourrière, ou le laisser chez l'acquéreur.

Deux cas différents peuvent alors se présenter :

1° L'animal litigieux est atteint d'une maladie aiguë, qui n'est pas de nature à provoquer le râle ou le sifflement du cornage (entérite, péritonite, vertige, maladie du pied, etc.); il y aurait imprudence à exercer le malade, l'expert doit attendre ; et, à la disparition de la maladie aiguë, il procédera à son expertise d'après les règles ci-dessus indiquées, et conclura à la rédhibition s'il constate le cornage.

2° L'animal litigieux est atteint d'une maladie (gourme, coryza, angine, bronchite, etc.) aiguë de nature à produire un bruit de cornage, l'expert n'ayant pas pu constater le cornage chronique, avant la manifestation de l'état aigu, ne peut plus se prononcer jusqu'à la disparition de l'acuité ; et alors il devra conclure diversement suivant les circonstances du fait. La maladie aiguë guérissant, le cornage peut disparaître avec elle, et l'expert conclut à la non-existence du vice. La maladie aiguë étant légère peut disparaître promptement, sans qu'il y ait cessation du cornage ; l'expert doit alors conclure à la rédhibition et le tribunal doit la prononcer. La maladie aiguë peut, après avoir duré plusieurs semaines, laisser après elle le cornage ; l'expert doit alors prendre en considération les renseignements qu'il pourra obtenir sur les antécédents de l'animal, et à défaut de preuve sur l'existence du cornage avant l'apparition de l'état morbide, il ne peut pas conclure à la rédhibition, il doit exposer les faits, et laisser au tribunal le soin de se prononcer ou mieux engager les parties à transiger.

Enfin, la maladie aiguë peut amener la mort, et l'expert doit alors se prononcer pour la non-rédhibition, à moins qu'il n'ait constaté des lésions anciennes propres à produire le cornage, et qu'il ne puisse rattacher la maladie aiguë à ces lésions anciennes, cas où il pourra conclure à la rédhibition.

V. — TIC PROPREMENT DIT AVEC OU SANS USURE DES DENTS.

La loi du 2 août 1884 a modifié la désignation de ce vice, qui figurait jadis dans la loi de 1838, sous la dénomination de *tic sans usure des dents*. Le législateur de 1838 n'avait pas admis comme rédhibitoire le tic accompagné de l'usure des dents, considérant que cette particularité était un signe apparent de la maladie et que l'acheteur pouvait la constater. Mais l'usure peut être plus ou moins apparente ; quelquefois elle l'est peu ; en tous cas, elle ne peut être reconnue que par des hommes exercés. « *Or, pour ne pas être un vice caché dans le sens de la loi, il faut que le mal soit de nature à être reconnu par le commun des acheteurs*. La Société de médecine vétérinaire avait demandé en conséquence que l'on renonçât à la distinction faite par la loi de 1838 ; et, consacrant cette opinion, le nouveau projet de loi enregistre, parmi les vices rédhibitoires, le tic avec ou sans usure des dents. » (Exposé des motifs de la loi de 1884.)

« Dans son sens le plus étendu, le mot *tic* signifie mauvaise habitude. Dans la pensée du législateur de 1838, cette expression se rapportait à un tic particulier. Il entendait désigner ainsi un tic caractérisé par une contraction spasmodique des muscles de l'encolure avec éructation. Il y avait donc lieu de changer la formule de 1838. Celle qu'avait proposée le conseil d'État, *le tic avec ou sans usure des dents*, avait l'inconvénient d'être trop générale et de paraître comprendre tous les tics, même ceux qui n'ont aucune gravité : le tic de l'ours, le tic de manger la terre, de lécher les murs, etc. Nous pensons que la formule, que nous proposons, *le tic proprement dit avec ou sans usure des dents*, précisera suffisamment qu'il s'agit du tic, qui a une certaine gravité, qui se manifeste le plus souvent par l'usure des dents, et dont nous avons énoncé les principaux caractères. » (Rapport au Sénat.)

C'est donc le tic digestif, caractérisé par l'éructation et la contraction des muscles du cou et qui s'accompagne ou non d'usure plus ou moins appréciable des dents, qui est rédhibitoire ; c'est le même qui l'était sous l'empire de la loi de 1838 avec cette seule différence que l'usure des dents la plus manifeste n'empêche pas le vice d'ouvrir à l'acheteur le droit à la garantie. Sont des tics rédhibitoires, ou des tics proprement dits : celui qui est caractérisé par une contraction des muscles de l'encolure, spécialement des fléchisseurs, suivie d'une ingurgitation et d'une régurgitation d'air, qui sont annoncées par un double bruit (bruit d'ingurgitation et éructation, rot ou bruit d'expulsion) ; celui qui est caractérisé par la contraction des muscles de l'encolure et du ventre, suivie de l'expulsion de gaz venant de l'estomac (éructation).

Le tic digestif avec éructation est un vice d'une certaine gravité ; il provient d'une mauvaise habitude contractée peu à peu pendant l'oisiveté ou par imitation (tic avec ingurgitation d'air) ; quelquefois il est la conséquence de l'hérédité, d'un état maladif, d'une pneumatose gastro-intestinale (tic avec éructation) ; il est très difficile à corriger, il peut, quoique rarement, avoir des conséquences plus ou moins graves, s'accompagner de météorisme et même occasionner la mort ; ordinairement il n'est pas bien dangereux, mais il déprécie néanmoins les animaux, surtout lorsqu'ils tiquent très souvent.

1° **Caractères du tic avec ou sans usure des dents.** — Le tic n'est qu'un symptôme provoqué par une habitude vicieuse ou par une lésion chronique de l'estomac ou de l'intestin. Il est caractérisé, avons-nous dit, par la contraction de certains muscles fléchisseurs de l'encolure, par l'encapuchonnement de la tête, et par le bruit simple ou double qui accompagne cette contraction.

Dans la majorité des cas, le tic s'accompagne d'ingurgitation ou déglutition d'air et de régurgitation ; on entend alors deux bruits très rapprochés l'un de l'autre ; mais dans quelques cas, il n'y a qu'un seul bruit (éructation, rot), c'est lorsque les animaux rendent des gaz venant de l'estomac, ou lorsqu'ils déglutissent de l'air et ne le rendent pas.

Le tic le plus ordinaire est celui qui consiste à déglutir et à régurgiter de l'air ; l'animal l'exécute en contractant les muscles fléchisseurs de l'encolure, en s'encapuchonnant, en faisant fonctionner les muscles de la bouche et la langue. L'air ingurgité ne va pas ordinairement dans l'estomac, il s'arrête dans l'œsophage, où l'on peut le suivre en appliquant la main sur la région, puis il est rejeté presque aussitôt avec ou sans nouvelle contraction.

Quand le tic consiste dans une simple expulsion de gaz venant de l'estomac, il n'y a qu'un seul bruit (éructation, renvoi, rot) ; la main, appliquée sur l'œsophage, sent passer une boule gazeuse ; en empêchant l'animal de se livrer à ce genre de tic, on peut provoquer la météorisation. Les gaz expulsés ont une odeur herbeuse ou aigrelette ou l'odeur des substances qu'on a administrées à l'animal ; ce genre de tic est bien différent du précédent par son mécanisme, il est aussi plus grave.

Le tic est plus ou moins fréquemment répété suivant les individus ; et les bruits qui l'accompagnent sont variables par leur intensité et leur nature. Quand il y a tic avec simple éructation ou dégurgitation de gaz, on n'entend qu'un bruit qui est fort et sonore ; quand il y a tic avec ingurgitation et dégurgitation d'air, on entend deux bruits très rapprochés ; l'animal avale une bouffée d'air en faisant entendre un bruit, ensuite il l'expulse en faisant entendre un second bruit plus fort que le premier ; lorsque l'animal déglutit de l'air sans l'expulser ensuite, on n'entend qu'un seul bruit, mais ce genre de tic est excessivement rare ; ordinairement l'air dégluti est ensuite expulsé, et le tic s'accompagne de deux bruits.

Le tic, quel que soit son mécanisme, peut se faire à l'appui ou en l'air, et l'on peut voir le même animal tiquer tantôt à l'appui et tantôt en l'air. Le tic en l'air est le plus rare, l'animal étend ou fléchit la tête, applique la langue contre le palais, contracte les lèvres et les parois de la bouche, et avale une bouffée d'air qui est ensuite expulsée, ou expulse une boule gazeuse venant de l'estomac. Ce genre de tic ne s'accompagne pas de l'usure des dents. Le tic le plus habituel est celui que l'animal exécute en prenant un point d'appui avec les dents, les lèvres ou le menton, sur un objet qui se trouve à sa portée, sur la mangeoire, le râtelier, la stalle, les brancards, le timon de la voiture, la longe, sur un de ses membres, sur son voisin, sur des corps en bois, en cuir, en pierre, en métal, etc.; les dents incisives s'usent à la longue dans le tic à l'appui, et leur usure varie beaucoup suivant la manière dont s'effectue l'appui et suivant la forme du corps sur lequel l'appui a lieu. L'usure, résultant du tic à l'appui, se montre sous forme de biseau lisse sur le bord et la face antérieure des incisives, sur leur face et leur bord postérieurs, sur leur bord et leur face antérieurs et postérieurs, sur les bords et face latéraux, ou bien elle consiste dans le raccourcissement des dents. Lorsque l'usure se montre sous forme de biseau sur le bord et la face antérieurs des incisives, elle peut exister sur les pinces et les mitoyennes, soit à la mâchoire supérieure, soit à la mâchoire inférieure, soit aux deux mâchoires; il en est de même lorsqu'elle se produit sur le bord et la face postérieurs. On peut observer un biseau sur le bord et la face antérieurs des incisives supérieures, et un biseau sur le bord et la face postérieurs des incisives inférieures, et réciproquement. Quand l'animal prend appui sur sa longe, le biseau d'usure se forme sur les faces latérales des incisives; et enfin, lorsque l'appui se fait sur la table dentaire, l'usure se traduit par un simple raccourcissement des incisives. L'usure du tic à l'appui est lisse et non striée, elle se distingue de celle qui résulterait d'une autre cause par ce caractère et surtout par l'examen attentif de l'animal pendant l'appui, par l'appréciation exacte du mode suivant lequel il a lieu et agit pour produire l'usure. On doit toujours s'assurer si l'appui a lieu sur les dents usées et si la manière dont il s'effectue explique l'usure.

Le tic en l'air ou à l'appui peut se montrer de préférence dans certaines conditions, variables suivant les individus. Il y a des chevaux qui tiquent invariablement sur une place spéciale de la mangeoire, dans l'écurie, au repos, rarement mais quelquefois pendant le travail, pendant les temps d'arrêt, quelquefois sous le cavalier, quand ils ne se sentent pas surveillés; il y en a qui cessent momentanément de tiquer, quand ils sont attachés, quand ils ont un collier, un bridon, un licol, un mors, quand ils changent de mangeoire; certains tiquent pendant le repas, même en tirant le fourrage du râtelier, ou en tenant dans la bouche une certaine quantité de fourrage dur; d'autres tiquent en dehors du repas. Une maladie ou une simple blessure à la bouche peut interrompre momentanément l'habitude du tic.

Les conséquences de ce vice sont variables; si l'air dégluti s'arrête dans l'œsophage, elles sont peu à craindre; si au contraire il arrive dans l'estomac (animaux tiquant en mangeant), on peut voir survenir la météorisation et l'indigestion.

Le tic peut être interrompu par l'emploi de certains artifices (courroie, licol, etc.), mais ordinairement il reparaît.

Les lésions signalées comme pouvant coïncider avec le tic sont: la distension de l'estomac avec amincissement de ses parois, l'étranglement du pylore par des brides fibreuses, l'obstruction du pylore par des calculs, l'amincissement du cardia, une rupture incomplète de l'estomac vers le cardia, des ulcérations, des squirrhes, des tumeurs de la muqueuse gastro-intestinale, l'épaississement du duodénum, l'inflammation de l'estomac et des premières portions de l'intestin, la dilatation de l'œsophage, etc.

2° **Application de la loi du 2 août 1884 au tic rédhibitoire.** — Le tic, qui est rédhibitoire d'après la loi de 1884, est celui qui a été étudié ci-dessus ; c'est le tic avec éructation, c'est le tic avec ingurgitation d'air, c'est aussi le tic avec expulsion de gaz, c'est en un mot le tic qui est caractérisé par le passage de gaz dans le pharynx et l'œsophage, peu importe que ce passage s'annonce par deux bruits (ingurgitation et régurgitation) ou par un seul (réjection), c'est le tic avec ou sans usure des dents.

Le tic, pour être rédhibitoire, doit donc réunir les caractères suivants : contraction des muscles de l'encolure, ingurgitation d'air annoncée par un premier bruit et suivie de la régurgitation annoncée par un bruit d'éructation, ou simplement expulsion de gaz annoncée par un rot ou bruit d'éructation avec odeur herbeuse ou acide des gaz expulsés, absence d'usure sur les dents ou usure plus ou moins appréciable des dents. Tout tic avec ou sans usure des dents, qui est caractérisé par l'éructation ou la dégurgitation d'air, est rédhibitoire, quelles que soient d'ailleurs les conditions dans lesquelles il se produit.

Jadis, sous l'empire de la loi de 1838, des difficultés s'élevaient fréquemment dans la pratique, quand il s'agissait de savoir s'il y avait ou s'il n'y avait pas usure appréciable des dents. Avec la loi du 2 août 1884, il ne doit pas y en avoir, puisque le tic est rédhibitoire, qu'il y ait ou qu'il n'y ait pas usure des dents. C'est donc à tort que la Cour de cassation (11 nov. 1890) a décidé que la loi du 2 août 1884 ne déroge pas à l'article 1642 du Code civil, aux termes duquel le vendeur n'est pas tenu des vices apparents et dont l'acheteur a pu se convaincre lui-même; c'est à tort qu'elle a décidé que l'action rédhibitoire doit être rejetée, lorsqu'il est constaté que le vice, dont était atteint l'animal vendu (tic avec usure des dents), était apparent et que l'acheteur n'a articulé aucune manœuvre dolosive destinée à le lui cacher. Cette jurisprudence doit être rejetée comme absolument contraire à la pensée du législateur. (Voir exposé des motifs et rapports sur la loi de 1884.)

Le tic en l'air, qu'il ait été ou non précédé par le tic à l'appui, qu'il s'accompagne ou ne s'accompagne pas d'usure des dents, est rédhibitoire de même que le tic à l'appui, qui, bien que s'accompagnant généralement de l'usure des dents, peut avoir lieu (appui sur le menton) de façon à ne pas produire d'usure. Le tic en l'air ou à l'appui, sans usure des dents ou avec usure peu appréciable ou très accusée, est donc rédhibitoire. En décider autrement c'est méconnaître la pensée du législateur et faire revivre les difficultés et les injustices, qui se produisaient avec la loi de 1838.

Très rarement la mort est la conséquence du tic, cependant il peut arriver qu'un animal périsse par suite de météorisation et de coliques occasionnées par ce vice. Si la mort se produit après la constatation du vice, la perte est pour le vendeur ; quand la mort arrive avant la constatation du tic, la perte est ordinairement pour l'acheteur, car il est impossible de constater le tic sur le cadavre, ni même de l'affirmer d'après l'existence de certaines lésions; il en serait pourtant autrement si, aux lésions gastro-intestinales observées, l'expert ajoutait la démonstration par témoins que l'animal tiquait avant la vente.

L'expert, chargé de procéder à l'examen de l'animal litigieux, doit constater le tic sans se préoccuper de l'absence ni de l'existence de l'usure des dents. Pour constater l'existence du tic, il s'enquerra, auprès de l'acheteur, des conditions de la manifestation du vice; il fera placer l'animal dans ces conditions; il l'observera à l'écurie, au repos, à l'obscurité, pendant le repas, après le repas, pendant la digestion, etc.; il usera de patience, il ne négligera aucune précaution, il se dissimulera, afin que l'animal ne s'aperçoive pas de sa présence, quand cela sera nécessaire. Ordinairement une seule visite suffit pour constater le tic, quand le vice s'est manifesté devant l'expert; mais il faut quelquefois savoir attendre et épier le moment où l'animal, placé dans une condition propice, se livrera à son habitude. Si, dans une première visite assez prolongée, le tic ne se montre pas, l'expert devra, tout en laissant l'animal chez l'acheteur, ou après l'avoir fait placer en fourrière, procéder à une ou plusieurs nouvelles visites avant de conclure à la non-existence du vice; ces nouvelles visites auront lieu le lendemain, le surlendemain, etc., et l'acheteur pourra toujours arrêter à ses risques les opérations de l'expert. Dans tous les cas, l'expert devra tenir compte des circonstances qui pourraient empêcher momentanément la manifestation du vice: il s'assurera de l'état de la bouche; il vérifiera si le licol ne serre pas trop l'encolure, s'il n'existe pas quelque corps étranger, quelque plaie dans la bouche, etc.

VI. — BOITERIES ANCIENNES INTERMITTENTES.

Il n'y a rien de changé au fond, relativement à ce vice, que la loi de 1838 admettait sous la désignation de *Boiterie intermittente pour cause de vieux mal.* « La nouvelle formule est préférable ; car si l'intermittence de la boiterie se reconnaît aisément, il est difficile de constater si cette boiterie provient ou non d'un vieux mal, surtout quand on n'en connaît pas la cause. Il est plus difficile encore de rattacher cette boiterie à un vieux mal spécial, déterminé, ainsi que le texte de la loi de 1838 l'avait fait supposer à certains experts. Avec la nouvelle formule, il suffira, l'intermittence étant constatée, de reconnaître que la boiterie n'est pas récente. » Telle était d'ailleurs l'interprétation qu'on donnait généralement sur ce point à la loi de 1838 : la nouvelle loi n'a donc introduit qu'une simple modification de forme ; et, bien que la loi du 31 juillet 1895 ait omis le mot *anciennes*, ce sont bien les boiteries anciennes et intermittentes qui sont rédhibitoires, et qui le sont, à l'exclusion de toutes boiteries autres.

La loi a rendu rédhibitoires les boiteries anciennes ou chroniques, qui se montrent par intermittences, et qui peuvent être cachées au moment de la vente ; elle n'a pas exigé que la lésion déterminante fût cachée ; il suffit, pour qu'il y ait vice rédhibitoire, pour qu'il y ait boiterie ancienne intermittente, que la claudication ne soit pas continue, et qu'elle ne soit pas occasionnée par une lésion aiguë. La loi a seulement voulu que les boiteries intermittentes, occasionnées par un mal aigu, par une lésion qui a pu naître depuis la livraison et qui est plus facilement curable, ne fussent pas confondues avec celles qui sont occasionnées par un mal ancien apparent ou caché. Non seulement il n'y a pas lieu de rayer du nombre des boiteries rédhibitoires celles qui sont occasionnées par un mal chronique et apparent, mais il faut être très circonspect quand on a à se prononcer à propos d'une boiterie intermittente occasionnée par un mal occulte et indéterminé ; car, en pareil cas, il est fort difficile de savoir si elle est ancienne, si elle n'est pas occasionnée par une lésion aiguë qui ne tardera pas à devenir apparente. Il faut donc conclure que les boiteries intermittentes anciennes, ou pour cause de vieux mal, sont toutes celles qui, étant anciennes, sont discontinues et occasionnées par une lésion chronique invisible ou apparente ; et cette conclusion s'impose avec d'autant plus de force, au point de vue de la rédhibition, qu'il est admis que le vendeur ne cesse pas d'être garant en faisant connaître l'existence d'une boiterie, et en stipulant à ce sujet la non-garantie, s'il n'a pas spécifié qu'elle est intermittente. Or, puisque en pareille hypothèse la garantie est due à l'acheteur, qui a connu l'existence de la boiterie, et qui a même consenti une décharge en faveur du vendeur toutes les fois que la claudication, au lieu d'être continue, est discontinue, il doit en être de même à plus forte raison lorsque la lésion occasionnelle a été visible au moment de la vente ; car, ici encore, l'acheteur a pu croire que la claudication n'existait pas, ou qu'elle n'était pas intermittente.

1° Caractères des boiteries anciennes intermittentes.

— Les boiteries anciennes intermittentes sont parfois difficiles à constater ; elles sont discontinues, elles peuvent se montrer au moment où l'animal entre en action, et disparaître par l'exercice pour reparaître après le repos ; elles peuvent apparaître pendant l'exercice et disparaître après le repos pour reparaître pendant l'exercice. Dans le premier cas, on dit que l'animal boite à froid (boiterie à froid) ; dans le second cas, la boiterie est à chaud. Certaines claudications, sans être tout à fait intermittentes, sans disparaître complètement, peuvent s'atténuer au point de devenir presque imperceptibles aux yeux de certains observateurs ; on dit alors qu'elles sont rémittentes, et nous verrons plus loin s'il y a lieu, au point de vue de la rédhibition, de les considérer comme pouvant amener la résolution de la vente. Donc, pour qu'il y ait boiterie ancienne intermittente à froid, il faut que l'animal boite en entrant en action, que la claudication cesse pendant l'exercice pour reparaître après le repos, et qu'elle ne soit pas occasionnée par un mal récent. Il y a au contraire boiterie intermittente à chaud, lorsque l'animal devient boiteux pendant l'exercice, cesse de l'être par le repos, et le redevient au travail.

La claudication est décelée par l'irrégularité de la marche et des allures. Cette irrégularité, qui est occasionnée par une lésion des membres, consiste dans l'inégalité ou l'impuissance d'action d'un ou de plusieurs membres, dans la rupture de l'harmonie avec laquelle se font normalement le poser et le lever des membres, dans l'inégalité de durée de leurs mouvements successifs, dans des positions et des mouvements insolites qui sont occasionnés par la douleur. Elle est plus ou moins intense, elle peut affecter un ou plusieurs membres, elle varie suivant la lésion qui la provoque : elle est plus ou moins accusée suivant les conditions dans lesquelles on observe l'animal.

On est d'accord pour reconnaître qu'il y a ancienneté ou vieux mal toutes les fois que, la boiterie ayant été constatée, on ne trouve sur le membre boiteux aucune trace de mal récent, aucun signe de lésion aiguë ; et j'ajoute qu'en pareil cas le vieux mal, qui est occulte et indéterminé (je suppose le membre boiteux indemne de lésion chronique apparente), ne peut être affirmé qu'autant qu'on n'aura constaté aucune exagération de la sensibilité locale ni aucun symptôme de fièvre annonçant une réaction plus ou moins vive. Bien que les avis se soient partagés, quand il s'est agi de savoir si les lésions anciennes et apparentes constituent le vieux mal, il faut se ranger à l'opinion qui considère toute lésion ancienne et apparente comme constituant l'ancienneté ou le vieux mal, attendu que la loi, en employant les expressions « vieux mal », « anciennes », n'a pas fait de distinction. On a beau dire que la loi de 1838 et celle de 1884 ont été des corollaires de l'article 1641, et que conséquemment la boiterie occasionnée par une lésion apparente ne doit pas être considérée comme rédhibitoire, il faut, malgré cette raison qui n'est pas fondée du reste, rejeter la distinction que les lois de 1838 et de 1884 n'ont pas prévue. Il est faux qu'elles doivent être considérées comme le corollaire de l'article 1641, puisqu'elles y dérogent parfois, et rien n'autorise à penser que, à propos de la boiterie intermittente, elles n'y ont pas dérogé, comme elles y ont dérogé à propos de l'emphysème et du tic très accusés au moment de la vente.

Il faut donc conclure encore une fois, en disant que le vieux mal comprend non seulement la lésion occulte et indéterminée, mais aussi toutes les lésions chroniques apparentes, que l'on peut rencontrer sur le membre boiteux.

Cette conclusion a déjà été formulée à maintes reprises par divers auteurs, et il convient de l'admettre sans restrictions; avec elle, sont rédhibitoires toutes les boiteries intermittentes, occasionnées soit par une lésion ancienne, occulte et indéterminée, soit par une lésion ancienne quelconque plus ou moins apparente.

Il ne faut pas s'effrayer des conséquences de cette doctrine, car, dans la pratique, les boiteries intermittentes occasionnées par des lésions anciennes apparentes sont fort rares; mais devraient-elles être fréquemment constatées et donner souvent lieu à la résolution de la vente, que cela ne changerait rien à l'interprétation qui vient d'être exposée.

Ainsi, sont de vieux maux (et doivent être considérées comme rédhibitoires les boiteries intermittentes qu'ils peuvent occasionner) les lésions chroniques plus ou moins apparentes, dont l'énumération suit : les exostoses diverses, les courbes, les éparvins calleux, les jardes, les suros, les formes, les mollettes, les vessigons, les fistules cartilagineuses, le crapaud, les crapaudines, les seimes, les bleimes, les éparvins secs, la maladie naviculaire, et même exceptionnellement la luxation de la rotule, lorsqu'elle dépend d'une condition anormale durable, lorsqu'elle se reproduit avec persistance, et occasionne par conséquent une boiterie intermittente pendant un certain temps après la livraison.

2° Application de la loi du 2 août 1884 aux boiteries anciennes intermittentes. — L'article 10 de la loi du 2 août 1884, qui rend le vendeur garant lorsque l'animal litigieux vient à périr des suites d'un vice rédhibitoire, peut recevoir, quoique très exceptionnellement, son application dans le cas de boiterie intermittente. Lorsque la claudication est occasionnée par l'oblitération des principaux vaisseaux artériels d'un membre, elle est ordinairement intermittente ; or, il peut arriver que l'animal litigieux succombe durant les épreuves de l'expertise, après que le vétérinaire a déjà constaté le vice et son intermittence ; si, en pareil cas, l'autopsie révèle l'existence d'une oblitération artérielle, la perte sera pour le vendeur. Mais, si la mort arrivait avant la constatation de l'intermittence de la boiterie, la perte serait pour l'acheteur, car il deviendrait dès lors impossible de dire s'il y avait ou non intermittence.

L'expert, chargé de constater l'existence d'une boiterie intermittente pour cause de vieux mal, doit prendre des renseignements, auprès de l'acheteur, relativement aux conditions de la manifestation et de la disparition de la claudication ; et, suivant qu'il s'agira d'une boiterie à froid ou d'une boiterie à chaud, il procédera un peu diversement.

A. *Boiterie intermittente à froid.* — Pour que la boiterie intermittente à froid soit rédhibitoire, l'expert doit constater la boiterie, reconnaître le membre boiteux, décider si la claudication est discontinue, et si elle provient d'un vieux mal.

Pour reconnaître la boiterie et déterminer le membre boiteux, il suffira parfois d'examiner l'animal au repos, et au moment où il se met en marche, il faudra vérifier l'état des membres et surtout l'état du membre boiteux; mais souvent il sera nécessaire, pour faire cette première détermination, d'exercer l'animal à diverses allures, au pas, au trot, à la main, sous le cavalier, à la voiture, sur des terrains différents, meubles ou pavés, en ligne droite ou en cercle.

Dès que l'expert a constaté la boiterie et déterminé le membre boiteux, il doit procéder à un examen très minutieux et très attentif du membre dans ses diverses régions, pour s'assurer s'il n'existe pas de lésions récentes (contusions, plaies, tumeurs chaudes et douloureuses, arthrites, synovites, lésions aiguës du sabot, annoncées par la chaleur, la douleur à la percussion et l'appui hésitant); il doit faire déferrer le pied du membre boiteux pour mieux apprécier son état, mais sans le faire parer; s'il constate des signes de maladie aiguë, il doit aussitôt suspendre son opération et attendre le temps nécessaire pour la guérison des lésions ou maladies aiguës.

Que si cet examen attentif des régions du membre boiteux n'a fait découvrir aucun signe de lésion aiguë, si l'animal n'a pas de fièvre, l'expert doit continuer son expertise, il doit rechercher si la claudication est discontinue ou intermittente. Pour cela, il fait exercer l'animal au pas, au trot, au galop, suivant ses aptitudes, conduit à la main, monté ou attelé, sur des terrains durs ou meubles, pendant un temps variable, pendant plusieurs heures si besoin en est, pendant une journée de travail de la durée de celles que l'animal fait ordinairement, pour voir si la boiterie diminue d'intensité et cesse. Mais il ne faut pas, sous aucun prétexte, que l'expert fasse surmener l'animal, en lui faisant faire des efforts exagérés, ni en le faisant exercer trop longtemps, car, si par sa faute ou sa négligence un accident se produisait, sa responsabilité serait engagée. En tous cas, l'épreuve doit cesser, quelque court que soit le temps de sa durée, dès que la claudication a manifestement cessé.

Lorsque, après une pareille épreuve continuée assez longtemps, la boiterie ne disparaît pas, elle n'est pas rédhibitoire; cependant, pour se prononcer irrévocablement, l'expert doit procéder à un nouvel essai de ce genre.

Si la claudication disparaît au bout d'un certain temps d'exercice, il y a fort à présumer qu'elle est rédhibitoire; mais, pour conclure, l'expert doit constater au moins une nouvelle réapparition après le repos. L'animal sera donc laissé en repos le temps nécessaire, de quelques heures à une journée, et remis ensuite en exercice pour voir si la boiterie a reparu. L'intermittence n'est réellement reconnue, qu'autant que l'expert a constaté l'existence de la boiterie au début de l'exercice, sa disparition après un certain temps de fatigue, et sa réapparition après un certain temps de repos.

Après avoir constaté la boiterie et son intermittence, il reste à vérifier encore l'état du membre boiteux, pour mieux s'assurer qu'il n'y a pas de lésion ou de maladie aiguë, pour décider que la boiterie est due à un vieux mal; l'expert doit donc explorer encore le membre boiteux et examiner comparativement le membre opposé; il doit procéder à un examen plus minutieux du membre boiteux; il doit l'explorer dans toutes ses parties, faire déferrer, parer et explorer le pied. Si, dans ce dernier examen, l'animal n'est reconnu atteint d'aucune lésion, d'aucune maladie récente, le vice devra être déclaré rédhibitoire, quel que soit le degré de visibilité de la lésion chronique qui occasionne la claudication.

Quand l'examen, pratiqué après la constatation de la boiterie et avant que l'intermittence ait été reconnue, ou après la constatation de l'intermittence, démontre ou fait soupçonner l'existence d'une maladie aiguë, d'une lésion récente, de nature à provoquer une claudication, l'expert doit suspendre ses opérations, faire mettre l'animal en fourrière, ou le laisser chez l'acquéreur, et attendre la disparition de l'état aigu. Il doit en être de même, lorsque, constatant à la fois une lésion chronique et une lésion récente, l'expert est embarrassé pour savoir à laquelle des deux il doit rattacher la boiterie; et d'ailleurs, dans tous les cas où il constate une maladie aiguë du membre ou de toute autre région, il doit suspendre son expertise et attendre la guérison, afin de ne pas exposer un animal malade à des épreuves fatigantes, parce qu'il engagerait sa responsabilité en agissant autrement, s'il survenait un accident ou des complications qu'il aurait pu éviter.

Quand, à la suite de la constatation d'une maladie aiguë, l'animal litigieux a été soumis à un traitement approprié à son état, il peut arriver que la boiterie disparaisse avec l'état aigu, et alors la conclusion de l'expert doit être négative. Si la boiterie persiste après la disparition de la lésion aiguë, et si elle est intermittente, l'expert doit conclure à la rédhibition. Si la boiterie persiste avec la maladie, et si elle est intermittente, la conclusion de l'expert devra être négative ou affirmative, suivant que la lésion provocatrice lui semblera postérieure ou antérieure à la vente.

Enfin, si l'altération occasionnelle et la claudication s'aggravent malgré le traitement et l'expectation, la difficulté devient encore plus grande, et l'expert ne pourra conclure à la rédhibition qu'autant qu'il aura constaté l'intermittence, et qu'autant qu'il pourra affirmer que la lésion occasionnelle est antérieure à la vente.

Si l'acheteur avait conservé l'animal dans son écurie, et s'il l'avait laissé sans soins, sans traitement, il serait responsable des suites fâcheuses qui auraient pu être prévenues.

Lorsque la boiterie, au lieu d'être simple, localisée à un seul membre, est double, l'expert suit toujours la même ligne de conduite ; il constate les claudications et reconnaît les membres boiteux; il s'assure qu'il n'existe pas de lésion récente, il détermine si les boiteries sont intermittentes et si elles sont dues à un vieux mal.

B. *Boiterie intermittente à chaud.* — Pour que la boiterie intermittente à chaud soit rédhibitoire, l'expert doit constater la boiterie, reconnaître le membre boiteux, et décider si la claudication est intermittente, et si elle provient d'un vieux mal.

Pour reconnaître la boiterie et déterminer le membre boiteux, il faut rendre la claudication apparente; pour cela, après avoir pris les renseignements de l'acheteur, et après s'être assuré que l'animal n'offre pas de lésions aiguës que l'exercice pourrait aggraver, l'expert le fera exercer à diverses allures et dans diverses conditions, comme il a été dit ci-dessus à propos de la boiterie à froid ; il sera quelquefois nécessaire de continuer l'épreuve pendant plusieurs heures, et même pendant plusieurs jours, pour faire apparaître la boiterie.

Une fois la boiterie constatée et le membre boiteux déterminé, il faudra laisser l'animal en repos pendant un temps plus ou moins long suivant les cas ; et, quand la claudication aura disparu sous l'influence du repos, il faudra la faire reparaître par de nouvelles épreuves.

Après avoir reconnu l'intermittence, il faudra décider si la claudication procède d'un vieux mal, en suivant les mêmes règles que pour la boiterie à froid.

En résumé, pour conclure à l'existence de la boiterie intermittente de vieux mal, il faut :

1° Avoir vu l'animal boiteux, puis non boiteux, et enfin de nouveau boiteux.

2° Avoir vu l'animal non boiteux, puis boiteux, puis non boiteux, et enfin de nouveau boiteux. Il sera bon, mais non nécessaire, que l'expert constate plus d'une fois cette succession de phénomènes.

Il sera bon, dans une expertise de ce genre, de ne jamais perdre de vue que certaines boiteries disparaissent au trot et ne se montrent qu'au pas, que d'autres ne se montrent pas quand le cheval est attelé, et apparaissent quand il est monté ; toutes ces boiteries sont intermittentes et rédhibitoires si elles ont pour cause un vieux mal.

Quant aux boiteries que nous avons qualifiées de rémittentes, qui s'atténuent plus ou moins, sans disparaître totalement, il y a lieu de les déclarer en principe non rédhibitoires ; mais dans la pratique, il arrivera souvent que tel expert considérera comme discontinue une boiterie, que tel autre expert regardera comme simplement rémittente, comme ne disparaissant pas complètement, et ne motivant pas la rédhibition. Il y a dans cette matière, comme d'ailleurs dans d'autres cas, une place pour l'arbitraire et l'appréciation des experts.

Il peut arriver que l'animal se blesse pendant les épreuves auxquelles l'expert le fait soumettre, pour constater la boiterie intermittente ; les conséquences de l'accident seront imputées à celle des parties qui gardera l'animal, quand il n'y aura ni de la faute de l'expert, ni de la faute de l'acheteur, du détenteur ou conducteur ; elles seront supportées par l'acheteur, le dépositaire, le conducteur, s'il y a de leur faute ; enfin, elles seront pour le compte de l'expert, quand il y aura de sa faute.

VII. — LADRERIE.

On a vu précédemment : que, sous la loi de 1884, comme jadis sous l'empire exclusif du Code, la ladrerie n'ouvre l'action en garantie, au profit du charcutier ou du particulier, qui tue pour sa propre consommation, que sous certaines conditions de gravité ; qu'il ne suffit pas que l'autopsie révèle l'existence de quelques rares grêlons ou grains de ladre ; qu'il faut ou que la viande ait été saisie en totalité ou en partie, ou qu'elle se trouve dépréciée au point que l'acquéreur n'aurait pas acheté l'animal ou n'en aurait donné qu'un moindre prix, s'il eût connu la maladie. La loi de 1884 n'exige pas, il est vrai, ces conditions d'une manière formelle ; mais les vices rédhibitoires, qu'elle admet, sont des maladies, qui, toutes, déprécient les animaux qui en sont atteints ; or la ladrerie des porcs sacrifiés pour la consommation, réduite à quelques rares cysticerques, n'entraînant jamais la saisie dans les abattoirs, de quoi le charcutier se plaindrait-il en réalité; et l'acheteur, qui tue pour sa consommation, peut-il davantage se plaindre, quand le porc ne présente qu'un très petit nombre de grains qu'il est facile d'enlever. Il en sera tout autrement, quand l'existence de la maladie sera constatée sur des porcs achetés pour l'élevage; un seul grain de ladre rencontré sous la langue ou ailleurs donnera droit à l'acheteur d'agir en garantie, car ici il est impossible de savoir si les cysticerques sont ou ne sont pas nombreux dans les muscles.

Toutefois, l'article 4 de la loi de 1884 décide malencontreusement qu'il n'y aura pas lieu à garantie quand le prix de la vente ne dépassera pas 100 fr. De la sorte beaucoup d'acheteurs se trouveront sans aucun droit de recours en ce qui concerne la ladrerie; car il y a beaucoup de porcs qui ne se vendent pas 100 fr. Néanmoins les acheteurs demeurent libres de stipuler de leurs vendeurs une garantie plus complète; et ils sont garantis dans tous les cas par le droit commun, quand ils ont été victimes du dol du vendeur, quel que soit le prix de la vente.

L'exercice de l'action en garantie pour la ladrerie est, dans tous les cas, soumis aux diverses règles touchant les délais et les formes de procédure, qui sont contenues dans les articles 3, 5, 6, 7, 8, 9, de la loi de 1884.

Le porc peut présenter deux sortes de ladrerie : l'une déterminée par la présence du cysticercus tenuicollis, et l'autre occasionnée par le développement du cysticercus cellulosæ. Le cysticercus tenuicollis se rencontre surtout dans la cavité abdominale ; il est superficiellement situé, appendu à l'épiploon, au mésentère, au foie, à la face postérieure du diaphragme ; il est généralement plus volumineux que le cysticercus cellulosæ, ses crochets sont plus grands ; il ne se rencontre pas dans les muscles ; il est la larve d'un tænia, qui ne vit pas dans l'intestin de l'homme. Cette pseudo-ladrerie n'est pas rédhibitoire. La ladrerie proprement dite, occasionnée par le cysticercus cellulosæ, qui envahit le système musculaire, et qui, ingéré par l'homme, se transforme en tænia solium dans son intestin, est la seule qui doive être considérée comme rédhibitoire. Elle se reconnaît à la présence des grêlons ou grains de ladre. Sur l'animal vivant, l'examen de la bouche et notamment de la face inférieure de la langue (languéyage) fait assez souvent apercevoir des cysticerques plus ou moins saillants, soulevant la muqueuse, plus ou moins visibles et donnant à la pression digitale une sensation d'élevure qui se laisse déprimer. La languéyage, même bien fait, peut cependant ne rien apprendre, soit que les kystes aient été ouverts ou extirpés, soit que les grains de ladre fassent complètement défaut dans la région explorée, ce qui arrive assez fréquemment. Sur le cadavre, le cysticercus cellulosæ doit être recherché principalement dans certaines régions ; outre qu'on le rencontre fréquemment sous la langue, dans les muscles de la tête et du cou, on le trouve aussi dans les muscles du sternum, dans ceux de l'épaule et du bras, dans les intercostaux, dans le diaphragme, dans les muscles abdominaux, dans ceux du bassin, de la cuisse, etc., dans le cœur, sur le foie, etc. Il se reconnaît à sa forme et à sa composition ; c'est un kyste, une vésicule, qui contient un liquide limpide et incolore, dans lequel on aperçoit un corps blanchâtre, qui n'est autre chose que le scolex du tænia solium avec des ventouses et une double couronne de crochets.

Quant à l'identité des animaux, elle pourra être établie, ainsi qu'on l'a vu précédemment, par divers moyens, par la constatation des marques empreintes sur le corps, à l'ongle, à l'oreille, au groin, par la preuve testimoniale, etc.

Sur l'animal vivant, l'expert procède au languéyage et s'assure s'il existe des cysticerques, des plaies ou des cicatrices sur le frein et sur les faces latérales de la langue ; il examine d'autre part la conjonctive et le pourtour de l'anus. Sur le cadavre, la tâche de l'expert est facile; les cysticerques doivent être recherchés dans les organes qui en sont le plus fréquemment atteints.

VIII. — PPOCÈS-VERBAUX D'EXPERTS EN MATIÈRE DE VICES RÉDHIBITOIRES.

Rapport d'expert sur le cornage.

Je soussigné, V. G., vétérinaire, demeurant à Lyon, expert nommé par ordonnance de M. le juge de paix du cinquième canton de la même ville, en date du vingt-sept juin mil huit cent... par suite de la requête qui lui a été présentée la veille par le sieur Joseph Crayton, cultivateur à Brindas, canton de Vaugneray, à l'effet de visiter le cheval désigné dans ladite requête, de constater s'il est atteint de cornage chronique ou de tout autre vice rédhibitoire, en présence des parties dûment appelées, et du tout dresser procès-verbal, ai procédé cejourd'hui, vingt-neuf du courant, à la visite d'un cheval déposé en fourrière depuis le vingt-six juin dans les hôpitaux de l'École vétérinaire, et dont le signalement suit : cheval hongre, de race flamande, propre au gros trait, écourté, sous poil gris légèrement rouanné, plus foncé à la tête, crins mélangés, âgé de quatre ans, taille de un mètre soixante-six centimètres sous potence. Les parties, convoquées pour huit heures et demie du matin, étaient présentes : le sieur Joseph Crayton m'a présenté ce cheval comme étant celui qu'il a acheté, le dix-neuf de ce mois, du sieur Charles Lévy, marchand de chevaux, demeurant à Lyon-Guillotière, rue Béchevelin, 19, auquel il a donné en échange une vache et payé en outre la somme de douze cent cinquante francs; il a ajouté qu'il soupçonnait ce cheval d'être atteint de cornage chronique, parce que sa respiration lui a paru bruyante pendant le travail. Le sieur Charles Lévy a bien reconnu l'animal comme étant celui qu'il a vendu au sieur Joseph Crayton; il a ajouté qu'il ignorait que ce cheval, qui a toussé pendant quelques jours, et qui probablement était atteint d'une affection des voies respiratoires dont il pourrait ne pas être complètement guéri, fût atteint d'un vice rédhibitoire, et qu'il avait l'intention d'accepter le résultat de l'expertise.

J'ai examiné successivement les organes susceptibles d'être le siège de quelque vice rédhibitoire, et je ne suis arrivé qu'à un résultat négatif : le cheval m'a présenté toutes les apparences de la santé dans ce premier examen sommaire; mais l'acquéreur ayant dit qu'il soupçonnait l'existence du cornage chronique, j'ai porté spécialement mes investigations sur l'appareil respiratoire, et je me suis livré à un examen minutieux de sa fonction; j'ai examiné d'abord l'animal en repos, et je n'ai trouvé aucun signe de maladie aiguë; ensuite, je l'ai soumis à diverses épreuves pour exagérer les bruits respiratoires et constater leur intensité. Me guidant d'après les renseignements de l'acquéreur, j'ai fait exercer le cheval à la main et je l'ai ensuite fait tirer au collier : conduit en main, à l'allure du trot, pendant cinq minutes, il a fait entendre bientôt une respiration bruyante, qui donnait à chaque inspiration un bruit de sifflement et plus souvent un bruit de ronflement perceptible parfois à quelques pas de distance; l'animal était essoufflé, et quand on l'arrêtait, la respiration restait bruyante, bien que le bruit de ronflement ou de sifflement entendu pendant l'exercice cessât aussitôt. Après cette première épreuve, le cheval a été attelé à l'aide du collier à une voiture non chargée, mais dont les roues étaient fortement pressées par la mécanique, pour rendre le tirage plus pénible. Je me suis bien assuré que les diverses parties des harnais étaient convenablement adaptées, et ne pouvaient nullement gêner la respiration, ensuite l'animal a été conduit ainsi attelé pendant trois ou quatre minutes sur un terrain parfaitement aisé, et néanmoins la respiration est devenue promptement bruyante et a produit avec plus d'intensité encore le bruit signalé dans l'épreuve prédédente. Enfin, j'ai tenté de provoquer la toux en comprimant la partie supérieure de la trachée, ce à quoi je suis à grand'peine arrivé à deux reprises différentes; cette toux m'a paru gutturale, sonore et ronflante, et qui plus est, le mouvement d'inspiration qui la suivait était bruyant et faisait entendre le bruit de ronflement constaté précédemment.

Ayant bien constaté le bruit de cornage, et n'ayant observé aucun signe d'affection aiguë des voies respiratoires, je conclus que le cheval qui fait l'objet de cette expertise est atteint de cornage chronique, vice rédhibitoire désigné dans l'article premier de la loi du deux août mil huit cent quatre-vingt-quatre, avec neuf jours de garantie.

J'affirme par serment la sincérité de mes opérations.

Fait à Lyon, le vingt-neuf juin mil huit cent...

V. G.

Rapport d'expert sur le tic.

Je soussigné, V. G., vétérinaire, demeurant à Lyon, expert nommé par ordonnance de M. le juge de paix du cinquième canton de la même ville, en date du dix mars mil huit cent... par suite de la requête qui lui a été présentée la veille par le sieur Dupoux, propriétaire, demeurant à Lyon, à l'effet de visiter l'animal désigné dans ladite requête, de constater s'il est atteint du tic sans usure des dents, ou de tout autre vice rédhibitoire, et du tout dresser procès-verbal, en présence des parties dûment appelées, ai procédé, cejourd'hui treize mars, à la visite d'un cheval déposé en fourrière dans les hôpitaux de l'École vétérinaire depuis le sept du courant, et dont le signalement suit : cheval entier, de race percheronne, propre au gros trait, écourté, sous poil gris foncé pommelé, truité autour des oreilles et des orbites, traces de balzanes aux quatre membres, âgé de cinq ans, taille de un mètre soixante-un centimètres sous potence. Les parties s'étaient fait représenter par des fondés de pouvoir : le sieur X., représentant du sieur Dupoux, acheteur, m'a désigné ce cheval comme étant celui qui fut acheté le deux mars du sieur

Chassenoix, marchand de chevaux, demeurant à Saint-Étienne. Le sieur Z., représentant du vendeur, a reconnu ledit cheval comme étant celui que le sieur Chassenoix a vendu au sieur Dupoux.

J'ai examiné successivement les organes susceptibles d'être le siège de quelque vice rédhibitoire, et je ne suis arrivé qu'à un résultat négatif. Mais comme l'acquéreur a dit qu'il soupçonnait l'existence du tic sans usure des dents, j'ai fait placer le cheval dans une stalle auprès d'une mangeoire en bois, et après l'avoir observé pendant quelques instants, j'ai constaté que de temps en temps il prenait le bord de la mangeoire entre les arcades incisives, contractait les muscles de l'encolure, et faisait entendre un bruit particulier appelé éructation, causé par l'expulsion de gaz provenant de l'estomac. Cet acte, qui constitue le tic à l'appui, s'est reproduit un grand nombre de fois dans l'espace de cinq à six minutes. J'ai enfin examiné avec soin les dents incisives : l'arcade inférieure n'offre pas de trace d'usure; le bord antérieur de l'arcade supérieure est très légèrement usé; mais cette usure ne saurait être appréciable ni pour un acheteur avisé, ni même pour un vétérinaire non prévenu de l'existence du tic.

En conséquence, je conclus que le cheval, qui fait l'objet du litige, est atteint du tic sans usure des dents, et qu'il y a lieu de résilier la vente, conformément aux prescriptions de la loi du deux août mil huit cent quatre-vingt-quatre.

J'affirme par serment la sincérité de mes opérations.

Fait à Lyon, le treize mars mil huit cent...

V. G.

Rapport d'expert sur la boiterie intermittente.

Je soussigné, professeur de clinique à l'École vétérinaire de Lyon, y demeurant, expert nommé d'office par une ordonnance de M. le juge de paix du cinquième canton de la même ville, en date du deux février mil huit cent soixante-quatorze, enregistrée le même jour et rendue à la suite d'une requête à lui présentée la veille par le sieur Bloch (Étienne), marchand de chevaux, demeurant à la Guillotière, avenue de Saxe, n° 162, à l'effet de visiter le cheval désigné dans ladite requête, constater s'il est atteint du vice rédhibitoire désigné dans la loi du 20 mai 1838 sous le nom de *boiterie intermittente pour cause de vieux mal*, parties présentes ou dûment appelées, et du tout dresser procès-verbal.

Cejourd'hui, cinq février, après avoir prêté serment entre les mains de M. le juge de paix qui m'a commis, et après avoir informé les parties présentes à la prestation de serment du jour et de l'heure où je devais commencer mon expertise, ai visité vers l'heure de midi, dans les hôpitaux de l'École vétérinaire de Lyon, un cheval hongre, propre au trait léger, de race auvergnate, à tous crins, âgé de sept ans, taille de 1 mètre 52 centimètres sous potence, sous poil bai cerise, marqué légèrement en tête, ayant une balzane postérieure gauche herminée. Ce cheval, qui a été mis en fourrière le 1er de ce mois, a été reconnu par les parties comme étant celui qui fait entre elles l'objet d'une contestation.

Le sieur Bloch a dit qu'il avait acheté le cheval dont il s'agit, le trente janvier dernier à Lyon, du sieur Vincent Chapuis, propriétaire, demeurant place Belle-Cour, n° 30; il a ajouté que, le jour de la vente, il n'a pas vu ce cheval boiter; mais que, le lendemain, l'ayant fait atteler à un tilbury et lui ayant fait parcourir au trot quatre kilomètres, il s'est aperçu qu'après avoir trotté pendant cinq minutes l'animal s'était mis à boiter du membre postérieur droit, et que cette boiterie était devenue de plus en plus forte pendant le trajet qui a été suivi, à tel point qu'il a été obligé de rentrer. Ensuite, après quelques heures de repos, il a soumis le sujet à une nouvelle épreuve, au commencement de laquelle il a présenté des allures régulières; mais, après un certain parcours, la boiterie s'est reproduite. Le sieur Chapuis, vendeur, a dit de son côté qu'il employait ce cheval à des travaux de la campagne et ne l'avait pas vu boiter; il a ajouté qu'il accepterait les résultats de mon expertise.

J'ai commencé immédiatement mes opérations en examinant le cheval en litige à la sortie de l'écurie. Il m'a présenté toutes les apparences d'une bonne santé ainsi qu'une bonne conformation; ses membres ne m'ont offert aucune tare prononcée susceptible de nuire à son service. Exercé au pas sur le pavé, le cheval ne boite pas; ensuite, conduit en main à l'allure du trot, il va bien pendant cinq minutes. Après ce laps de temps, une boiterie évidente se produit pour le membre postérieur droit. D'abord légère, elle augmente de plus en plus, de sorte qu'au bout d'un quart d'heure, le cheval ne peut se porter en avant sur le membre boiteux qu'en exécutant une espèce de saut, qui indique une vive souffrance dans les rayons supérieurs. On arrête alors l'animal, qui présente un état d'anxiété évidente : le corps est couvert de sueur; l'extrémité, dont les mouvements étaient devenus si difficiles, est au contraire froide à la surface. Après une attente d'une heure, le même essai a été recommencé, et j'ai constaté comme précédemment qu'il n'y avait pas de claudication au moment du départ, et qu'elle se produisait avec les mêmes caractères après un exercice même peu prolongé. — Après ces épreuves, je me suis occupé de rechercher quelle pouvait être la cause de cette affection, qui paraissait me présenter les caractères qu'on observe dans le cas d'oblitération artérielle. En effet, en fouillant le cheval par l'introduction de la main dans l'intestin rectum pour reconnaître l'état des artères du bassin (cavité pelvienne), j'ai reconnu que, du côté droit, les pulsations de l'iliaque interne étaient moins prononcées que du côté opposé, et que dans la région supérieure de ce vaisseau existait une tumeur du volume d'une amande formée par un caillot en partie obturateur. Pour rendre cet examen plus complet, j'ai fait déferrer devant moi le sabot correspondant, pour l'explorer avec soin, ce qui ne m'a montré aucune altération à signaler.

Afin de baser mes conclusions sur de nouvelles épreuves, j'ai déclaré aux parties qu'il était utile de faire le lendemain une nouvelle expertise, pour reconnaître si la boiterie avait encore disparu par le repos, pour se reproduire ensuite par le travail; cette demande a été acceptée d'un commun accord. — Le lendemain, à l'heure de midi, j'ai procédé de nouveau, en présence des parties, à l'examen du cheval en litige. Dès la sortie de l'écurie, il est exercé tenu en main par un élève à l'allure du trot; il ne boite pas. Après un exercice de cinq minutes, la boiterie se reproduit pour le membre postérieur droit, comme je l'avais constaté la veille. A mesure que la course est prolongée, son intensité augmente et prend encore des proportions telles, qu'au bout d'un quart d'heure il faut arrêter ce cheval, qui est menacé de tomber s'il est soumis à de nouvelles fatigues. Une exploration nouvelle du membre boiteux ne me fait découvrir aucune lésion apparente qui puisse être considérée comme la cause de la maladie qui a donné lieu au procès.

En conséquence, je conclus de ce qui précède :

1° Que le cheval soumis à mon expertise ne boite pas à froid, au sortir de l'écurie ;

2° Que la boiterie se produit après un exercice au trot de quelques minutes;

3° Qu'après un repos même peu prolongé, la boiterie disparaît et qu'elle se montre de nouveau par le travail; ce qui établit l'intermittence à chaud ;

4° Que le membre boiteux ne présente dans aucune de ses régions, ainsi que dans le sabot, aucune lésion récente qui puisse causer cette boiterie dont les caractères indiquent une maladie artérielle;

5° Que l'exploration de la partie interne du bassin fait constater une tumeur sur le trajet de l'iliaque interne droite, symptôme de l'oblitération au moins partielle de ce conduit, qui est certainement ancienne, antérieure à la vente, et constitue un *vieux mal.*

En conséquence, j'estime que le cheval vendu par le sieur Chapuis au sieur Bloch est atteint du vice rédhibitoire prévu par la loi du 20 mai 1838, sous le nom de *boiterie intermittente pour cause de vieux mal.*

Fait à l'École vétérinaire de Lyon, le six février mil huit cent soixante-quatorze.

A. REY.

DEUXIÈME PARTIE

Contrats divers. — Louage. — Transport des animaux. — Prêt. Dépôt. — Gage. — Réquisition. — Assurances.

CHAPITRE PREMIER

LOUAGE DES ANIMAUX.

Les animaux peuvent être loués de diverses façons et à différentes conditions. Le louage d'animaux est un contrat consensuel et bilatéral, par lequel une personne s'engage, moyennant un certain prix convenu, à procurer à une autre la jouissance d'un ou de plusieurs animaux pendant un certain temps (art. 1709 Cod. civ.). Le louage comme la vente crée des obligations réciproques aux parties contractantes : le bailleur doit faire jouir le preneur, et celui-ci doit payer un prix convenu. Le louage d'animaux prend le nom de bail à cheptel, quand il est fait sous la condition que leur profit sera partagé entre le bailleur, qui en est propriétaire, et le preneur, à qui ils sont confiés. On appelle encore improprement cheptel le contrat par lequel le propriétaire donne à un tiers le lait et le fumier, que sa vache produit, pour qu'il la nourrisse et en prenne soin (art. 1831 Cod. civ.).

Le louage des animaux se compose donc de trois éléments : un animal ou des animaux loués, un prix ou une part du profit à donner par le preneur, et le consentement des parties sur les animaux et sur le prix, ou sur la part du produit à retirer par le bailleur.

I. — LOUAGE PROPREMENT DIT.

On peut louer toutes sortes de biens meubles ou immeubles, qui sont dans le commerce (art. 1713 Cod. civ.). Les animaux peuvent être compris dans un bail à ferme, qui porte sur des héritages ruraux. Sous le titre de louage proprement dit, nous ne nous occupons que du louage, à prix d'argent, d'animaux considérés comme meubles. Le louage, à prix d'argent, des animaux comme biens meubles est assez fréquent ; ce sont surtout les animaux de service, les chevaux notamment, qui font le plus souvent l'objet du contrat de louage à prix d'argent.

La formation du contrat de louage est soumise aux mêmes règles que celles des autres contrats ; les personnes capables de contracter peuvent seules jouer le rôle de bailleur ou de preneur. Les animaux peuvent être loués par leur propriétaire et par les personnes qui en ont la jouissance, pourvu qu'elles soient capables de contracter ; le seul consentement des parties suffit pour la formation du contrat de louage, mais si elles dressent un écrit authentique ou sous seing privé, il sert à prouver l'existence du louage. Lorsque le contrat a eu lieu verbalement, sans écrit, l'une quelconque des parties peut le nier tant qu'il n'a pas reçu un commencement d'exécution, sans que l'autre puisse en aucun cas le prouver par témoins, et il en est ainsi, bien qu'il y ait eu des arrhes données ; en pareil cas, chaque partie peut faire interroger l'autre sur faits et articles pour obtenir un aveu ou lui déférer le serment. Le louage se prouve par un écrit, par un commencement d'exécution, par l'aveu, par le serment, mais jamais par témoins, quelque modique qu'en soit le prix. La preuve testimoniale n'est pas admissible, bien qu'il y ait un commencement de preuve par écrit (contesté); elle n'est pas non plus admissible pour établir des faits articulés comme constituant un commencement d'exécution d'un louage verbal (contesté).

L'existence du louage étant prouvée, le prix peut en être contesté. En ce cas, les quittances, s'il en existe, prouvent le prix. Mais, à défaut de quittances, la preuve testimoniale n'est jamais admise ; le bailleur est cru sur son serment, à moins que le preneur n'en demande la fixation par experts. Lorsque le preneur a demandé l'intervention d'experts pour fixer le prix du louage, les frais de l'expertise sont à sa charge, si l'estimation excède le prix qu'il a déclaré ; ils seraient à la charge des deux parties, suivant une opinion contestée, si l'estimation était plus rapprochée du prix déclaré par le preneur que de celui affirmé par le bailleur; enfin, ils seraient à la charge du bailleur seulement, si l'estimation était égale ou inférieure au prix déclaré par le preneur (art. 1714, 1715 et 1716 Cod. civ.).

Le preneur a le droit de sous-louer et même de céder son bail à un autre, si cette faculté ne lui a pas été interdite (art. 1717 Cod. civ.); mais il reste obligé personnellement envers le propriétaire.

Le contrat de louage survit à la mort du bailleur ou du preneur (art. 1742 Cod. civ.); mais il se résout par la perte des animaux loués, et par le défaut du bailleur ou du preneur de remplir leurs engagements (art. 1741 et 1184 Cod. civ). Il engendre des obligations pour le bailleur et pour le preneur.

1° **Obligations du bailleur.** — Le bailleur doit faire jouir le preneur pendant toute la durée convenue.

Il doit donc délivrer au preneur les animaux loués ainsi que les accessoires expressément ou tacitement contenus dans le bail ; il répond, qu'il les ait connus ou ignorés au moment du louage, des vices, défauts et maladies qui empêchent ou diminuent la jouissance des animaux loués, sous peine de voir le contrat résilié à la demande du preneur, et de se voir condamner à des dommages-intérêts, à raison de la perte résultant pour ce dernier des vices ou maladies (méchanceté, maladie contagieuse, etc.) des animaux; sa responsabilité est toujours engagée, sans qu'il y ait lieu de distinguer les cas où les vices lui étaient connus, et ceux où il les ignorait, pourvu toutefois que les défauts ou maladies ne fussent pas apparents et connus du preneur au moment du louage, car ce dernier serait censé avoir accepté les animaux tels qu'ils étaient, s'il avait connu les vices dont ils étaient atteints.

Ainsi, les bailleurs sont responsables des accidents occasionnés par les vices des animaux qu'ils louent; les loueurs, maîtres de manège ou autres, qui louent des chevaux ardents, difficiles, rétifs, méchants, sont entièrement responsables des accidents occasionnés par leurs animaux avant que le preneur eût pu s'apercevoir de leurs défauts ; ils sont encore solidairement responsables avec le locataire, lorsque les accidents sont arrivés après que ce dernier a eu connaissance du défaut des animaux ; les bailleurs sont encore entièrement responsables lorsque leurs animaux se trouvent atteints de maladie contagieuse et la transmettent à d'autres animaux ou à des personnes avant que le preneur ait eu connaissance de leur état ; ils doivent en pareil cas décharger le locataire des condamnations prononcées contre lui ; ils demeurent enfin solidairement responsables avec le preneur, quand ce dernier, ayant connu ou soupçonné la maladie, n'a pas pris les précautions voulues pour empêcher sa transmission.

Les animaux loués doivent être en état de servir à l'usage pour lequel ils ont été pris ; le bailleur est garant des vices survenus après le louage sans la faute du preneur ; il doit accepter la résiliation du contrat, si les vices survenus, sans la faute du preneur, rendent les animaux impropres à leur service ; et, dans un cas semblable, aucune des parties ne doit des dommages-intérêts, puisqu'il n'y a faute d'aucun côté. Quand les animaux loués périssent fortuitement pendant la durée du bail, le louage est résilié de plein droit et le bailleur supporte la perte. Que si une partie seulement des animaux loués périt fortuitement après le louage, le preneur peut demander ou une diminution du prix, ou la résiliation du contrat.

Le bailleur doit faire jouir paisiblement le preneur pendant la durée du bail ; il est garant de tout trouble ou de toute éviction émanant du véritable propriétaire, quand il se trouve avoir loué des animaux qui ne lui appartenaient pas ; le preneur dépossédé est déchargé de ses obligations pour l'avenir, et a droit à une réparation pour le dommage qu'il éprouve.

Le bailleur doit, le cas échéant, rembourser au locataire (ou lui en tenir compte), les dépenses nécessaires ou utiles (dépenses pour le traitement d'une maladie non occasionnée par la faute du preneur), qu'il a faites.

2° Obligations du preneur. — Le preneur est tenu de payer le prix du louage aux termes convenus ; mais il n'est tenu de payer qu'autant qu'il a pu jouir : et le prix cesse d'être dû pour l'avenir, quand une cause quelconque (mort fortuite, éviction) l'empêche définitivement de jouir.

Le preneur est tenu d'employer les animaux au service pour lequel ils ont été loués ; et, à défaut d'indication expresse dans le contrat, il doit les employer au service qui doit être présumé d'après leur conformation. S'il enfreint cette règle, il engage sa responsabilité ; s'il utilise les animaux loués à un service autre que celui qui a été convenu, il est responsable des accidents qui peuvent en résulter.

Le preneur est tenu d'utiliser les animaux loués comme le ferait un bon père de famille, comme le ferait un propriétaire attentif et soigneux. Il ne doit pas les surmener ; il ne doit pas les faire travailler à une allure trop rapide ; il ne doit pas leur faire traîner des charges trop lourdes ; il ne doit pas leur faire faire des journées trop longues ; il ne doit pas les maltraiter ; il doit les nourrir et les soigner convenablement ; il ne doit pas les confier à des personnes qui ont l'habitude de les brutaliser ; il ne doit pas les exposer aux causes de maladie, telles que coups de pied, refroidissements, contagion, etc. ; il doit les laisser en repos dès qu'ils sont blessés ou tombent malades, prévenir le bailleur et les faire soigner ; il doit les surveiller, prévenir le vol, les accidents, etc. En employant les animaux à un service autre que celui convenu ou présumé d'après leur conformation, en ne les utilisant pas en bon père de famille, le preneur engage sa responsabilité, il commet un abus de jouissance ; le propriétaire peut dès lors demander la résiliation du louage et des dommages-intérêts s'il y a lieu, s'il est résulté un accident, une détérioration de l'abus commis par le preneur.

Quand le preneur utilise en bon père de famille les animaux loués, quand il les emploie au service convenu ou présumé d'après leur conformation, il ne répond pas des accidents ni des détériorations, qui peuvent se produire par suite du travail, ou qui résultent de la mauvaise qualité des animaux, tels que les boiteries, efforts de boulets, écarts, etc., contractés sans qu'il y ait de sa faute. Le preneur répond des accidents (blessures, plaies, boiteries, maladies diverses, mort), des dépréciations et de la perte arrivés pendant sa jouissance et par sa faute, sa négligence, son inexpérience ou celle des personnes dont il répond (art. 1382, 1383, 1384, 1385 Cod. civ.), telles que son sous-locataire, ses domestiques, ses enfants ; il doit payer au bailleur le *quantùm* du dommage causé, qui sera amiablement convenu entre les parties ou estimé par experts, ou évalué par un arbitre. Il ne doit rien, si la perte ou la dépréciation est due à un cas fortuit ou à une force majeure, seulement il doit prouver le cas fortuit ou la force majeure ; et si l'animal loué a péri, il fera bien de s'adresser aussitôt à qui de droit pour faire nommer un expert chargé de constater la mort et sa cause.

Ainsi, pendant le louage, un cheval peut tomber malade, être pris de coliques, sans que le preneur soit en faute, et succomber malgré les soins qui lui sont prodigués ; le locataire n'est pas responsable s'il démontre que, dès le début du mal, il a laissé l'animal en repos, lui a fait donner des soins, a fait appeler un vétérinaire, et surtout si l'autopsie permet de constater que les coliques, la maladie, sont la conséquence de lésions anciennes. Quant aux soins donnés au sujet malade, il a été décidé (Trib. com. Seine, 23 mars 1893) que le preneur n'avait pas commis une négligence impardonnable en faisant soigner un cheval atteint de coliques par un maréchal.

Quand l'animal loué périt dans un incendie chez le preneur, celui-ci est responsable, à moins qu'il n'établisse que l'incendie est arrivé par cas fortuit ou par force majeure, qu'il a été communiqué par une maison voisine, qu'il a eu lieu par suite d'un fait dont il n'est pas responsable.

Le preneur doit, à l'expiration ou à la résiliation du louage, rendre les animaux dans l'état où il les a reçus, ou tels que les ont mis des accidents fortuits ou de force majeure, qu'il prouve et dont il ne répond pas. Il doit payer des dommages-intérêts en plus, s'il y a eu dépréciation, détérioration, par sa faute.

Assez souvent, dans la pratique, des contestations s'élèvent entre le bailleur et le preneur, lorsque celui-ci rend les animaux loués ; le bailleur prétend que ses animaux étaient en bon état quand il les a livrés, et il demande au preneur des dommages-intérêts, parce qu'il les lui rend amaigris ou détériorés, blessés, tarés, etc. ; le preneur, de son côté, soutient que l'amaigrissement,

.es tares, les dépréciations existaient quand il a pris .ivraison. Le procès s'engage, et les parties arrivent ainsi devant le juge, en niant l'une ce que l'autre affirme. En pareil cas, le preneur est présumé (art. 1731 Cod. civ.) avoir reçu les animaux en bon état, et il doit es rendre tels ou payer des dommages-intérêts, sauf a preuve contraire, qui peut être faite par témoins ou par une expertise, qui permettra de reconnaître si telle blessure, telle plaie, telle tare est antérieure ou postérieure à la date du contrat.

D'ailleurs, pour éviter les contestations qui peuvent ourner à son désavantage, le preneur fera bien, avant le prendre livraison des animaux loués, d'exiger la visite d'un vétérinaire, ou de la faire pratiquer à frais partagés ou à ses propres frais, et de faire dresser un apport constatant l'état de la chose louée; moyennant ette précaution, il ne sera pas exposé à s'entendre demander des dommages-intérêts, s'il n'a pas détérioré les nimaux, s'il n'a pas aggravé leur état ou ajouté d'autres ares à celles qu'ils avaient déjà (art. 1730 Cod. civ.).

3° **Procédure. Expertises.** — Lorsque des contestations s'élèvent entre loueurs et preneurs, la compétence des tribunaux, appelés à en connaître, se détermine d'après les règles déjà exposées à propos de a vente ; cependant les actions en dommages-intérêts, intentées par les bailleurs contre les preneurs pour détériorations, doivent être portées devant la justice de aix, bien que le montant de la demande excède 00 francs, pourvu qu'il ne dépasse pas 1500 francs art. 4, loi du 25 mai 1838). Il y a lieu de suivre ici la rocédure ordinaire, dont il a été déjà parlé à propos de a vente.

Ordinairement, dans les contestations nées d'un contrat de louage, l'intervention d'experts compétents, c'est-à-dire d'experts vétérinaires est nécessaire, soit qu'il s'agisse d'apprécier le responsabilité du bailleur qui a livré un animal vicieux ou malade, soit qu'il s'agisse d'apprécier si l'animal loué est impropre au service convenu, soit qu'il y ait lieu de déterminer la cause des dépréciations subies ou de la perte arrivée, soit qu'il faille décider si le preneur a employé l'animal selon ses aptitudes, et s'il s'en est servi en bon père de famille, soit qu'il y ait lieu d'apprécier la responsabilité du preneur à la suite d'accidents, de blessures, etc., et d'évaluer le *quantùm* du dommage causé au bailleur, etc.

La nomination d'experts peut être demandée par la partie intéressée, en suivant les règles précédemment tracées à propos des ventes d'animaux, tantôt avant le commencement du procès et tantôt au cours de l'instance, tantôt au tribunal compétent, tantôt au juge de paix, tantôt au président du tribunal civil, suivant que l'affaire est de la compétence de la justice de paix ou du tribunal de première instance ou du tribunal de commerce.

Les experts désignés doivent prêter serment et observer toutes les règles précédemment indiquées ; ils doivent avant tout engager les parties à se concilier, en leur faisant consentir des concessions réciproques, et en s'inspirant pour cela des circonstances. S'ils ne réussissent pas à amener une transaction entre les parties, ils doivent procéder à leur expertise, sans cependant trop se hâter de conclure quand il s'agit d'animaux blessés ou malades, dont l'état peut s'améliorer ou s'aggraver rapidement ; il est souvent bon de procéder avec une sage lenteur, afin de mieux établir les responsabilités d'après le dommage réel. Ils doivent examiner les animaux et les cadavres avec le plus grand soin, relever leur signalement, établir leur identité, apprécier leur conformation, l'état de leurs membres, leur valeur, leurs qualités, leurs défauts, leurs blessures, leurs tares, l'incapacité de travail, leurs boiteries, leurs maladies, la nature de l'accident ou de la maladie, sa cause, son mode de production, sa gravité, ses conséquences probables, etc. ; ils doivent déterminer s'il y a eu ou non faute de la part du preneur, s'entourer de tous les renseignements utiles, se livrer à une enquête officieuse, et évaluer en cas de faute le *quantùm* du dommage causé au bailleur, en s'inspirant du plus ou moins de valeur de l'animal, en tenant compte du degré de la faute commise par le preneur, et en n'oubliant jamais que le bailleur ne rend pas un service gratuit au preneur en lui louant ses animaux.

II. — BAIL A CHEPTEL.

Le bail à cheptel est le louage de bestiaux dont le profit se partage entre le bailleur et le preneur ; c'est un contrat par lequel un propriétaire de bestiaux les livre à un preneur, qui se charge de les garder, de les nourrir et de les soigner sous les conditions convenues entre eux, ou, à défaut de conventions, suivant les règles que la loi établit (art. 1800 et 1803 Cod. civ.). On peut donner à cheptel toutes sortes d'animaux susceptibles de croît ou de profit (art. 1802 Cod. civ.). Le bail à cheptel peut être fait par acte notarié, par acte sous seing privé ou verbalement. Quand il est verbal, il ne peut être prouvé par témoins, qu'autant que la valeur des animaux ne dépasse pas 150 francs. Il y a quatre sortes de cheptel : le cheptel simple ou ordinaire ; le cheptel à moitié ; le cheptel donné par le propriétaire à son fermier ; le cheptel donné par le propriétaire au colon partiaire (art. 1801 Cod. civ.).

1° **Cheptel simple.** — Le cheptel simple est un contrat par lequel le propriétaire d'animaux les livre à un preneur, qui se charge de les garder, de les nourrir et de les soigner, à la condition de profiter de la moitié du croît, de la moitié de la laine, de tout le laitage, de tout le fumier et du travail, et tout en supportant la moitié de la perte, à moins toutefois que le cheptel ne périsse en entier et sans la faute du preneur, auquel cas la perte est toute pour le bailleur (art. 1804, 1810 et 1811 Cod. civ.). Les parties doivent faire amiablement entre elles, ou faire faire par des personnes de leur choix l'estimation du cheptel, afin de pouvoir ensuite fixer la perte ou le profit qui pourra se trouver à l'expiration du bail (art. 1805 Cod. civ.). Elles peuvent fixer, comme elles l'entendent, la durée du bail ; mais, s'il n'y a pas de temps fixé par la convention, le bail est réputé fait pour trois ans (art. 1815 Cod. civ.) ; et si, à la fin du bail, le preneur est laissé en possession du cheptel, il est censé avoir un nouveau terme de trois ans.

A la fin du bail ou lors de sa résolution, il se fait une nouvelle estimation à l'amiable ou par experts convenus ou nommés d'office par le juge ; le bailleur prélève un fonds de bétail jusqu'à concurrence de la première estimation ; l'excédent se partage. S'il n'y a pas assez de bêtes pour atteindre la première estimation, le bailleur prend ce qu'il y a, et le preneur l'indemnise de la moitié de la perte (art. 1817 Cod. civ.). Ainsi, soit un cheptel de vingt vaches estimées à 4000 francs lors de la formation du bail; il en meurt deux dans le cours de la jouissance du preneur, et, à la fin du bail, les dix-huit qui restent sont estimées 3800 francs ; le bailleur prend les dix-huit bêtes et partage la perte avec le preneur, qui doit lui payer 100 francs, plus la moitié des peaux, si elles ont été utilisées. Soit encore un cheptel de deux cents moutons estimés à 4000 francs; pendant la jouissance du preneur, il en périt vingt, et les cent quatre-vingts qui restent à l'expiration du bail sont estimés 4200 francs ; le bailleur n'en prend que ce qu'il en faut pour valoir 4000 francs et la moitié du reste, plus la moitié du prix des peaux.

Les règles établies par la loi doivent être suivies. Ainsi, sont nulles les stipulations portant que le preneur supportera la perte totale du cheptel arrivée par cas fortuit et sans sa faute. Ainsi, sont nulles les stipulations portant que le preneur supportera, dans la perte, une part plus grande que dans le profit. Ainsi, sont également nulles les stipulations portant que le bailleur prélèvera à la fin du bail quelque chose de plus que le cheptel qu'il a fourni (art. 1811 Cod. civ.). Mais sont valables les stipulations qui dérogent au droit commun dans l'intérêt du preneur.

Le bailleur reste propriétaire des animaux qu'il a donnés en cheptel; il peut demander la résolution du bail, si le preneur n'exécute pas ses obligations (art. 1184 Cod. civ.). Il répond du dommage causé au preneur par les animaux qu'il lui a livrés, s'il les savait atteints de quelque maladie contagieuse ou de quelque vice (méchanceté), et s'il ne l'a pas prévenu. Il doit prévenir le propriétaire, afin d'éviter son privilège, quand il donne le cheptel au fermier d'autrui, à moins qu'il ne soit avéré que autrui n'en a pas ignoré (art. 1813 Cod. civ.). Il doit faire jouir le preneur pendant le temps convenu ; il peut aliéner le cheptel, mais l'acheteur (art. 1743 Cod. civ.) respectera le droit du preneur ; ses créanciers peuvent faire saisir et vendre le cheptel, mais l'acquéreur devra continuer le bail.

Le preneur doit les soins d'un bon père de famille à la conservation du cheptel (art. 1800 Cod. civ.); il ne répond pas des cas fortuits ; si le cheptel périt en entier, la perte est pour le bailleur, le preneur doit seulement compte des peaux, et il suffit qu'il prévienne le propriétaire quand les animaux sont morts. Quand la perte fortuite n'est que partielle, elle est partagée (art. 1810 Cod. civ.) ; on considère la perte comme totale, quand il reste seulement une ou deux têtes d'un troupeau.

Si le preneur est en faute, il est responsable ; mais c'est au bailleur de prouver la faute du preneur, de même que c'est à ce dernier de prouver le cas fortuit qu'il allègue.

Il ne peut pas tondre sans prévenir le bailleur (art. 1814 Cod. civ.); cependant, s'il y a urgence (gale, fin de clavelée), et si le propriétaire est éloigné, le preneur peut faire tondre, en faisant constater l'urgence.

Il ne peut disposer d'aucune bête du troupeau, soit du fonds, soit du croît, sans le consentement du bailleur ; tout détournement frauduleux constitue le délit d'abus de confiance (art. 1812 Cod. civ. ; Cass., 25 janvier 1838). Mais si le preneur vend tout ou partie du cheptel, l'acquéreur de bonne foi devient définitivement propriétaire (art. 2279 Cod. civ.).

2° Cheptel à moitié. — Le cheptel à moitié est celui dans lequel chacune des parties fournit la moitié du bétail; l'une d'elles devient preneur, garde, nourrit et soigne les animaux pour le laitage, le fumier et le travail, et pour la moitié du croît et de la laine; l'autre a droit à la moitié du croît et à la moitié de la laine. La perte, qu'elle soit totale ou partielle, est partagée; et d'ailleurs les règles du cheptel simple s'appliquent au cheptel à moitié (art. 1818, 1819 et 1820 Cod. civ.).

3° Cheptel donné par le propriétaire à son fermier. — Le propriétaire d'un domaine peut donner à ferme à un tiers le fonds de terre et les animaux, qui sont nécessaires à son exploitation, à la condition que le fermier laissera, à la fin de son bail, des bestiaux d'une valeur égale au prix de l'estimation de ceux qu'il aura reçus (art. 1821 Cod. civ.). Tous les profits donnés par les animaux du cheptel, durant le bail, appartiennent au fermier (art. 1823 Cod. civ.). L'estimation du cheptel donné au fermier ne l'en rend pas propriétaire (art. 1822 Cod. civ.); mais néanmoins elle met les risques à sa charge, en sorte que la perte, même totale et par cas fortuit, est pour lui, si les parties n'en ont pas convenu autrement (art. 1825 Cod. civ.).

4° Cheptel donné par le propriétaire au colon partiaire. — Ce cheptel n'est autre que le précédent appliqué à une métairie; le bétail, dans ce cas, est traité comme les autres fruits de la métairie, le profit se partage, comme les fruits du fonds, entre le propriétaire et le métayer. Si le cheptel périt en entier sans la faute du preneur, le bailleur supporte toute la perte (art. 1827 Cod. civ.). Les règles du cheptel simple s'appliquent d'ailleurs aux autres cheptels, tant qu'elles ne sont pas contraires aux dispositions spéciales qui sont relatives à ces derniers.

III. — BAIL DE VACHES.

On appelle bail de vaches un contrat particulier, par lequel le propriétaire donne à un preneur une ou plusieurs vaches à garder, loger, nourrir et soigner, moyennant les profits du laitage et du fumier, et en se réservant tout le croît, c'est-à-dire le profit des veaux qui en naissent (art. 1831 Cod. civ.). Dans ce contrat, le bailleur reste propriétaire de ses animaux comme dans les autres cas ; il a droit à tout le croît, mais il doit laisser jouir le preneur de tout le lait, à l'exception de ce qu'il en faut pour le veau depuis sa naissance jusqu'au jour où il peut être sevré (usages) et vendu pour la boucherie (quatre à cinq semaines).

Si aucune durée n'a été convenue, le bailleur et le preneur peuvent résilier le bail à leur gré et chacun selon ses désirs, tout en le laissant exécuter pendant un temps convenable. Ainsi, le bailleur ne peut pas résilier le bail aussitôt après le sevrage du veau, à moins que le preneur ne fasse un mauvais usage de la vache ; de même le preneur doit continuer le bail, lorsque, ayant reçu la vache en plein rapport de lait, on arrive à la veille du vêlage. Ainsi, le bailleur ne peut pas résilier le bail au printemps, s'il avait donné sa bête au preneur au commencement de l'hiver ; de même le preneur est obligé de continuer le bail, lorsque, ayant reçu la vache au printemps, on approche de l'hiver.

Le bailleur est responsable, comme dans le cheptel simple, du dommage qui peut résulter, pour le preneur, de l'existence d'un vice (méchanceté) ou d'une maladie, etc.

Le preneur doit, à la conservation de la chose, les soins d'un bon père de famille; en cas de maladie, il doit prévenir le bailleur et faire soigner l'animal; si la maladie, survenue sans sa faute, empêche ou diminue la lactation, il peut rendre la vache au bailleur.

CHAPITRE II

TRANSPORT DES ANIMAUX. — RESPONSABILITÉ DES COMPAGNIES DE CHEMINS DE FER.

Les animaux, qui doivent être transportés ou conduits d'un lieu dans un autre, sont confiés tantôt à des entrepreneurs de transport par voie d'eau (bateliers, compagnies de navigation), tantôt à des entrepreneurs de transport par voie de terre (voituriers, compagnies de chemins de fer), et tantôt à des conducteurs, qui se chargent de les mener par étapes au nouveau lieu de leur destination. De nos jours, les transports par chemins de fer ont pris un très grand développement ; et, d'ailleurs, quel que soit l'entrepreneur de transport, qui, moyennant un prix à percevoir, se charge des animaux, qu'un expéditeur lui confie, ses droits, ses devoirs, ses obligations et sa responsabilité se déterminent suivant les mêmes règles, qui sont celles du *louage d'industrie*, ou *louage des voituriers*, et qui sont surtout établies par les articles 1782, 2102-6°, 1952, 1953, 1783, 1784, 1954, 1785 du Code civil et les articles 96, 97, 98, 99, 100, 101, 102, 103, 104, 105, 106, 107 et 108 du Code de commerce. Les vétérinaires sont fréquemment consultés, à propos des accidents survenus aux animaux transportés, pour apprécier les négligences, les imprudences, les fautes des entrepreneurs de transport, pour déterminer leur responsabilité et fixer la quotité des dommages et intérêts d'après la gravité de la détérioration. Les voituriers et les compagnies, louant leurs services pour un salaire, sont en effet responsables des accidents dus à leur faute, à leur négligence, à leur imprudence, à leur imprévoyance, et ils ont diverses obligations à remplir.

Ils doivent tenir registre des marchandises, qu'on leur confie (art. 1785 Cod. civ. et art. 96 Cod. com.), et assurer leur conservation ainsi que leur arrivée à destination. Ils ont, pour se faire payer leurs frais de transport et les dépenses accessoires, un privilège (art. 2102-6° Cod. civ.) sur la chose voiturée, tant qu'elle est en leur possession; mais ils sont assujettis à certaines obligations (art. 1782 Cod. civ.) pour la garde et la conservation des animaux, qui leur ont été confiés. Ils répondent des animaux, qu'ils ont déjà reçus dans leurs bâtiments ou voitures, et de ceux qui leur ont été remis sur le port ou dans les gares pour être embarqués (art. 1783 Cod. civ.). Ils répondent du retard, des détériorations, des avaries et de la perte (mort, vol, etc.), dès que les animaux leur ont été confiés par l'expéditeur, jusqu'au moment où ils sont acceptés par le destinataire (art. 1952, 1953, 1784 Cod. civ. et art. 97, 98, 99, 103 Cod. com.). Toutefois, ils ne répondent, ni des cas fortuits, ni de la force majeure, ni des vices de la marchandise ; si le retard, les avaries, les détériorations, la perte, sont la conséquence d'un cas fortuit, ou d'une force majeure, ou des vices des animaux, ils ne sont tenus à aucune indemnité vis-à-vis du propriétaire (art. 1784, 1954, 1148 Cod. civ. et art. 97, 98,

103, 104 Cod. com.). Mais quand les entrepreneurs de transport invoquent un cas fortuit, une force majeure ou les vices des animaux, pour s'exonérer de toute responsabilité, c'est à eux de faire la preuve de ces circonstances.

En résumé, les entrepreneurs de transport sont responsables du retard dans l'arrivée des animaux à leur destination et doivent une indemnité au destinataire, à moins que le retard ne soit dû à une force majeure ; ils répondent des accidents, avaries, détériorations, pertes, à moins qu'il n'y ait eu force majeure, cas fortuit, ou vice de la chose.

I. — RESPONSABILITÉ DES ENTREPRENEURS DE TRANSPORT ET DES COMPAGNIES DE CHEMINS DE FER RELATIVEMENT AUX ANIMAUX TRANSPORTÉS.

S'ils répondent toujours de leurs fautes et de celles de leurs employés ou agents, les voituriers, les compagnies et entrepreneurs de transport, sont, en principe, exonérés de toute responsabilité, pour retards, avaries, détériorations, pertes, lorsqu'il y a eu cas fortuit, force majeure ou vice de la chose. Mais c'est à eux qu'il incombe de prouver que le retard, l'accident, l'avarie, la détérioration, la perte, ont été occasionnés par un cas fortuit impossible à prévenir (incendie d'un train par la foudre, arrêt ou avarie d'un train par l'éboulement d'une montagne, etc.), ou par une force majeure (attaque d'un train à main armée), ou un vice inhérent aux animaux (méchanceté, rétivité, maladie, etc.) et qu'ils n'ont à se reprocher aucun fait de négligence ou d'imprudence. On prétendrait à tort que c'est à l'expéditeur ou au destinataire de prouver que le retard, la détérioration ou la perte a été causée par la faute de l'entrepreneur, car il y a (art. 1784 C. civ. et art. 103, 104 Cod. com.) présomption de faute contre lui, et c'est bien à lui, en conséquence, de prouver le fait qu'il invoque pour s'exonérer de toute responsabilité. Le voiturier ne peut échapper à la responsabilité de la perte de la chose à lui confiée qu'en prouvant que cette chose a péri par un cas fortuit impossible à prévenir et qu'il n'a à se reprocher aucun fait d'imprudence ou de négligence: il n'y a cas fortuit et force majeure propres à exonérer l'entrepreneur de transport qu'autant que l'accident, éclatant à l'improviste, ne peut être imputé ni à sa négligence, ni à son imprudence, ni à sa faute, qu'autant qu'il n'a pu ni être prévu ni être empêché. Ainsi, sont des forces majeures : l'inondation, l'incendie, la pluie, la gelée, etc. Mais encore il ne suffit pas que le voiturier ou la compagnie de transport prouve que les animaux ont péri dans un incendie ou dans une inondation ; il faut de plus qu'il établisse que l'incendie est la conséquence d'un fait fortuit ne relevant ni de sa faute, ni de son imprudence, ni de sa négligence, et qu'il a pris toutes les mesures nécessaires pour opérer le sauvetage des animaux menacés.

1° Responsabilité des compagnies pour retard dans la livraison. — Les entrepreneurs de transport, les compagnies de chemins de fer, répondent des retards, qui leur sont imputables (art. 97 Cod. com.), mais elles ont le droit d'user de toute l'étendue des délais prévus par les règlements. Elles sont irréprochables et ne peuvent être condamnées à des dommages et intérêts, lorsqu'elles n'ont fait qu'user de leurs délais réglementaires, peu importe que, dans la pratique et même dans l'usage courant, elles effectuent des transports d'animaux avec plus de célérité; lorsque toutes les conditions de temps et de lieu de remise n'ont pas été observées, un expéditeur ne peut se plaindre de ce que des animaux, confiés à une compagnie de chemin de fer et destinés à être vendus à un marché déterminé, ne sont parvenus au lieu de destination qu'après le jour du marché, si une clause du tarif ne garantissait pas leur arrivée en temps utile. Les compagnies ne peuvent pas s'obliger valablement à opérer, dans les délais prévus pour la grande vitesse, des transports pour lesquels elles n'ont perçu que les prix de la petite vitesse; un chef de gare aurait beau avoir pris, vis-à-vis de l'expéditeur, l'engagement de faire arriver les animaux expédiés dans tel délai minimum, la compagnie ne serait responsable pour cause de retard qu'autant qu'elle ne les aurait pas amenés à leur destination avant l'expiration des délais réglementaires, car les dispositions concernant les délais de transport sont absolues et obligatoires, nonobstant toute convention. Les compagnies ne répondent pas d'ailleurs du retard, lorsqu'il est dû à une force majeure (encombrement causé par une inondation, événements de guerre, etc.), moyennant qu'elles établissent le cas de force majeure; mais il n'y a plus excuse, lorsque le retard provient d'une faute, d'une négligence de la compagnie, lorsque l'encombrement aurait pu être prévenu, etc.

Lorsque le retard est imputable à la négligence, à la faute de la compagnie, l'expéditeur ou le destinataire peut demander réparation du préjudice qui en résulte; l'intéressé aura gain de cause moyennant qu'il prouve le retard et établisse qu'il lui a été préjudiciable; il obtiendra une indemnité correspondant au préjudice éprouvé (perte subie, bénéfice perdu); il pourra même exceptionnellement, lorsqu'il ne sera plus possible de tirer parti de la marchandise, obtenir que la compagnie la garde pour son compte.

2° **Responsabilité des compagnies et des entrepreneurs de transports, pour avaries, détériorations, pertes.** — D'après les principes ci-dessus établis, il est facile de déterminer les principaux cas dans lesquels la responsabilité des entrepreneurs de transport, des compagnies de chemin de fer par exemple, est engagée vis-à-vis des propriétaires des animaux transportés. Mais, avant de procéder à cette détermination, et pour pouvoir la faire d'une façon plus précise et plus complète, il convient d'envisager l'hypothèse prévue implicitement par l'article 98 du Code de commerce, d'après lequel l'entrepreneur de transport peut s'exonérer d'une partie de sa responsabilité par une stipulation expresse dans la lettre de voiture.

Si l'entrepreneur de transport veut diminuer sa responsabilité, il ne le peut qu'à certaines conditions et dans une certaine mesure; il faut une stipulation expresse (elle est ordinairement contenue dans la lettre de voiture); et une stipulation de ce genre se fait quand les compagnies de chemins de fer effectuent des transports à prix réduits, d'après un tarif spécial, qui, tout en abaissant le prix à percevoir, diminue la responsabilité à encourir.

Les compagnies de chemins de fer ont des tarifs généraux et des tarifs spéciaux, les uns et les autres dûment homologués (approuvés) par l'autorité administrative. Dans les tarifs généraux, elles fixent le prix et les conditions auxquels se fait le transport des animaux, lorsqu'elles endossent la responsabilité que leur impose la loi, c'est-à-dire lorsqu'elles répondent des accidents et de la perte, dès l'instant où les animaux leur sont confiés jusqu'au moment où ils sont acceptés par le destinataire. Par leurs tarifs spéciaux, elles consentent des réductions de prix, et stipulent une décharge plus ou moins complète de la garantie que la loi leur impose; c'est là une application de l'article 98 du Code de commerce. Ainsi, elles transportent à prix réduits les animaux de concours, les chevaux de course, les étalons de l'État, à la condition que l'embarquement et le débarquement auront lieu par les soins et aux risques des propriétaires (expéditeurs ou destinataires), et à la condition qu'elles cesseront d'être responsables des accidents survenus en cours de transport sans qu'il y ait de leur faute. Ainsi encore, elles permettent aux expéditeurs de placer dans un wagon, sans augmentation de prix, un nombre de chevaux, de poulains, de bœufs, de vaches ou d'autres bestiaux supérieur à celui qui est fixé par les tarifs généraux, à la condition que l'embarquement et le déchargement se feront par et aux risques des expéditeurs, et à la condition que le transport aura lieu aux risques des propriétaires, s'il y a excès de chargement. Est en effet valable et obligatoire, la clause d'un tarif spécial pour le transport des animaux, qui affranchit la compagnie de chemin de fer de toute responsabilité pour les risques et périls, qui pourraient résulter en cours de transport, d'un excédent de chargement. Est pareillement valable et obligatoire, la clause du même tarif, qui stipule que le chargement des animaux dans les wagons et le déchargement à l'arrivée auront lieu par les soins et sous l'entière responsabilité des expéditeurs, qui doivent donner à leurs bestiaux, pendant le cours du transport, les soins nécessaires pour assurer leur conservation, et qui ont droit à une place gratuite dans le même train que leurs animaux. D'ailleurs, l'expéditeur stipule pour le destinataire les conditions du contrat, en même temps que pour lui-même ; et la clause de non-garantie est opposable au destinataire, quand elle a été convenue entre l'expéditeur et la compagnie. Toutefois, la clause du tarif spécial d'une compagnie de chemins de fer portant que « la compagnie n'est pas responsable des accidents qui pourraient arriver aux animaux dans les gares et en cours de transport, le chargement et le déchargement devant être faits par les expéditeurs et les destinataires, à leurs frais, risques et périls », doit être interprétée en ce sens que la compagnie n'est responsable que *s'il est prouvé qu'il y a eu de sa part, ou de la part de ses agents, une faute ayant été la cause déterminante de l'accident.* Et, en cas d'accidents, survenus à des animaux transportés sous l'empire d'un tarif spécial de ce genre, la faute de la compagnie n'est pas suffisamment établie par cette allégation du jugement que « il est de toute évidence que la faute incombe à la compagnie », alors que, s'il est vrai que les animaux ont dû être transbordés en cours de route, à cause du mauvais état du wagon, il n'est pas établi que le nouveau wagon fourni par la compagnie pour l'achèvement du trajet était également défectueux (Cass.).

Non seulement il faut admettre que la clause de non-garantie résultant d'un tarif dûment homologué ne saurait soustraire la compagnie à la responsabilité que la loi lui impose si la détérioration ou la perte provient de sa faute ou de celle de ses préposés, mais il est certain et admis que, en dehors des cas prévus par leurs tarifs, les compagnies de chemins de fer ne peuvent pas exiger des expéditeurs une décharge de garantie à raison des détériorations et accidents que pourront éprouver les animaux transportés. L'expéditeur, qui aurait consenti et souscrit une pareille décharge de garantie, pourrait néanmoins recourir contre la compagnie, si ses animaux éprouvaient des accidents, des détériorations, durant le transport.

En déterminant ci-après les cas où la responsabilité des compagnies est engagée vis-à-vis des propriétaires d'animaux par elles transportés, nous établirons la différence qu'il y a, suivant que le transport a eu lieu d'après le tarif général, ou selon qu'il a été effectué aux conditions d'un tarif spécial; mais, en attendant, il faut poser en règle générale que la décharge de garantie, stipulée par le tarif de la compagnie dûment homologué, ne peut jamais la soustraire à la responsabilité que lui impose la loi, si les accidents, les détériorations, la perte, proviennent de sa faute, ou de celle de ses employés, du défaut de solidité ou des vices de construction des voitures, des fausses manœuvres des employés, etc. Et d'ailleurs, les compagnies ne sont pas exonérées de la présomption qu'établit contre elles l'article 1784 du Code civil, par cela seul qu'il est stipulé, dans leurs tarifs spéciaux, qu'elles ne répondent pas des détériorations ou accidents de route; une semblable stipulation ne doit s'entendre que des accidents ou détériorations provenant des vices ou de la nature de la marchandise (Cass.). Bien plus, il faut encore décider, avec la jurisprudence, ue les entrepreneurs de transport, les compagnies de hemins de fer notamment, répondent des accidents et es pertes arrivés par cas fortuits, lorsque ces cas fortuits nt eu lieu (rencontre de trains, etc.) par un défaut de récautions de leur part ou de la part de leurs employés.

En résumé, les entrepreneurs de transport, les compagnies de chemins de fer, répondent toujours de leur aute et de celle de leurs agents, préposés ou employés, t ne peuvent pas s'exonérer de cette responsabilité par ne stipulation quelconque; ils ne peuvent échapper à a responsabilité de la perte ou de la détérioration des nimaux à eux confiés, s'ils ne prouvent pas qu'ils ont éri ou ont été détériorés par un cas fortuit impossible prévenir (incendie d'un train par la foudre, avarie 'un train par l'éboulement d'une montagne, etc.), ou 'une force majeure (attaque d'un train à main armée), u un vice inhérent à la marchandise (méchanceté des nimaux, maladie, etc.), et qu'ils n'ont à se reprocher ucun fait d'imprudence ou de négligence. L'article 1784 u Code civil établit une présomption de faute contre eux; ussi n'est-ce pas à l'expéditeur ou au destinataire qu'il ncombe de prouver que la perte ou la détérioration a té causée par la faute de l'entrepreneur de transports; 'est à lui de prouver le fait qu'il invoque pour s'exonérer de la garantie. C'est donc à tort qu'il a été parfois écidé : que la responsabilité des compagnies devait tre subordonnée à la constatation d'une faute, que le estinataire devait prouver; que les compagnies ne ouvaient être déclarées responsables de la perte d'une archandise transportée sans garantie qu'à la condition u'il fût relevé contre elles un fait précis constitutif 'une faute ou d'une négligence à leur charge. D'ailleurs, si la preuve de la faute ou de la négligence imputable à une compagnie est parfois facile à établir par le destinataire ou l'expéditeur, il est des cas où elle est difficile ou impossible, tandis que la compagnie peut toujours établir la force majeure, le cas fortuit, le vice de la chose, qui l'exonère.

Quels que soient les tarifs du transport, que les expéditions soient faites d'après les tarifs généraux ou d'après les tarifs spéciaux, la responsabilité des compagnies est toujours engagée vis-à-vis des propriétaires lorsque les avaries ou la perte sont dues aux vices de leur matériel ou à la faute de leurs agents. Ainsi elle est engagée : lorsque les détériorations, les accidents, les blessures, la perte des animaux résultent de la mauvaise disposition ou de la construction défectueuse des wagons ou de leur défaut de solidité ; lorsque les parois, le plancher, le plafond, présentent des corps en saillie ou des éclats de bois, qui blessent les animaux ; lorsque les parois ou le plancher, manquant de solidité, se brisent, éclatent pendant le transport, alors que le chargement, même fait par l'expéditeur à tarif spécial, n'a pas été excessif; lorsque le plancher, mal disposé, en pente ou glissant, a occasionné la chute de l'animal ; quand les agrès d'embarquement ou de débarquement, ponts, passerelles, manquant de solidité, se sont brisés et ont ainsi occasionné des accidents ; lorsque les employés ont omis de fermer ou ont ouvert les portières et qu'il en est résulté quelque accident ; lorsque, par la négligence ou l'impéritie des employés, il s'est produit une collision de trains ; lorsque les animaux ont contracté une maladie contagieuse, parce que la compagnie, manquant à ses devoirs, n'a pas désinfecté ses wagons ; lorsque les animaux ont souffert, ont été détériorés ou ont péri, par un fait quelconque attestant la négligence ou l'imprévoyance des employés de la compagnie.

Pour apprécier la responsabilité des compagnies relativement à la solidité, à l'agencement et à la disposition plus ou moins défectueuse de leur matériel, il faut s'inspirer des règles du bon sens et de la connaissance des conditions nécessaires à la conservation des animaux. Les ponts d'embarquement et de débarquement doivent être fixés solidement, établis de façon que les animaux ne se meurtrissent pas et ne puissent pas faire des chutes, munis de balustrades et garnis de barres transversales sur leur plancher pour éviter les glissades. Les wagons (wagons-écuries, vachères, wagons divisés en compartiments, wagons non divisés, wagons à simple étage, wagons à deux étages, etc.), destinés au transport des animaux, doivent être construits solidement, agencés et disposés de façon à assurer pour le mieux la conservation de la marchandise vivante suivant son espèce. Il serait à souhaiter que l'aménagement des wagons fût disposé pour permettre de faire boire et manger les animaux pendant les longs parcours. Les portières doivent pouvoir être maintenues solidement fermées ; les parois ne doivent présenter ni éclats de bois, ni autres corps en saillie, capables de blesser les animaux; le plancher doit être cannelé ou pourvu de liteaux (au moins pour le transport des grands animaux) fixés transversalement, pour empêcher les animaux de glisser et de faire des chutes, en tout cas il doit être toujours convenablement nettoyé pour qu'il ne soit pas glissant etc. ; les moyens d'attache doivent être simples et d'un emploi aisé, etc. Les quais d'embarquement et de débarquement, dans les gares où les bestiaux sont acceptés, devraient être disposés et clôturés de façon que les animaux ne puissent pas s'échapper. Le matériel d'embarquement, les wagons, les quais doivent être désinfectés. En tous cas, c'est aux experts à apprécier, suivant les cas, l'état du matériel et des wagons, pour déterminer s'il y a faute et si la compagnie est responsable.

Si les compagnies répondent, dans tous les cas, des détériorations et des pertes dues à un défaut de leur matériel ou à une faute de leurs agents, on ne saurait cependant les rendre responsables par le seul fait que des animaux embarqués en bon état se sont blessés ou sont morts en cours de transport. Outre qu'elles peuvent s'exonérer, en prouvant le cas fortuit ou la force majeure qui a occasionné l'avarie ou la perte, elles le peuvent encore en établissant que la détérioration ou la mort est due à un vice de la chose; et la preuve établissant que la détérioration ou la mort est due à un vice de la marchandise résulte de la démonstration de l'agencement irréprochable du matériel et de la conduite des agents exempts de faute, de négligence ou d'imprudence. Les animaux, marchandise vivante, sont exposés à plus de risques qu'une marchandise inerte; à cause de leur nature même, de leur impressionnabilité, de leur caractère plus ou moins difficile, de leurs vices ou maladies, ils peuvent se détériorer ou périr sans qu'il y ait rien à reprocher à la compagnie, qui devra être exonérée de toute responsabilité, quand elle prouvera (enquête, expertise, autopsie) que son matériel et ses agents sont irréprochables.

Lorsque le transport est effectué aux conditions du

tarif général, quand les animaux sont confiés à la compagnie pour les embarquer, les transporter et les débarquer, sa responsabilité est plus étendue ; non seulement elle est engagée dans tous les cas précédemment envisagés, mais elle peut l'être dans un grand nombre d'autres ; opérant le transport d'après le tarif général, la compagnie se charge de faire procéder à l'embarquement et au débarquement par ses agents ; elle se charge aussi de faire donner des soins aux animaux en cours de transport. Les animaux remis entre les mains de ses agents doivent être gardés, surveillés, embarqués, soignés en cours de transport, et débarqués à leur arrivée, pour être remis au destinataire. L'embarquement doit être fait avec patience, avec calme et douceur ; le plancher du wagon doit être garni de litière pour contribuer à éviter les glissades ; les animaux solipèdes doivent être attachés (à moins qu'ils ne soient serrés les uns contre les autres) convenablement, d'une façon simple, ni trop haut, ni trop bas, ni trop long, ni trop court ; les appareils destinés à maintenir les chevaux doivent être simples, commodes (sous-ventrière, fessière, etc.) et bien adaptés ; les animaux doivent être surveillés et soignés en cours de route ; le débarquement doit être fait avec les mêmes précautions que l'embarquement, etc. La responsabilité des compagnies peut être engagée dans les circonstances suivantes : lorsque les animaux se sont échappés et se sont blessés pendant qu'ils étaient sous la garde des employés, ou au moment de leur embarquement ou de leur débarquement par les agents ; toutes les fois que les animaux se détériorent, se blessent ou périssent pendant l'embarquement et le débarquement opérés par des employés de la compagnie, soit que le matériel destiné à cet usage manque de solidité, ou qu'il soit défectueux, soit que les agents de la compagnie aient été imprudents, négligents, et qu'ils n'aient pas su prévenir les accidents ; lorsque les animaux n'ont pas été attachés ou ont été mal attachés par les employés et que des accidents ont été la conséquence de cette faute, de cette négligence (cheval attaché trop long ou trop court, attaché avec la longe dans la bouche, etc.) ; lorsque les animaux ont été blessés par d'autres, qu'on a placés imprudemment à côté d'eux ou avec eux ; lorsque les animaux, non surveillés et non soignés en cours de transport ou pendant les arrêts du train, ont éprouvé des accidents et n'ont pas été secourus, etc. C'est ainsi que les compagnies sont responsables de tous les cas de mort, de toutes les détériorations, qui ne procèdent pas d'un vice (méchanceté) ou d'une maladie des animaux, ou d'un cas fortuit, ou d'une force majeure : c'est ainsi que leur responsabilité est engagée toutes les fois que, par défaut de surveillance durant le transport, les animaux se sont détériorés ou ont péri, parce que, par exemple, ayant fait une chute, ils n'ont pas pu se relever, ou n'ont pas été relevés, se sont débattus, blessés, etc. (jurisprudence), et il en est ainsi, alors même que toutes les précautions possibles ont été prises pour l'attache et l'installation des animaux, car la compagnie est en faute pour défaut de surveillance durant le transport.

Cependant, il ne faut pas outrer les conséquences de cette règle, et il ne faut faire peser sur la compagnie la responsabilité des détériorations ou de la perte, qu'autant qu'elle est en faute, qu'autant que ses employés (chefs de train, etc.) n'ont pas fait ce qu'ils devaient pour prévenir à temps les accidents qui se sont produits, qu'autant qu'ils ont laissé les animaux se débattre et se blesser, se détériorer, alors que, en les relevant, on aurait prévenu les conséquences qui se sont produites. C'est ainsi qu'on a décidé que la compagnie n'est pas responsable quand, l'animal étant mort des suites de sa chute dans un wagon avant qu'on ait pu lui porter secours, il n'est pas démontré que la chute ait été due à un vice du plancher ou à un défaut de précaution dans le mode d'attache, ou quand il n'est pas démontré que l'animal a été attaché par un employé de la compagnie. C'est ainsi que les compagnies ont été déclarées non responsables dans les cas où les animaux se détériorent *proprio motu*, alors que toutes les bonnes conditions d'embarquement, d'attache, de surveillance, de débarquement, ont été remplies. C'est ainsi qu'on a vu, dans ces hypothèses, des arbitres conclure à l'irresponsabilité de la compagnie pour une paralysie survenue chez un cheval en cours de transport. C'est ainsi encore, qu'on a vu, dans ces mêmes hypothèses, des experts se prononcer pour l'irresponsabilité de la compagnie, lorsque la détérioration résultait de la force musculaire de l'animal mise en jeu par l'impressionnabilité et la sensibilité.

Ainsi donc, la force musculaire, mise en jeu par l'impressionnabilité et la sensibilité, constitue la force majeure ; et la preuve de cette force majeure peut résulter de la constatation de l'absence de toute faute de la part de la compagnie et de ses agents.

La jurisprudence (décisions des tribunaux, des cours d'appel, de la cour de cassation), s'inspirant des règles applicables aux transports effectués d'après le tarif général, a admis : que la compagnie est exonérée de toute responsabilité pour les accidents, survenus aux chiens pendant leur déchargement, et pour la perte de ceux qui s'enfuient pendant cette opération, lorsque le destinataire, à qui incombe le soin de décharger ces animaux, n'est pas présent à l'arrivée du train; que cette décision ne saurait être étendue au cas de fuite dans un transbordement, les conditions du tarif général visant seulement le déchargement à l'arrivée à destination ; que la compagnie est responsable de la perte des chiens, qui lui ont été remis couplés, que les agents ont découplés et qui ont ainsi pu s'enfuir ; qu'elle est exonérée de la responsabilité de la perte, si les chiens, expédiés en cage ou en panier, ont réussi à s'échapper par suite d'un vice de la cage ou du panier ; qu'elle est au contraire responsable si le chien, transporté en panier ou en cage d'une solidité insuffisante, ne s'est enfui du fourgon que par suite d'une négligence des agents de la compagnie ; que la compagnie est responsable quand les animaux se sont échappés, sont tombés et se sont blessés, ont été perdus, tués, par suite d'une disposition vicieuse du matériel, à cause de la fermeture défectueuse du wagon, à cause du défaut de litière, à cause du défaut de surveillance, etc. ; qu'elle n'est pas responsable quand la perte tient à un défaut de soins de l'expéditeur, ou à un vice de l'animal, à une intervention intempestive de l'expéditeur dans le chargement, à une affection morbide, à une excessive susceptibilité de l'animal, qui l'empêche de supporter le mouvement et la gêne du transport, etc. ; qu'elle est responsable, quand l'animal s'est blessé, détérioré, est mort, parce qu'on n'a pas exercé une surveillance suffisante, parce qu'on ne lui a pas prodigué les soins nécessaires, parce qu'il a été mal attaché, parce que la mort n'a pu être attribuée ni à une maladie, ni à l'indocilité, ni à aucun autre vice de l'animal, parce que la mort a été la conséquence de l'asphyxie favorisée par la disposition vicieuse du matériel, etc.

Quand les animaux sont expédiés suivant un tarif spécial, le chargement et le déchargement ont lieu par les soins et sous l'entière responsabilité des expéditeurs ; et c'est à leurs frais que s'opère la mise en fourrière, quand elle a été rendue nécessaire par leur fait. Lorsque le transport est fait aux conditions des tarifs spéciaux, les compagnies ne répondent que de la faute, de la négligence et de l'imprudence de leurs employés, des mauvaises conditions de leur matériel, comme il a été dit précédemment ; elles répondent des fautes de leurs employés. Ainsi, il a été jugé que la responsabilité de la compagnie est engagée lorsque, durant le trajet, des chiens ont été découplés par les employés et se sont égarés ou perdus ; elles répondent de l'écroulement du plancher supérieur, quand leurs wagons sont à double étage, et quand, malgré leur défaut de solidité, elles permettent aux expéditeurs d'y entasser un grand nombre d'animaux ; elles répondent des accidents qui peuvent survenir, parce que les ouvertures destinées à donner de l'air aux wagons sont pratiquées trop bas, et ne peuvent être fermées, etc. Mais elles ne répondent ni des accidents survenus pendant l'embarquement ou le débarquement, à moins qu'ils ne soient dus à un défaut de solidité du matériel, ni des accidents survenus par suite d'un défaut de précaution dans le mode d'attache, ni des accidents survenus en cours de transport pour des causes autres que celles relatives à la solidité et à la disposition des wagons, ni des accidents survenus à cause de l'entassement d'un trop grand nombre d'animaux dans le même wagon, etc.

Contrairement à la solution donnée précédemment, qui consiste à admettre que la clause de non responsabilité insérée dans le tarif spécial ne dégage pas la compagnie de la présomption de faute établie par l'article 1784 du Code civil, et ne la décharge pas d'établir le cas fortuit ou la force majeure, lorsqu'il y a eu perte ou détérioration de la marchandise, la Cour de cassation admet une jurisprudence toute différente, d'après laquelle le fardeau de la preuve se trouve renversé. D'après cette jurisprudence, la clause de non garantie, insérée dans le tarif spécial, tout en laissant aux compagnies la responsabilité des fautes commises par elles ou par leurs agents, détruirait la présomption de faute ; les compagnies n'auraient plus à établir le vice de la chose, le cas fortuit ou la force majeure, pour dégager leur responsabilité ; ce serait à l'expéditeur ou au destinataire de prouver qu'il y a eu faute. Donc, d'après cette jurisprudence, l'intéressé, qui veut obtenir de la compagnie des dommages et intérêts, en cas de perte ou de détérioration des animaux, doit prouver lui-même que l'accident est dû à un vice du matériel ou à une faute des employés. Suivant cette jurisprudence il a été décidé : que la demande du propriétaire des animaux devait être rejetée, lorsqu'il ne prouvait pas le vice allégué par lui dans la construction du matériel, lorsqu'il n'établissait pas que l'accident était imputable à un défaut du matériel ou à une faute de la part des agents ; que la compagnie était responsable quand l'intéressé démontrait que la détérioration ou la perte provenait d'un défaut du matériel ou d'une faute commise par les employés; qu'il en était ainsi lorsque des animaux avaient succombé, parce que le wagon avait été laissé trop longtemps dans une gare exposé aux ardeurs du soleil, lorsque l'accident était dû au défaut de solidité du plancher du wagon, etc., etc.

Certains tarifs spéciaux permettent aux expéditeurs de se faire délivrer un permis de circulation, pour qu'ils puissent donner aux animaux les soins nécessaires pendant le parcours; mais quand les expéditeurs n'usent pas de cette faculté, et lorsque le tarif ne contient pas de clause générale de non responsabilité, la compagnie supporte les conséquences des accidents comme si le transport s'effectuait aux conditions des tarifs généraux (Cass.) ; toutefois, la compagnie est indemne, lorsque la clause a un caractère impératif au lieu d'un caractère facultatif.

Lorsque l'avarie, la détérioration, la perte sont imputables à la compagnie, l'expéditeur ou le destinataire peut demander réparation intégrale du préjudice qui en résulte ; toutefois, la responsabilité des compagnies est limitée à cinq mille francs par tête d'animal, si la note de remise ne mentionne pas une valeur supérieure. Aux conditions précédemment indiquées, l'intéressé aura gain de cause et obtiendra des dommages et intérêts pour les détériorations ou le paiement du prix des animaux perdus.

Les compagnies doivent prévenir les intéressés de l'arrivée des animaux non accompagnés (contesté) ; mais, dans tous les autres cas, l'enlèvement doit être immédiat, sans lettre d'avis, et les animaux non retirés à l'arrivée peuvent être mis en fourrière aux frais et aux risques des propriétaires.

Aux termes de l'article 105 du Code de commerce, « *la réception des objets transportés et le payement du prix de la voiture éteignent toute action contre le voiturier pour avarie ou perte partielle, si, dans les trois jours, non compris les jours fériés, qui suivent celui de cette réception et de ce paiement, le destinataire n'a pas notifié au voiturier, par acte extrajudiciaire ou par lettre recommandée, sa protestation motivée.* » Cette disposition est absolue; elle s'applique à toutes les actions basées sur des avaries ou des pertes; les compagnies de chemins de fer peuvent l'invoquer, comme les autres entrepreneurs, peu importe que les transports aient été faits en grande ou en petite vitesse, d'après le tarif général ou d'après un tarif spécial; elle est applicable aux cas où les avaries sont occultes comme à ceux dans lesquels elles sont visibles.

En conséquence, les propriétaires, expéditeurs, destinataires, fondés de pouvoirs, agiront sagement en vérifiant ou faisant vérifier à leur arrivée les animaux transportés. Cette vérification sera faite autant que possible avant de prendre livraison; s'il y a blessure, détérioration, maladie évidente, ou perte partielle, le destinataire ou son fondé de pouvoirs pourra élever une contestation pour la réception des animaux, refuser de prendre livraison et de payer le prix de transport, ou bien recevoir les animaux après avoir fait des réserves et en refusant de payer le prix, ou bien encore recevoir les animaux et payer le prix du transport, après avoir fait constater les détériorations et tout en faisant des réserves. Si, pour une raison quelconque, la vérification des animaux n'a pas pu être faite au moment de la livraison, ou si elle a été négligée, si la détérioration (blessure, accident, maladie) n'était pas visible, il suffira que la constatation en soit faite après l'enlèvement, pourvu que le propriétaire démontre que l'avarie existait en gare avant la réception des animaux. Dans tous les cas, qu'il y ait eu constatation de la détérioration au moment de l'enlèvement ou après, le destinataire, qui a pris livraison des animaux et payé le prix de transport, doit, sous peine de perdre son droit, notifier à la compagnie sa protestation motivée dans le délai de l'article 105, lorsqu'il ne l'a pas fait au moment de la livraison. D'ailleurs, pour que la déchéance soit encourue par le destinataire, il faut la réunion des deux conditions, la réception des animaux et le paiement du prix du transport, la seule réception des animaux n'éteignant pas l'action du propriétaire ; d'autre part, l'article 105 ne vise que le paiement postérieur au transport, et il est inapplicable au cas où le prix a été payé par l'expéditeur avant le transport ; il est également inapplicable lorsqu'il est constaté d'une part que la vérification des animaux, avant leur enlèvement, a été rendue impossible par le fait des agents de la compagnie, et d'autre part, que la détérioration existait en gare avant la réception et le paiement ; il n'est pas non plus applicable, quand les employés de la compagnie ont commis une fraude (masqué l'accident). Du reste, le destinataire conserve son droit, lorsque pendant l'instance dirigée contre la compagnie, il a vendu les animaux transportés.

Il peut arriver que le destinataire (acheteur) paye le port et prenne livraison sans protestation, ni réserves, lorsqu'on lui remet, plus ou moins détériorés, les animaux que le vendeur a expédiés ; il perd ainsi son recours contre la compagnie, et, si plus tard il constate l'existence d'un vice rédhibitoire, il pourra agir en garantie contre son vendeur ; mais celui-ci, obligé d'accepter la résolution de la vente, si l'animal n'est pas détérioré au point d'être devenu inutilisable, pourra exiger du destinataire les dommages et intérêts, que ce dernier a eu le tort de ne pas réclamer à la compagnie.

II, — RESPONSABILITÉ DES COMPAGNIES DE CHEMINS DE FER POUR LES ACCIDENTS SURVENUS SUR LES PASSAGES A NIVEAU ET SUR LA VOIE.

Il arrive souvent que des animaux, attelés on non, sont heurtés, tamponnés, tués ou blessés par des trains dans les passages à niveau. Toute faute, toute contravention, toute négligence, toute imprudence commise par la compagnie ou par ses agents engage sa responsabilité, lorsqu'il s'est produit quelque accident (art. 1382, 1383, 1384 Cod. civ.). Lorsque le garde-barrière n'a pas couvert le passage à niveau, comme il en avait le temps et le devoir, lorsqu'une barrière est restée indûment ouverte, et que des bestiaux ont pu s'introduire sur la voie, la compagnie est responsable des conséquences de cette faute et ne saurait exciper de l'imprudence du propriétaire ou du gardien à la surveillance duquel les animaux auraient échappé ; les tribunaux ont tout au plus à tenir compte, en fixant les dommages et intérêts, de l'imprudence commise par le conducteur des animaux.

Mais la compagnie cesse d'être responsable lorsqu'elle n'est pas en faute : lorsque des animaux, mis en pâture sur des terrains contigus au chemin de fer, pénètrent sur la voie par la barrière régulièrement ouverte d'un passage à niveau et sont tués, le propriétaire qui ne justifie d'aucune faute à la charge de la compagnie, d'aucune infraction commise par elle aux prescriptions administratives, ne peut obtenir aucune indemnité, car c'est à lui qu'incombe le soin d'empêcher ses animaux d'aller errer indûment sur le domaine de la compagnie. D'ailleurs, lorsqu'il s'agit de passages à niveau légalement dépourvus de barrières, c'est aux propriétaires qu'incombe le soin de ne pas laisser leurs animaux s'engager sur la voie aux heures prévues pour le passage des trains ; et, comme des circonstances imprévues peuvent amener des changements dans la marche des trains, c'est encore au propriétaire qu'incombe le soin de veiller à toute heure et de prendre en tout temps les précautions nécessaires pour que ses animaux ne se trouvent pas sur la voie au moment du passage d'un train.

Lorsque des animaux se sont introduits sur la voie légalement dépourvue de clôture ou sur la voie clôturée en franchissant les barrières, en les brisant, et en passant par les brèches, les compagnies ne sont pas responsables des accidents qui peuvent leur arriver, à moins que, ayant pris l'engagement d'établir et d'entretenir des barrières d'un type déterminé, elles aient manqué à leur devoir.

III. — PROCÉDURE. EXPERTISES.

Les demandes, basées sur les articles 1382-1383-1384 du Code civil (accidents sur la voie et sur les passages à niveau), sont soumises aux délais et à la procédure ordinaires. En ce qui concerne les actions pour avaries, pertes ou retard, il faut combiner avec les règles de la procédure ordinaire celles des articles 106 et 108 du Code de commerce.

L'article 106 du Code de commerce décide que, en cas de refus ou de contestation pour la réception des choses transportées, leur état doit être vérifié et constaté par des experts nommés par le président du tribunal de commerce, ou, à son défaut, par le juge de paix et par ordonnance au bas d'une requête En conséquence, la procédure à suivre en pareil cas est la même que celle déjà indiquée à propos des ventes d'animaux de boucherie ; le destinataire lésé, soit qu'il refuse de prendre réception des animaux, soit qu'il les reçoive en refusant de payer le prix ou en faisant des réserves contre la compagnie, doit adresser une requête au président du tribunal de commerce, ou, à son défaut, au juge de paix du lieu où est l'animal, pour exposer le fait et demander la nomination d'un ou de plusieurs experts.

Cependant, il fera bien, avant de remplir les formalités de la mise en règle, d'adresser une demande au chef de gare du lieu de débarquement, et au besoin de prévenir le commissaire de surveillance ; l'affaire pourra souvent s'arranger amiablement, le chef de gare en référant à ses supérieurs, et recevant l'ordre de conclure un arrangement au compte de la compagnie. Si cette tentative n'aboutit pas au gré du destinataire, il sera encore temps de remplir les formalités de l'article 106 du Code de commerce. La requête, orale ou écrite, sera portée au président du tribunal de commerce ou au juge de paix, qui l'ordonnancera et nommera, suivant les cas, un ou plusieurs experts vétérinaires pour vérifier, constater et apprécier l'état des animaux, déterminer si la détérioration ou la perte doit incomber à la compagnie, et du tout dresser rapport.

L'article 106 n'impose pas une forme de vérification tellement absolue, qu'elle ne puisse avoir lieu provisoirement en une autre forme équivalente, soit en faisant d'abord dresser, par le commissaire de surveillance, un procès-verbal de l'état des animaux transportés, et en faisant plus tard procéder à leur examen par des experts nommés conformément à la loi, soit en faisant dresser, par le juge de paix du lieu ou par le maire, un procès-verbal de l'état des animaux, sauf ensuite au tribunal saisi de l'affaire à ordonner lui-même une expertise. Dans tous les cas, aucun délai n'étant prescrit pour la vérification ou la constatation, il suffit que le procès-verbal de vérification ou de constatation ait été dressé avant la demande formée par le destinataire contre la compagnie.

Ainsi donc, le destinataire, qui se prétend lésé, peut se contenter de faire constater l'état des animaux par le commissaire de surveillance, ou par le juge de paix ou par le maire, qui en dresse procès-verbal ; ensuite, il actionne la compagnie devant le tribunal compétent (mêmes règles de compétence que dans les matières déjà traitées) ; quand il y a un tribunal de commerce dans le ressort où la compagnie peut être assignée, le destinataire a toujours le droit de saisir de l'affaire la juridiction consulaire. Les compagnies peuvent être assignées soit devant le tribunal de leur siège social, soit devant le tribunal du lieu où les animaux sont livrés au destinataire, si elles ont délégué à leur chef de gare le pouvoir de les représenter, ou si elles ont dans ce lieu un centre d'opérations importantes (jurisprudence). A défaut de tribunal de commerce, la compagnie peut être assignée devant la justice de paix ou devant le tribunal de première instance. L'assignation est donnée à la compagnie en la personne du chef de gare.

Les animaux, qui sont l'objet d'une contestation entre le destinataire et la compagnie, peuvent être mis en fourrière, en attendant l'issue du procès.

L'action en responsabilité du destinataire contre un entrepreneur de transport se prescrit conformément aux règles de l'article 108 du Code de commerce. « Les actions pour avaries, pertes ou retard, auxquelles peut donner lieu contre le voiturier le contrat de transport, sont prescrites dans le délai d'un an sans préjudice des cas de fraude ou d'infidélité. »

Les experts, chargés de vérifier l'état des animaux morts ou détériorés, doivent s'astreindre à suivre les règles générales des expertises, soit qu'ils aient à opérer sur des animaux vivants plus ou moins blessés ou malades, soit qu'ils aient à opérer sur des cadavres. Ils doivent prêter serment, à moins d'en avoir été dispensés, et procéder à l'accomplissement de leur mission avec le plus grand soin et avec la plus stricte impartialité. Ils doivent procéder à une enquête sur les conditions probables dans lesquelles s'est produit l'accident et recueillir tous les renseignements utiles, qui peuvent leur être fournis par le propriétaire ou son fondé de pouvoirs, par les agents de la compagnie, par les personnes (représentant de l'administration, commissaire de surveillance, vétérinaire, etc.) appelées à constater l'accident et par des témoins dignes de foi. Ils doivent : examiner les animaux, apprécier leur état, la gravité de leurs blessures ou des maladies qu'ils ont contractées; pratiquer les autopsies, reconnaître la cause de la mort; examiner le matériel, les agrès d'embarquement et de débarquement, le wagon qui a servi au transport, s'assurer s'ils ont des défectuosités ou s'ils sont irréprochables, s'ils ont été désinfectés, si l'accident ou la mort peut être attribué à un vice du matériel ou à une faute des employés; déterminer en un mot si la responsabilité de la compagnie est en jeu. Ils n'oublieront jamais que, les animaux étant des marchandises vivantes pouvant se détériorer *proprio motu*, il serait injuste de déclarer responsables les compagnies des pertes ou détériorations survenues en cours de transport, lorsqu'il a été constaté qu'il n'y a pas de défectuosités dans le matériel, ni dans le mode d'attache, et lorsqu'il est avéré que toutes les précautions ont été prises pour éviter les accidents.

Requête adressée au président du tribunal de commerce ou au juge de paix pour obtenir la nomination d'experts.

A MONSIEUR LE PRÉSIDENT DU TRIBUNAL DE COMMERCE DE...
(A MONSIEUR LE JUGE DE PAIX DU CANTON DE...)

Monsieur le président,
(Monsieur le juge de paix,)

Le sieur C..., marchand de chevaux, Grande-Rue de... n° 47, à... a l'honneur de vous exposer que, le 26 septembre dernier, à six heures du soir, il a fait embarquer dans des wagons-bestiaux, nommés *vachères*, à la gare de... du chemin de fer de Lyon à Marseille, douze chevaux à la destination de cette dernière ville. Dans la soirée, pendant les manœuvres qui précèdent le départ, un accident est arrivé à l'un de ces chevaux par l'effet d'un coup de tampon ; il présume que ce cheval a eu les reins lésés dans la chute qu'il a éprouvée. C'est pourquoi, Monsieur le président (Monsieur le juge de paix), le requérant vous prie de vouloir bien nommer un expert vétérinaire pour visiter ce cheval, constater son état, en déterminer la valeur et apprécier les causes de l'accident, pour être ensuite statué ce qu'il appartiendra. — Ce cheval est de race ardennaise, propre au trait, gris rouan, à crins noirs, âgé de six ans, taille de un mètre soixante-quatre. Il est déposé actuellement dans l'infirmerie de M. P..., vétérinaire, rue...

Signé : C...

Lyon, le 27 septembre 18...

RAPPORT D'EXPERTS.

A Messieurs les juges du tribunal de commerce de Lyon.

Nous soussignés, François Quivogne, vétérinaire à Lyon, quai de la Charité, 39, Alexandre Mollard, vétérinaire de la Cie des omnibus et tramways de Lyon, Victor Galtier, vétérinaire, licencié en droit, professeur de police sanitaire, de législation commerciale et de médecine légale à l'École nationale vétérinaire de Lyon, nommés experts par ordonnance du 19 février courant et dispensés de la prestation de serment, avons procédé à l'expertise qui nous avait été demandée par le tribunal, et qui consistait à rechercher les causes de l'accident arrivé en cours de transport à un cheval confié par M. Schellemberg à la Cie P.-L.-M., pour dire ensuite à qui en incombe la responsabilité.

Le 24 février courant, à neuf heures du matin, nous nous sommes rendus à la gare de Perrache, où avaient été convoqués les représentants du demandeur et de la Compagnie. Nous avons pris connaissance des pièces relatives au litige, notamment du procès-verbal de constatation dressé par M. le commissaire de surveillance administrative, et du rapport de M. Quivogne (Maurice), vétérinaire, qui avait vu le cheval ainsi que le wagon à l'arrivée du train à Lyon, et qui avait apprécié et décrit l'état de l'un et de l'autre. Nous avons entendu, en leurs dires et moyens, les représentants des parties, M. Guinet au nom du demandeur, M. le chef de gare et M. Glas, avoué au nom de la Compagnie. Il résulte des pièces sus-mentionnées et des dires concordants des parties que le cheval confié à la Compagnie par M. Schellemberg, était, à son arrivée à Lyon, blessé à la jambe gauche et entre les deux membres de devant, et que le destinataire, l'acheteur, à qui le cheval était expédié, avait refusé d'en prendre livraison. Il résulte également, du procès-verbal de constatation de M. le commissaire de surveillance administrative et des aveux concordants des parties : que, à l'arrivée du train, l'animal était complètement libre dans sa stalle; que les deux longes d'attache étaient rompues; que la sangle d'avant destinée à prévenir les déplacements et à empêcher les mouvements des membres était entièrement tombée; que la sangle d'arrière, destinée à empêcher l'animal de reculer, de ruer et de se blesser, était défaite, son ardillon ayant été faussé.

Nous avons examiné, en vue de déterminer la cause des blessures, un wagon semblable à celui qui avait servi au transport du cheval; nous nous sommes rendu compte du fonctionnement des sangles; nous avons ensuite fait embarquer devant nous un cheval, dont la taille et les proportions en général se rapprochaient le plus possible de celles de l'animal blessé, dont le possesseur actuel n'avait pas pu se dessaisir momentanément pour qu'il servît à notre expertise. Nos constatations, comme nos essais, ont été faites en présence des parties, qui n'ont élevé aucune réclamation sur la manière dont nous avons procédé.

Nous sommes arrivés d'un commun accord, après avoir minutieusement expérimenté le jeu des moyens d'attache et de fixation ou d'immobilisation, à nous convaincre que les blessures, constatées sur l'animal à son arrivée, ne pouvaient provenir que d'une prise de longe. A un moment donné le cheval, en se livrant sur place aux mouvements qui lui sont naturels, en baissant la tête pour flairer le plancher de sa stalle, et en avançant le pied pour gratter en même temps, comme le font en général les animaux de son espèce lorsqu'ils occupent une place nouvelle, était arrivé à passer le membre sur une des deux longes d'attache; relevant ensuite brusquement la tête et entraînant dans ce mouvement le membre qui pesait sur la longe, il s'était débattu et s'était blessé, par suite des frottements réitérés sur la corde d'attache, à la jambe gauche de devant et à l'entre-deux des membres; puis, continuant à se débattre, il avait fort heureusement rompu ses longes et s'était ainsi épargné des blessures plus graves. La cause de l'accident, qui, motivant le refus du destinataire de prendre livraison, a ainsi entraîné un préjudice réel pour l'expéditeur, est donc bien, à notre commun avis, une prise de longe, et il nous semble impossible d'en expliquer autrement l'origine.

Ce premier point éclairci, et la Compagnie, par la voix de son représentant, ayant rejeté toute tentative de conciliation, il nous reste à déterminer à qui incombe la responsabilité de l'accident. Sur ce second point, nous sommes également unanimes pour affirmer que, dans l'espèce, la responsabilité de la Cie P.-L.-M. est engagée de la manière la plus évidente. La stalle, dans laquelle l'animal était placé, se trouvait disposée de telle sorte que ses mouvements eussent été sinon empêchés, au moins très limités, si les longes et les sangles eussent été convenablement fixées; la longueur et la hauteur du cheval étaient, à peu de choses près, celles de la stalle, en sorte que les déplacements, soit en avant, soit en arrière, ainsi que le cabrer, étaient impossibles; des sangles, allant d'une paroi à l'autre de la stalle; placées l'une en arrière, l'autre en avant, à la naissance des membres antérieurs, empêchaient les ruades et la projection des jambes en avant; la sangle d'avant, si elle eût été convenablement assujettie, aurait assurément rendu impossible toute prise de longe, en supposant que les cordes d'attache n'eussent pas été laissées trop longues. Mais il a été constaté à l'arrivée que la sangle d'avant était entièrement tombée : or, le mode de fixation de cette sangle n'est pas d'une sûreté suffisante ; nous avons reconnu, dans nos essais, qu'elle peut parfois être détachée facilement; aussi croyons-nous fermement que c'est dans son déplacement qu'il faut chercher l'origine de l'accident. Nous pensons que les secousses du train ou les mouvements ordinaires de l'animal auraient suffi pour faire tomber la sangle d'avant; que si cette manière de voir était écartée, il ne resterait qu'à admettre que l'employé chargé de l'embarquement avait omis de placer la dite sangle, ou avait attaché l'animal trop long, ce qui n'en constituerait pas moins une faute à la charge de la Compagnie. Mais la rupture des longes d'attache, constatée à l'arrivée, donne à penser que le cheval n'avait pas été attaché trop long, et il faut nécessairement admettre que, si la prise de longe a pu se faire, ce n'a été que grâce à la liberté rendue aux membres antérieurs par la chute de la sangle.

En résumé, nous concluons à l'unanimité que la cause de l'accident est une prise de longe, que l'animal s'est faite, grâce à la liberté de mouvements laissée à ses membres de devant par l'absence de la sangle d'avant ; nous concluons, également à l'unanimité, que l'absence de la dite sangle, soit qu'elle n'ait pas été placée, soit qu'elle ait été mal assujettie, soit qu'elle ait été déplacée par les secousses du train ou par les mouvements ordinaires du cheval, constitue la Compagnie en faute et engage sa responsabilité ; nous concluons, en un mot, à la responsabilité bien fondée de la Cie P.-L.-M. vis-à-vis du demandeur.

Nous n'avons pas à nous prononcer sur la quotité des dommages-intérêts, le tribunal ne nous l'ayant pas demandé, et possédant d'ailleurs les éléments nécessaires pour les fixer d'après la dépréciation établie par la revente de l'animal, d'après les frais de fourrière, etc.

En foi de quoi, avons délivré le présent rapport.

Fait à Lyon, le 27 février 1884.

Signature des experts.

CHAPITRE III

PRÊT DES ANIMAUX.

D'après l'article 1874 du Code civil, il y a deux sortes de prêts: le prêt à usage ou commodat, ou prêt de choses dont on peut user sans les détruire; et le prêt de consommation ou prêt de choses, qui se consomment, se détruisent, par l'usage qu'on en fait. Le prêt est un contrat consensuel par lequel une personne livre une chose à une autre pour s'en servir, à charge de la rendre (commodat), ou pour en disposer, à charge d'en rendre une pareille (prêt de consommation). Les animaux peuvent faire l'objet d'un prêt à usage ou d'un prêt de consommation. Ainsi, je peux prêter, à mon voisin, mon cheval, pour qu'il s'en serve et me le rende au bout de huit, quinze jours (prêt à usage). Ainsi, un boucher peut prêter, à un autre boucher, un ou plusieurs animaux de boucherie, pour qu'il les utilise, et en rende d'autres pareils au bout d'un certain temps (prêt de consommation).

I. — PRÊT DE CONSOMMATION.

Le prêt de consommation est celui par lequel une personne livre à une autre un ou plusieurs animaux pour les sacrifier et les utiliser, à la charge d'en rendre un pareil nombre de même espèce et de même qualité; il peut être gratuit ou à titre onéreux (art. 1892 Cod. civ.). L'emprunteur devient propriétaire des animaux prêtés, dont les risques sont désormais à sa charge (art. 1893 Cod. civ.). L'article 1894 du Code civil contient une erreur, attendu que, contrairement à ce qu'il énonce, les animaux peuvent très bien faire l'objet d'un prêt de consommation.

Puisque le prêt de consommation entraîne l'aliénation des animaux prêtés, le prêteur doit être capable d'aliéner et l'emprunteur capable de s'obliger. D'où il suit que ce genre de prêt, fait par une personne qui n'est pas propriétaire des animaux, n'est pas valable, si ces derniers ont été volés ou trouvés ; l'emprunteur peut être dépossédé par le véritable propriétaire (art. 2279 Cod. civ.). Cependant, si l'emprunteur a utilisé les animaux de bonne foi, le prêt demeure valable (art. 1238 Cod. civ.).

Quand il s'agit d'animaux prêtés par une personne qui n'en est pas propriétaire, mais qui ne les a ni volés ni trouvés, l'emprunteur de bonne foi peut, à son choix, invoquer ou ne pas invoquer la maxime de l'article 2279 contre le propriétaire qui revendique. D'où il suit que, si les animaux périssent fortuitement, l'emprunteur peut, en prouvant le cas fortuit, soutenir qu'il n'a pas été rendu propriétaire, se refuser à invoquer l'article 2279 et ne rien rendre, ne rien perdre par conséquent.

1° **Obligations du prêteur.** — Le prêteur répond des défauts, vices ou maladies des animaux, qui peuvent causer un préjudice à l'emprunteur, s'il les connaissait et n'en a pas averti son cocontractant (art. 1898 et 1891

Cod. civ.); il ne peut pas exiger la restitution du prêt avant le terme convenu ; et, s'il n'a pas été convenu de terme pour la restitution, le juge peut accorder à l'emprunteur un délai, suivant les circonstances (art. 1899, 1900 et 1901 Cod. civ.).

2° **Obligations de l'emprunteur.** — L'emprunteur doit, au terme convenu, rendre des animaux de même espèce, de même sexe, de même race, de même âge et de même qualité que ceux qui lui ont été prêtés, ou en payer la valeur (art. 1902, 1903 et 1904 Cod. civ.).

II. — PRÊT A USAGE.

Le prêt à usage est celui par lequel une personne livre un animal à une autre pour s'en servir, à la charge de le rendre (art. 1875 Cod. civ.) ; il est essentiellement gratuit (art. 1876 Cod. civ.) ; il laisse le prêteur propriétaire, et ne charge pas l'emprunteur des risques ; il ne peut intervenir valablement qu'entre personnes capables de s'obliger (art. 1877 Cod. civ.). On peut prêter les animaux d'autrui, mais le propriétaire peut toujours les revendiquer, puisque l'emprunteur ne les acquiert jamais. Les engagements, qui se forment par le commodat, passent aux héritiers de celui qui prête et aux héritiers de celui qui emprunte ; mais, si le prêt n'a été fait qu'en considération de l'emprunteur et à lui personnellement, ses héritiers ne peuvent pas continuer de jouir de la chose prêtée (art. 1879 Cod. civ.).

1° **Obligations du prêteur.** — Le prêteur ne peut reprendre l'animal prêté avant l'expiration du délai convenu, et, à défaut de convention, avant qu'il ait servi à l'usage pour lequel il a été emprunté, à moins qu'il n'en ait un besoin pressant et imprévu, cas auquel le juge peut, suivant les circonstances, obliger l'emprunteur à le lui rendre; il doit rembourser à l'emprunteur les dépenses urgentes, extraordinaires et nécessaires, qu'il a faites pour la conservation de l'animal; il est enfin responsable des défauts, vices, maladies, qui causent un préjudice à l'emprunteur, lorsque les connaissant, il a omis de les dévoiler à son cocontractant (art. 1888, 1889, 1890, 1886 et 1891 Cod. civ.).

2° **Obligations de l'emprunteur.** — L'emprunteur est chargé de toutes les obligations du locataire et de quelques autres; il doit se servir de l'animal prêté et veiller à sa garde et à sa conservation en bon père de famille, en homme soigneux, attentif et diligent; il répond de ses moindres fautes; s'il est négligent pour ses animaux, il ne lui est pas permis de l'être pour celui qui lui a été prêté; il ne doit l'employer qu'au service déterminé par son aptitude ou par la convention (art. 1880 Cod civ.), sous peine de dommages-intérêts. D'ailleurs, s'il emploie l'animal à un autre service plus pénible ou pour un temps plus long qu'il ne le devait, il est tenu des détériorations et de la perte même arrivée par cas fortuit (art. 1881 Cod. civ). Il est encore tenu de la perte de l'animal prêté (art. 1882 Cod. civ.), s'il périt par cas fortuit, dont il aurait pu le préserver en employant le sien, ou si, ne pouvant conserver que l'un d'eux, il a préféré le sien, quelle que soit la valeur respective des deux animaux. Il répond enfin des risques, lorsqu'il s'en est expressément chargé ou lorsqu'il y a eu estimation de l'animal au moment du prêt, à moins que les parties en aient décidé autrement (art. 1883 Cod. civ.). Si plusieurs personnes ont conjointement emprunté le même animal, elles en sont solidairement responsables envers le prêteur (art. 1887 Cod. civ.).

Lorsque l'emprunteur est irréprochable (et c'est à lui de l'établir), et lorsqu'il ne s'est pas chargé des risques, il ne répond pas des cas fortuits qui seraient arrivés chez le prêteur aussi bien que chez lui, ni même de ceux qui sont arrivés par suite du prêt, parce que l'animal était en sa possession. Par conséquent si l'animal se détériore par le seul effet du service pour lequel il a été prêté et sans que l'emprunteur soit en faute, la dépréciation est pour le prêteur (art. 1884 Cod. civ.). Ainsi, l'emprunteur est irresponsable : lorsque l'animal prêté périt des suites d'une maladie, d'un vice, dont il était atteint; lorsqu'il se détériore ou périt sans qu'il ait commis aucune faute, aucune imprudence, aucune négligence; il est, au contraire, responsable toutes les fois qu'il est en faute et toutes les fois qu'il a endossé les risques; lorsqu'il a mésusé de l'animal; lorsqu'il ne l'a pas soigné convenablement; lorsqu'il ne l'a pas préservé soigneusement de tout danger, de toute cause de maladie; lorsqu'il lui a fait contracter un refroidissement, une indigestion avec surcharge alimentaire; lorsqu'il ne l'a pas fait traiter aussitôt qu'il l'a reconnu malade ou blessé; lorsqu'il a appelé un empirique au lieu d'un vétérinaire. Il reçoit un service gratuit et il doit se conduire en homme très soigneux et très diligent; la faute la plus minime, la plus légère négligence, la moindre imprudence, ont pour effet de le rendre responsable vis-à-vis du prêteur.

L'emprunteur ne peut pas retenir l'animal prêté par

compensation de ce que le prêteur lui doit (art. 1885 Cod. civ.) ; s'il a, pour user de l'animal, fait quelque dépense. il ne peut pas en demander la restitution au prêteur (art. 1886 Cod. civ.).

En cas de contestations survenues entre prêteur et emprunteur, on suit les mêmes règles que dans celles nées du contrat de louage ; et les experts doivent, tout en s'inspirant des règles du contrat de louage et du contrat de prêt, ne jamais perdre de vue que l'emprunteur reçoit un service gratuit et qu'il ne mérite aucune indulgence lorsqu'il est en faute.

CHAPITRE IV

DÉPOT DES ANIMAUX. — RESPONSABILITÉ DES DÉPOSITAIRES, LOGEURS, HOTELIERS, AUBERGISTES. ANIMAUX DONNÉS EN GAGE.

I. — DU DÉPOT.

Le dépôt est un acte (un contrat) par lequel une personne reçoit la chose d'autrui, à la charge de la garder et de la restituer en nature (art. 1915 Cod. civ.). Le mot *dépôt* est aussi employé pour désigner la chose déposée. Il y a deux sortes de dépôts : le dépôt proprement dit, et le séquestre (art. 1916 Cod. civ.).

1° **Dépôt proprement dit.** — Le dépôt proprement dit est un contrat par lequel une personne reçoit, d'une autre personne, sans stipuler aucun salaire, un ou plusieurs animaux, à la charge de les garder comme elle garde les siens et de les restituer à la première réquisition. Ainsi, il y a dépôt proprement dit, quand une personne reçoit gratuitement, dans son écurie, des animaux appartenant à d'autres personnes. Le dépôt est donc essentiellement gratuit (art. 1917 Cod. civ.); il n'est parfait que par la tradition réelle ou feinte des animaux déposés; la tradition feinte suffit quand le dépositaire se trouve déjà nanti, à quelque autre titre (locataire, emprunteur, vendeur), des animaux que l'on consent à lui laisser en dépôt (art. 1919 Cod. civ.). C'est un contrat unilatéral, pouvant être fait dans un acte sous seing privé simple, ayant pour objet la garde des animaux et non le droit de s'en servir, qui peut cependant être accordé expressément ou tacitement par le déposant au dépositaire. Mais le dépositaire, qui a obtenu le droit de se servir des animaux, est assimilé à un emprunteur, et doit, à leur conservation, les soins d'un bon père de famille; tandis que, quand il ne s'en sert pas, il ne leur doit que les soins qu'il donne aux siens propres. Si l'animal déposé et celui du dépositaire se trouvent exposés à un commun danger, le dépositaire, qui, ne pouvant en sauver qu'un, préfère le sien, n'est pas responsable vis-à-vis du déposant, pourvu que son animal ait une valeur supérieure, ou égale à celle de l'animal du déposant; toutefois, il serait responsable, si son animal avait une valeur inférieure; et en pareil cas, s'il avait sauvé l'animal déposé en laissant périr le sien, il pourrait invoquer contre le déposant l'article 1947 du Code civil, qui l'oblige à rembourser au dépositaire les dépenses faites pour la conservation de l'animal déposé et à l'indemniser des pertes occasionnées par le dépôt.

Dans le contrat de dépôt, les risques sont pour le déposant; mais le dépositaire peut s'en charger par acte notarié (donation), si le dépôt est non salarié, et par une clause du contrat, si le dépôt est salarié (art. 1772 Cod. civ.). L'animal déposé doit être remis au déposant dès qu'il le réclame, lors même que le contrat aurait fixé un délai pour la restitution, à moins qu'il n'existe, entre les mains du dépositaire, une saisie-arrêt ou une opposition à la restitution (art. 1944 Cod. civ.). Quand aucun terme n'a été fixé, le déposant et le dépositaire peuvent, lorsqu'il leur plaît, l'un exiger et l'autre rendre le dépôt; quand un terme a été convenu, le dépositaire ne peut pas le devancer pour rendre le dépôt, à moins toutefois qu'il ne se trouve dans l'impossibilité de continuer à garder les animaux (art. 2007 Cod civ.), tandis que le déposant peut reprendre les animaux quand il veut, avant l'expiration du terme.

Le dépôt est *volontaire* ou *nécessaire* (art 1920 Cod. civ.). Il est *volontaire*, quand il se forme par le consentement réciproque de la personne qui le fait et de celle qui le reçoit (art. 1921 Cod. civ.); il est dit *nécessaire*, quand il est forcé par quelque accident (incendie, pillage, naufrage, ruine, etc.), ou par quelque événement imprévu enlevant au déposant la réflexion et l'obligeant en quelque sorte à confier sa chose au dépositaire.

A. *Dépôt volontaire.* — Le dépôt volontaire ne peut être fait que par le propriétaire ou avec son consentement exprès ou tacite (art. 1922 Cod. civ.); il présuppose chez le déposant le droit de propriété. D'où il suit que le dépôt, fait par une personne qui n'est pas propriétaire des animaux, n'est pas opposable au véritable propriétaire; le dépositaire ne peut pas, en pareil cas, obtenir du propriétaire la réparation du dommage que les vices ou maladies cachées de l'animal lui ont causé, ni lui réclamer le salaire, quand il en a stipulé un du déposant; il ne peut que lui demander le remboursement des frais faits pour la conservation de l'animal.

En tout cas, le dépôt est valable entre le dépositaire et le déposant non propriétaire de l'animal déposé; le dépositaire ne peut pas exiger de celui qui a fait le dépôt la preuve qu'il était propriétaire de l'animal; s'il découvre que l'animal a été volé et quel en est le véritable propriétaire, il doit lui dénoncer le dépôt, en le sommant d'avoir à le retirer dans un délai suffisant; mais si le propriétaire néglige de réclamer le dépôt, ou si le dépositaire ne le connaît pas, l'animal devra être restitué au déposant. Que si le dépositaire ne prévient pas le propriétaire véritable, il se rend passible envers lui de dommages-intérêts, et peut même être puni comme complice de vol, s'il a reçu l'animal en sachant qu'il a été volé. S'il est actionné en restitution par le déposant non propriétaire, il peut refuser de rendre l'animal immédiatement pour pouvoir dénoncer le dépôt au propriétaire; et si le propriétaire demande l'animal, le dépositaire doit avertir le déposant et garder l'animal, s'il y a contestation, jusqu'au jour où il sera décidé quel est le propriétaire (art. 1938 Cod. civ.).

Le dépôt volontaire ne peut avoir lieu qu'entre personnes capables de contracter. Si le dépôt est fait par un incapable (mineur, etc.) à un capable, le déposant peut faire annuler le contrat, ne pas payer le salaire promis, ni réparer le dommage causé par suite de vices ou maladies, à moins qu'il ne les connût lui-même, cas où il y aurait délit le rendant non restituable (art. 1310 Cod. civ.); en tous cas, la personne capable, qui accepte un dépôt d'un incapable, est tenue de toutes les obligations d'un véritable dépositaire. Quand le dépôt a été fait par une personne capable entre les mains d'un incapable, le déposant a simplement le droit de revendiquer l'animal, tant qu'il existe entre les mains du dépositaire, ou de demander la restitution de ce qui a tourné au profit de ce dernier (art. 1925 et 1926 Cod. civ.).

Le dépôt volontaire, pour un animal excédant la valeur de 150 francs, n'est prouvé que par écrit, et il en est ainsi au criminel comme au civil; en dessous de 150 francs, la preuve testimoniale est admissible; elle l'est aussi au-dessus de ce chiffre, quand il y a un commencement de preuve par écrit. Quand le dépôt d'un animal de valeur supérieure à 150 francs n'est pas prouvé par écrit, celui qui est attaqué comme dépositaire est cru sur sa déclaration, soit pour le fait du dépôt, soit pour l'animal déposé, soit pour la restitution (art. 1923 et 1924 Cod. civ.).

B. *Dépôt nécessaire.* — Le dépôt nécessaire peut être prouvé par la preuve testimoniale, même quand il s'agit d'une valeur supérieure à 150 francs (art. 1950 et 1348-2° Cod. civ.). Les aubergistes et hôteliers sont responsables, comme dépositaires, des animaux amenés chez eux par les voyageurs (il s'agit là d'un dépôt nécessaire); ils répondent du vol et des détériorations causés par leurs domestiques ou préposés, ou par des étrangers allant et venant dans l'hôtellerie (art. 1952 et 1953 Cod. civ.); ils ne sont pas responsables des vols ou détériorations faites avec force armée ou autre force majeure, ou dues à un cas fortuit (art. 1954 Cod. civ.).

Le dépôt, qu'il soit volontaire ou qu'il soit nécessaire, est d'ailleurs régi par les mêmes règles relativement aux obligations du déposant et du dépositaire (art. 1951 Cod. civ.). Il est de sa nature un contrat essentiellement gratuit (art. 1917 Cod. civ.), et les règles qui vont être expliquées se rapportent au dépôt gratuit; mais le dépositaire peut stipuler un salaire (cheval déposé dans une écurie moyennant salaire, animal mis en pension, etc.); seulement le dépôt devient alors un louage d'industrie, et la responsabilité du dépositaire est celle d'un entrepreneur de transport par exemple.

C. *Obligations du déposant.* — Le déposant doit rembourser au dépositaire les dépenses faites pour la conservation de l'animal déposé (soins médicaux) et l'indemniser du dommage causé par les vices, défauts ou maladies de l'animal (méchanceté, maladie contagieuse, etc.), ainsi que de la perte que le dépôt peut lui avoir occasionnée (art. 1947 Cod. civ.). Le dépositaire peut retenir l'animal déposé jusqu'à l'entier paiement de ce qui lui est dû à raison du dépôt; il a ce droit de rétention vis-à-vis du déposant, de ses héritiers et de ses créanciers, même au cas de faillite ; et, à défaut de paiement, il peut faire vendre l'animal et être payé par préférence sur le prix de la vente (art. 1948 Cod. civ.).

D. *Obligations du dépositaire.* — Le dépositaire non salarié doit donner à la garde des animaux déposés les mêmes soins qu'il donne à la garde des siens, et non point les soins d'un bon père de famille (art. 1927 Cod. civ.); mais le dépositaire doit apporter un soin plus grand, c'est-à-dire le soin d'un bon père de famille (art. 1928 Cod. civ.), lorsqu'il s'est offert lui-même pour recevoir le dépôt, lorsqu'il a intérêt au dépôt, lorsqu'il accepte un salaire, lorsqu'il a été convenu qu'il répondrait de toute espèce de faute.

Le dépositaire ne peut pas se servir des animaux déposés sans la permission expresse ou présumée du déposant; et, s'il s'en sert sans autorisation, il répond de la perte et des détériorations arrivées même par cas fortuit (art. 1930 et 1881 Cod. civ.). Il doit rendre les animaux qu'il a reçus en dépôt (art. 1932 Cod. civ.) dans l'état où ils se trouvent au moment de la restitution, sans répondre de la perte ni des détériorations survenues sans sa faute, ni des cas fortuits (art. 1933, 1245 et 1302 Cod. civ.). D'ailleurs, est indivisible l'aveu de celui qui reconnaît qu'un dépôt volontaire a été fait entre ses mains, mais qui déclare en même temps représenter les objets déposés dans l'état où il les a reçus (Cass.). Il n'est pas tenu des accidents de force majeure (art. 1929 Cod. civ.), à moins qu'il n'ait été mis en demeure de restituer les animaux déposés; et encore, dans ce cas, faut-il admettre le tempérament apporté par l'article 1302, et décider que les cas de force majeure ne seront à la charge du dépositaire en demeure, qu'autant que le déposant démontrera que les animaux n'en auraient pas été victimes s'ils eussent été restitués.

Le dépositaire, auquel les animaux déposés ont été enlevés par une force majeure (animaux réquisitionnés, animaux abattus comme suspects de maladie contagieuse, etc.), et qui a reçu une indemnité, doit restituer au déposant ce qu'il a reçu ; il doit restituer les accessoires et la peau en cas de perte fortuite (art. 1934 et 1303 Cod. civ.). Il doit restituer les fruits produits (petits, laine) par les animaux déposés (art. 1936 et 548 Cod. civ.).

Le dépositaire doit informer du dépôt le propriétaire véritable s'il y a présomption de vol, s'il découvre que les animaux ont été volés (art. 1938 Cod. civ.).

Si le dépositaire vend les animaux déposés, le déposant ne peut pas les revendiquer contre l'acheteur de bonne foi mis en possession (art. 2279 Cod. civ.); mais, en ce cas, il a droit de demander au dépositaire la valeur réelle des animaux et non pas seulement le prix de vente, s'il est inférieur. Si c'est l'héritier du dépositaire qui a vendu de bonne foi les animaux, dont il ignorait le dépôt, il n'est tenu qu'à la restitution du prix de vente (art. 1935 Cod. civ.).

Le dépositaire ne doit restituer les animaux déposés qu'au déposant ou à celui au nom duquel le dépôt a été fait ou à celui qui a été indiqué pour le recevoir (art. 1937 Cod. civ.). Si le déposant est mort, le dépôt doit être restitué à son héritier (art. 1934 Cod. civ.); si la personne désignée pour recevoir le dépôt décède ou est révoquée, la restitution doit être faite entre les mains du déposant (art. 2003 Cod. civ.).

Lorsque le contrat de dépôt désigne le lieu dans lequel la restitution doit être faite, le dépositaire est tenu d'y conduire l'animal déposé, sauf à se faire rembourser les frais (art. 1942 Cod. civ.) par le déposant; si le contrat ne désigne pas le lieu de la restitution, elle doit être faite dans le lieu même du dépôt (art. 1943 Cod. civ.).

Le déposant a, contre le dépositaire, les mêmes actions que le prêteur à usage contre l'emprunteur.

E. *Responsabilité des hôteliers, aubergistes et logeurs.* — En vertu des articles 1952, 1953 du Code civil, les aubergistes, hôteliers et logeurs sont responsables, comme dépositaires, des animaux amenés par les voyageurs, qui logent chez eux; ils répondent de la perte, du vol et des détériorations des animaux, peu importe que le vol, la perte, la détérioration, soient imputables aux préposés, employés ou domestiques, ou aux étrangers allant et venant dans l'établissement. D'autre part, la responsabilité des hôteliers, aubergistes et logeurs peut être encore engagée en vertu des règles des articles 1382 à 1385 du Code civil : ils répondent, non seulement du dommage qu'ils causent par leur fait, par leur faute, leur négligence, leur imprudence, mais encore de celui qui est causé par le fait des personnes qu'ils emploient, et des animaux qu'ils ont sous leur garde.

Sont considérés comme des dépositaires nécessaires, non seulement les hôteliers et aubergistes, mais tous ceux qui logent ou qui logent et nourrissent, moyennant une rétribution, des voyageurs qui ont avec eux des animaux; les logeurs d'animaux, qui, pour une mince rétribution, ouvrent, les jours de foire ou de marché, leurs cours, remises, écuries aux voyageurs, pour y attacher leurs animaux et remiser leurs voitures, encourent aussi la responsabilité des articles 1952 et 1953 du Code civil. Toutefois, le logeur, l'aubergiste, l'hôtelier, peut avoir recours (art. 1382, 1383 et 1385 Cod. civ.) contre le propriétaire de l'animal, qui a occasionné l'accident, en raison de l'imprudence commise par ce dernier individu, qui a, sans permission ou sans avis, placé son animal près de celui qu'il a blessé.

S'il est vrai que les hôteliers, aubergistes et logeurs doivent être considérés comme des dépositaires nécessaires et soumis à la responsabilité établie par les articles 1951, 1952, 1953 du Code civil, dans la pratique il faut tenir grand compte des circonstances de chaque fait et atténuer ou diminuer la responsabilité du dépositaire, eu égard à la modicité de la rétribution qu'il reçoit et aux torts du déposant, qui n'a pas réclamé des soins particuliers pour ses animaux. « Le voyageur, admis dans une auberge, pour une rétribution modique, ne peut raisonnablement s'attendre à des soins et à des précautions, qui ne sont possibles que dans les établissements tenus à grands frais. Si l'animal amené par lui est d'un prix exceptionnel, ou s'il exige, à raison de sa nature particulière, une surveillance plus grande que celle à laquelle il a pu s'attendre, c'est à lui à demander et à offrir de payer les soins spéciaux, qui sont nécessaires pour prévenir des dommages, dont il n'est pas dispensé de se préoccuper. La faute de l'aubergiste, qui n'a pas pris les précautions suffisantes, et qui ne s'est pas enquis si le voyageur voulait en supporter la dépense, n'exclut pas la faute de celui-ci. L'appréciation scrupuleuse des circonstances de chaque espèce conduit le plus souvent, comme ici, à faire supporter à chaque partie les conséquences de l'accident dans la proportion des torts qui lui sont imputables. » (Dalloz.)

Les dépositaires nécessaires (hôteliers, aubergistes, logeurs) ne répondent jamais des accidents de force majeure, ni des cas fortuits, c'est-à-dire des risques; mais ils doivent prouver le cas fortuit, qu'ils allèguent (art 1302 Cod. civ.) ; à eux d'établir les circonstances de la mort ou de la détérioration, et si rien ne révèle dans ces circonstances une présomption de faute ou de négligence, le cas fortuit sera prouvé. Le dépositaire a fait sa preuve, quand il a établi l'apparence du cas fortuit ou de la force majeure; au propriétaire, qui, malgré cela, prétendrait qu'il y a eu faute, d'en faire la preuve. C'est dans ce sens que s'est prononcée la cour de Caen (arr. 14 nov. 1887) en décidant « que le piqueur ou dresseur de chevaux, qui reçoit en dépôt, moyennant salaire, un cheval en bon état de santé, qu'il s'est chargé de nourrir, de soigner et d'exercer, est libéré de l'obligation de remettre l'animal, lorsqu'il prouve que cet animal est mort chez lui d'une maladie naturelle, non provoquée et indépendante de tout fait extérieur. » La même jurisprudence est applicable à tous dépositaires, aux vendeurs non libérés, aux chargés de fourrière, aux locataires, aux emprunteurs, aux vétérinaires et aux maréchaux, qui ont reçu des animaux chez eux. Une jurisprudence différente a été admise, d'après laquelle « un hôtelier ne peut s'exonérer de la responsabilité qui lui incombe, à raison de l'accident survenu au cheval d'un voyageur, dans l'écurie où il l'avait placé, qu'à la condition d'établir que cet accident est arrivé par cas fortuit et qu'aucune précaution de sa part n'aurait pu l'empêcher ». (Cour Bourges, 17 déc. 1877). Mais ce serait aller trop loin que d'exiger du dépositaire une preuve qu'il lui serait souvent difficile de faire, celle qui consisterait à établir qu'il n'a commis aucune faute ; il devra suffire qu'il prouve le cas fortuit ou l'apparence du cas fortuit, l'absence de faute lourde.

D'autre part, il faut tenir pour certain que les hôteliers et aubergistes ne sont pas affranchis de la responsabilité qui leur incombe légalement en tant que dépositaires, lorsqu'ils ont placé au-dessus de la porte de leurs écuries un écriteau portant qu'ils ne répondent pas des accidents. Ils ne peuvent pas se soustraire de leur propre volonté à la responsabilité qui découle de leur faute, de la négligence de leurs employés, du vice d'installation, du défaut de surveillance. Pour qu'ils fussent exonérés de cette responsabilité (ils ne pourraient d'ailleurs l'être qu'autant qu'il s'agirait de faits de négligence, d'imprudence et non lorsqu'il y aurait eu accomplissement d'un acte volontaire préjudiciable), il faudrait le consentement exprès du voyageur, ou tout au moins un consentement tacite résultant clairement et sûrement de ce que le déposant a été avisé verbalement au moment du dépôt ou de ce qu'il a pu lire et a lu l'écriteau sans faire aucune réserve.

Toutefois, le dépositaire, actionné en dommages et intérêts, ne pourra jamais être rendu responsable des complications et des suites fâcheuses qui se sont déclarées parce que le déposant a négligé de faire soigner à temps son animal, ou parce qu'il l'a employé à un service quelconque, alors qu'il était indiqué de le laisser en repos ; la faute commise par le déposant ne saurait jamais accroître la responsabilité du dépositaire.

C'est en se guidant sur les principes qui viennent d'être exposés, que la jurisprudence a décidé : que l'aubergiste répond des blessures faites à l'animal d'un voyageur par d'autres animaux placés dans l'écurie de son établissement, s'il n'a pas pris les précautions qui lui incombent en qualité de dépositaire ; qu'il ne peut s'exonérer de la responsabilité d'un accident survenu au cheval d'un voyageur dans l'écurie où il l'avait placé, qu'en établissant qu'il y a eu cas fortuit ; qu'il y a lieu de modérer les dommages et intérêts, lorsque l'accident a eu en partie pour cause la nature vicieuse de l'animal blessé, laquelle aurait dû être portée à la connaissance de l'aubergiste ; qu'il y a encore lieu de réduire le chiffre des dommages et intérêts, lorsque le voyageur a tardé à formuler sa réclamation, de façon à compromettre le recours de l'aubergiste contre le propriétaire de l'animal qui a occasionné l'accident ; que l'aubergiste, constitué gardien d'un cheval en litige, répond des accidents causés à cet animal par un autre cheval près duquel il l'a placé dans l'écurie de son établissement ; que le dépositaire, à qui un animal a été confié, est responsable ;

aux lieu et place du propriétaire, du dommage causé par cet animal ; qu'il peut recourir contre le propriétaire de l'animal qui a occasionné l'accident dans certains cas, notamment lorsque, cet animal étant vicieux, le dépositaire n'en a pas été prévenu, et lorsque, sans avis, le déposant a placé lui-même son cheval à côté de celui qui a été blessé ; que le dépositaire (logeur, aubergiste, hôtelier) est seul responsable lorsqu'il a placé lui-même ou laissé placer les animaux côte à côte, quand aucun des animaux n'était vicieux, et quand néanmoins l'un d'eux a été blessé par l'autre, parce qu'il n'y avait pas de barres de séparation ; que le dépositaire non salarié n'a qu'à établir l'absence de faute lourde pour être exonéré de la responsabilité à propos d'un accident, que le déposant peut vérifier si l'écurie présente des garanties suffisantes et qu'en tout cas le simple dépositaire ne peut être déclaré responsable que s'il a apporté, à la conservation de la chose déposée, moins de soins qu'à la conservation de sa propre chose.

II. — DU SÉQUESTRE.

Le séquestre est la remise d'un animal litigieux (fourrière ordonnée par la justice ou convenue par les parties) entre les mains d'un tiers, qui se charge de le garder jusqu'à la fin de la contestation, pour le rendre à qui de droit (art. 106 Cod. com., 2e alin.); il est conventionnel ou judiciaire (art. 1955 Cod. civ.).

1° Séquestre conventionnel. — Le séquestre conventionnel est le dépôt, fait par deux ou plusieurs personnes, d'un animal litigieux entre les mains d'un tiers, qui s'oblige de le rendre, après la contestation terminée, à la personne qui sera jugée devoir en rester propriétaire (art. 1956 Cod. civ.). Le dépôt effectué par une seule des parties (mise en fourrière par l'acheteur ou le vendeur) est un dépôt ordinaire et non un séquestre; en conséquence, le déposant peut alors réclamer l'animal, quand il le désire, avant la fin du procès (art. 1944 Cod. civ.).

Le séquestre peut être gratuit ou non gratuit (art. 1957 Cod. civ.). Ainsi, la mise en fourrière convenue par les parties est un séquestre à prix d'argent. Quand il est salarié, il tient du dépôt salarié ou louage d'industrie et astreint celui qui a reçu l'animal aux mêmes devoirs et obligations que l'entrepreneur de transport ou le dépositaire salarié.

Quand il est gratuit, il est au contraire soumis aux règles du dépôt proprement dit (art. 1958 Cod. civ.).

Le dépositaire chargé du séquestre ne peut pas en être déchargé avant la fin du procès, à moins qu'il n'y ait à cet égard consentement unanime de toutes les parties ou tout autre cause légitime (art. 1960 Cod. civ.).

2° **Séquestre ou dépôt judiciaire.** — Le séquestre judiciaire est un dépôt ordonné par le juge (art. 106 Cod. com.), à propos d'animaux saisis ou litigieux (art. 1961 et 1264 Cod. civ.). Dans le cours de certains procès, les juges peuvent ordonner d'office, ou sur la demande d'une des parties, le séquestre (mise en fourrière) de l'animal litigieux; mais ils ne sont pas tenus de l'ordonner, c'est un pouvoir facultatif que la loi leur donne, et dont ils peuvent user ou ne pas user, suivant les circonstances qu'ils sont maîtres d'apprécier.

Le séquestre judiciaire est donné à une personne dont les parties conviennent, ou à une personne désignée d'office par le juge; et le dépositaire est soumis aux mêmes obligations que dans le dépôt conventionnel (art. 1963 Cod. civ.); il doit apporter à la conservation de l'animal mis en séquestre les soins d'un bon père de famille; il ne peut ni s'en servir, ni le prêter, ni le louer (art. 1962 Cod. civ. et 603 Cod. proc. civ.).

III. — ANIMAUX DONNÉS EN GAGE.

Les animaux peuvent être donnés en gage à un créancier pour la sûreté de sa dette (art. 2071 et 2072 Cod. civ.). En ce cas, le créancier peut se faire payer sur les animaux donnés en gage par privilège et préférence aux autres créanciers (art. 2073 Cod. civ.); mais le privilège n'est acquis au créancier qu'autant qu'il y a un acte notarié ou sous seing privé, enregistré, contenant la déclaration de la somme due et l'espèce, ainsi que le nombre des animaux remis en gage, à moins toutefois que la dette soit inférieure ou égale à 150 francs (art. 2074 Cod. civ.).

En tous cas, le privilège ne subsiste sur le gage, qu'autant que celui-ci a été mis et est resté en la possession du créancier ou d'un tiers convenu. Le gage peut être donné par un tiers pour le débiteur. A défaut de paiement, le créancier ne peut pas disposer du gage, mais il peut faire ordonner par le tribunal que les animaux lui demeureront en paiement jusqu'à due concurrence, d'après une estimation faite par des experts, ou qu'ils seront vendus aux enchères (art. 2076, 2077 et 2078 Cod. civ.).

Jusqu'à son expropriation, le débiteur reste propriétaire des animaux qu'il a donnés en gage; le créancier répond par conséquent de la perte et des détériorations survenues par sa faute ou sa négligence. Le débiteur ne peut pas réclamer le gage tant qu'il n'est pas entièrement libéré, à moins toutefois qu'il ne démontre que le créancier abuse des animaux. Que si le débiteur contracte postérieurement au gage une nouvelle dette envers le créancier, celui-ci pourra, après le paiement de la première, retenir les animaux pour la sûreté de la seconde (art. 2079, 2080 et 2082 Cod. civ.).

Quand un débiteur donne en gage à son créancier des animaux appartenant à autrui, mais qu'il n'a ni volés ni trouvés, le contrat est valable si le créancier a été de bonne foi, s'il a ignoré que le débiteur n'était pas propriétaire (art. 2279 Cod. civ.). Ainsi, le dépositaire, l'entrepreneur, le locataire, peuvent valablement donner en gage, à leurs créanciers de bonne foi, les animaux qui leur ont été confiés, prêtés ou loués.

CHAPITRE V

RÉQUISITION DES ANIMAUX DE SELLE OU DE TRAIT PAR L'AUTORITÉ MILITAIRE.

L'autorité militaire a le droit d'acquérir par voie de réquisition, pour compléter et pour entretenir l'armée au pied de guerre, des chevaux, juments, mules et mulets et des voitures attelées (art. 36, loi du 3 juillet 1877).

Pour faciliter la mobilisation en cas de besoin, il est fait tous les ans un recensement, une inspection et un classement des animaux propres aux services de l'armée, et qui, à un moment donné, peuvent être réquisitionnés.

I. — RECENSEMENT ANNUEL.

Chaque année, au commencement de décembre, les maires doivent avertir, par la publication d'un avis, les propriétaires de chevaux ou mulets, qu'ils ont à se présenter à la mairie pour déclarer leurs chevaux, juments, mules ou mulets, en indiquant leur âge (art. 74, déc. 2 août 1877).

Du 1er au 15 janvier, sur la déclaration obligatoire des propriétaires ou de leurs représentants, ou au besoin d'office, le maire dresse la liste de recensement des animaux précités, en y inscrivant tous les animaux déclarés avec leur signalement, le nom et le domicile de leurs propriétaires.

Aux termes d'une décision rendue par la Cour de cassation (chambre criminelle), l'article 37 de la loi du 3 juillet 1877, relatif à la réquisition des chevaux, mulets et voitures nécessaires à la mobilisation doit être entendu en ce sens qu'il impose non seulement au maire l'obligation de dresser annuellement la liste du recensement, mais aux propriétaires d'animaux susceptibles d'être requis, l'obligation de faire une déclaration renouvelée chaque année. En conséquence, procès-verbal est régulièrement dressé contre le propriétaire de chevaux, qui, après avoir fait une première fois sa déclaration, ne peut l'année suivante justifier que ces mêmes chevaux d'ailleurs inscrits sur la liste annuelle de recensement, aient été de sa part l'objet d'une déclaration nouvelle. Ce propriétaire encourt la peine correctionnelle édictée par l'article 52 de la loi du 3 juillet 1877.

Ne doivent pas être compris dans la liste de recensement : les chevaux et juments n'ayant pas atteint cinq ans au 1er janvier ; les mules et mulets n'ayant pas atteint l'âge de trois ans à la même époque ; les animaux inscrits dans une autre commune ; les animaux déjà réformés ou refusés par une commission de classement comme impropres au service de l'armée (art. 37, loi du 3 juillet 1877 et art. 75, décr. du 2 août 1877).

Dans les premiers jours de janvier, les maires doivent faire exécuter des tournées par les gardes champêtres et les agents de la police, pour s'assurer que les animaux, qui doivent être déclarés, l'ont tous été. Ils doivent porter d'office, sur la liste de recensement, ceux qui n'ont pas été déclarés, sans rechercher s'ils ont été réformés ou refusés ; un certificat constatant la déclaration est délivré au déclarant (art. 76 et 77, décr. du 2 août 1877).

II. — CLASSEMENT ANNUEL.

Le ministre de la guerre peut chaque année faire procéder, du 16 janvier au 1er mars, ou du 15 mai au 15 juin, à l'inspection et au classement des animaux précités, susceptibles d'être réquisitionnés pour le service de l'armée.

Cette opération est confiée à des commissions composées d'un officier, qui préside et a voix prépondérante en cas de partage, d'un membre civil pris dans la commune et ayant voix délibérative, et d'un vétérinaire militaire ou civil, ou autre personne compétente ayant voix consultative. Ces commissions doivent opérer dans chaque commune, au lieu désigné par l'autorité militaire, et en présence du maire ou de son suppléant légal (art. 38, loi du 3 juillet, et art. 82, déc. du 2 août 1877).

Elles (seules) peuvent rayer de la liste de recensement, réformer ou refuser comme impropres au service : les animaux nécessaires aux fonctionnaires pour leur service, les étalons approuvés ou autorisés pour la reproduction ; les juments pleines ou suitées d'un poulain, ou notoirement reconnues comme consacrées à la reproduction ; les chevaux et juments âgés de moins de cinq ans faits au 1er janvier, et les mulets ou mules âgés de moins de trois ans faits, à la même date ; les chevaux des postes; les animaux nécessaires aux services publics ; les animaux qui, pour un motif ou pour un autre, leur paraissent incapables d'un service dans l'armée.

Elles doivent inscrire les animaux omis sur la liste dressée par le maire (art. 83, décr. du 2 août 1877, et art. 40, loi du 3 juillet 1877). Elles réforment définitivement les animaux impropres au service de l'armée, et refusent conditionnellement ceux n'ayant pas encore atteint le minimum de la taille fixée, ou ne paraissant pas momentanément susceptibles d'être requis. Mention de ces décisions est faite sur la liste de recensement avec le signalement des animaux réformés ou refusés conditionnellement, et la liste de recensement est arrêtée et signée par le président de la commission, puis rendue au maire.

Quand un animal est réformé, le propriétaire peut exiger du maire un certificat constatant la décision de la commission et contenant le signalement de l'animal ; ce certificat est présenté au classement suivant à la mairie du lieu où est l'animal, avec une attestation écrite de deux propriétaires ou patentables voisins, ou d'un vétérinaire constatant que l'animal n'a pas été changé.

Les animaux, qui se trouvent dans une commune autre que celle où ils sont inscrits, peuvent y être présentés à la commission de classement, et un certificat constatant la décision de la commission est délivré au propriétaire, qui doit le faire parvenir à la commission du lieu de l'inscription.

Les animaux, reconnus propres à l'un des services de l'armée, sont classés par les commissions suivant les catégories fixées par le ministre (art. 84, 85 et 86, décr. du 2 août, et art. 39, loi du 3 juillet 1877). Il est dressé un tableau de classement par commune, indiquant le signalement des animaux classés et le nom des propriétaires. Ce tableau est fait en deux expéditions, signées par la commission et par le maire ou son suppléant, dont l'une reste à la mairie, et l'autre est adressée au bureau de recrutement par le président de la commission (art. 43, loi du 3 juillet 1877).

Le contingent des animaux à fournir, en cas de mobilisation, dans chaque région, est fixé par le ministre, d'après les ressources constatées au classement (art. 44, loi du 3 juillet 1877).

III. — RÉQUISITION OU MOBILISATION.

En cas de besoin, le ministre de la guerre peut donner l'ordre de la mobilisation. Dès que cet ordre est parvenu aux maires, ceux-ci doivent prévenir par voie d'affiches, et prendre toutes les mesures qui sont en leur pouvoir, pour que les propriétaires conduisent au jour, à l'heure et au lieu indiqués par l'autorité militaire, munis d'une ferrure en bon état, d'un bridon et d'un licol pourvu de longe, tous les animaux classés qui sont présents dans la commune, ceux introduits ou ayant atteint l'âge légal depuis le dernier classement, ceux omis au dernier classement, ceux se trouvant actuellement dans une commune autre que celle où ils ont été recensés.

Les lieux de rassemblement sont fixés par l'autorité militaire; et les propriétaires, qui ont à faire constater des mutations ou à présenter des excuses, doivent s'y rendre ; ils doivent, à moins d'impossibilité absolue, y faire conduire les animaux pour lesquels ils ont des réclamations à faire (art. 45, loi du 3 juillet; art. 92 et 93, décr. du 2 août 1877).

La réquisition est effectuée par des commissions dont le ministre détermine la composition, et dont les membres sont nommés par les commandants de région, les préfets désignant les membres civils appelés à les compléter (art. 90, décr. du 2 août 1877). Ces commissions de réquisition fonctionnent aux lieux fixés pour être les centres de circonscription de réquisition (art. 91, décr. du 2 août 1877). Elles reçoivent de l'autorité militaire tous les documents nécessaires, surtout les tableaux de classement envoyés dernièrement au recrutement, elles reçoivent l'autre double des maires ou de leurs suppléants, qui doivent assister aux opérations et fournir des renseignements (art. 94, décr. du 2 août 1877).

Elles reçoivent les animaux amenés, et ajoutent aux tableaux de classement les animaux qui ont été recensés dans d'autres communes, ceux introduits depuis le dernier classement, ceux qui ont atteint l'âge minimum, ceux non classés qui sont propres au service (art. 46, loi du 3 juillet 1877) ; elles rayent les animaux morts ou disparus, ceux rentrant dans un des cas d'exemption, ceux reconnus impropres (art. 95, décr. du 2 août 1877). Elles statuent sur les réclamations et excuses présentées par les propriétaires, et informent de leur décision la commission du lieu de l'inscription primitive, quand on leur a présenté des animaux inscrits ailleurs (art. 96, décr. du 2 août 1877). Elles statuent sur les cas de réforme, d'ajournement ou de remplacement. Elles procèdent à la réquisition des animaux des différentes catégories, jusqu'à concurrence du contingent cantonal fixé par l'autorité militaire.

Si le chiffre des animaux présentés est supérieur au chiffre à requérir dans telle ou telle catégorie, on tire au sort pour déterminer l'ordre dans lequel ils seront appelés (art. 46, loi du 3 juillet 1877; art. 98, décr. du 2 août 1877). Le propriétaire d'un animal compris dans le contingent réquisitionné peut demander à lui substituer un autre animal non réquisitionné (art. 47, loi du 3 juillet 1877), et la commission statue (art. 101, décr. du 2 août 1877).

Les prix des animaux sont fixés d'avance pour chaque catégorie aux chiffres portés au budget de l'année, augmentés du quart pour les chevaux de selle et pour les chevaux d'attelage d'artillerie, excepté toutefois lorsqu'il s'agit de chevaux entiers (art. 49, loi du 3 juillet 1877). Il est remis aux propriétaires (ou à leurs représentants) d'animaux réquisitionnés un bulletin portant le nom du propriétaire, le numéro du classement de l'animal et le prix à payer suivant la catégorie. Les commissions dressent un procès-verbal mentionnant les noms des propriétaires avec leur domicile et le prix attribué aux animaux suivant la catégorie. Le maire dresse en double expédition, pour les animaux requis, un état de paiement conforme à un modèle donné, contenant les renseignements puisés dans le procès-verbal de réquisition, et ayant une colonne pour l'émargement des intéressés. Les deux expéditions et le procès-verbal de réquisition sont transmis à l'intendance militaire; les intéressés sont payés par le receveur municipal, qui reçoit à cet effet des mandats par l'intermédiaire des trésoriers-payeurs généraux (art. 50, loi du 3 juillet

1877 ; art. 99, 100, 102, 103 et 104, décr. du 2 août 1877).

Quand l'armée sera replacée sur le pied de paix, les propriétaires pourront réclamer leurs animaux s'ils existent, sauf à restituer le prix et à aller les chercher à leurs frais (art. 53, loi du 3 juillet 1877).

IV. — SANCTION.

Ceux qui n'auront pas obéi à l'ordre de mobilisation, en s'abstenant de conduire leurs animaux classés, ou susceptibles de l'être, au lieu indiqué pour la réquisition, sans motifs légitimes, pourront être traduits devant les tribunaux, condamnés s'il y a lieu à l'amende (moitié du prix d'achat d'animaux de la catégorie), et immédiatement (avant le jugement) les animaux pourront être saisis et réquisitionnés. Une amende de 25 à 1000 francs est encourue par ceux qui (maires ou propriétaires) ont désobéi aux dispositions de la loi ; et une amende de 50 à 2000 francs, par ceux ayant fait de fausses déclarations.

Sous l'empire de la loi du 1er août 1874, abrogée par la loi du 3 juillet 1877, la jurisprudence (Cour d'Agen) avait eu à se prononcer sur ces questions, et elle avait jugé que le propriétaire d'animaux propres à un service de l'armée doit les conduire devant la commission chargée de procéder à leur inspection, lors même qu'elle fonctionne dans une autre commune, et s'il n'a pas présenté ses animaux dans la commune indiquée, il ne peut pas échapper à l'amende en les conduisant le lendemain devant la commission d'une autre commune. L'obligation existe pour le propriétaire sans qu'il ait reçu une notification individuelle, il suffit d'un avertissement collectif résultant d'un arrêté de l'autorité affiché; le délinquant peut échapper à l'amende, en prouvant qu'il n'a pas connu l'avis en raison de son absence.

CHAPITRE V

DE L'ASSURANCE CONTRE LA MORTALITÉ DU BÉTAIL ET CONTRE LES ACCIDENTS.

La mortalité du bétail est considérée, par tous les agronomes et les agriculteurs, comme un des fléaux qui peuvent produire la gêne, l'embarras et quelquefois la ruine des cultivateurs, petits propriétaires ou fermiers. Ici, comme dans bien d'autres cas, la prévoyance s'impose donc comme une nécessité en vue de l'avenir ; il importe beaucoup que les propriétaires de bétail se décident à *épargner* pour combler leurs pertes, ou à *assurer* leurs animaux ; il faut qu'ils se décident à prélever, sur leurs revenus courants, une somme en vue des besoins de l'avenir, soit pour la capitaliser, la placer (caisses d'épargne) et la retirer à la première nécessité, soit pour assurer leurs animaux en payant une contribution annuelle, afin de toucher une indemnité lorsqu'ils éprouvent des pertes. L'épargne et la capitalisation des deniers épargnés en vue des nécessités de l'avenir, ou l'assurance contre la mortalité du bétail : voilà les deux partis entre lesquels le propriétaire et le fermier agricoles doivent faire un choix, s'ils veulent conjurer les embarras, que peut, à un moment donné, leur créer la perte de leurs animaux.

L'épargne a un inconvénient : c'est d'être toujours disponible aussi bien pour les dépenses imprévoyantes, superflues ou inutiles, que pour les besoins urgents ; c'est de pouvoir être trop facilement détournée de la destination qu'on lui avait assignée en la constituant. L'assurance, qui nécessite l'épargne individuelle, tout en fonctionnant par l'épargne collective, fait supporter à une collectivité les pertes subies par un ou plusieurs assurés ; elle n'a pas l'inconvénient de pouvoir être détournée de sa destination avant l'arrivée du sinistre auquel elle doit remédier ; elle est une œuvre d'assistance mutuelle ; elle allège les pertes en les divisant, en les répartissant entre les membres d'une collectivité.

Les institutions d'assurances (mutualités, compagnies traitant à forfait), fondées dans le but de garantir les pertes résultant de certains événements, doivent être basées sur le calcul des probabilités des sinistres, établi d'après des statistiques qui embrassent toute l'étendue de territoire à laquelle l'assurance doit être appliquée. En général, plus le nombre des assurés est considérable, plus l'étendue de territoire dans lequel l'assurance fonctionne est vaste, et moins sont à craindre les chances de perte pour les compagnies, à moins toutefois qu'il n'y ait défaut de vigilance ou de contrôle, etc.

Les institutions d'assurances sont de deux sortes : ce sont des mutualités, ou des compagnies à prime fixe, traitant à forfait.

La mutualité est un mode d'assurance par lequel un certain nombre de personnes conviennent de verser une contribution déterminée d'après les probabilités de risques, pour constituer un capital en vue d'indemniser celles d'entre elles qui éprouvent des pertes par suite d'accidents ou de sinistres. La contribution et par suite le capital collectif peuvent être insuffisants pour payer intégralement toutes les pertes; en ce cas, les sinistrés ne reçoivent qu'une indemnité incomplète, à moins que les membres de la mutualité ne versent un supplément de contribution pour la parfaire. Si au contraire les pertes n'absorbent pas tout le capital résultant des cotisations des membres de la mutualité, l'excédent constitue un fonds de réserve, ou est réparti entre les associés.

La mutualité, dans laquelle les associés se connaissent et se surveillent, convient à certains risques (maladies, accidents), qui se produisent dans les mêmes milieux et dans les mêmes conditions.

L'assurance à forfait (à primes fixes) est celle dans laquelle les assurés s'engagent à payer des primes fixes, à la condition que, en cas de risques, ils recevront une indemnité complète de la compagnie qui les a assurés. Les compagnies qui assurent à forfait sont des compagnies financières ayant un capital souscrit par des actionnaires; elles font parfois participer, dans une mesure plus ou moins large, leurs assurés aux bénéfices qu'elles réalisent par leurs assurances, et se rapprochent ainsi des mutualités.

Les sociétés d'assurances, mutuelles ou à primes fixes, autres que celles sur la vie, peuvent se former sans autorisation, conformément aux règles établies par le décret du 22 janvier 1868.

DÉCRET

Portant règlement d'administration publique pour la constitution des sociétés d'assurances, 22 janvier 1868.

TITRE PREMIER. — DES SOCIÉTÉS ANONYMES D'ASSURANCES A PRIMES.

ARTICLE PREMIER. — Les sociétés anonymes d'assurances à primes sont soumises aux dispositions des lois relatives à cette forme de société et, en outre, aux conditions ci-après déterminées. — Elles ne peuvent user des dispositions du titre III de la loi du 24 juillet 1867, particulières aux sociétés à capital variable.

ART. 2. — La société n'est valablement constituée qu'après le versement d'un capital de garantie qui ne pourra, en aucun cas, et alors même que le capital social est moindre de 200,000 francs, être inférieur à 50,000 francs.

ART. 3. — L'article 3 de la loi du 24 juillet 1867, relatif à la conversion des actions nominatives en actions au porteur, n'est applicable aux sociétés d'assurances à primes, que si le fonds de réserve est égal au moins à la partie du capital social non encore versée, et s'il a été intégralement constitué.

ART. 4. — La société est tenue de faire annuellement un prélèvement d'au moins 20 pour 100 sur les bénéfices nets pour former un fonds de réserve. Ce prélèvement devient facultatif lorsque le fonds de réserve est égal au cinquième du capital.

ART. 5. — Les fonds de la société, à l'exception des sommes nécessaires aux besoins du service courant, doivent être employés en acquisitions d'immeubles, en rentes sur l'État, bons du Trésor ou autres valeurs créées ou garanties par l'État, en actions de la Banque de France, en obligations des départements et des communes, du Crédit foncier de France ou des Compagnies françaises de chemins de fer qui ont un minimum d'intérêt garanti par l'État.

ART. 6. — Toute police doit faire connaître : — 1° Le montant du capital social ; — 2° La portion de ce capital déjà versée ou appelée, et, s'il y a lieu, la délibération par laquelle les actions auraient été converties en actions au porteur ; — 3° Le maximum que la compagnie peut, aux termes de ses statuts, assurer sur un seul risque, sans réassurance ; — 4° Et, dans le cas où un même capital couvrirait, aux termes des statuts, des risques de nature différente, le montant de ce capital et l'énumération de tous ces risques.

Art. 7. — Tout assuré peut, par lui ou par un fondé de pouvoir, prendre à toute époque, soit au siège social, soit dans les agences établies par la société, communication du dernier inventaire. Il peut également exiger qu'il lui en soit délivré une copie certifiée, moyennant le paiement d'une somme qui ne peut excéder un franc.

TITRE II. — Des sociétés d'assurances mutuelles.

section i. — *De la constitution des sociétés et de leur objet.*

Art. 8. — Les sociétés d'assurances mutuelles peuvent se former soit par un acte authentique, soit par un acte sous seing privé fait en double original, quel que soit le nombre des signataires à l'acte.

Art. 9. — Les projets de statuts doivent : — 1° Indiquer l'objet, la durée, le siège, la dénomination de la société et la circonscription territoriale de ses opérations; — 2° Comprendre le tableau de classification des risques, les tarifs applicables à chacun d'eux, et déterminer les formes suivant lesquelles ce tableau et ces tarifs peuvent être modifiés ; — 3° Fixer le nombre d'adhérents et le minimum de valeurs assurées au-dessous desquels la société ne peut être valablement constituée, ainsi que la somme à valoir sur la contribution de la première année, qui devra être versée avant la constitution de la société.

Art. 10. — Le texte entier des projets de statuts doit être inscrit sur toute liste destinée à recevoir les adhésions.

Art. 11. — Lorsque les conditions ci-dessus ont été remplies, les signataires de l'acte primitif ou leurs fondés de pouvoir le constatent par une déclaration devant notaire. — A cette déclaration sont annexés : — 1° La liste nominative dûment certifiée des adhérents, contenant leurs noms, prénoms, qualités et domiciles, et le montant des valeurs assurées par chacun d'eux; — 2° L'un des doubles de l'acte de société, s'il est sous seing privé, ou une expédition, s'il est notarié et s'il a été passé devant un notaire autre que celui qui reçoit la déclaration ; — 3° L'état des versements effectués.

Art. 12. — La première assemblée générale, qui est convoquée à la diligence des signataires de l'acte primitif, vérifie la sincérité de la déclaration mentionnée aux articles précédents; elle nomme les membres du premier conseil d'administration; elle nomme également, pour la première année, les commissaires institués par l'article 21 ci-après. — Les membres du conseil d'administration ne peuvent être nommés pour plus de six ans; ils sont rééligibles, sauf stipulation contraire. Toutefois, ils peuvent être désignés par les statuts, avec stipulation formelle que leur nomination ne sera pas soumise à l'assemblée générale; en ce cas, ils ne peuvent être nommés pour plus de trois ans. — Le procès-verbal de la séance constate l'acceptation des membres du conseil d'administration et des commissaires présents à la réunion. — La société n'est définitivement constituée qu'à partir de cette acceptation.

Art. 13. — Le compte des frais de premier établissement est apuré par le conseil d'administration et soumis à l'assemblée générale, qui l'arrête définitivement et détermine le mode et l'époque du remboursement.

SECTION II. — *Administration des sociétés.*

Art. 14. — L'administration peut être confiée à un conseil d'administration dont les statuts déterminent les pouvoirs. Les membres de ce conseil peuvent choisir parmi eux un directeur, ou, si les statuts le permettent, se substituer un mandataire étranger à la société et dont ils sont responsables envers elle. — L'administration peut également être confiée par les statuts à un directeur nommé par l'assemblée générale et assisté d'un conseil d'administration. Les statuts déterminent, dans ce cas, les attributions respectives du directeur et du conseil.

Art. 15. — Les membres du conseil d'administration doivent être pris parmi les sociétaires ayant la somme de valeurs assurées déterminée par les statuts.

Art. 16. — Il est tenu chaque année au moins une assemblée générale, à l'époque fixée par les statuts. — Les statuts déterminent soit le minimum de valeurs assurées nécessaire pour être admis à l'assemblée, soit le nombre des plus forts assurés qui doivent la composer; ils règlent également le mode suivant lequel les sociétaires peuvent s'y faire représenter.

Art. 17. — Dans toutes les assemblées générales, il est tenu une feuille de présence. Elle contient les noms et domiciles des membres présents. — Cette feuille, certifiée par le bureau de l'assemblée et déposée au siège social, doit être communiquée à tout requérant.

Art. 18. — L'assemblée générale ne peut délibérer valablement, que si elle réunit le quart au moins des membres ayant le droit d'y assister ; si elle ne réunit pas ce nombre, une nouvelle assemblée est convoquée dans les formes et avec les délais prescrits par les statuts, et elle délibère valablement, quel que soit le nombre des membres présents ou représentés.

Art. 19. — L'assemblée générale, qui doit délibérer sur la nomination des membres du premier conseil d'administration et sur la sincérité de la déclaration faite, aux termes de l'article 11, par les signataires de l'acte primitif, doit être composée de la moitié au moins des membres ayant le droit d'y assister. — Si l'assemblée générale ne réunit pas le nombre ci-dessus, elle ne peut prendre qu'une délibération provisoire; dans ce cas, une nouvelle assemblée générale est convoquée. Deux avis, publiés à huit jours d'intervalle, au moins un mois à l'avance, dans l'un des journaux désignés pour recevoir les annonces légales, font connaître aux sociétaires les résolutions provisoires adoptées par la première assemblée, et ces résolutions deviennent définitives, si elles sont approuvées par la nouvelle assemblée, composée du cinquième au moins des sociétaires ayant le droit d'y assister.

Art. 20. — Les assemblées qui ont à délibérer sur des modifications aux statuts ou sur des propositions de continuation de la société au delà du terme fixé pour sa durée, ou de dissolution avant ce terme, ne sont régulièrement constituées et ne délibèrent valablement qu'autant qu'elles sont composées de la moitié au moins des sociétaires ayant le droit d'y assister. — Toute modification de statuts est portée à la connaissance des sociétaires dans le premier récépissé de cotisation qui leur est délivré.

Art. 21. — L'assemblée générale annuelle désigne un ou plusieurs commissaires, sociétaires ou non, chargés de faire un rapport à l'assemblée générale de l'année suivante sur la situation de la société, sur le bilan et sur les comptes présentés par l'administration. — La délibération contenant approbation du bilan et des comptes est nulle, si elle n'a été précédée du rapport des commissaires. — A défaut de nomination des commissaires par l'assemblée générale, ou en cas d'empêchement ou de refus d'un ou de plusieurs d'entre eux, il est procédé à leur nomination ou à leur remplacement par ordonnance du président du tribunal de première instance du siège de la société, à la requête de tout intéressé, les membres du conseil d'administration dûment appelés.

Art. 22. — Pendant le trimestre qui précède l'époque fixée par les statuts pour la réunion de l'assemblée générale, les commissaires ont droit, toutes les fois qu'ils le jugent convenable dans l'intérêt de la société, de prendre communication des livres et d'examiner les opérations de la société. Ils peuvent toujours, en cas d'urgence, convoquer l'assemblée générale.

Art. 23. — Toute société doit dresser chaque semestre un état sommaire de sa situation active et passive. — Cet état est mis à la disposition des commissaires. — Il est en outre établi chaque année un inventaire, ainsi qu'un compte détaillé des recettes et dépenses de l'année précédente et du montant des sinistres. — Ces divers documents sont mis à la disposition des commissaires le quarantième jour au plus tard avant l'assemblée générale. Ils sont présentés à cette assemblée. — L'inventaire et le compte détaillé sont également adressés au ministre de l'agriculture, du commerce et des travaux publics.

Art. 24. — Quinze jours au moins avant la réunion de l'assemblée générale, tout sociétaire peut prendre, par lui ou par un fondé de pouvoir, au siège social, communication de l'inventaire et de la liste des membres composant l'assemblée générale, et se faire délivrer copie de ces documents.

SECTION III. — *De la formation de l'engagement social.*

Art. 25. — Les statuts déterminent le mode et les conditions générales suivant lesquels sont contractés les engagements entre la société et les sociétaires. Toutefois, les sociétaires auront, indépendamment de toute disposition statutaire, le droit de se retirer tous les cinq ans, en prévenant la société six mois d'avance dans la forme indiquée ci-après. Ce droit sera réciproque au profit de la société. — Dans tous les cas où un sociétaire a le droit de demander la résiliation, il peut le faire soit par une déclaration au siège social ou chez l'agent local, dont il lui sera donné récépissé, soit par acte extra-judiciaire, soit par tout autre moyen indiqué dans les statuts. — Les statuts indiquent spécialement le mode suivant lequel se fait l'estimation des valeurs assurées, les conditions réciproques de prorogation ou de résiliation des contrats et les circonstances qui font cesser les effets desdits contrats.

Art. 26. — Toute modification des statuts, relative à la nature des risques garantis et au périmètre de la circonscription territoriale, donne de plein droit à chaque sociétaire la faculté de résilier son engagement. — Cette faculté doit être exercée par lui dans un délai de trois mois, à dater de la notification qui lui aura été faite, conformément à l'article 20.

Art. 27. — Les statuts ne peuvent défendre aux sociétaires de se faire réassurer ou assurer à une autre compagnie. Ils peuvent seulement stipuler que la société sera immédiatement informée et aura le droit de notifier la résiliation du contrat.

Art. 28. — Les polices remises aux assurés doivent contenir les conditions spéciales de l'engagement, sa durée, ainsi que les clauses de résiliation et de tacite réconduction, s'il en existe dans les statuts. — La police constate, en outre, la remise d'un exemplaire contenant le texte entier des statuts.

Section IV. — *Des charges sociales.*

Art. 29. — Les tarifs annexés aux statuts fixent, par degrés de risques, le maximum de la contribution annuelle dont chaque sociétaire est passible pour le paiement des sinistres. — Ce maximum constitue le fonds de garantie. — Les statuts peuvent décider que chaque sociétaire sera tenu de verser d'avance une portion de la contribution sociale pour former un fonds de prévoyance. Le montant de ce versement, dont le maximum est fixé dans les statuts, sera déterminé chaque année par l'assemblée générale.

Art. 30. — Si les statuts le stipulent ainsi, les indications du tableau de classification ne font pas obstacle à ce que le conseil d'administration demeure juge soit de l'application de la classification à tout risque proposé à l'assurance, soit même de l'admissibilité de ce risque.

Art. 31. — Les statuts déterminent également le maximum de la contribution annuelle qui peut être exigée de chaque sociétaire pour frais de gestion de la société. — La quotité de cette contribution est fixée tous les cinq ans au moins par l'assemblée générale. — Il peut être décidé, soit par les statuts, soit par l'assemblée générale, qu'une somme fixe ou proportionnelle est allouée par traité à forfait à la direction. Ce traité est revisé tous les cinq ans au moins. — L'acte qui l'autorise ou l'approuve détermine en même temps, d'une manière précise, quels sont les frais auxquels la somme allouée a pour objet de pourvoir.

Art. 32. — Il peut être formé, dans chaque société d'assurances mutuelles, un fonds de réserve ayant pour objet de donner à la société les moyens de suppléer à l'insuffisance de la cotisation annuelle pour le paiement des sinistres. — Le montant du fonds de réserve est fixé tous les cinq ans par l'assemblée générale, nonobstant toute stipulation contraire insérée dans les statuts. — Le mode de formation et l'emploi de ce fonds sont déterminés par les statuts, sauf application des dispositions suivantes : — Dans aucun cas, le prélèvement sur le fonds de réserve ne peut excéder la moitié de ce fonds pour un seul exercice. — En cas de dissolution de la société, l'emploi du reliquat du fonds de réserve est réglé par l'assemblée générale, sur la proposition des membres du conseil d'administration, et soumis à l'approbation du ministre de l'agriculture, du commerce et des travaux publics.

Art. 33. — Les fonds de la société doivent être placés en rentes sur l'État, bons du Trésor ou autres valeurs créées ou garanties par l'État, en actions de la Banque de France, en obligations des départements et des communes, du Crédit foncier de France ou des compagnies françaises de chemins de fer qui ont un minimum d'intérêt garanti par l'État. — Ces valeurs sont immatriculées au nom de la société.

SECTION V. — *Déclaration, estimation et paiement des sinistres.*

Art. 34. — Les statuts déterminent le mode et les conditions de la déclaration à faire en cas de sinistre par les sociétaires pour le règlement des indemnités qui peuvent leur être dues.

Art. 35. — L'estimation des sinistres est faite par un agent de la société ou tout autre expert désigné par elle, contradictoirement avec le sociétaire ou avec un expert choisi par lui ; en cas de dissidence, il en est référé à un tiers expert désigné, à défaut d'accord entre les parties, par le président du tribunal de première instance de l'arrondissement, ou, si les statuts l'ont ainsi décidé, par le juge de paix du canton où le sinistre a eu lieu.

Art. 36. — Dans les trois mois qui suivent l'expiration de chaque année, il est fait un règlement général des sinistres à la charge de l'année, et chaque ayant droit reçoit, s'il y a lieu, le solde de l'indemnité réglée à son profit.

Art. 37. — En cas d'insuffisance du fonds de garantie et de la part du fonds de réserve déterminée par les statuts, l'indemnité de chaque ayant droit est diminuée au centime de franc.

SECTION VI. — *Dispositions relatives à la publication des actes de société.*

ART. 38. — Dans le mois de la constitution de toute société d'assurances mutuelles, une expédition de l'acte notarié et de ses annexes est déposée au greffe de la justice de paix, et, s'il en existe, du tribunal civil du lieu où est établie la société. — A cette expédition est annexée une copie certifiée des délibérations prises par l'assemblée générale, dans les cas prévus par l'article 12.

ART. 39. — Dans le même délai d'un mois, un extrait de l'acte constitutif et des pièces annexées est publié dans l'un des journaux désignés pour recevoir les annonces légales. Il sera justifié de l'insertion par un exemplaire du journal certifié par l'imprimeur, légalisé par le maire et enregistré dans les trois mois de sa date.

ART. 40. — L'extrait doit contenir la dénomination adoptée par la société et l'indication du siège social, la désignation des personnes autorisées à gérer, administrer et signer pour la société, le nombre d'adhérents et le minimum de valeurs assurées au-dessous desquels la société ne pouvait être valablement constituée, l'époque où la société a commencé, celle où elle doit finir et la date du dépôt fait au greffe de la justice de paix et du tribunal de première instance. Il indique également si la société doit ou non constituer un fonds de réserve. — L'extrait des actes et pièces déposés est signé, pour les actes publics, par le notaire, et pour les actes sous seing privé, par les membres du conseil d'administration.

ART. 41. — Sont soumis aux formalités ci-dessus prescrites tous actes et délibérations ayant pour objet la modification des statuts, la continuation de la société au delà du terme fixé par les statuts, la dissolution avant ce terme et tout changement à la dénomination, ainsi que la transformation de la société dans les conditions indiquées par l'article 67 de la loi du 24 juillet 1867.

ART. 42. — Toute personne a le droit de prendre communication des pièces déposées au greffe de la justice de paix et du tribunal, ou même de s'en faire délivrer à ses frais expédition ou extrait par le greffier ou par le notaire détenteur de la minute. — Toute personne peut également exiger qu'il lui soit délivré, au siège de la société, une copie certifiée des statuts, moyennant paiement d'une somme qui ne pourra excéder un franc. — Enfin, les pièces déposées doivent être affichées d'une manière apparente dans les bureaux de la société.

Les assurances ont pour but la garantie des risques (maladies, décès, etc.) relatifs à la personne ou la garantie des risques (incendie, inondations, gelées, etc., etc.) de la propriété. Les assurances contre les risques de la propriété sont les assurances contre l'incendie, les assurances agricoles, les assurances maritimes. Les assurances agricoles ont pour but de garantir les propriétaires contre divers fléaux, tels que les inondations, les gelées, la grêle, les épizooties, la mortalité du bétail.

ASSURANCE CONTRE LA MORTALITÉ DU BÉTAIL.

Beaucoup de personnes prétendent que l'assurance contre la mortalité du bétail constitue plutôt un pur jeu de hasard qu'une assurance proprement dite, à cause de l'extrême variabilité des sinistres, à cause du défaut de statistiques, à cause de l'impossibilité de tout calcul de probabilités. Cependant, bien que plus chanceuse que beaucoup d'autres, l'assurance contre la mortalité du bétail peut et doit avoir lieu, à la condition de la soumettre à des précautions spéciales ; il est à désirer que cette importante partie de notre richesse nationale, qui est constituée par les animaux et qui est sujette à tant de pertes, soit garantie efficacement contre les risques de la mortalité : c'est l'intérêt de notre agriculture qui l'exige. Malheureusement, de nombreux essais, mal conçus, mal dirigés et restés infructueux, ont amené l'indifférence, l'éloignement et la résistance des propriétaires. Il importe donc beaucoup de déterminer avant tout le mode d'assurance qui convient le mieux en cette matière.

1° Assurance à forfait. — L'assurance à prime fixe deviendra peut-être possible contre la mortalité du bétail le jour où des statistiques, convenablement faites et suffisamment multipliées, permettront d'établir des tarifs rémunérateurs pour les assureurs et acceptables pour les assurés, le jour où les compagnies trouveront le moyen de régler l'indemnité à payer par elles sur la juste valeur des animaux. Jusqu'à présent, l'assurance à forfait contre la mortalité du bétail, n'a pas réussi, parce que les statistiques, les tables de mortalité, lui ont fait défaut, parce que l'assiette de ses primes a été forcément défectueuse, parce que les tarifs ont été trop faibles ou trop élevés, et ont éloigné les propriétaires, ou les ont excités à laisser périr leurs animaux pour cesser de payer la prime et pour toucher l'indemnité le plus tôt possible ; parce que les agents, dans le but de faire de nombreuses affaires, ont assuré des animaux malades, vieux, tarés, estimés à un taux excessif ; parce que la surveillance et le contrôle ont manqué, soit vis-à-vis des agents, soit vis-à-vis des assurés. Pour qu'une compagnie d'assurance à prime fixe contre la mortalité du bétail eût des chances de réussite, il faudrait qu'elle opérât sur une grande étendue de territoire, afin de gagner d'un côté ce qu'elle perdrait de l'autre ; il faudrait qu'elle pût établir des tarifs de primes d'après des tables de mortalité pour les diverses espèces, les différents sexes et les divers âges ainsi que pour les différents services ; et ces tables de mortalité devraient être dressées d'après des statistiques nombreuses, bien faites, et embrassant une période de plusieurs années ; il faudrait que les représentants de la compagnie fussent tous pris parmi les personnes les plus capables d'apprécier les animaux, c'est-à-dire parmi les vétérinaires, qui devraient être actionnaires, par conséquent intéressés dans la compagnie, qui devraient estimer les animaux assurés à leur juste valeur, qui devraient surveiller les assurés, et qui seraient rétribués en raison directe de leur travail, mais aussi en raison inverse des sinistres arrivés dans leur clientèle ; il faudrait enfin que les propriétaires ne pussent jamais entrevoir dans la mort de leurs animaux le moyen de réaliser un bénéfice, afin qu'ils ne fussent pas intéressés à les laisser périr ; et, pour arriver à ce résultat, il faudrait exiger des assurés des primes décroissantes, correspondant à une garantie décroissante, tout en appréciant la valeur marchande des animaux un peu au-dessous de leur valeur réelle ; il faudrait par exemple qu'un cheval âgé de cinq ans et valant en réalité 1200 francs, ne fût estimé que 1000 francs, que cette estimation fût revisée et diminuée proportionnellement à l'âge et à l'usure les années suivantes, ou au moins tous les deux ou trois ans.

2° **Mutualité.** — Les compagnies d'assurances à prime fixe n'ayant pas réussi et ne pouvant guère réussir encore, c'est vers la mutualité que doivent converger toutes les tentatives d'assurance contre la mortalité du bétail. Dans ce système, ce sont les propriétaires qui deviennent leurs assureurs ; ils s'associent en plus ou moins grand nombre, et versent tous les ans leurs cotisations en vue de payer les sinistres qui peuvent frapper quelques-uns d'entre eux. La mutualité est assurément le meilleur mode pour le moment ; c'est celui que les propriétaires doivent adopter pour se garantir contre la mortalité de leur bétail.

Les cotisations sont fixées d'après les prévisions établies sur la mortalité connue ou présumée des années précédentes. Mais les contributions individuelles, et par suite le capital collectif, peuvent à la fin de chaque exercice, lorsque le chiffre des pertes est établi, être insuffisants pour payer intégralement les frais d'administration et le total des sinistres ; en pareil cas, un supplément de contribution est exigé des sociétaires pour indemniser complètement les sinistrés. C'est là la véritable assurance mutuelle ; la contribution des sociétaires est essentiellement variable, elle est proportionnée au nombre et au montant des sinistres. Que si, au contraire, les pertes survenues durant un ou plusieurs exercices n'absorbent pas complètement le capital résultant des cotisations des sociétaires, l'excédent peut être employé à constituer un fonds de réserve, ou être réparti entre les membres de la mutualité au prorata de leur contribution individuelle.

Dans la mutualité, entendue et appliquée comme il vient d'être indiqué, de graves abus peuvent se produire, et les cotisations individuelles peuvent atteindre un taux parfois très élevé à la suite d'épizooties ; bien que les sociétaires soient intéressés à se surveiller réciproquement, il doit arriver forcément que les propriétaires prévoyants, soigneux et diligents subissent les conséquences de la négligence, du mauvais vouloir et de la fraude des propriétaires peu soigneux, imprévoyants ou de mauvaise foi, qui, par leur faute ou par leur fait, peuvent faire monter le chiffre des contributions individuelles.

Aussi, pour éviter les conséquences d'un engagement indéfini, pour prévenir les abus qui viennent d'être signalés, certaines mutualités ont eu l'idée de limiter la contribution sociale à un maximum ; et bien que les sinistres, arrivés pendant un exercice, dépassent le montant du capital collectif résultant des cotisations des sociétaires, aucun supplément n'est alors demandé aux membres de la société ; les sinistrés ne reçoivent en ce cas qu'une indemnité incomplète. Bien plus, quelques sociétés mutuelles ont, comme les assurances à forfait, établi des primes fixes ; les assurés payent annuellement une contribution fixe et invariable ; mais ici encore, les sinistrés ne touchent qu'une indemnité incomplète.

Quoi qu'il en soit, il faut constater que jusqu'à présent l'assurance mutuelle contre la mortalité du bétail n'a pas donné en France des résultats toujours encourageants ; mais il y a assurément possibilité de faire mieux à l'avenir, en évitant les errements du passé et en mettant en pratique, autant que faire se pourra, les règles ci-dessus exposées à propos de l'assurance à forfait.

Il y a diverses sortes d'assurances en mutualité contre la mortalité du bétail ; d'après l'étendue de territoire et le nombre des espèces animales auxquelles elle s'étend, la mutualité est générale, c'est-à-dire à vaste rayon, ou à rayon limité (départementale, cantonale, communale) ; elle peut être à vaste rayon et à primes fixes, à rayon limité et à primes fixes ou à primes libres.

A. *Assurance mutuelle générale ou à vaste rayon.* — L'assurance en mutualité contre la mortalité du bétail peut être généralisée, étendue à toute la France et à nos principales espèces d'animaux domestiques ; elle peut être organisée sous forme de *mutuelle* proprement dite, à cotisations variables, ou sous forme de *mutuelle* à cotisations limitées à un maximum, ou enfin sous forme de *mutuelle* à primes fixes. En général les *mutuelles*, comme d'ailleurs les sociétés à primes fixes, ne payent pas intégralement les sinistres ; une retenue d'un quart ou d'un cinquième est opérée au détriment des sinistrés, afin que les propriétaires soient intéressés à la conservation de leurs animaux.

On a adressé de nombreux reproches à l'assurance en mutualité généralisée contre la mortalité du bétail : on a dit qu'elle garantit une trop grande multiplicité de risques en s'étendant aux diverses espèces animales, et qu'elle se trouve ainsi beaucoup trop chanceuse ; les administrateurs et les agents sont souvent mal choisis, incapables et parfois manquent de moralité et d'honnêteté ; il y a défaut de contrôle intelligent et éclairé ; les agents assurent des bêtes malades, chétives, sans valeur, les assurés se montrent souvent déloyaux, la surveillance fait défaut ; les animaux malades ne sont pas soignés, etc., etc. La plupart des reproches faits à la mutualité généralisée sont fondés, mais il est possible de remédier aux abus du passé et de constituer des sociétés mutuelles généralisées qui pourront donner de bons résultats. Il faut pour cela, et tout en maitenant le principe de la généralisation, quant aux espèces animales et quant à l'étendue du territoire, établir des tarifs de cotisation d'après des statistiques de mortalité pour les différentes espèces, pour chaque âge et chaque sexe, pour chaque service et pour chaque région ; il faut que les agents de la société, chargés de faire les assurances soient des hommes compétents ; il faut que les agents soient intéressés dans la société, qu'ils soient eux-mêmes sociétaires, qu'ils estiment les animaux à leur juste valeur, qu'ils surveillent les assurés, etc. Il faut enfin, en outre des admissions sagement faites, en outre des cotisations rationnellement établies, en outre de l'utilisation intelligente des animaux, que les sociétés mutuelles évitent les grands frais d'installation et d'administration, qu'elles établissent des tarifs modérés, qu'elles aient des statuts aussi complets, aussi clairs et aussi bien faits que possible, etc.

B. *Assurances mutuelles départementales, cantonales ou communales.* — L'assurance mutuelle départementale s'étend à un département, tandis que l'assurance mutuelle cantonale s'étend seulement à un canton ou à quelques communes d'un canton. Pour qu'un pareil système réussît, il faudrait que l'assurance ne s'étendît qu'à certaines espèces, tantôt aux espèces bovine et chevaline, tantôt aux espèces bovine et ovine, tantôt à l'espèce bovine seulement, suivant les régions, suivant leur plus ou moins grande richesse en représentants de telle et telle espèce ; il faudrait qu'elle portât cependant sur un bétail assez nombreux, tout en ne garantissant que les accidents et les maladies ordinaires; il faudrait que de pareilles sociétés fussent dirigées par des hommes compétents ; il faudrait que l'estimation des animaux, en vue de l'admission et lors du règlement des sinistres, fût faite par des personnes intéressées dans la société ; il faudrait que les assurés fussent assez nombreux et assez rapprochés pour se connaître plusieurs et se surveiller pour ainsi dire journellement ; il faudrait que les animaux assurés fussent soignés et traités, en cas de maladie ou d'accidents, par les vétérinaires de l'association ; il faudrait utiliser au mieux des intérêts de la société les animaux qu'elle doit payer ; il faudrait enfin éviter autant que possible tous frais d'administration, les vétérinaires seuls devant être payés pour le traitement des animaux malades.

L'estimation des animaux doit toujours être subordonnée aux mêmes règles ; la valeur d'une bête dépend de son espèce, de son sexe, de son âge, de ses aptitudes et de son état de santé. Quand il s'agit d'animaux ayant atteint l'âge de leur complet développement au point de vue de la force et des aptitudes, les personnes, chargées d'en faire l'estimation en vue de l'assurance, doivent leur « attribuer une valeur plutôt faible que forte, » pour empêcher les propriétaires peu scrupuleux de rechercher des bénéfices illicites dans l'assurance, qui a pour but de garantir les pertes et non de réaliser des profits.

Pour les jeunes animaux, les estimateurs devront apprécier leur valeur actuelle et celle qu'ils pourront avoir à la fin de l'exercice annuel, afin de régler le tarif et le paiement du sinistre sur la moyenne de ces deux estimations.

En cas de sinistre, le vétérinaire appréciera la nature des maladies, des accidents et des causes qui les ont occasionnés ; c'est d'après son avis qu'il sera décidé si les demandes d'indemnité formées par les assurés sont acceptables ou non.

Que si l'assurance mutuelle cantonale est arrêtée dans certaines régions par suite de mauvaises conditions, telles que l'état peu avancé de l'agriculture, la pauvreté des propriétaires, la mauvaise hygiène et la mortalité plus grande des animaux, la difficulté d'établir des tarifs acceptables par les assurés et rémunérateurs pour la société, etc., pourquoi ne la transformerait-on pas en société de secours mutuels, en faisant appel pour cela aux secours des sociétés d'agriculture et des comices agricoles, ainsi qu'aux cotisations des personnes aisées ou riches qui, quoique non propriétaires d'animaux, s'intéressent à la prospérité de leur canton. De la sorte, on peut constituer des mutuelles cantonales composées de membres honoraires payant bénévolement à titre de don une cotisation annuelle, et de membres participants payant une cotisation proportionnée à la valeur des animaux qu'ils assurent. On énoncera dans les statuts l'intervention de membres honoraires, et l'on fera bien de leur confier l'administration et la gestion de la société.

Les animaux sont plus ou moins exposés aux accidents et à la mort suivant leur espèce, suivant leur utilisation, suivant les lieux où ils séjournent ; en conséquence, dans toute assurance, il doit être tenu compte des conditions pouvant accroître la mortalité, et les cotisations des assurés doivent être établies pour chaque espèce, chaque âge, chaque destination, etc. ; les sinistres, dans chaque classe d'animaux assurés, doivent être payés avec le montant des cotisations afférentes à cette classe.

Les mutuelles cantonales, qui assurent toutes les espèces et qui répondent des pertes occasionnées par les épizooties, sont bien inférieures aux mutuelles généralisées, qui, en raison de leur étendue, peuvent compenser les pertes éprouvées dans une région par l'absence ou la rareté des sinistres dans d'autres régions.

Aussi, est-il préférable de s'adresser à une bonne mutuelle générale, quand on veut couvrir les diverses espèces d'animaux domestiques, et quand on veut garantir les pertes occasionnées par les épizooties. Il en est ainsi, alors même que des membres honoraires ont constitué une bourse cantonale. En pareil cas, et si les donateurs ont laissé la bourse qu'ils ont constituée à la disposition des agriculteurs, qui voudraient assurer leur bétail (chevaux, bœufs, porcs, moutons) à une mutuelle, les propriétaires devront s'adresser à une bonne mutuelle déjà établie et fonctionnant avec un succès relatif; ils emploieront les fonds de la bourse cantonale à parfaire les indemnités payées par la mutuelle.

L'assurance mutuelle communale est celle qui s'étend seulement à une ou plusieurs communes voisines ; elle permet aisément la surveillance et le contrôle ; elle réussit dans certaines régions ; elle ne couvre que certaines espèces et ne garantit que certains risques ; elle peut être favorisée par l'admission de membres honoraires ; elle peut fonctionner, en suivant à peu de choses près les mêmes règles que la mutuelle cantonale ; elle ne peut pas plus et encore moins que la mutuelle cantonale couvrir indifféremment toutes les espèces et garantir tous les risques. Elle peut être à cotisations préalables fixes ou variables ou sans cotisation préalable.

Statuts d'une Société d'assurance mutuelle contre la mortalité du bétail dans le département de...

Objet. — Durée. — Siège.

Art. 1er. — Il est créé, sous le patronage de la Société d'agriculture de... une Société d'assurance contre la mortalité du bétail qui prend le nom de *Société d'assurance mutuelle contre la mortalité du bétail*, dans le département de...

Art. 2. — La Société a pour but de garantir mutuellement ses membres des pertes d'animaux des espèces bovine et chevaline appartenant à des exploitations situées dans les limites du département, comme il est expliqué ci-après.

Art. 3. — La durée de la Société est fixée à 12 ans ; elle pourra être prorogée par délibération de l'Assemblée générale prise à la majorité des voix.

Son siège est fixé à..., où chaque sociétaire fait élection de domicile.

Art. 4. — La Société exclut toute solidarité entre ses membres ; chacun d'eux, en tout état de cause, ne supporte que la cotisation à laquelle donne lieu la valeur pour laquelle il est assuré.

Conditions de l'assurance.

Art. 5. — Toute personne ayant un intérêt direct à la conservation du bétail peut le faire assurer ; elle devra déclarer en quelle qualité elle agit.

Art. 6. — La Société assure contre la mortalité, quelle qu'en soit la cause (maladies ou accidents ayant nécessité l'abatage), les animaux de l'espèce bovine âgés de plus de six mois, les juments poulinières et les poulains d'élevage de six mois à trois ans.

Relativement à la race chevaline, la Société ne garantit que les accidents arrivés dans l'étendue de la ferme.

Tous les autres animaux sont formellement exclus.

Art. 7. — N'auront droit à aucune indemnité :

1° Les animaux des espèces bovine et chevaline faisant l'objet d'un commerce journalier ;

2° Les animaux malades au commencement de l'assurance ;

3° Ceux qui, au moment de l'assurance, feraient partie d'une écurie contaminée par une maladie contagieuse ou située à moins d'un kilomètre d'un foyer de contagion.

Art. 8. — La Société exclut encore de toute indemnité les sinistres imputables à des fautes graves, lourdes, évidentes, du sociétaire ou des personnes à son service ; les pertes provenant de guerre, émeute, inondation, incendie, foudre, écroulement de bâtiments, transport en chemin de fer.

Art. 9. — Tout sociétaire peut ne soumettre à l'assurance que les animaux de l'une des deux classes ci-dessus; mais il est tenu d'assurer la totalité des animaux d'une même classe, qu'il entretient habituellement dans une même exploitation ou métairie, alors même que celles-ci s'étendent sur une ou plusieurs communes ou sur des départements limitrophes.

Il est entendu que, en cas d'exploitation par métayage, le propriétaire ou le métayer serait autorisé à assurer séparément sa part de cheptel, et que cette part, à l'égard de la Société, serait censée être la moitié de la valeur du cheptel.

Art. 10. — Toute assurance faite en fraude de l'une de ces dispositions est nulle et non avenue; néanmoins, les cotisations échues ou payées restent acquises à la Société.

Art. 11. — La Société ne garantit les sociétaires que des pertes survenues par suite de maladie plus de quinze jours francs après la signature de la police.

Relativement aux animaux achetés dans l'année, l'assurance n'aura d'effet, en cas de maladie, qu'un mois après leur entrée dans l'exploitation.

Police d'assurance. — Durée.

Art. 12. — La police est rédigée d'après les déclarations du sociétaire. Ses évaluations ne peuvent être opposées à la Société comme preuve de la valeur des animaux assurés.

Art. 13. — Le Conseil d'administration de la Société a le droit de refuser l'assurance proposée, ou de ne l'accepter qu'à des conditions particulières. Il a également le droit de contrôler les déclarations de l'assuré et de faire procéder à une estimation contradictoire des animaux assurés ou à assurer.

Art. 14. — La Société a toujours et en tout temps le droit de faire visiter les animaux des sociétaires.

Art. 15. — L'assurance est contractée pour la durée de trois exercices; elle se continue par tacite reconduction, à moins que la Société, ou le sociétaire, déclare par lettre chargée, un mois au moins avant la fin du troisième exercice, ne pas vouloir continuer son assurance.

Toutefois, et par exception, les sociétaires sont autorisés à assurer pour la durée de l'engraissement, au pré ou à l'étable, les bêtes bovines ne faisant pas partie de leurs cheptels, aux conditions stipulées aux articles 11 et 21.

Art. 16. — L'engagement social cesse pour tout sociétaire, dont le bail est résilié pour quelque cause que ce soit, et pour celui qui cesse d'exploiter le ou les domaines contenant le cheptel assuré. Mais déclaration écrite doit être faite de la cause et de l'époque de la cessation de l'exploitation, un mois avant l'expiration de l'année courante de l'assurance ; la cotisation entière de l'année commencée est toujours due à la Société.

Art. 17. — L'année sociale commencera le 11 novembre pour finir le 11 novembre suivant.

Art. 18. — Quelle que soit la date de la souscription, la police remontera toujours, pour le paiement de la cotisation, au commencement de l'exercice en cours, à moins que le sociétaire déclare que son intention est de ne s'assurer qu'à partir de l'exercice suivant ; toutes les assurances partiront toujours uniformément de la date du 11 novembre, sauf l'exception faite pour les bêtes d'engrais aux articles 15 et 21.

Art. 19. — Tout sociétaire dont le cheptel se sera modifié au cours d'un exercice, devra en faire la déclaration au siège de la Société, un mois au moins avant l'expiration de cet exercice.

L'avenant en augmentation ou en réduction servira de base pour les exercices suivants.

Art. 20. — Les animaux engagés à l'assurance par plusieurs intéressés, à des titres différents, ne donnent droit qu'à une seule indemnité, dont le paiement, en présence de tous les ayants droit, libère la Société.

Tout sociétaire déjà assuré ou qui se sera assuré pendant le cours de son engagement à une autre compagnie, sera tenu de le déclarer, sous peine de perdre tout droit à l'indemnité. En cas de sinistre survenu après ladite déclaration, la Société ne sera tenue qu'à sa part proportionnelle.

Cotisations.

Art. 21. — La cotisation à payer pour l'espèce bovine est fixée à 1 fr. pour 100 fr. de valeur assurée.

Cette prime de 1 p. 100 se divise en : 1° cotisation ordinaire de 0 fr. 50 p. 100, appelée dans tous les cas ; et 2° cotisation complémentaire de 0 fr. 50 p. 100, due seulement en cas de nécessité reconnue par le Conseil d'administration.

En aucun cas, la cotisation pour l'espèce bovine ne pourra être supérieure à 1 fr. pour 100 fr. de valeur assurée.

Les bêtes à l'engrais bénéficiant de l'assurance de courte durée, paieront moitié de la cotisation d'un an.

Pour l'espèce chevaline, la cotisation est divisée de la même manière, en cotisation ordinaire et extraordinaire, et fixée, pour chacune d'elles, au double de celle de l'espèce bovine.

En aucun cas, la cotisation pour l'espèce chevaline ne pourra être supérieure à 2 p. 100.

Exceptionnellement, la cotisation de l'une et de l'autre classe sera exigible en entier de l'assuré, la première année de son assurance, et en exécution de l'article 9 du décret du 22 janvier 1868, moitié de chaque cotisation devra être versée avant la constitution de la Société.

Chaque assuré sera obligé de payer, à son entrée, pour chaque classe assurée, une somme de *deux francs* pour frais de police et de plaque.

Tous les droits et impôts mis ou à mettre sont à charge de l'assuré, en sus de la cotisation.

Art. 22. — Les époques de paiement seront déterminées par le Conseil d'administration.

Les recouvrements seront faits par la poste, les frais à la charge de l'assuré si, dans les quinze jours de l'échéance, il ne s'est pas libéré entre les mains du directeur ou du délégué de son canton.

Tout sociétaire en retard peut être poursuivi à la diligence du directeur de la Société.

En cas de sinistre survenu avant sa libération, le sociétaire en retard est déchu de tout droit à une indemnité, par le seul fait du refus de la traite postale et sans autre mise en demeure.

Art. 23. — La cotisation est indivisible entre les héritiers et ayants droit du sociétaire, chacun d'eux étant tenu pour le tout.

Art. 24. — Sur le montant des cotisations ordinaires, il est prélevé :

1° 10 p. 100 pour la constitution d'un fonds de réserve ;

2° La somme nécessaire pour couvrir les frais d'administration.

Si le surplus est insuffisant à indemniser les sociétaires du montant des sinistres de l'année, le Conseil d'administration fera appel de partie ou de la totalité de la cotisation complémentaire.

S'il existe un excédent sur les cotisations, après le paiement des sinistres et autres charges, il sera versé au fonds de réserve.

Expertises.

Art. 25. — Par le fait seul de son adhésion, tout sociétaire prend l'engagement de servir gratuitement, dans les limites de son canton, d'expert pour l'évaluation des cheptels assurés et pour l'estimation des sinistres, sauf le cas d'impossibilité justifiée.

Sinistres. — Déclaration. Estimation. — Fixation de l'indemnité.

ART. 26. — Dès qu'un animal assuré sera gravement malade, ou aura été victime d'un accident, le sociétaire devra en prévenir, dans les 24 heures, la Société en la personne de son représentant dans le canton, et appeler sur-le-champ un vétérinaire diplômé.

Si l'homme de l'art reconnaît que la nature de la maladie ou de l'accident nécessite l'abatage ou l'enfouissement immédiat, il devra en délivrer tout de suite, au sociétaire, une attestation écrite et motivée.

Cette attestation devra contenir, à titre de renseignement, l'estimation approximative de l'animal, avant la maladie ou l'accident; elle sera jointe à la déclaration du sociétaire.

ART. 27. — Dans le cas où la vente de tout ou partie de l'animal atteint aura été prescrite par le vétérinaire, l'intéressé devra s'y conformer et faire connaître, par écrit, le produit de la vente qui viendra en déduction de l'indemnité.

ART. 28. — Dès qu'un sinistre sera arrivé, il sera sur-le-champ procédé à l'estimation de la perte par deux experts, sociétaires autant que possible, non parents ou alliés du sinistré, et choisis, l'un par la Société, l'autre par le sinistré. En cas de désaccord, ils s'en adjoindront un troisième; et, s'ils ne peuvent s'entendre sur le choix de ce tiers-expert, il sera désigné, sans frais, par le juge de paix du canton, sur la simple demande de la partie la plus diligente.

La décision des experts est arbitrale et souveraine.

ART. 29. — En aucun cas, le sinistré ne pourra recevoir plus des 4/5 de sa perte.

Quelle qu'en soit l'importance, il ne pourra être payé plus de 800 fr. pour un taureau ou un bœuf, plus de 500 fr. pour une vache, ni plus de 1000 fr. pour un animal de l'espèce chevaline, pour les 80 p. 100 à la charge de la Société.

ART. 30. — En cas d'épizootie ou de maladie contagieuse régie par la loi du 21 juillet 1881, les membres de la Société ne sont en aucune façon dispensés de faire en temps utile toutes les déclarations prescrites par les lois et règlements; ils demeurent, au contraire, pleinement responsables des omissions ou des infractions qu'ils pourraient commettre.

Art. 31. — Dans le même cas d'épizootie, la Société pourra, dans l'intérêt général, mettre en demeure tout sociétaire, propriétaire d'une écurie atteinte, de prendre des mesures exceptionnelles, comme, par exemple, la vente à la boucherie ou l'abatage pur et simple de la totalité de son cheptel, à charge par elle de l'indemniser de la perte éprouvée, compris celle des bovidés trop jeunes pour être assurés, sans que, toutefois, l'indemnité à payer pour ces derniers ne puisse excéder 100 fr. par tête.

La Société pourra également prescrire des mesures préventives, des précautions pour l'enfouissement des cadavres des animaux, pour la désinfection des écuries, etc.

Faute de s'y conformer, le sociétaire sera déchu de tout droit et pourra être exclu.

Art. 32. — Lorsqu'à la suite de pertes résultant de maladies épizootiques, le sociétaire recevra de l'État les indemnités prévues par la loi du 21 juillet 1881, ces indemnités viendront en déduction de celles qui lui seront dues par la Société.

Celle-ci ne pourra réclamer au sinistré les sommes qu'il aurait ainsi reçues si l'indemnité payée par l'État était supérieure à la fixation par les experts de la Société ou à la portion que la Société pourrait payer.

Art. 33. — Quand la constitution d'un fonds de réserve garantira le paiement intégral des pertes, le paiement des indemnités aura lieu immédiatement.

Jusqu'à ce que ce fonds de réserve soit constitué, les sinistrés ne seront payés qu'à la fin de l'exercice, afin que si les ressources de la Société, à ses débuts, ne lui permettaient pas de solder intégralement les sinistres, tous les ayants droit de la même année reçoivent dans la même proportion.

Les indemnités seront payées au plus tard dans les trois mois qui suivront la clôture de chaque exercice.

Elles seront payées : 1° avec la partie libre des cotisations ordinaires ; 2° avec les cotisations complémentaires de l'année ; 3° avec la portion disponible du fonds de réserve, à partir de l'époque où l'Assemblée générale, la jugeant suffisante, autorisera de s'en servir.

Administration de la Société.

Art. 34. — La Société est représentée par une Assemblée générale et par un Conseil d'administration.

ART. 35. — L'Assemblée générale se tient au moins une fois par an, sans préjudice des convocations qui peuvent être adressées par le Conseil d'administration.

Les 50 plus fort assurés seront convoqués individuellement par lettre et constitueront l'Assemblée générale.

ART. 36. — L'Assemblée générale ne sera valablement constituée que si elle réunit le quart, au moins, des membres ayant le droit d'y assister; à défaut de ce nombre, une nouvelle convocation sera faite, dans la quinzaine, et l'Assemblée ainsi constituée délibérera valablement.

Les membres convoqués à l'Assemblée générale peuvent s'y faire représenter par un sociétaire, à charge de lui donner leurs pouvoirs par écrit et spécialement pour chaque Assemblée.

Les délibérations de l'Assemblée générale seront prises à la majorité des voix des membres présents ou représentés; toutefois, les Statuts ne peuvent être modifiés qu'à la majorité des deux tiers des membres présents ou représentés, et si mention de la proposition de modification a été faite dans la convocation.

ART. 37. — L'Assemblée générale nomme :

1° Son Président et son Secrétaire;

2° Les membres du Conseil d'administration;

3° Les Commissaires.

Elle délibère sur toutes les affaires intéressant la Société, notamment sur la quotité et l'emploi de la réserve prévue par l'art. 24.

ART. 38. — Le Conseil d'administration est composé de trois membres au moins et de neuf au plus, pris parmi les sociétaires ayant au moins pour 10,000 fr. de valeurs assurées. Ses membres sont renouvelables par tiers et rééligibles.

ART. 39. — Le Conseil se réunit chaque fois que les intérêts de la Société l'exigent.

Il est investi, pour tous les actes d'administration, des pouvoirs les plus étendus et il représente la Société. Il aura notamment le droit d'édicter un règlement pour assurer dans tous ses détails l'exécution des présents Statuts.

ART. 40. — Les membres du Conseil ne contractent, à raison de leur gestion, aucune obligation personnelle ou solidaire relativement aux engagements de la Société.

Leurs fonctions sont gratuites.

ART. 41. — Le Conseil d'administration nommera le Directeur de la Société; il pourra lui transmettre une partie de ses pouvoirs.

Le Conseil d'administration désignera des délégués chargés, sous l'autorité du Directeur, de représenter la Société chacun dans son canton, afin d'accélérer l'instruction des affaires.

Le Directeur et les délégués cantonaux ne peuvent être pris que parmi les membres de la Société.

Art. 42. — Un ou plusieurs Commissaires seront désignés par l'Assemblée générale pour faire à l'Assemblée de l'année suivante un rapport sur la situation de la Société, sur le bilan et les comptes présentés.

Art. 43. — La Société ne sera valablement constituée que lorsqu'elle aura obtenu les adhésions de 50 sociétaires, au moins, réunissant ensemble un minimum de valeurs assurées dépassant un million.

La Société serait dissoute de plein droit si elle tombait à des quantités inférieures à ces mêmes chiffres.

Les divers systèmes de la mutualité peuvent être inégalement bons ; aussi faut-il savoir faire un choix. Ainsi, la mutualité communale peut convenir dans les localités où une espèce prédomine, dans les centres d'élevage où les animaux sont bien soignés et se trouvent placés dans les mêmes conditions ; elle ne doit pourtant pas couvrir indifféremment toutes les espèces. Ainsi, la mutualité cantonale ou départementale simple et la mutualité cantonale doublée d'une association de secours mutuels peuvent convenir dans certains départements, elles peuvent couvrir une ou plusieurs espèces. La mutualité cantonale, de même que la mutualité communale, quoique à un moindre degré, pouvant, à cause du peu d'étendue de ses opérations, amener parfois une élévation considérable des cotisations, peut se faire couvrir par une bonne mutuelle générale.

L'assurance contre la mortalité du bétail fonctionne dans divers pays (Allemagne, Autriche, etc.) ; en Suisse il y a l'assurance d'État contre les pertes occasionnées par les maladies épizootiques et les assurances privées contre la mortalité provoquée par les maladies sporadiques.

En France, un projet de loi sur les assurances agricoles a été jadis présenté aux Chambres, dans lequel se trouvaient les dispositions suivantes :

TITRE I. — *Des Caisses départementales de secours contre les sinistres agricoles.*

ARTICLE PREMIER. — Il est créé, dans chaque département, une institution d'assurance mutuelle portant le titre de *Caisse départementale de secours contre les sinistres agricoles.*

Elle a pour but d'indemniser les victimes des sinistres agricoles causés par les orages, la grêle, la mortalité ou les accidents des animaux de ferme; elle peut joindre à ses opérations les assurances contre la gelée de certaines récoltes.

Elle a son siège au chef-lieu du département.

ART. 2. — Chaque caisse est alimentée :

1° Par le produit des cotisations individuelles;

2° Par les dons et legs qui pourront être faits à l'institution;

3° Par les subventions qui pourront être obtenues de l'État, des départements, des communes ou des particuliers;

4° Par les intérêts et revenus provenant du placement des fonds sans emploi.

ART. 3. — Il est formé un fonds de réserve destiné principalement à subvenir aux besoins de l'institution dans les années calamiteuses.

Ce fonds de réserve se compose :

1° Du vingtième du produit des souscriptions, dont le prélèvement sera effectué chaque année avant la répartition des secours;

2° Des sommes qui n'auront pas été employées chaque année après le paiement des frais d'administration et la contribution des indemnités aux sinistrés.

ART. 4. — Pour avoir le droit de participer aux assurances, il faut verser à ladite Caisse une cotisation à raison des risques courus et du capital assuré.

Le taux de la cotisation est fixé chaque année par le Conseil d'administration.

Art. 5. — Les cotisations individuelles sont recueillies par les percepteurs des contributions directes, comme en matière de contributions publiques.

Les fonds recouvrés sont immédiatement versés dans la caisse du trésorier-payeur général du département.

Art. 6. — Les demandes d'inscription pour assurances sont faites à la mairie du domicile de l'assuré et transmises au préfet, qui les envoie au directeur de la Caisse. En cas de sinistre, déclaration en est faite au maire dans les vingt-quatre heures ; celui-ci en avise sans retard le directeur de la Caisse.

Art. 7. — Dans chaque commune, il est institué un bureau local composé du maire, président ; de trois cultivateurs ou propriétaires résidant dans la commune, désignés par le conseil municipal et choisis dans son sein ou en dehors, et du contrôleur des contributions directes de la circonscription. Ce bureau est chargé de constater les dommages causés par les sinistres. Dans le cas où il serait impossible de constituer un bureau local dans une commune, c'est le bureau d'une commune voisine, délégué par le Conseil d'administration, qui serait chargé d'instruire les affaires.....

TITRE II. — *Des Caisses communales et cantonales contre la mortalité des animaux de ferme.*

Art. 14. — Des Caisses communales ou cantonales pourront être instituées dans les communes, groupes de communes ou cantons qui le demanderont pour préserver les cultivateurs des risques contre les accidents et la mortalité du bétail.

Art. 15. — Les Caisses communales ou cantonales peuvent assurer tous les animaux de la ferme ou certaines espèces seulement.

Art. 16. — La constitution de la caisse et de la réserve se fait dans la même forme que pour les caisses départementales.

Art. 17. — Les cotisations, dont le taux est fixé chaque année par le Conseil d'administration, sont recouvrées par les soins du percepteur des contributions directes comme en matière de contributions publiques.

Le Conseil d'administration arrête, dans une séance annuelle, le budget de la caisse ; il assure le compte général de la caisse après la clôture de l'exercice.

Art. 18. — Chaque caisse est administrée par un directeur, sous le contrôle d'un Conseil d'administration.

Le directeur est nommé par le préfet, sur la présentation du Conseil d'administration.

Le percepteur du chef-lieu de canton de la localité où siège la caisse remplit les fonctions de trésorier de la caisse, centralise les fonds et fait les paiements sur les ordonnances du directeur de la caisse.

Art. 19. — Le Conseil d'administration de chaque caisse est composé du maire de la localité où se trouve le directeur de la caisse, de deux conseillers municipaux et de trois agriculteurs élus par les cultivateurs assurés. Les membres du Conseil sont désignés pour trois ans et rééligibles.

Art. 20. — Tout sinistré, sous peine de déchéance de son droit à indemnité, doit faire à la mairie de sa commune et au directeur de la caisse, dans les vingt-quatre heures au plus tard et avant tout enlèvement de l'animal, la déclaration de la perte ou des pertes qu'il a faites.

Art. 21. — L'indemnité ne peut dépasser, en aucun cas, les quatre cinquièmes de la valeur de l'animal avant la maladie ou l'accident qui a entraîné sa perte.

Une indemnité peut être accordée à l'assuré pour les frais de vétérinaire et de médicaments qu'il aura subis pour sauver de la mort un animal assuré.

Art. 22. — Les caisses d'assurances communales ou cantonales contre la mortalité des animaux pourront se lier avec les caisses départementales, afin d'obtenir la participation de ces caisses aux pertes qu'elles auraient à subir dans les années calamiteuses. Dans ce cas, elles devront participer à la formation du fonds de réserve dans les conditions prévues à l'article 2.

Art. 23. — Des caisses locales d'assurances contre la mortalité des animaux domestiques, constituées d'après les règles posées par le titre X du Code de commerce, soit par des groupes de cultivateurs, soit par des syndicats agricoles, pourront s'affilier également aux caisses départementales dans les conditions prévues à l'article 22.

TITRE III. — *De la Caisse nationale de secours contre les sinistres agricoles.*

Art. 24. — Une Caisse nationale de secours contre les sinistres agricoles est instituée à Paris, avec le concours et sous le contrôle de l'État.

Elle a pour objet de suppléer, dans la mesure de ses ressources, aux insuffisances qui viendraient à se produire dans les caisses départementales, pour réparer les pertes éprouvées par les sinistrés.

Art. 25. — Participeront aux distributions annuelles des allocations de la Caisse nationale, les seules caisses départementales qui lui seront affiliées et lui verseront une cotisation égale au un vingtième du montant de leurs recettes annuelles.

Art. 26. — La Caisse nationale de secours est alimentée :

1° Par le versement de un vingtième des recettes réalisées par les caisses départementales qui s'affilieront à elle ;

2° Par les subventions de l'État ;

3° Par les dons et legs qui lui seront faits ;

4° Par les intérêts et revenus provenant du placement des fonds sans emploi et des dons et legs faits à titre de dotation.

Art. 27. — Il sera formé un fonds de réserve destiné à venir en aide à la Caisse dans les années calamiteuses.

Ce fonds de réserve sera constitué :

1° Par le prélèvement de un dixième du produit des versements effectués par les caisses départementales avant la répartition des subventions ;

2° Des dons et legs faits à la Caisse à titre de dotation ;

3° Des sommes qui n'auront pas été employées sur un exercice, après le paiement des frais d'administration et la distribution générale des subventions...

Le vétérinaire est souvent appelé à avoir des rapports avec les Sociétés d'assurances, soit pour examiner, apprécier, évaluer les animaux qui doivent être assurés, soit, surtout après les sinistres, pour reconnaître la valeur des animaux, pour déterminer la cause de la mort et apprécier si les précautions, soins, mesures nécessaires ont été prises par l'assuré pour conjurer l'accident ou prévenir la perte. Il devra souvent, dans ce but, pratiquer l'autopsie des animaux morts et procéder à une enquête. Il est aussi appelé par les compagnies qui assurent les animaux contre les accidents, pour constater les blessures, leur nature, leur cause, leur gravité et évaluer la somme à payer au propriétaire d'après la dépréciation subie, la durée de l'incapacité de travail et les frais de traitement. Dans tous les cas, il suivra, pour la constatation et l'appréciation des accidents, blessures, cas de mort, les règles déjà indiquées à propos du louage, à propos du transport des animaux, et celles qui seront formulées plus loin à propos des expertises médico-légales. Il devra toujours agir avec la plus stricte impartialité et ne jamais sacrifier injustement les intérêts de la compagnie à ceux de l'assuré.

TROISIÈME PARTIE

Délits et quasi-délits civils ; cas où la loi pénale intervient. Responsabilité pour les cas de mort et les détériorations occasionnés aux animaux d'autrui; responsabilité de la faute personnelle ; responsabilité de la faute d'autrui ; responsabilité des propriétaires pour les dommages causés par leurs animaux. Responsabilités diverses.

CHAPITRE PREMIER

PRINCIPES GÉNÉRAUX. — RESPONSABILITÉS DIVERSES.

L'étude des blessures, détériorations, maladies, cas de mort violente, occasionnés volontairement ou involontairement aux animaux d'autrui et l'étude des textes de loi, qui règlent la responsabilité civile et pénale de ceux à qui le mal fait aux animaux ou par les animaux est imputable, tel est le double objet de la médecine légale vétérinaire, qui peut être définie : l'étude des détériorations causées aux animaux et des lois qui consacrent la responsabilité de ceux à qui elles sont imputables. L'étude des blessures, maladies, cas de mort violente, ayant été faite ailleurs, il ne sera traité ici que des règles qui établissent la responsabilité civile et pénale de ceux à qui les détériorations sont imputables.

Les faits, que la loi pénale punit, sont de trois ordres :

ce sont des contraventions, des délits ou des crimes. Les contraventions sont de la compétence de la justice de paix : ce sont des faits peu graves, et qui n'entraînent au maximum que 15 francs d'amende et cinq jours de prison. Les délits sont des faits plus graves, plus immoraux ; ils sont de la compétence des tribunaux correctionnels. Les blessures faites aux animaux, les cas de mort violente, même volontairement et méchamment provoquée, ne constituent jamais des crimes, mais tout au plus des délits correctionnels.

Les animaux peuvent être victimes de mauvais traitements, de blessures, d'accidents, de détériorations ; ils peuvent être tués, empoisonnés ; ils peuvent enfin occasionner des dommages à la propriété, aux autres animaux, et même aux personnes.

I. — RESPONSABILITÉ DE CEUX QUI MALTRAITENT, BLESSENT, TUENT, EMPOISONNENT LES ANIMAUX D'AUTRUI.

La responsabilité, encourue par ceux qui tuent, blessent ou maltraitent les animaux, doit être envisagée au point de vue civil et au point de vue pénal. La responsabilité civile est réglée par les articles 1382, 1383 et 1384 du Code civil ; et la responsabilité pénale est établie par la loi du 2 juillet 1850, par les articles 471, 475, 479, 480, 388, 389, 392, 451, 452, 453, 454 et 455 du Code pénal, et par le code rural.

1° Responsabilité civile.

Art. 1382 Cod. civ. — Tout fait quelconque de l'homme, qui cause à autrui un dommage, oblige celui par la faute duquel il est arrivé, à le réparer.

ART. 1383 Cod. civ. — Chacun est responsable du dommage qu'il a causé non seulement par son fait, mais encore par sa négligence ou par son imprudence.

ART. 1384 Cod. civ. — On est responsable non seulement du dommage que l'on cause par son propre fait, mais encore de celui qui est causé par le fait des personnes dont on doit répondre, ou des choses que l'on a sous sa garde.

Le père et la mère, après le décès du mari, sont responsables du dommage causé par leurs enfants mineurs habitant avec eux;

Les maîtres et les commettants, du dommage causé par leurs domestiques et préposés dans les fonctions auxquelles ils les ont employés;

Les instituteurs et les artisans, du dommage causé par leurs élèves et apprentis pendant le temps qu'ils sont sous leur surveillance.

La responsabilité ci-dessus a lieu, à moins que les père et mère, instituteurs et artisans, ne prouvent qu'ils n'ont pu empêcher le fait qui donne lieu à cette responsabilité.

Toute personne, qui, par sa faute, cause un dommage à une autre, est obligée de le réparer. Par *faute*, il faut entendre tout ce qui (action ou omission, accomplissement d'un fait défendu ou omission d'un fait ordonné) blesse injustement le droit d'autrui. Mais l'action ou l'omission dommageable pour autrui ne constitue pas une faute, quand elle n'est que l'exercice régulier d'un droit. Ainsi, celui qui tue dans son fonds les volailles d'autrui ne commet pas une faute, il exerce un droit reconnu par la loi, et il ne saurait être tenu à aucune réparation. Mais un fait qui n'est pas illicite peut engager la responsabilité de son auteur (manœuvre, cri, bruit) quand il a été la cause du dommage et quand l'auteur a commis une négligence en l'accomplissant.

Il peut y avoir faute de la part d'une personne sans qu'elle soit obligée à une réparation; la réparation civile n'est due qu'autant que la faute a été dommageable. Ainsi, lorsque Pierre tire un coup de fusil sur le cheval de Paul sans l'atteindre, sans lui causer aucune dépréciation, il y a faute non dommageable, et son auteur ne doit aucune réparation.

Il faut enfin, pour qu'il y ait faute engageant la responsabilité de la personne auteur du fait ou de l'omission, que cette personne soit capable d'imprudence, de négligence, de dol, etc. Ainsi, les enfants en bas âge ne sont pas personnellement responsables du dommage qu'ils causent.

Il faut donc, pour qu'il y ait *faute*, un fait ou une abstention illicite, dommageable et imputable à son auteur.

La faute constitue un délit civil, quand il s'agit d'un fait volontaire, illicite et accompli avec l'intention de causer un dommage à autrui ; elle est un quasi-délit civil quand il s'agit d'un fait volontaire, illicite, dommageable, mais accompli par imprudence ou par négligence et sans l'intention de causer un préjudice à autrui. D'ailleurs, les juges ont un pouvoir souverain d'appréciation pour décider s'il y a eu faute, imprudence, négligence, et pour fixer la quotité de la réparation.

La solidarité a lieu de plein droit, pour les dommages-intérêts ou les dépens, auxquels ont été condamnés les auteurs d'un même délit ou d'un même quasi-délit (Cass.).

Le principe établi par les articles 1382 et 1383 du Code civil s'applique à toute personne (maréchal, empirique, guérisseur, etc.) responsable, qui a occasionné des accidents, des blessures, des détériorations, etc., aux animaux d'autrui ; il s'applique aux vétérinaires, à raison des accidents causés dans la pratique de leur art, en tant que l'appréciation des fautes commises par eux n'exige pas, de la part du juge, l'examen des théories ou des méthodes médicales, ou la discussion de questions de pure science, mais donne seulement lieu à l'application des règles générales de bon sens et de prudence auxquelles est soumis l'exercice de toute profession (Cass.). Mais la règle contenue dans les articles 1382 et 1383 ne s'applique qu'en matière de délit et de quasi-délit ; elle ne concerne pas les fautes commises dans l'exécution d'une convention (Cass.). D'ailleurs, l'imprudence, commise par la partie lésée, n'affranchit pas de toute responsabilité celui dont la faute a contribué, d'une manière quelconque, à déterminer l'accident ou à le rendre plus grave ; elle a seulement pour effet la réduction des dommages et intérêts auxquels ce dernier doit être condamné (Cass.). Toutefois, l'action en responsabilité ne peut être utilement exercée qu'autant qu'il existe une relation directe entre le préjudice et la faute imputée au défendeur (Cass.).

Lorsqu'il s'agit d'un délit ou d'un quasi-délit prévu par les articles 1382 et 1383, c'est à celui, qui s'en prétend victime, et qui agit en responsabilité, à faire la preuve du dommage et de la faute.

On est garant du dommage causé à autrui par le fait des personnes dont on doit répondre (art. 1384 Cod. civ.).

Le père répond du dommage causé à autrui par ses enfants mineurs habitant avec lui ; et il en est de même de la mère, en cas de mort, d'interdiction ou d'absence de son mari. La responsabilité des père et mère est donc engagée par les faits de leurs enfants mineurs émancipés ou non, mariés ou non, et habitant avec eux; mais ils peuvent s'en dégager, en établissant qu'ils n'ont pas pu empêcher le délit ou le quasi-délit. Ils répondent du dommage causé par leurs enfants mineurs habitant avec eux, bien que, au moment du délit ou quasi-délit, les enfants fussent momentanément confiés à la surveillance d'un instituteur. Ils ne répondent pas du dommage causé par leurs enfants majeurs, même habitant avec eux, à moins qu'il ne soit démontré qu'ils sont en faute, qu'ils ont mal élevé ou perverti leurs enfants; ils ne répondent pas non plus du dommage causé par leurs enfants mineurs placés en pension ou appelés à l'armée.

La femme, séparée de corps, ou divorcée, répond du dommage causé par les enfants, qui lui ont été confiés.

Les tuteurs, même non parents des enfants mineurs habitant avec eux, répondent de leurs faits ; et il en est de même des personnes non tutrices, qui ont été désignées par des conseils de famille, pour recevoir chez elles des mineurs, pour les surveiller et pour en prendre soin.

Les maîtres et les commettants sont responsables du dommage causé par leurs domestiques et préposés dans les fonctions auxquelles ils les ont employés. Ainsi, le maître est responsable du dommage causé par son cocher qui conduit mal, et il n'est pas responsable du coup de fouet qu'il donne méchamment à un passant. La responsabilité du maître pour les délits de son domestique n'est pas subordonnée à l'insolvabilité de ce dernier, elle est principale et non subsidiaire ; et la disposition, qui relève les père et mère et autres de toute responsabilité, lorsqu'ils établissent qu'ils n'ont pas pu empêcher le fait qui y donne lieu, n'est pas applicable aux maîtres et commettants à raison du dommage causé par leurs domestiques et préposés. Mais le maître ne peut être condamné par le tribunal correctionnel ou de police comme civilement responsable d'un délit pénal ou d'une contravention commise par son domestique ou préposé, qu'autant que celui-ci est en même temps mis en cause, et encore sa responsabilité est-elle limitée à l'indemnité civile sans pouvoir être étendue à l'amende.

D'ailleurs, il n'est pas responsable à raison du dommage causé par le crime ou le délit de son domestique, en dehors des fonctions auxquelles il est employé.

Les maîtres ou commettants choisissant librement leur personnel sont réputés en faute pour l'avoir mal choisi; et l'article 1384 du Code civil, non seulement les rend responsables du dommage causé par leurs domestiques et préposés dans les fonctions auxquelles ils les ont employés, mais il ne leur permet pas de se décharger de cette obligation en prouvant qu'ils n'ont pas pu empêcher le fait dommageable. On désigne par domestiques ou préposés les personnes attachées au service d'une autre, les personnes à gages, les serviteurs, les commis, journaliers, ouvriers. Il est bien entendu d'ailleurs, ainsi qu'on l'a vu, que le maître ou commettant ne répond que du dommage résultant de fautes commises, par son domestique ou préposé, dans l'accomplissement des fonctions auxquelles il l'a employé.

Conformément aux principes, qui viennent d'être rappelés, il a été décidé : que le propriétaire d'un taureau est responsable des blessures qu'il a causées, alors qu'il était emmené par un métayer, du concours agricole où il avait été exposé au nom du propriétaire, bien qu'il fît partie du cheptel de la métairie et bien que la prime allouée eût été abandonnée par le maître au métayer (Cour Bordeaux, 10 mai 1874); que le maître n'est pas responsable du dommage occassionné par un animal appartenant à son domestique, en dehors des fonctions auxquelles ce dernier était employé (Cour Lyon, 9 fév. 1865) ; que l'accident causé par l'imprudence du domestique, pendant qu'il conduisait le cheval et la voiture de son maître, n'engage pas la responsabilité de ce dernier, lorsque la voiture et le cheval étaient conduits pour le compte du domestique, auquel ils avaient été prêtés pour son usage personnel, peu importe d'ailleurs que l'animal fût vicieux, si le domestique en connaissait le caractère, ou si l'accident a eu pour cause l'imprudence du domestique (Cour Limoges, 27 nov. 1868) ; que le maître, qui emploie plusieurs domestiques, ouvriers ou préposés à une même besogne, répond des délits et quasi-délits civils de chacun d'eux vis-à-vis des autres, comme il en répond vis-à-vis des tiers (Cass., 28 juin 1841) ; que le maître maréchal est civilement responsable, lorsqu'un de ses ouvriers est blessé par la négligence ou la maladresse d'un autre (Cour Aix, 13 mai 1865); que le propriétaire qui fait courir est seul responsable de tous les agissements de ses jockeys pendant les courses, comme à tous autres moments. Le maître ou le commettant responsable d'un préjudice, occasionné par son domestique ou son préposé, peut recourir contre l'auteur du dommage, à la condition toutefois que la faute n'ait pas été la conséquence nécessaire des ordres qu'il lui avait donnés.

Les instituteurs et artisans sont responsables du dommage causé par leurs élèves et apprentis pendant le temps qu'ils sont sous leur surveillance; mais ils peuvent s'exonérer de cette responsabilité, en prouvant qu'ils n'ont pas pu empêcher le fait dommageable.

Dans les cas prévus par l'article 1384, celui qui a subi un dommage, et qui en demande réparation, est bien tenu de prouver le dommage et de démontrer quel en est l'auteur; mais il n'a point à établir que la personne (père, maître, commettant, instituteur, artisan), chargée de veiller sur la conduite de celui qui (mineur, domestique, apprenti, élève) a commis le dommage, a été en faute et n'a pas fait ce qu'elle devait pour empêcher le fait dommageable; car il y a présomption légale de faute contre le défendeur.

Quand un mineur, placé sous la surveillance d'une autre personne, a commis un fait dommageable, le tiers lésé peut, lorsque le mineur est en faute, lorsqu'il a compris ce qu'il faisait, diriger l'action en réparation contre l'agent du dommage ou contre la personne chargée de le surveiller, sauf à celle-ci son recours contre l'agent. Que si l'auteur du dommage n'est pas en faute (enfant en bas âge, insensé), l'action en réparation ne peut être dirigée que contre la personne chargée de le surveiller et sans recours possible. Le maître, civilement responsable de la faute personnelle de son domestique, peut ensuite recourir contre ce domestique, à moins que ce dernier n'ait fait qu'exécuter les ordres de son maître.

Les réparations, pour dommage occasionné sur des animaux, comprennent l'évaluation de la détérioration plus les frais de traitement et de nourriture, ainsi que l'indemnité pour la durée de l'incapacité de travail. En effet, l'auteur ou la personne, civilement responsable d'un délit ou d'un quasi-délit, doit réparer tout le dommage causé qui est une suite directe et immédiate de la faute (art. 1151 Cod. civ.).

L'action civile née d'un délit ou quasi-délit civil ne se prescrit que par trente ans et ne peut être portée que devant les tribunaux civils (non répressifs).

2° Responsabilité pénale.

La faute peut être plus qu'un simple délit ou quasi-délit civil, elle peut être une contravention ou un délit pénal, et donner lieu contre l'auteur à une action civile et à une action pénale, ou quelquefois seulement à une action pénale.

A. — *Cas où il y a lieu seulement à une action pénale.* — D'après la loi du 2 juillet 1850, dite loi Grammont, une peine de 5 à 15 francs d'amende et de un à cinq jours de prison peut être infligée à ceux *qui maltraitent publiquement et sans nécessité des animaux domestiques ;* le juge peut n'appliquer que l'amende, mais, en cas de récidive, la prison doit être infligée au contrevenant.

La loi du 2 juillet 1850 ne s'applique qu'aux propriétaires des animaux et aux personnes auxquelles ils en ont confié le soin et la conduite (domestiques, conducteurs, détenteurs, emprunteurs, etc.) ; elle ne s'applique pas aux personnes étrangères.

Quand un tiers maltraite un animal, qui ne lui appartient pas et qui ne lui a pas été confié, il est civilement responsable du dommage qu'il cause, d'après l'article 1382 du Code civil, et il est passible d'une amende de 11 à 15 francs, ainsi que d'un emprisonnement de cinq jours s'il y a récidive, en vertu des articles 479-1° et 482 du Code pénal. Ainsi, le fait de donner un violent coup de bâton à un chien ou à tout autre animal circulant sur la voie publique, et appartenant à autrui, constitue la contravention prévue et réprimée par l'article 479-1° (Cass.).

Par mauvais traitements exercés publiquement et abusivement sur des animaux domestiques, il faut entendre les actes de brutalité et de violence, et, d'une façon générale, tous les actes volontaires accomplis sur la voie publique, dans un lieu public (abattoir, marché, etc.), occasionnant aux animaux des souffrances, que la nécessité ne justifie pas. Pour que la loi Grammont soit applicable, il faut qu'il y ait eu mauvais traitement par pure méchanceté, emportement, brutalité, et sans nécessité. Il serait donc singulièrement abusif de poursuivre des personnes pour des blessures, des excoriations, des boiteries, etc., survenues pendant le travail, ou produites par les harnais, alors même que ces personnes auraient été imprévoyantes ou négligentes ; la loi du 2 juillet 1850 ne peut s'appliquer que contre les personnes qui ont, sans nécessité, frappé, torturé, etc., les animaux, et non point à celles qui font travailler des animaux plus ou moins blessés et plus ou moins malades, ni à celles qui pratiquent des vivisections dans un but scientifique.

B. — *Cas où les accidents, blessures, détériorations, etc., occasionnés aux animaux d'autrui peuvent, en outre de l'action en réparation, donner lieu à une action pénale.* (Cas où la faute ouvre une action pénale en outre de l'action civile).

Encourent (art 479-1° Cod. pén.) une amende de 11 à 15 francs : Ceux qui volontairement causent du dommage aux animaux d'autrui ; ceux qui détruisent des chiens de garde sans nécessité ; ceux qui blessent volontairement, d'un coup de feu ou autrement, les chiens des autres entrés dans leur cour; ceux qui battent violemment des animaux d'autrui circulant sur la voie publique; ceux qui tuent des volailles appartenant à autrui, qui se sont introduites sur leur terrain dans une ville.

Ne commettent pas une contravention et ne sont passibles d'aucune peine ni soumis à aucune réparation : Ceux qui détruisent des chiens de garde, quand il y a eu nécessité, quand ils ont rencontré pendant la nuit les chiens dans leur propriété close, où des lapins ont été trouvés étranglés; ceux qui tuent des chiens appartenant à autrui au moment où, dans leur maison, ils portent atteinte à leur propriété; ceux qui tuent des chiens qui ont escaladé les murs d'un parc clos et peuplé de lapins; ceux qui, dans un jardin clos de murs, ont tendu des pièges dans lesquels des chiens appartenant à autrui sont venus se prendre et ont trouvé la mort; ceux qui tuent des chiens appartenant à autrui dans un parc clos, lorsqu'ils y commettent des dégâts d'une certaine gravité, lorsque plusieurs fois, et malgré les avertissements donnés aux propriétaires, ils ont brisé et mangé les œufs des poules dans un hangar dépendant de l'habitation.

Plusieurs décisions judiciaires ont fait cependant application de l'article 479-1° du Code pénal : A ceux qui avaient blessé volontairement, dans leur cour, des chiens appartenant à autrui ; à ceux qui avaient tué, dans leur jardin, des chiens appartenant à autrui, qui y mangeaient leurs poules; à ceux qui, après plusieurs avertissements donnés au maître, ont tué le chien d'autrui qui venait dans leur propriété et y commettait des déprédations; à ceux qui ont tué des chiens appartenant à autrui, lorsqu'ils traversaient leur terrain en poursuivant le gibier; à ceux qui ont détruit des essaims d'abeilles qui sont venus se poser dans leur jardin.

Dans toutes ces hypothèses, il y a eu contravention, et il en résulte l'obligation, pour les contrevenants, de payer la valeur des animaux qu'ils ont détruits.

La loi prohibe en effet de tuer les animaux même qui commettent un dégât, à moins toutefois que le dommage qu'ils causent ne soit tellement important, qu'il dépasse la valeur de ces animaux. Il y a lieu de distinguer selon que les animaux s'attaquent aux personnes ou aux propriétés. Dans la première hypothèse, la personne attaquée a toujours le droit de tuer l'animal agresseur; dans la seconde, on n'a pas, en principe, le droit de tuer les animaux, tant que le dommage qu'ils causent est inférieur à leur valeur; celui qui en souffre doit s'abstenir de les tuer et se contenter d'exiger la réparation du préjudice qu'il a éprouvé.

Le droit de tuer les volailles, qui causent du dommage, n'appartient qu'au propriétaire ou fermier des propriétés rurales. Ce droit peut être exercé par toute sorte de moyens, même par l'emploi du poison (Cass.); mais il ne peut être exercé qu'au moment même du dégât. Le propriétaire ou fermier rural, sur le fonds duquel des dommages sont causés par des volailles, a, outre le droit de les tuer, celui de réclamer la réparation du préjudice éprouvé. Tout propriétaire ou fermier, sur le terrain duquel des pigeons se posent, au temps des semailles ou de la moisson, a le droit de les tuer sur les lieux au moment du dégât; mais, qu'il s'agisse de volailles ou de pigeons, il ne peut s'en emparer, sous peine de commettre un vol.

Les paragraphes 2, 3 et 4 de l'article 479 du Code pénal ne s'appliquent qu'à ceux qui ont involontairement donné la mort ou fait des blessures aux animaux d'autrui. Ainsi donc, encourent une amende de 11 à 15 francs : Ceux qui occasionnent involontairement la mort ou la blessure des animaux d'autrui par l'effet de la divagation des fous ou furieux, ou d'animaux malfaisants ou féroces, ou par la rapidité ou la mauvaise direction ou le chargement excessif des voitures, chevaux, bêtes de trait, de charge ou de monture; ceux qui occasionnent involontairement la mort ou la blessure d'animaux d'autrui par l'emploi ou l'usage d'armes sans précaution ou avec maladresse, ou par jet de pierres ou d'autres corps durs, et en pareil cas, la peine de l'emprisonnement de un à cinq jours, peut, selon les circonstances, être prononcée par le juge (art. 480 Cod. pén.); ceux qui occasionnent la mort ou la blessure d'animaux appartenant à autrui par la vétusté, la dégradation, le défaut de réparation ou d'entretien des maisons, ou par l'encombrement ou l'excavation ou telles autres œuvres, dans ou près les rues, chemins, places ou voies publiques, sans les précautions ou signaux ordonnés ou d'usage.

Quiconque aura volé ou tenté de voler, dans les champs, des chevaux ou bêtes de charge, de voiture ou de monture, gros et menus bestiaux, quiconque aura volé du poisson dans un étang, vivier ou réservoir, quiconque aura volé des ruches à miel, pourra être condamné à un emprisonnement de un à cinq ans et à une amende de 16 à 500 francs (art. 388 Cod. pén.).

L'empoisonnement volontaire de chevaux, de bêtes de voiture, de monture ou de charge, de bêtes à cornes, de moutons, de chèvres, de porcs, de poissons dans des étangs, viviers ou réservoirs, est puni d'un emprisonnement de un à cinq ans et d'une amende de 16 à 300 francs (art 452 Cod. pén.). L'agent doit avoir connu les effets de la substance vénéneuse; le délit pénal ne peut exister que par la volonté de nuire. Si l'agent avait ignoré les effets du poison, il y aurait simplement délit civil obligeant le contrevenant à la réparation du préjudice.

Les dispositions de l'article 452 doivent être entendues limitativement; elles ne s'appliquent qu'aux quadrupèdes qu'il désigne d'une manière générale et aux poissons; on n'a pas le droit de les étendre aux volailles, qu'il ne désigne pas même implicitement. L'empoisonnement volontaire des volailles, pigeons, abeilles, n'est pas visé par l'article 452; il tombe donc sous l'application de l'article 1382 du Code civil et des articles 479-1° et 454 du Code pénal.

On n'est pas coupable, quand, par nécessité, on tue l'un des animaux mentionnés dans l'article 452; mais on commet un délit, quand on le tue sans nécessité, méchamment et de dessein prémédité, et l'on encourt une peine qui varie de six jours à six mois de prison, suivant les circonstances du fait.

Les blessures faites méchamment et de dessein prémédité à des animaux appartenant à autrui n'étant pas comprises dans l'article 453 du Code pénal, qui ne prévoit que le cas de mort donnée intentionnellement, restent sous l'application des articles 479 et 480 du Code pénal, et de l'article 30, titre II de la loi des 28 septembre et 6 octobre 1791, demeuré à cet égard toujours en vigueur.

Art. 30, Tit. II. (*Loi des 28 septembre et 6 octobre 1791.*) — Toute personne convaincue d'avoir, de dessein prémédité, méchamment, sur le territoire d'autrui, blessé ou tué des bestiaux ou chiens de garde, sera condamnée à une amende double de la somme du dédommagement. Le délinquant pourra être détenu un mois, si l'animal n'a été que blessé ; et six mois, si l'animal est mort de sa blessure ou en est resté estropié ; la détention pourra être du double, si le délit a été commis la nuit ou dans une étable ou dans un enclos rural.

Art. 454 (Cod. pén.). — Quiconque aura, sans nécessité, tué un animal domestique dans un lieu dont celui à qui cet animal appartient est propriétaire, locataire, colon ou fermier, sera puni d'un emprisonnement de six jours au moins et de six mois au plus.

S'il y a eu violation de clôture, le *maximum* de la peine sera prononcé.

L'article 454 s'applique à tous les animaux domestiques; et l'on entend par animaux domestiques tous ceux qui vivent, s'élèvent, sont nourris et se reproduisent sous la direction et par les soins de l'homme. Ainsi, les chiens, les chats, les pigeons, les oiseaux de basse-cour sont des animaux domestiques. De même qu'il s'applique à tous les animaux domestiques, l'article 454 prévoit tous les modes de destruction, même l'empoisonnement. Quand l'animal domestique tué sans nécessité, l'a été sur un terrain dont celui à qui cet animal appartient n'est ni propriétaire ni locataire, colon ou fermier, le fait ne constitue que la contravention prévue par l'article 479-1° du Code pénal.

La bestialité, ou commerce contre nature avec une bête, ne figure pas dans les délits que punit notre législation pénale; mais elle peut tomber sous l'application de l'article 330 du Code pénal, s'il y a eu outrage public à la pudeur, et sous l'application de l'article 1382 du Code civil, si un dommage a été causé à l'animal.

Art. 330 (Cod. pén.). — Toute personne qui aura commis un outrage public à la pudeur sera punie d'un emprisonnement de trois mois à deux ans, et d'une amende de seize francs à deux cents francs.

L'article 330 ne punit pas le fait immoral, mais bien la publicité; et il y a outrage public à la pudeur toutes les fois que des actes déshonnêtes ont été ou ont pu être, par leur licence et leur publicité, l'occasion d'un scandale public pour l'honnêteté et la pudeur de ceux qui fortuitement ont pu en être témoins. Du reste, peu importe le mode de publicité; l'article 330 se réfère à tous les genres de publicité, que l'outrage à la pudeur peut prendre, soit à raison du lieu où il est commis, soit à raison des autres circonstances qui l'ont accompagné.

Il y a délit prévu par l'article 330, lorsque l'acte immoral a été accompli devant des témoins, et même lorsqu'il a été entrepris en l'absence de tout témoin, pourvu qu'il ait été commis dans un lieu accessible au public, où il a pu être aperçu même fortuitement. Donc, la publicité résulte soit de ce que le fait a été offert aux regards du public, soit de la possibilité qu'à raison de la nature ou de la situation des lieux, il a pu être aperçu même fortuitement. Ainsi, toute bestialité accomplie dans l'allée d'une maison ouverte sur la voie publique; ainsi, toute bestialité perpétrée, même pendant la nuit, dans une rue ou dans un chemin ou dans un sentier livré au public ou en plein champ, tombe sous l'application de l'article 330 du Code pénal.

Les faits de bestialité nécessitent rarement l'intervention des vétérinaires comme experts et ne peuvent que très exceptionnellement donner lieu à des dommages-intérêts en faveur du propriétaire de l'animal.

Que si le vétérinaire était appelé à donner son avis dans un cas de ce genre, il devrait porter son investigation sur les organes génitaux de la femelle, examiner les lèvres de la vulve et la muqueuse utéro-vaginale, en employant au besoin un spéculum; il devrait recueillir avec de la charpie ou du coton le liquide rencontré sur cette muqueuse, pour l'examiner au microscope, et y rechercher les spermatozoïdes. La muqueuse utéro-vaginale, surtout si la bestialité a été commise sur des femelles de petite taille, telles que chiennes, brebis, chèvres, peut présenter des ecchymoses, des écorchures, des déchirures, des hémorragies, etc.

II. — RESPONSABILITÉ POUR LES DOMMAGES OCCASIONNÉS PAR LES ANIMAUX.

Ici encore, la responsabilité encourue peut être simplement civile ou à la fois civile et pénale; elle est réglée par les articles 1385, 1382 et 1384 du Code civil, 471,

475 et 479 du Code pénal, par la loi des 28 septembre et 6 octobre 1791, et par la loi du 21 juillet 1881.

1° **Responsabilité civile.** — Le propriétaire d'un animal ou celui qui s'en sert, est responsable, pendant qu'il est à son usage, du dommage qu'il cause, peu importe que l'animal soit sous sa garde, ou qu'il soit égaré ou échappé (art. 1385 Cod. civ.).

Sont donc responsables des dégâts, dommages et accidents causés par les animaux, ceux qui en sont propriétaires, ceux qui les ont sous leur garde ou à leur service comme dépositaires, locataires, emprunteurs, etc. Ainsi, le cavalier majeur est responsable des accidents causés par le cheval qu'il monte ; ainsi, le père est responsable de l'accident causé par un cheval, pendant qu'il est monté par son fils mineur habitant avec lui ; ainsi, le propriétaire d'un chien dangereux, laissé pendant la journée en liberté, dans une propriété close mais non fermée à clef, est responsable de la morsure qu'il fait à une personne, par exemple à un facteur, qui s'introduit dans la propriété pour un but légitime ; ainsi, le propriétaire d'un chien enragé est responsable des accidents, que son animal occasionne, soit sur d'autres animaux, soit sur des personnes ; ainsi, le propriétaire d'un bois, dans lequel existent des terriers de lapins, est responsable des dommages ou dégâts causés par ces animaux aux propriétés voisines, s'il a négligé de les détruire ou n'a pas permis aux voisins d'en opérer la destruction, et surtout s'il les fait garder pour la chasse, ou si, à défaut de terriers ou garennes, il leur ménage des abris permanents dans des buissons et de longues herbes destinées à les attirer, ou si la multiplication des lapins tient à son extrême négligence. En règle générale, les possesseurs de garennes closes ou non closes ou de terriers sont responsables du dommage causé par les lapins aux propriétés voisines, s'ils souffrent ces animaux en grand nombre, s'ils négligent de les détruire, et s'ils n'autorisent pas les voisins intéressés à les tuer. Ainsi, les propriétaires de volailles, pigeons, abeilles sont responsables des dégâts que ces animaux occasionnent aux voisins; on a vu le propriétaire d'une raffinerie de sucre se faire indemniser du dommage occasionné par un essaim d'abeilles.

Les dispositions de l'article 1385 sont absolues, et le propriétaire ou l'usager d'un animal est responsable du dommage, sans qu'il soit démontré qu'il est en faute, car il est présumé fautif, négligent ou imprudent. (Le fait de retenir un animal échappé ou enragé, afin de prévenir d'autres accidents, est un acte de dévouement louable et n'empêche pas son auteur d'avoir droit à une réparation, s'il éprouve de ce fait quelque accident.) Cependant, cette présomption de faute peut être combattue par la preuve contraire. Le défendeur peut toujours s'exonérer en prouvant le cas fortuit ou la force majeure ou la faute de la personne qui a subi le dommage. Ainsi, lorsque des animaux, volés à leur propriétaire ou usager, se sont enfuis pendant la nuit d'entre les mains du voleur et ont occasionné des dégâts, la responsabilité du propriétaire n'est pas engagée. Ainsi encore, n'est pas responsable le propriétaire, qui prouve qu'il a essayé sérieusement de détruire les lapins qui se trouvent dans son bois.

D'après l'article 12 du titre II de la loi des 28 septembre et 6 octobre 1791, les dégâts occasionnés par des bestiaux quelconques laissés à l'abandon doivent être payés par ceux qui en ont la jouissance (emprunteurs, locataires, dépositaires, etc.), et, en cas d'insolvabilité de leur côté, par les véritables propriétaires ; en tous cas, celui qui a prouvé le dommage a le droit de saisir les bestiaux et de les faire déposer dans le lieu à ce indiqué par la municipalité ; si les dégâts ne sont pas payés dans les huit jours, ou si les animaux ne sont pas réclamés ils pourront être vendus, et le montant du dommage sera pris sur le produit de la vente.

2° **Responsabilité pénale.** — Art. 471 (Cod. pén.). — Seront punis d'amende, depuis un franc jusqu'à cinq francs inclusivement :

. . . .

15° Ceux qui auront contrevenu aux règlements légalement faits par l'autorité administrative, et ceux qui ne se seront pas conformés aux règlements ou arrêtés publiés par l'autorité municipale, en vertu des articles 3 et 4, titre XI de la loi du 16-24 août 1790 et de l'article 46, titre Ier de la loi du 19-22 juillet 1791.

Le dommage causé doit en outre être réparé civilement.

Art. 475 (Cod. pén.). — Seront punis d'amende, depuis six francs jusqu'à dix francs inclusivement :

. . . .

7° Ceux qui auraient laissé divaguer des animaux malfaisants ou féroces ; ceux qui auront excité ou n'auront pas retenu leurs chiens, lorsqu'ils attaquent ou poursuivent les passants, quand même il n'en serait résulté aucun mal ni dommage.

Les chiens ne sont pas classés dans la catégorie des animaux malfaisants, mais il appartient au juge de les ranger dans cette catégorie, si par leur caractère et leur éducation ils peuvent être classés ainsi. En conséquence, ceux qui laissent divaguer des chiens ou des chiennes, qui ne sont ni malfaisants ni féroces par caractère ou par éducation, n'encourent pas la peine édictée par l'article 475-7°, mais bien celle édictée par l'article 471-15°. La peine édictée par l'article 475-7° s'applique dans les hypothèses suivantes : Le chien qui, sans provocations, fait des morsures est malfaisant, et il est réputé en divagation, lorsqu'il est en liberté dans la cour d'un cabaret ouvert aux consommateurs et dépendante même de ce lieu public; le chien qui se jette sur les passants est un animal malfaisant et féroce, et engage la responsabilité même pénale de son maître absent, qui l'a laissé divaguer. Le chien, laissé par son maître sur le marché ou ailleurs, et qui, pénétrant dans une maison, y étrangle un lapin domestique, est réputé malfaisant et en divagation. Tout individu qui n'aura pas retenu son chien, lorsqu'il attaque ou poursuit les passants, est passible de l'amende édictée par l'article 475-7°, lors même qu'il n'en serait résulté aucun mal ni dommage. Le propriétaire est passible de l'amende lorsque son chien a mordu un passant en se précipitant vivement hors de la demeure de son maître dans la rue, par cela seul qu'il ne l'a pas retenu enfermé ou enchaîné; et il ne l'est pas, lorsque son chien mord un individu dans l'habitation même de son maître.

Toutes les fois qu'il s'agit d'un délit pénal (délit correctionnel ou contravention), qui est en même temps un délit civil, l'agent peut se voir intenter une action pénale et une action civile en réparation.

L'action civile, née d'un délit pénal, se prescrit par le même laps de temps que l'action pénale, par trois ans ou par un an, suivant qu'elle est née d'un délit correctionnel ou d'une contravention ; elle peut être portée, au choix de la partie lésée, soit devant le tribunal civil, soit devant le tribunal répressif saisi de l'action pénale ; et, si elle est portée devant le tribunal civil, elle ne peut être jugée qu'après le jugement de l'action pénale par le tribunal criminel qui en est saisi.

Les actions en dommages et intérêts des articles 1382, 1383, 1384, 1385 du Code civil sont portées devant les tribunaux civils suivant les règles générales de la compétence ; elles doivent être portées devant la juridiction consulaire si la contestation est relative à un acte de commerce, si l'acte volontaire ou involontaire, qui donne lieu à l'action, émane de commerçants et s'est produit à propos de leur commerce (blessure par maréchal, etc.).

CHAPITRE II

EXPERTISES MÉDICO-LÉGALES.

I. — EXPERTISES.

Les vétérinaires sont assez souvent appelés en qualité d'experts pour apprécier les détériorations, les blessures ou le genre de mort des animaux, à propos desquels la responsabilité pénale ou civile des tiers se trouve engagée. Ils peuvent être requis par le ministère public, par le juge d'instruction, par les officiers de gendarmerie, par les commissaires de police, par les juges de paix, par les maires ou adjoints; ils peuvent enfin être désignés par les tribunaux ou par les parties. Quand ils sont requis par l'une des autorités qui viennent d'être énumérées, ils peuvent, si la tâche ne leur convient pas, se dispenser d'obéir et refuser la mission qu'on veut leur confier. La loi pénale ne contient aucune sanction contre le vétérinaire qui refuse d'obéir à une semblable réquisition; c'est à tort qu'on déciderait que l'article 475-12° du Code pénal doit recevoir son application, en pareille hypothèse, lorsqu'il s'agit de cas urgents.

Les experts, choisis par les parties pour apprécier le *quantùm* de l'indemnité, opèrent en qualité d'arbitres; ils procèdent à l'accomplissement de leur tâche, en vertu d'un simple compromis verbal ou par écrit et sans prestation de serment.

Quand les vétérinaires sont nommés experts, par les tribunaux, ou par leurs présidents, ou par les juges de paix, pour des faits qui n'entraînent aucune poursuite pénale, mais seulement une réparation pécuniaire, ils doivent prêter serment, comme il a été dit précédemment à propos de la législation commerciale, et procéder selon les règles tirées du Code de procédure civile.

Lorsque le ministère public ou un officier de police judiciaire juge à propos de requérir un ou plusieurs vétérinaires (art. 43 et 44 Cod. d'instr. crim.) pour l'appréciation de la nature et des circonstances d'un délit, il peut les appeler par une simple lettre, ou par un simple avertissement, sauf à leur remettre, à leur arrivée sur les lieux ou dans son cabinet, une ordonnance, dans laquelle il les commet à l'effet de remplir telle mission, de procéder à telles ou telles recherches, et de faire telles ou telles constatations.

Avant de commencer leur expertise, les experts ainsi nommés prêteront, entre les mains du membre du ministère public qui les a requis, serment de faire leur rapport et de donner leur avis en leur honneur et conscience. La formalité du serment est très importante; lorsqu'il s'agit d'apprécier la nature et les circonstances d'un délit ou d'une contravention, elle doit toujours être remplie par l'expert, qui ne peut pas en être dispensé par les parties. En matière pénale, le serment est toujours exigé des experts, que l'expertise ait lieu avant ou pendant l'instruction, ou pendant les débats; avant l'instruction il est prêté, sur les lieux ou dans le cabinet du membre du ministère public qui a requis l'expert; pendant l'instruction, il est prêté entre les mains et dans le cabinet du juge d'instruction, et devant le tribunal ou le juge commis, lorsqu'il est prêté pendant les débats. Le serment que l'expert doit prêter avant de procéder à son examen ne peut être suppléé par celui qu'il prêterait comme témoin après la rédaction de son rapport. Les hommes de l'art qui, après avoir été entendus comme témoins, sont chargés d'une expertise, doivent, à peine de nullité, prêter le serment prescrit par l'article 44 du Code d'instruction criminelle, quoiqu'ils aient déjà prêté le serment prescrit pour les témoins. Les vétérinaires appelés comme témoins et comme experts doivent donc prêter le double serment des articles 317 et 44 du Code d'instruction criminelle; mais l'expert qui, chargé d'une expertise au cours des débats, a prêté serment avant de commencer son opération, peut ensuite être appelé devant le tribunal pour en rendre compte, et il n'a pas à renouveler son serment. Il en est de même de l'expert, qui, ayant prêté une première fois serment, est obligé de faire de nouvelles visites et de nouveaux rapports sur le même fait ; il suffit dans ces cas de rappeler la prestation antérieure de serment.

En matière pénale, es experts peuvent faire porter leur examen sur des faits non compris dans leur mission, et ils peuvent recueillir de toutes personnes les renseignements propres à les éclairer. Il n'est pas nécessaire que les parties soient présentes ni dûment appelées.

Les experts, chargés de faire des constatations médico-légales, peuvent se trouver en présence de deux cas différents ; ils ont à procéder à leur expertise sur un cadavre, ou sur un animal plus ou moins gravement blessé, endommagé, détérioré. Ils doivent, après avoir accepté la mission à eux confiée, et après avoir prêté serment, agir sans retard (ou à l'heure fixée), afin de pouvoir mieux apprécier les caractères des lésions; ils opéreront seuls ou en présence d'un fonctionnaire public délégué ; ils prendront auprès des parties intéressées et d'autres personnes tous les renseignements propres à les mettre sur la voie de la vérité, et établiront avant tout l'identité de l'animal, en le faisant reconnaître aux parties si elles sont présentes, et en prenant exactement son signalement, ses marques spéciales et toutes les particularités propres à le faire reconnaître; ils constateront très exactement tout ce qu'ils pourront voir et apprécier.

Lorsqu'ils ont à apprécier l'état d'animaux blessés, détériorés, endommagés, ils doivent examiner avec le plus grand soin les parties lésées, les blessures, plaies, contusions, etc., tout en évitant cependant de recourir à des moyens d'exploration dangereux ; ils doivent apprécier les caractères et la gravité des blessures et accidents, en déterminer la cause et en prévoir les conséquences. Ils doivent éviter de se prononcer à la légère; souvent des accidents, qui paraissent graves de prime abord, s'amendent ensuite, et des accidents bénins en apparence se compliquent et s'aggravent. Les experts doivent donc éviter toute précipitation, soit pour se prononcer sur la cause de l'accident, soit pour en apprécier la gravité et fixer la quotité de la réparation pécuniaire.

Les blessures, quelle que soit leur cause, sont plus ou moins graves ; il en est (incisions, contusions superficielles, etc.) qui se guérissent d'elles-mêmes, et qui n'entraînent ni maladie proprement dite ni incapacité de travail; il en est qui, quoique bénignes et n'entraînant ni maladie ni incapacité de travail, peuvent laisser après elles des tares, des cicatrices; il en est qui rendent l'animal blessé indisponible pendant quelques jours, et guérissent ensuite en laissant des traces plus ou moins manifestes; il en est qui rendent les animaux sérieusement malades, sans toutefois compromettre leur existence, qui les rendent indisponibles pendant des semaines, et qui guérissent ensuite complètement ou incomplètement; il en est enfin qui sont incurables, qui entraînent la mort ou nécessitent l'abatage des animaux.

Sont généralement bénignes les plaies superficielles, les contusions peu intenses limitées aux tissus superficiels, les brûlures superficielles et limitées à une petite étendue, etc.; les contusions profondes, surtout celles qui ont porté sur les membres ou sur les régions qui supportent les pièces du harnais, les entorses, les plaies avec perte de substance, les brûlures épaisses, etc., sont beaucoup plus graves; enfin les commotions, les plaies pénétrantes de la poitrine et de l'abdomen, les fractures des os des membres ou de la colonne vertébrale, les brûlures généralisées, les plaies articulaires, etc., sont exceptionnellement graves.

Les blessures de la tête sont plus ou moins graves, suivant leur nature et suivant la place qu'elles occupent. D'une façon générale, on peut dire que, en dehors des commotions, les blessures, qui n'intéressent que les parties molles, sont peu graves; ainsi, les contusions, les incisions, les plaies diverses, les brûlures localisées, etc., sont curables. Les fractures sont beaucoup plus graves, surtout quand elles intéressent les os du crâne; les commotions résultant de coups portés sur le crâne, de chocs, de chutes, sont également fort graves; elles peuvent être accompagnées de coma, de paralysie, etc.

Les blessures de l'encolure consistent en plaies, contusions, brûlures, etc.; celles de la nuque sont parfois graves et longues à guérir, il en est de même de celles du garrot; celles de l'épaule et des faces de l'encolure sont en général plus bénignes; l'ouverture de la carotide est de la dernière gravité.

Les parois de la poitrine sont assez souvent le siège de blessures, de commotions, de contusions, de plaies diverses et de brûlures; et les organes de l'appareil respiratoire peuvent devenir malades par le fait ou la faute des tiers, soit que la maladie résulte d'une blessure, soit qu'elle ait une autre cause. Les commotions violentes, les contusions, peuvent, en outre des accidents locaux qu'elles déterminent, s'accompagner de fractures des côtes, d'épanchement dans la plèvre, de congestion pulmonaire; les plaies qui intéressent les parois de la poitrine peuvent avoir accès dans la cavité pleurale; dans toutes ces hypothèses, le pronostic est grave, car la mort est souvent la conséquence de pareils accidents.

Il en est de même des blessures qui siègent sur l'abdomen; les violentes contusions, les commotions, peuvent s'accompagner de congestion ou de déchirures internes; les plaies peuvent être pénétrantes, intéresser les viscères, s'acccompagner de hernies, etc.

Sur les membres, les blessures sont particulièrement fréquentes et parfois très graves, surtout les fractures, les luxations, les plaies pénétrantes, les plaies articulaires, les plaies des tendons, les entorses, les contusions des os, les accidents du pied, etc.

Lorsque le vétérinaire opère sur un animal vivant, il doit se renseigner d'abord aussi complètement que possible sur le temps qui s'est écoulé depuis l'accident, sur la nature, la forme, les dimensions du corps vulnérant, sur les circonstances et les conditions dans lesquelles les blessures ont été faites, sur les soins qui ont déjà été donnés à l'animal, sur les précautions qui ont été prises pour atténuer l'effet des blessures, etc.

Quand la blessure a été déjà pansée, l'expert doit, avant de procéder à son examen, se faire rendre un compte très exact de la situation, de la profondeur, de l'étendue de l'accident, et de la façon dont le pansement a été fait ; il doit apprécier, d'après ces renseignements et d'après l'état général du sujet, si l'appareil peut être levé ; il doit en général laisser en place le premier pansement toutes les fois qu'il y a à craindre la réapparition de l'hémorragie, toutes fois qu'il s'agit d'une fracture convenablement réduite et contenue, ou d'une entorse, d'une luxation, toutes les fois qu'il s'agit de plaies articulaires, de plaies pénétrantes, toutes les fois, en un mot, qu'il y a à redouter quelque accident, soit la réapparition d'un écoulement sanguin ou synovial ou d'une hernie, soit le déplacement des parties réduites. En pareil cas, le vétérinaire expert doit se borner à dresser un rapport provisoire, dans lequel il relate ce qu'il a appris et ce qu'il a pu observer ; plus tard, il terminera sa mission.

Lorsque les blessures peuvent être explorées sans danger, lorsqu'elles n'ont été recouvertes d'aucun appareil, le vétérinaire doit les examiner très minutieusement, les explorer avec la sonde ou avec les doigts, et décrire très exactement tous les caractères et tous les phénomènes qui les accompagnent, tout en évitant d'aggraver l'état de l'animal par ses explorations ou ses manipulations. Il doit faire connaître dans son rapport le nombre, la situation, la direction, l'étendue, la profondeur, la forme, la nature des blessures, les déplacements et déviations d'organes, la coloration des tissus, etc., en un mot, tous les éléments sur lesquels il basera son diagnostic ; il examinera et décrira le corps vulnérant, il se rendra bien compte de son mode d'action.

Quand la blessure est légère, l'expert doit, dès sa première visite, déclarer que la guérison plus ou moins complète aura lieu, selon les probabilités de la science, dans tel ou tel nombre de jours, et il peut dès lors évaluer la quotité de la réparation due au propriétaire, ou attendre pour cela d'avoir vu la marche favorable de l'accident vers une terminaison heureuse. Lorsque la blessure sera grave, le vétérinaire exposera ses craintes, en faisant la part des chances heureuses ou malheureuses ; il indiquera les précautions à prendre et le traitement à suivre, et il ajournera sa conclusion ; il procédera à une nouvelle expertise deux, trois, quatre, cinq, six jours après, il constatera l'aggravation et les complications survenues ou l'amélioration obtenue ; si l'état de l'animal lui laisse des doutes, il ajournera encore sa conclusion. En tous cas, il appréciera la gravité des difformités et des troubles que doit laisser la blessure. Dans les cas de blessures, qui, par elles-mêmes, doivent entraîner la mort ou motiver l'abatage de l'animal, comme les fractures des os des membres, comme les blessures des organes profonds, des viscères, du poumon, du cœur, des gros vaisseaux, etc., l'expert doit faire connaître aussitôt son opinion.

Il peut arriver que des blessures, non mortelles par elles-mêmes, se compliquent d'accidents mortels ; en pareil cas, le vétérinaire doit faire la part des circonstances, qui ont occasionné l'aggravation de la blessure, afin de ne pas faire supporter à l'agent une responsabilité plus lourde que celle qui lui incombe. Ainsi, une fracture occasionnée sur un os déjà fêlé n'engage pas la responsabilité de l'agent au même degré que si l'os eût été sain ; ainsi encore, la responsabilité de l'agent doit être atténuée, bien qu'il y ait eu terminaison fatale, si la mort a été la conséquence du défaut de soins, de la septicémie qui s'est développée sur une plaie, parce que le propriétaire de l'animal ne l'a pas fait soigner ou ne l'a pas convenablement détergée, etc. Dans tous ces cas, l'expert doit donner son avis motivé sur les circonstances, qui ont aggravé l'état de la blessure, et laisser aux juges le soin de déduire le degré de responsabilité de l'agent.

L'expert, qui a à constater des blessures sur un animal mort, qui est chargé d'apprécier si la mort a été occasionnée par des blessures, doit se renseigner sur toutes les circonstances qui ont précédé ou accompagné l'accident ; il doit noter la position du cadavre, son état extérieur, ses rapports avec les corps environnants, le nombre, la nature, le siège et les caractères des blessures ; il doit pratiquer toutes les incisions et les dissections nécessaires pour étudier complètement les diverses lésions ; il doit pratiquer une autopsie très minutieuse, et vérifier tour à tour les organes des divers appareils pour en saisir toutes les lésions et les décrire, tout en évitant soigneusement de confondre les altérations cadavériques avec les lésions proprement dites, tout en tâchant de bien distinguer les lésions faites pendant la vie de celles qui sont postérieures à la mort. Les blessures faites pendant la vie s'accompagnent de congestion, d'hémorragie, de gonflement; les contusions sont violacées, noirâtres, les tissus intéressés sont gorgés de sang ; les solutions de continuité s'accompagnent d'hémorragie, de la formation de caillots, de l'écartement de leurs bords, de la congestion et de la turgescence de leur tissu.

Les contusions et les solutions de continuité produites peu de temps avant ou après la mort, avant l'arrêt complet de la circulation, peuvent s'accompagner de phénomènes de congestion, d'infiltration sanguine des tissus, d'hémorragie ; mais ces phénomènes sont d'autant moins accusés et le sang épanché est d'autant moins coagulé, que l'accident a été produit après la mort ou dans les derniers moments de la vie. Quant aux contusions et blessures faites après la mort, lorsque la circulation capillaire a été complètement arrêtée, on les reconnaît aux caractères suivants : absence de congestion et d'infiltration sanguine, absence d'hémorragie et d'épanchement sanguin, absence de caillots et d'engorgement, mollesse et pâleur des lèvres.

Les brûlures faites pendant la vie diffèrent également beaucoup de celles qui ont eu lieu sur le cadavre ; les unes s'accompagnent de rougeur, de congestion plus ou moins manifeste, et il n'en est pas de même des autres, qui peuvent produire des eschares ou des phlyctènes, mais non la congestion. Les phénomènes cadavériques qui doivent être soigneusement distingués des lésions morbides ou traumatiques sont les suivants : congestion hypostatique sur les parties déclives du cadavre, occasionnée par l'effet de la pesanteur sur le sang; taches bleuâtres, violacées ou verdâtres annonçant l'altération du sang; imbibition, infiltration et colorations diverses dues à la diffusion de la matière colorante du sang, de la bile, etc.; étranglements et ruptures occasionnés par le ballonnement consécutif à la putréfaction intestinale, etc.

Les experts, qu'ils aient à opérer sur des animaux vivants ou sur des cadavres, doivent toujours examiner avec le plus grand soin le local où l'animal se trouvait au moment de la blessure, et rechercher si l'accident n'aurait pas été produit par quelque corps en saillie, par la chute ou l'appui de l'animal sur quelque corps susceptible de le contusionner ou de produire une solution de continuité, etc.; ils doivent rechercher et apprécier avec soin les causes et les circonstances de la mort.

En vertu des articles 1382 et 1383 du Code civil, on est responsable du dommage que l'on cause à autrui. Ce principe est général et consacre la responsabilité de celui qui occasionne par son fait, sa faute, son imprudence ou sa négligence, une maladie à l'animal d'autrui, aussi bien que celle de l'individu qui a fait ou occasionné des blessures.

Deux sortes de maladies peuvent être occasionnées sur des animaux d'autrui par le fait, par la faute, par la négligence ou l'imprudence des tiers : ce sont des maladies ordinaires, des maladies inflammatoires et des maladie sspécifiques. Ainsi, on peut, en n'utilisant pas les animaux d'autrui en bon père de famille, en les exposant à des refroidissements ou à la contagion, leur faire contracter diverses affections plus ou moins graves. Ainsi, les propriétaires ou détenteurs d'animaux atteints de maladies contagieuses peuvent, en n'obéissant pas aux injonctions de la loi sanitaire, laisser leurs malades infecter ceux des voisins.

Les vétérinaires désignés pour apprécier la nature, la gravité et la cause de la maladie, se renseigneront, autant que possible, sur les circonstances antérieures à son développement; ils s'inspireront de leurs connaissances médicales pour apprécier la nature et la gravité de l'affection, ainsi que l'efficacité de la cause invoquée ; ils ne formuleront leur conclusion définitive qu'après avoir établi leur diagnostic sur des bases sûres et après avoir suivi la marche de la maladie si besoin en est. Les maladies occasionnées ou transmises, qui peuvent engager la responsabilité des personnes en faute vis-à-vis d'autrui, sont : les maladies inflammatoires des organes respiratoires et des organes de la cavité abdominale, quand elles sont le résultat d'un refroidissement auquel les animaux ont été exposés méchamment ou par négligence ; les maladies occasionnées par défaut de nourriture ou par excès de travail; la morve, la rage et les diverses affections transmissibles. L'expert, chargé de constater l'existence d'une affection de cet ordre, devra toujours rechercher et décrire très exactement les divers symptômes et les diverses lésions d'après lesquels il établira son diagnostic.

L'asphyxie des animaux engageant parfois la responsabilité des personnes, qui l'ont occasionnée intentionnellement, ou accidentellement, les vétérinaires peuvent être consultés par les tribunaux et chargés non seulement d'apprécier la valeur des animaux, mais encore et surtout de déterminer la cause de la mort. Les experts doivent, d'après les renseignements recueillis, d'après l'examen des lieux et surtout d'après l'examen et l'autopsie du cadavre, déterminer si la mort est le résultat d'une asphyxie. La coloration noire et la fluidité du sang, la distension du système veineux, la congestion des organes parenchymateux, les taches sanguines sur certains organes, la propriété du sang de devenir rutilant au contact de l'air, l'absence de lésions morbides et la constatation des modifications propres à chaque genre d'asphyxie, leur permettront ordinairement de porter des appréciations exactes et sûres.

Il peut être utile, dans certains cas, de savoir déterminer si un animal est mort des suites de la submersion, ou s'il a été noyé après la mort occasionnée par une autre cause. L'expert doit en conséquence rechercher s'il n'y a pas des lésions permettant de rapporter la mort à une cause autre que la submersion, et il doit examiner avec soin les organes de la respiration, pour voir si les lésions qu'ils présentent sont celles de la submersion avant la mort ou celle de la submersion après la mort. Quand un cadavre a été submergé après la mort, il n'y a pas sur la muqueuse respiratoire l'écume mousseuse qu'on trouve quand l'animal a été submergé vivant, il y a un liquide aqueux, le poumon n'est pas crépitant, il s'affaisse davantage, etc.

Il arrive quelquefois que le vétérinaire est appelé à constater les lésions occasionnées par la foudre sur les animaux assurés qui ont été tués. A la surface du corps, existent souvent des brûlures plus ou moins profondes et plus ou moins étendues, formant des traînées irrégulières, mais très nettes, ordinairement dépourvues de congestion périphérique et de phlyctènes; quelquefois les poils seuls sont brûlés ou roussis par places, par traînées, ou arrachés; les organes internes sont ordinairement le siège de lésions multiples et variées; on peut rencontrer des ecchymoses dans le tissu du derme et dans le tissu conjonctif sous-cutané, des fractures, des déchirures, des ecchymoses sur les plèvres et le poumon, etc., etc. Il importe toujours d'examiner avec soin l'état des lieux pour y rechercher les effets de la foudre; il faut également tenir compte des renseignements, qui établissent qu'il y a eu un orage dans la localité, etc.

Les empoisonnements d'animaux, qui engagent la responsabilité civile ou pénale des personnes négligentes ou coupables, se présentent dans les circonstances suivantes : 1° lorsqu'une dose exagérée d'une substance dangereuse a été prescrite par erreur à titre de médicament; 2° lorsque la personne, chargée de préparer et de délivrer le remède prescrit, a, par erreur, forcé la dose ou donné une substance plus dangereuse; 3° lorsque la personne, chargée d'employer la médication prescrite, l'a administrée en une seule fois ou en un seul jour, alors qu'elle devait l'être en plusieurs fois ou en plusieurs jours, lorsqu'elle a administré le médicament par une voie autre que celle qui avait été indiquée, lorsque, au lieu de l'employer pour l'usage externe, comme cela était prescrit, elle l'a administré à l'intérieur; 4° lorsque les animaux ont rencontré et mangé des préparations toxiques faites pour la destruction des souris et des rats, etc.; 5° lorsque les eaux ont reçu des infiltrations, des dissolutions de matières toxiques provenant d'établissements industriels; 6° lorsque les animaux ont reçu des aliments altérés, moisis, déposés sur la voie publique, etc.; 7° lorsque méchamment des préparations toxiques ont été placées sur la propriété d'autrui, dans les champs, dans les pâturages, dans les clos, etc.; 8° lorsque, dans un but de vengeance, ou pour se débarrasser d'animaux indociles, les domestiques ou préposés leur ont administré un poison quelconque, etc.

Le diagnostic des empoisonnements est ordinairement très difficile; il faut, pour l'établir d'une manière certaine, s'entourer de tous les renseignements qu'on peut recueillir, tenir compte des symptômes observés pendant la vie, des lésions constatées sur le cadavre en cas de mort, et souvent rechercher le poison dans les matières de l'estomac ou dans les organes. Les empoisonnements engagent plus ou moins la responsabilité des personnes à qui ils sont imputables; ils engagent seulement leur responsabilité civile (art. 1382 et 1383 Cod. civ.), quand il y a faute, erreur, imprudence, négligence; et ils engagent à la fois leur responsabilité civile et leur responsabilité pénale, quand (art. 452 et 454 Cod. pén.) ils ont été intentionnels.

L'empoisonnement peut être plus ou moins grave, entraîner seulement une maladie plus ou moins longue, ou déterminer la mort. Dans l'un comme dans l'autre cas, la responsabilité de l'agent est engagée, il n'y a de différence que dans la quotité de la réparation pécuniaire. Bien plus, le fait de l'homme convaincu d'avoir intentionnellement placé du poison dans la propriété d'autrui, dans le but de faire périr des animaux, peut être poursuivi correctionnellement pour tentative d'empoisonnement.

Le vétérinaire, chargé de constater un cas d'empoisonnement et de faire un rapport, doit prendre la base de son diagnostic dans les commémoratifs, dans les symptômes et les lésions observés et dans la recherche du poison. Il doit avant tout prendre tous les renseignements propres à l'éclairer sur tout ce qui touche de plus ou moins près à l'animal, sur l'habitation, sur les fourrages, les pâturages, les grains, la farine, les boissons, etc. ; il examinera l'habitation, les râteliers, les mangeoires, les ustensiles servant à donner le repas ou la boisson, la litière, le sol de l'habitation, la cour, l'enclos, le pâturage, etc. ; il cherchera à découvrir la présence du poison partout où il y aura lieu de soupçonner que des traces ou parcelles ont pu être déposées, perdues ou cachées; il recueillera tout ce qui lui paraîtra suspect, les matières vomies, les matières excrémentitielles, les déposera devant témoins dans un vase qu'il fermera, et sur lequel il fera apposer le sceau de la mairie, ou du commissaire de police, ou de la gendarmerie; il observera et notera avec le plus grand soin tous les symptômes qu'il constatera. Dans tous les cas, que l'expert ait ou non pu voir l'animal vivant, il devra, lorsqu'il y aura eu mort, procéder à l'autopsie de la manière la plus complète.

Il prendra tous les renseignements et fera toutes les recherches nécessaires; il prendra le signalement de l'animal, il s'informera de la date de la mort, il reconnaîtra l'état du cadavre et le côté sur lequel l'animal est mort, ensuite il procédera à l'ouverture du cadavre dans le but de constater la nature, le siège et l'étendue des lésions, de rechercher l'agent toxique dans les organes et de recueillir les matières et les viscères qu'il peut être nécessaire de soumettre à l'analyse chimique, pour déceler la présence et la nature du poison.

Le vétérinaire expert procédera à l'autopsie en présence de témoins, ou mieux en présence et avec l'aide de confrères; il recherchera à la surface du corps les points qui auraient pu être le lieu d'absorption de la matière toxique, il les examinera avec soin, notera leur modification et en conservera une portion; il examinera avec soin les ouvertures naturelles et surtout l'état de la bouche; il ouvrira l'abdomen d'abord, ensuite la cavité thoracique et enfin la boîte cranienne et le canal rachidien, s'il y a lieu. Il examinera avec soin le foie, les reins, l'estomac, l'intestin, la vessie; il placera des ligatures au pylore et au cardia; il recueillera les matières contenues dans l'estomac et dans l'intestin, l'urine, et les placera avec l'estomac, avec une portion d'intestin, avec le foie et les reins dans des vases qu'il bouchera et scellera comme il a été dit ci-dessus; il examinera ensuite le poumon, le cœur, le sang, etc.

Quand le vétérinaire expert a bien observé et noté les lésions trouvées sur le cadavre, quand il a bien recueilli et conservé les diverses matières solides ou liquides dont il vient d'être question, il reste souvent à procéder à des recherches qui sont de la compétence d'un chimiste et qui sont ordinairement confiées à des pharmaciens instruits. Dans les missions qui lui sont confiées relativement à des cas d'empoisonnement, le vétérinaire ne doit jamais être trop prompt à conclure d'après les symptômes et les lésions qu'il a pu constater, car de nombreuses maladies peuvent se caractériser à peu de chose près comme certains empoisonnements. Des recherches physico-chimiques sont donc souvent nécessaires pour mettre en évidence la présence du poison dans le cadavre; elles doivent porter sur les aliments, sur les boissons, sur les matières, médicaments ou autres, qu'il soupçonne, sur les matières vomies, sur le contenu de l'estomac et de l'intestin, sur l'urine, sur l'estomac, l'intestin, le foie, les reins.

L'odeur de certains poisons (phosphore, camphre, etc.) permet d'en reconnaître la présence ; l'examen à l'œil nu, à la loupe ou au microscope des matières suspectes permet de reconnaître la présence de tel ou tel poison (feuilles ou racine de telle plante, semences, fragments de cantharide, cristaux, moisissures, grains d'acide arsénieux, etc., etc.) ; mais, d'une façon générale, l'analyse chimique seule peut permettre, dans bien des cas, d'établir s'il y a ou s'il n'y a pas eu empoisonnement, et cette analyse ne doit pas être faite par le vétérinaire, elle doit être confiée à un chimiste : c'est là ce qui constitue la chimie légale, dont les données et les procédés ne doivent pas trouver place ici, mais bien dans un traité de toxicologie.

Pour arriver à reconnaître s'il y a eu empoisonnement, si tel ou tel aliment, si telle ou telle eau a pu être toxique, le vétérinaire peut encore recourir à l'expérimentation, c'est-à-dire essayer l'usage des denrées suspectes sur des animaux d'expérience, et autant que possible, sur des animaux de l'espèce de ceux qui ont été empoisonnés.

Les experts peuvent rédiger leur rapport séance tenante, sur les lieux mêmes de l'expertise, ou se contenter de prendre des notes, et le rédiger ensuite sans retard une fois rentré chez eux. Ils ne sont pas absolument tenus de faire leur rapport par écrit, ils peuvent dans certains cas le faire verbalement à l'audience ou devant le magistrat instructeur. Cependant, il sera toujours préférable qu'ils rédigent et écrivent eux-mêmes leur rapport, ou au moins qu'ils l'affirment sincère et véritable et le revêtent de leur signature. Ils doivent toujours être prudents, justes et mesurés dans leurs conclusions. Quand ils sont deux et qu'il y a dissidence entre eux, on en appelle un troisième ; ils peuvent, s'ils sont plusieurs, ne faire qu'un seul rapport collectif ou faire des rapports séparés. Quand une première expertise est mal faite ou incomplète, il peut être nécessaire d'en faire faire une nouvelle ; et ce soin peut être confié à de nouveaux vétérinaires jusque-là étrangers à l'affaire, ou à des vétérinaires ayant déjà été appelés comme témoins.

II. — RAPPORTS.

A la suite des missions à eux confiées par les magistrats, par les officiers de la police judiciaire, les vétérinaires sont appelés à rédiger des rapports judiciaires ; ces rapports, dressés en vue de la constatation d'un délit ou d'une contravention, se composent de quatre parties : le préambule, l'exposition des faits, la discussion et les conclusions.

Le préambule doit contenir : les nom, prénoms, titres et qualités de l'expert ; l'indication du magistrat qui a requis son ministère ; l'objet de l'expertise, c'est-à-dire la transcription textuelle des questions posées par l'ordonnance ; l'indication des an, mois, jour, heure et lieu de l'expertise ; les noms et qualités des personnes qui ont aidé ou assisté, et surtout ceux de l'officier public qui était présent ; la mention de la prestation du serment.

La deuxième partie doit contenir une description courte, simple, précise, exacte et complète des opérations de l'expert, de ce qu'il a vu et observé et de ce qu'il a découvert, de l'état des lieux, de l'état du cadavre, des lésions extérieures et internes et de leurs caractères, des symptômes et des blessures, etc. Cette description est suivie de la discussion claire et précise des faits, qui ont le plus d'importance, de l'exposition des moyens employés et des recherches ou expériences faites pour les apprécier, ainsi que de la réfutation des objections ou assertions contraires à la véritable signification des faits.

Dans le cours d'un rapport, les experts doivent toujours parler le langage que tout le monde comprend, ils doivent éviter l'emploi des mots techniques ou au moins les expliquer; ils doivent toujours employer une forme correcte, concise, simple, claire et compréhensible pour tout le monde.

Dans la dernière partie, l'expert, résumant la discussion et rappelant ce qui a le plus contribué à faire naître la conviction dans son esprit, donne sous forme de conclusion les diverses conséquences qu'il se croit autorisé à tirer des faits par lui observés, décrits et discutés. C'est surtout ici qu'il importe d'être clair, concis et catégorique; si l'expert est bien convaincu, il doit formuler des conclusions franchement positives ou négatives; s'il doute, s'il ne se sent pas suffisamment éclairé, il doit exposer ses doutes et les motifs qui le font douter, mais il doit bien se garder, en pareil cas, de se lancer dans le champ des hypothèses, il n'a qu'à dire, en terminant son rapport, qu'il doute ou qu'il n'est pas suffisamment éclairé.

Le plus ordinairement, les rapports dressés par les experts sont des rapports d'estimation. En effet, fréquemment, lorsque des animaux ont été blessés ou tués par des tiers, le propriétaire n'a qu'une action civile en réparation du préjudice qu'il a éprouvé. Du reste, même dans les cas où il y a véritablement délit ou contravention, l'expert chargé de la constatation et de l'appréciation du fait, doit procéder en même temps à l'évaluation du dommage, et dresser son rapport en conséquence. Que l'estimation fasse l'objet d'un rapport spécial, ou qu'elle doive être donnée dans le rapport sur le fait qui constitue un délit ou une contravention, elle est assujettie aux mêmes règles, et le rapport doit être rédigé comme il vient d'être dit. Pour apprécier la valeur de l'animal tué ou la détérioration de celui qui a été blessé, l'expert tiendra toujours compte de son âge et de son degré d'usure, de la durée du traitement et de l'incapacité de travail, de la persistance plus ou moins probable de tares, cicatrices, etc., constituant une dépréciation.

Les rapports judiciaires, rédigés dans les conditions qui viennent d'être indiquées, doivent en général être faits sur papier timbré et remis au magistrat qui a requis ou qui a nommé les experts.

En outre de rapports judiciaires, les vétérinaires peuvent être appelés à délivrer des certificats ou à rédiger des consultations, soit à propos de questions relatives à la jurisprudence commerciale des animaux, soit à propos de questions de médecine légale.

Les consultations sont des mémoires rédigés par un ou plusieurs vétérinaires, soit à la demande d'une des parties, ordinairement de la défense, soit à la demande des magistrats ou de l'autorité administrative sur des rapports ou des mémoires déjà dressés ou sur des demandes déjà formulées. Ces pièces sont d'une grande importance; elles doivent être rédigées dans la même forme et d'après les mêmes règles que les rapports. Les vétérinaires consultés et chargés de rédiger un mémoire sur la valeur d'une demande, d'un rapport ou d'un mémoire antérieur, doivent constater très exactement les faits qu'ils sont à même de vérifier; ils doivent signaler les faits inexacts, mal observés ou mal interprétés, les opinions douteuses ou hasardées, les conclusions mal étayées, mal légitimées; ils doivent discuter les faits signalés et les présenter avec leur véritable signification, tout en s'appuyant sur les véritables données de la science, sur des exemples analogues et sur les décisions des hommes les plus compétents.

Le *certificat* est la simple attestation par écrit d'un fait que le vétérinaire constate à la demande et dans l'intérêt d'une personne, ou à la demande d'un magistrat ou d'un officier public; sa rédaction n'est assujettie à aucune règle; il doit contenir l'exacte expression de la vérité; sa valeur probante en médecine vétérinaire est celle d'un simple renseignement, ou d'un simple témoignage, ou d'un simple rapport officieux.

III. — HONORAIRES DES VÉTÉRINAIRES REQUIS EN JUSTICE.

Nous connaissons les règles qui doivent être suivies pour la taxation des honoraires des vétérinaires, qui ont fait des expertises et rédigé des pièces en matière civile; le règlement et les tarifs des honoraires des vétérinaires en matière pénale sont fixés par les décrets du 18 juin 1811 et 7 avril 1813, ainsi que par l'ordonnance du 28 novembre 1838; le décret du 21 novembre 1893, qui détermine les honoraires pour vacations et les frais de transport et de séjour des experts-médecins, ne leur est point applicable, ainsi que cela résulte de l'interprétation de son texte et d'une décision de la chancellerie en date du 15 avril 1896. D'autre part, il faut admettre que les honoraires du vétérinaire sont dus, non par le propriétaire de l'animal, mais par la justice, quand il a été désigné par elle, par le département ou la commune, lorsqu'il a été requis par le préfet ou par le maire; tandis qu'ils sont dus par le propriétaire, quand c'est lui qui l'a appelé à constater telle ou telle maladie contagieuse, alors même que l'administration se base sur sa constatation pour prendre d'emblée un arrêté de déclaration d'infection ou de mise en surveillance.

Décret du 18 *juin* 1811.

Les honoraires et vacations... des experts... à raison des opérations qu'ils feront sur la réquisition des officiers de justice ou de police judiciaire seront réglés ainsi qu'il suit (art. 16) :

Chaque expert... recevra, pour chaque vacation de trois heures, et pour chaque rapport, lorsqu'il sera fait par écrit, savoir :

Paris, 5 fr.; Villes de 40,000 habitants et au-dessus, 4 fr.; autres villes et communes, 3 fr. Les vacations de nuit seront payées moitié en sus. Il ne pourra être alloué, pour chaque journée, que deux vacations de jour et une de nuit (art. 22).

Dans tous les cas où les experts seront appelés, soit devant le juge d'instruction, soit aux débats, à raison de leurs déclarations, visites ou rapports, les indemnités dues pour cette comparution leur seront payées comme à des témoins, s'ils requièrent taxe (art. 25).

Il est accordé des indemnités aux experts, lorsqu'à raison des fonctions qu'ils doivent remplir, ils sont obligés de se transporter à plus de deux kilomètres de leur résidence, soit dans le canton, soit au delà (art. 90).

Cette indemnité est fixée pour chaque myriamètre parcouru en allant et en revenant, savoir : 1° Pour les experts, à 2 fr. 50; 2° Pour les témoins, à 1 fr. 50 (art. 91).

L'indemnité sera réglée par myriamètre ou demi-myriamètre.

Les fractions de huit ou neuf kilomètres sont comptées pour un myriamètre, et celles de trois à sept kilomètres pour un demi-myriamètre (art. 92).

Lorsque les individus dénommés ci-dessus seront arrêtés, dans le cours du voyage, par force majeure, ils recevront en indemnité, pour chaque jour de séjour forcé, savoir : 1° ceux de la première classe, 2 fr. ; 2° ceux de la seconde, 1 fr. 50. Ils seront tenus de faire constater par le juge de paix ou ses suppléants, ou par le maire, ou à son défaut, par ses adjoints, la cause du séjour forcé en route, et d'en représenter le certificat à l'appui de leur demande en taxe (art. 95).

Si les mêmes individus sont obligés de prolonger leur séjour dans la ville où se fera l'instruction de la procédure, et qui ne sera point celle de leur résidence, il leur sera alloué, pour chaque jour de séjour, une indemnité fixée ainsi qu'il suit : 1° Pour les experts, Paris, 4 fr. ; Villes de 40,000 habitants et au-dessus, 2 fr. 50 ; Autres villes et communes, 2 fr.

2° Pour les témoins, Paris, 3 fr. ; Villes de 40,000 habitants et au-dessus, 2 fr. ; Autres villes et communes, 1 fr. 50 (art. 95).

CHAPITRE III

RESPONSABILITÉ DES VÉTÉRINAIRES DANS L'EXERCICE DE LEUR PROFESSION.

Nous connaissons d'une manière générale les principes sur lesquels sont basées la responsabilité civile et la responsabilité pénale; nous savons que, d'après les articles 1382, 1383, 1384 et 1385 du Code civil, l'homme est responsable du dommage qu'il cause aux animaux d'autrui par son propre fait, par sa faute, par sa négligence ou par son imprudence, ainsi que de celui qui a été causé par le fait des personnes dont il répond ou des animaux qui lui appartiennent, ou qu'il a sous sa garde ; nous savons qu'il commet une contravention ou un délit pénal dans les cas assez nombreux, que déterminent le Code pénal, la loi sanitaire et le Code rural ; il faut rechercher, déterminer et examiner de plus près la responsabilité de certaines personnes, principalement celle des vétérinaires, des maréchaux, des empiriques et guérisseurs, des propriétaires ou détenteurs d'animaux.

Les principes des articles 1382 et 1383 du Code civil sont, avons-nous vu, applicables aux vétérinaires à raison des accidents causés dans la pratique de leur profession. La responsabilité du vétérinaire est donc consacrée par les articles précités, et elle doit être appréciée d'après les règles des articles 1137, 1992, 1302 et 1374 du Code civil; en outre, d'après l'article 3 de la loi du 21 juillet 1881, le vétérinaire est tenu de déclarer à l'autorité les cas de maladie contagieuse qu'il constate, et sa responsabilité, vis-à-vis des tiers, peut quelquefois être engagée, s'il traite un animal atteint d'affection contagieuse sans avoir fait la déclaration, et si la maladie s'est propagée aux animaux du voisinage.

I. — RESPONSABILITÉ DU VÉTÉRINAIRE, VIS-A-VIS DE SES CLIENTS, DANS L'EXERCICE DE SA PROFESSION.

Le vétérinaire, dans l'exercice de sa profession, est responsable des accidents causés aux animaux de ses clients, en tant que l'appréciation de la faute par lui commise n'exige pas, de la part du juge, l'examen des théories ou des méthodes médicales, ou la discussion de questions de pure science, mais donne seulement lieu à l'application des règles générales de bon sens et de prudence auxquelles est soumis l'exercice de toute profession. En aucun cas, les tribunaux ne peuvent entrer dans l'examen, la discussion et l'appréciation des modes de traitement; toutes les fois qu'il s'agit de l'appréciation d'une question scientifique, ils sont incompétents. Le vétérinaire diplômé est légalement présumé capable, et aucun tribunal ne peut le déclarer responsable de l'issue malheureuse d'une maladie ou d'une opération, lors même que le traitement suivi pourrait être blâmé, ni des erreurs qu'il commet dans l'exercice régulier et consciencieux de sa profession, ni même des fautes légères, ou des inattentions qui lui échappent, et qu'il peut d'ailleurs nier en se prévalant de sa bonne foi et de sa conviction ; il ne peut pas être déclaré responsable des erreurs de diagnostic qu'il a commises, ni du fait d'avoir employé tel traitement au lieu de tel autre mieux approprié, ni du fait d'avoir pratiqué telle opération, alors qu'elle n'était pas absolument nécessaire, ni du fait de l'avoir exécutée par tel procédé plutôt que d'après tout autre qui eût pu donner de meilleurs résultats, tant qu'on ne peut lui reprocher ni légèreté manifeste, ni négligence évidente, ni ignorance des procédés les plus élémentaires de son art. Ainsi, il n'est pas responsable, quelle que soit l'issue de la maladie traitée ou de l'opération pratiquée, quelle que soit la gravité de l'accident arrivé avant, pendant ou après une opération, tant qu'on n'établit pas qu'il a manqué aux règles du bon sens et de la prudence la plus élémentaire, tant qu'on n'établit pas qu'il a été grandement négligent, léger ou ignorant.

La responsabilité du vétérinaire, vis-à-vis de ses clients, ne peut donc être réellement engagée, qu'autant qu'il a commis une faute grossière, une faute lourde, une négligence impardonnable, qu'autant qu'il est bien établi qu'il est coupable d'une légèreté, d'une négligence graves, ou d'une ignorance crasse. Aucune règle générale ne peut d'ailleurs être fixée pour apprécier s'il y a eu, de la part du vétérinaire, faute grossière ou négligence répréhensible ; il faut, pour une telle appréciation, se baser sur les diverses circonstances du fait à propos duquel la responsabilité du médecin ou du chirurgien est invoquée par le propriétaire de l'animal.

Tout ce qu'on peut dire, d'une manière générale, c'est que la responsabilité du vétérinaire est engagée toutes les fois que, en tant qu'homme, il a commis une faute, un dol, une imprudence, une négligence graves, et toutes les fois qu'il a ignoré ce qu'il doit savoir. Il est responsable par exemple des accidents qui sont arrivés parce qu'il a institué un traitement absolument contre-indiqué pour la maladie qu'il a diagnostiquée, ou pratiqué une opération alors qu'il se trouvait en état d'ivresse ; il est encore responsable, lorsque des accidents sont survenus à la suite d'une opération qu'il a pratiquée, parce qu'il n'a pas voulu prendre les soins immédiatement indispensables, lorsque par exemple il a abandonné un cheval après l'avoir saigné à la jugulaire sans avoir fermé la plaie de la saignée ; il est responsable enfin, lorsqu'il a prescrit un médicament dangereux au lieu d'un autre, ou lorsqu'il a ordonné une dose trop élevée. Tels sont les principes, d'ailleurs admis par la jurisprudence des tribunaux et de la Cour de cassation, d'après lesquels doit être appréciée la question de savoir quand, à propos d'un préjudice occasionné par son intervention, la responsabilité de l'opérateur ou du médecin est engagée et quand elle ne l'est pas. Les accidents pour lesquels les vétérinaires peuvent être, à tort ou à raison, actionnés par leurs clients, n'engagent que leur responsabilité civile ; les fautes, même grossières, qu'ils commettent dans le traitement des maladies ou la pratique des opérations, ne constituent que des quasi-délits civils. Ces accidents peuvent se produire dans le traitement d'une maladie, avant, pendant ou après une opération, pendant l'opération préparatoire de l'abatage et de l'assujettissement de l'animal, pendant l'opération proprement dite ou dans la suite. Il importe à présent de chercher, d'après ces principes, la solution pratique de quelques espèces.

1° *Responsabilité du vétérinaire dans les visites d'achat.* — Les vétérinaires sont fréquemment consultés pour des visites d'achat ou chargés d'acheter des animaux au compte de leurs clients. Dans ces cas, comme en toute autre autre circonstance, leur responsabilité ne peut être engagée qu'autant que la partie qui veut l'invoquer établit qu'ils ont commis un dol, une faute lourde, une négligence ou une imprudence graves. Non seulement ils ne sauraient être déclarés responsables, quand ils ont méconnu l'existence de défauts cachés, difficiles à constater, rémittents ou intermittents; mais il faut admettre que leur responsabilité ne saurait être mise en jeu, lorsque, sans parti pris et sans s'être rendus coupables d'une négligence ou d'une légèreté impardonnables, ils ont méconnu l'existence d'une tare, d'un défaut, d'une maladie plus ou moins visibles. Ainsi, un vétérinaire qui ne s'est pas aperçu de l'existence d'une fourmilière, d'une bleime, etc., n'a encouru aucune responsabilité; il en est de même de celui qui ne s'est pas aperçu qu'un cheval est cryptorchide, il n'est pas responsable de son erreur, alors même qu'il n'a pas examiné la région inguinale; le fait d'avoir négligé un pareil examen ne pourrait constituer une faute à la charge du vétérinaire qu'autant qu'il aurait été invité à le faire par l'acheteur ou qu'autant que l'aspect extérieur ou le caractère de l'animal devait forcément faire soupçonner son état.

2° *Responsabilité du vétérinaire en tant que médecin.* — Les erreurs de diagnostic peuvent quelquefois engager la responsabilité du vétérinaire, lorsqu'elles sont impardonnables, grossières, lorsqu'elles impliquent légèreté ou négligence graves ou ignorance crasse ; si, par exemple, il avait méconnu la morve, bien caractérisée à la fois par du glandage, par du jetage et par des chancres très visibles, et si, par suite de son impéritie, il s'était produit des cas de transmission, si, ayant à se prononcer sur la nature d'une tumeur, il avait pris une hernie pour un abcès et l'avait ouverte, il devrait être déclaré responsable.

Mais il en est tout autrement lorsqu'il n'est pas établi que le vétérinaire a commis une faute lourde : l'erreur de diagnostic, la méconnaissance de la nature ou du siège de la maladie, l'institution d'un traitement inefficace et inopportun, n'engagent pas la responsabilité du praticien vis-à-vis de son client. Le vétérinaire ne saurait non plus être déclaré responsable en aucune façon, bien que le malade vienne à succomber, lorsqu'il a refusé d'accepter la consultation d'un confrère demandée par le client, qui n'avait qu'à passer outre ; il en doit être de même, lorsqu'il a pronostiqué ou promis la guérison, et que la mort arrive. La responsabilité du praticien n'est pas davantage engagée, lorsque, non convaincu de faute, il a, avec le consentement exprès ou tacite du propriétaire, fait subir à l'animal une opération, qu'il croyait utile, mais qui était inutile, non justifiée, ou même intempestive (saignée, trépanation, application d'un séton, trachéotomie, application du feu, etc.), peu importe qu'il y ait ou non des suites fâcheuses. On ne saurait enfin, quand la faute lourde n'est pas établie, rendre le vétérinaire responsable des suites fâcheuses des vaccinations préventives, pratiquées sur la demande ou avec le consentement du propriétaire, ni de celles de certaines médications telles que la médication révulsive, la médication vésicante, la médication caustique, la médication drastique, employées aux doses ou suivant les règles admises. En ce qui concerne l'administration d'un médicament, le vétérinaire n'est pas en faute, et sa responsabilité n'est pas engagée, lorsque l'empoisonnement se produit à la suite de l'emploi d'une dose, qui n'excède pas celles qui sont admises et indiquées dans les auteurs. Il n'est pas en faute, et sa responsabilité n'est pas engagée, lorsque, ayant à pratiquer une autopsie, il s'est fait aider par un boucher, à qui il a donné les instructions nécessaires, et qui a contracté les germes d'une maladie contagieuse (charbon, morve).

Il devrait au contraire être déclaré responsable : si, ayant délivré, à propos d'un chien qui a mordu, un certificat de santé après une seule visite faite le jour, le lendemain ou le surlendemain de la morsure, il s'était trompé et avait été par sa légèreté la cause que les soins et les précautions nécessaires avaient été négligées ; s'il avait commis des erreurs grossières dans la pratique des vaccinations, ou dans la prescription de substances dangereuses, des négligences ou des omissions graves dans les instructions relatives à l'emploi de certains remèdes à action violente, des méprises dans la délivrance des substances qu'il débite à ses clients ; s'il s'était trompé en formulant son ordonnance, s'il avait prescrit ou délivré une substance dangereuse au lieu d'une autre, s'il avait prescrit des doses exagérées d'une substance dangereuse ; s'il avait omis de donner les instructions nécessaires pour l'administration ou l'application d'une médication dangereuse, s'il avait administré un breuvage par les voies nasales et provoqué ainsi la mort ; si, à la suite d'une fracture, il avait occasionné la gangrène du membre par une compression exagérée ; si, à la suite d'une seime, il avait appliqué sur le bourrelet et sur la seime une quantité exagérée de vésicatoire, et s'il en était résulté l'inflammation et la gangrène des tissus sous-ongulés; si, devant soupçonner l'existence d'une fêlure à la suite d'un coup de pied accompagné de la boiterie d'un membre, il avait fait exercer violemment l'animal ou l'avait fait coucher en vue d'une opération et avait ainsi amené la transformation de la fêlure en fracture définitive; si, par sa négligence à faire des visites ou des opérations promises, il avait occasionné un préjudice quelconque.

3° *Responsabilité du vétérinaire en tant que chirurgien.* — Des accidents peuvent se produire assez fréquemment sur les animaux pendant l'opération préparatoire de l'abatage et de l'assujettissement, pendant qu'ils sont maintenus assujettis, pendant le cours et à la suite des opérations chirurgicales. Ainsi, en tombant, ils peuvent éprouver une violente secousse, et il peut se produire des fractures des membres, des côtes, des lombes, du bassin, des déchirures, des ruptures d'organes, du cœur, de l'estomac, etc. Pendant qu'ils sont maintenus debout, ils peuvent, en se débattant, faire des chutes plus ou moins graves. Pendant qu'ils sont maintenus fixés au travail, ils peuvent se faire des blessures plus ou moins graves. Pendant qu'ils sont maintenus couchés et assujettis de diverses façons pour la pratique des opérations, il peut se produire des excoriations, des plaies, des contusions, la fracture d'un membre ou de la colonne vertébrale, un effort de reins, des lésions musculaires, des efforts articulaires, des ruptures vasculaires, le décollement des épiphyses, des luxations, etc. Dans tous ces cas, la responsabilité du vétérinaire ne peut être engagée qu'autant qu'il est démontré qu'il a commis une faute lourde, une légèreté, une négligence impardonnables, ou qu'il a été d'une ignorance crasse.

Ainsi, il n'est pas en faute et ne saurait être déclaré responsable : lorsque l'animal, en se défendant, est tombé à côté du lit préparé pour le recevoir et s'est fracturé un os ; lorsque, après lui avoir mis un tord-nez et après lui avoir entravé les membres postérieurs pour lui placer un séton sous le ventre, le cheval a fait une chute et s'est fracturé un os, parce qu'il n'y avait pas un lit pour le recevoir (Jurisp.) ; lorsque les animaux, en se débattant, se sont fait des blessures, des excoriations, des fractures, des décollements, des ruptures, des déchirures quelconques ; lorsqu'il s'est produit une fracture de vertèbres par l'effet des violentes contractions musculaires auxquelles le patient s'est livré. Mais la responsabilité du praticien se trouverait engagée : s'il avait couché l'animal sans nécessité ; s'il n'avait pas fait préparer un lit convenable pour le recevoir ; si le lit, qu'il avait préparé, contenait des corps vulnérants ; s'il n'avait pas pris les précautions usitées pour coucher l'animal ; s'il l'avait assujetti avec des liens, qui devaient sûrement le blesser, avec des entraves usées qui devaient sûrement se rompre ; s'il l'avait placé et maintenu dans une position dangereuse et non indiquée par la chirurgie ; s'il avait commandé et fait exécuter par les aides une manœuvre dangereuse ; s'il avait inutilement maintenu l'animal couché avant de pratiquer ou après avoir pratiqué l'opération ; si, en un mot, le propriétaire de l'animal établissait que l'accident a été le résultat d'une faute lourde, d'une négligence ou d'une légèreté impardonnables.

Pendant le cours des opérations, divers accidents peuvent se produire, tels que la piqûre de la carotide et l'introduction d'air dans la veine pendant la saignée à la jugulaire, la piqûre d'une artère dans la ténotomie, dans l'hyovertébrotomie, dans la ponction d'un abcès, etc., l'ouverture de l'articulation dans l'opération du javart, la déchirure de la matrice dans l'opération de l'accouchement ou de l'embryotomie, la formation d'une hernie, la fracture du tiba ou le décollement des épiphyses dans l'opération de la castration, etc. Dans toutes ces hypothèses et autres plus ou moins semblables, le vétérinaire ne peut être déclaré responsable tant qu'il ne sera pas établi, de la manière la plus positive, qu'il a commis une faute ou une négligence grossière, ou qu'il a été d'une ignorance crasse. Bien qu'il ait été jugé diversement à cet égard, la piqûre de la carotide dans la saignée, la piqûre d'une artère importante dans la ténotomie, dans la ponction des poches gutturales, dans l'ouverture d'un abcès, etc., n'engage pas la responsabilité du vétérinaire, qui a pris les précautions ordinaires, qui a agi avec la pleine possession de lui-même, qui a employé les instruments appropriés, qui a fixé l'animal convenablement, qui a suivi un des procédés usités, etc.; l'accident peut en effet n'être pas dû à sa faute grossière, l'animal a pu l'occasionner en s'agitant au moment précis de l'opération. Il faut donner la même décision relativement à l'ouverture de l'articulation du pied dans l'opération du javart, à la production d'une hernie pendant la castration, à la déchirure ou au renversement de la matrice dans l'opération de l'accouchement laborieux, etc. Et d'une façon générale, il faut conclure que le vétérinaire n'est pas responsable des accidents qui se produisent pendant les opérations qu'il pratique, que ces accidents soient une conséquence même de l'opération, ou qu'ils soient la conséquence de son propre fait, tant qu'on ne peut pas établir sa faute lourde, sa négligence grossière ou son ignorance crasse, tant qu'on ne peut pas établir qu'il a omis de prendre les précautions usuelles, qu'il n'était pas en pleine possession de lui-même (ivresse), qu'il n'a pas employé des instruments convenables, qu'il n'a pas fixé convenablement l'animal, qu'il n'a pas opéré selon les procédés usités, etc.

Mais il serait responsable si, après l'accident résultant de l'opération ou de son fait, il abandonnait l'animal sans tenter l'emploi des moyens propres à y remédier : il serait responsable par exemple des suites de la hernie, qui se serait produite pendant la castration, s'il était démontré que la réduction en a été rendue impossible par la position debout de l'animal, que l'opérateur avait adoptée sans l'assentiment, ou contre le gré, ou à l'insu du propriétaire; il serait responsable des accidents survenus par sa faute ou sans sa faute pendant une opération grave pratiquée à l'insu ou contre le gré du propriétaire; il serait responsable des accidents dus à ses erreurs grossières, comme celle qui consisterait à ouvrir une tumeur herniaire pour un abcès, alors que le diagnostic différentiel était facile; il serait responsable si, après avoir piqué une artère, il ne tentait pas l'emploi des moyens propres à remédier à l'accident ; il serait responsable si, pendant l'opération de la castration, une fracture ou le décollement des épiphyses étaient déterminés par la position exagérée qu'il a donnée ou fait donner au membre postérieur droit; il serait responsable si, en ouvrant un abcès à la mamelle, ayant déterminé une hémorragie, il n'avait pas fait le nécessaire pour l'arrêter et avait ainsi laissé périr l'animal.

Certaines opérations, plus ou moins réussies en apparence, peuvent avoir des suites fâcheuses, comme l'application de certains pansements et l'emploi de certaines médications. On peut voir survenir : la phlébite à la suite de la saignée; la hernie, la péritonite, le champignon, le tétanos, la gangrène, à la suite de la castration ; la gangrène, des abcès, des tares, à la suite du séton; des tares, à la suite de diverses opérations; des chutes de peau, des tares, des plaies plus ou moins graves, des arthrites, des ankyloses, à la suite de la cautérisation par le fer rouge; des plaies, des chutes de peau, des tares, à la suite de l'application de certains médicaments caustiques, révulsifs ou vésicants ; la gangrène, à la suite de l'application de certains pansements. Il faut ici encore faire l'application du principe déjà établi, en vertu duquel le vétérinaire n'est responsable que s'il a commis une faute lourde, une négligence ou une erreur grossière.

Ainsi, il n'est pas responsable des accidents arrivés par la faute des aides, qui lui ont été fournis par les propriétaires, et qui n'ont pas suivi ses instructions ; mais il le serait, s'il avait fourni lui-même les aides, ou s'il les avait mal guidés.

Ainsi, il n'est pas responsable si des plaies, des chutes de peau, des tares, des arthrites, des ankyloses, surviennent après la cautérisation, s'il n'est pas prouvé qu'il a mis les pointes ou les lignes de feu trop rapprochées et trop profondes ; bien plus, il n'est pas responsable quand un de ces accidents survient après la cautérisation pénétrante, employée avec le consentement exprès ou tacite du propriétaire. Ainsi, il n'est pas responsable si la phlébite se déclare après la saignée, si la gangrène traumatique apparaît après un séton, après la castration, après l'opération de la queue à l'anglaise, etc., quand il a opéré en suivant les règles de l'art. Il a été jugé que le vétérinaire n'est pas responsable, lorsque la castration, convenablement pratiquée pendant les fortes chaleurs, s'accompagne de septicémie ; mais il serait responsable, si la gangrène était le résultat de la compression exagérée exercée par le pansement appliqué à la suite de l'opération de la queue à l'anglaise ou d'une fracture, etc. Ainsi, il n'est pas responsable des plaies, des tares, que laisse l'application des médicaments caustiques, révulsifs ou vésicants, quand ils ont été appliqués pour remédier à une maladie quelconque, et il ne peut pas être recherché pour l'inopportunité de tel ou tel mode de traitement. Ainsi, il n'est pas responsable des troubles graves, ni des cas de mort occasionnés par l'administration d'un médicament, quand il n'a pas dépassé les doses indiquées ; il peut en effet arriver que des animaux de même espèce, de même force et de même âge, résistent inégalement à l'action de tel ou tel agent, de telle sorte que l'administration de la même dose, qui ordinairement est inoffensive, peut être quelquefois suivie de mort.

Il va sans dire du reste que le vétérinaire serait responsable, s'il abandonnait l'animal qu'il a opéré ou traité au moment où son intervention est indispensable, et si de cet abandon il résultait un préjudice pour le propriétaire de l'animal.

4° *Responsabilité du vétérinaire en tant que dépositaire.* — Les vétérinaires, qui reçoivent, en fourrière, en observation ou en traitement, des animaux, dans leurs écuries ou infirmeries, sont astreints aux mêmes obligations et assujettis à la même responsabilité que les dépositaires salariés. C'est à eux qu'il incombe de prouver le cas fortuit ou la force majeure, quand les animaux se sont détériorés ou ont succombé entre leurs mains. Conséquemment, en cas de mort de l'animal confié à leurs soins, ils feront bien de prévenir aussitôt le propriétaire; et, s'il est absent ou s'il élève quelque protestation, ils agiront sagement en faisant constater par un autre vétérinaire l'identité du sujet et la cause de la mort.

II. — RESPONSABILITÉ DU VÉTÉRINAIRE VIS-A-VIS DES TIERS.

D'après l'article 3 de la loi du 21 juillet 1881, les vétérinaires sont tenus de déclarer à l'autorité les cas de maladie contagieuse qu'ils constatent, dans l'exercice de leur profession, sous peine de se voir poursuivre et condamner pour infraction à la loi sanitaire. De plus, leur responsabilité à l'égard des tiers peut être engagée, de même que celle des propriétaires ou détenteurs d'animaux atteints de maladie contagieuse, dans les hypothèses où la maladie, reconnue et traitée mais non déclarée, se serait propagée aux animaux des voisins, à cause de l'inapplication des mesures sanitaires.

Ainsi, il est arrivé que, le propriétaire d'un animal morveux et le vétérinaire appelé à le soigner n'ayant fait aucune déclaration à l'autorité, le cheval a continué à faire son service, à être placé dans des écuries ou remises publiques avec d'autres chevaux, à être conduit à l'atelier du maréchal, où il s'est trouvé avec d'autres, à être mené aux fontaines ou abreuvoirs publics, où il a souillé l'eau, que venaient boire en même temps ou après d'autres animaux. On a vu, à la suite d'une pareille négligence, la morve apparaître sur les animaux des voisins ; dans cette hypothèse et autres analogues, le propriétaire et le vétérinaire, qui ont à bon escient enfreint la loi, sont solidairement responsables du dommage résultant de la propagation de la maladie. Ils ont commis une infraction, et pendant trois ans ils peuvent être poursuivis, tant au point de vue pénal qu'au point de vue civil.

Les vétérinaires sont responsables, cela va sans dire, des fautes qu'ils commettent lorsqu'ils transgressent les dispositions légales ou réglementaires relatives à la patente, à l'exercice de la pharmacie, à la vente des substances vénéneuses, à la déclaration des maladies contagieuses, etc.

Ceux qui auraient été diffamés ou injuriés pour avoir fait la déclaration prescrite par la loi en cas de maladies contagieuses, pourraient intenter des poursuites correctionnelles contre les auteurs de l'injure ou de la diffamation.

En ce qui concerne l'obligation de déclarer, il a été décidé (Cour Paris, 1er mars 1895) qu'elle ne vise pas le vétérinaire, qui, au lieu d'avoir été appelé pour donner des soins à l'animal, ne l'a été que pour examiner le cadavre après l'abatage en vue de la boucherie.

III. — RESPONSABILITÉ DES VÉTÉRINAIRES CHARGÉS DES MISSIONS SANITAIRES ET DES VÉTÉRINAIRES EXPERTS.

Les vétérinaires sont souvent chargés, par les autorités administratives, de missions sanitaires, et d'expertises par les autorités judiciaires ; il importe donc de rechercher quelle responsabilité leur incombe, soit vis-à-vis de l'autorité, soit vis-à-vis des particuliers, lorsqu'ils ont été fautifs, négligents, imprévoyants, légers, ou ignorants, lorsqu'ils ont commis une erreur plus ou moins grave.

La responsabilité des vétérinaires nommés experts a été appréciée plus haut à propos des expertises ; ils sont soumis, en tant qu'experts, aux règles des articles 1382 et 1383 du Code civil ; ils répondent de leurs fautes graves, de leur négligence et de leur légèreté grossières ; ils encourraient une responsabilité civile et pénale, s'ils basaient leur décision sur un fait reconnu faux, qu'ils ont admis sans l'avoir vérifié ; mais, s'ils sont exempts de faute, ils n'encourent aucune responsabilité en raison de leurs décisions, et ils ne sont pas responsables de leurs erreurs.

Les vétérinaires, investis de missions sanitaires par les autorisés administratives, sont payés sur les fonds de l'État (vétérinaires inspecteurs aux frontières), ou sur les fonds du département (vétérinaires sanitaires), ou sur les fonds de la commune (inspecteurs des foires et marchés, inspecteurs des viandes de boucherie) ; ils n'ont pas le droit de demander des honoraires supplémentaires aux propriétaires des animaux, pour des visites, que ces derniers ne leur ont pas commandées. Ils sont tenus, dans l'accomplissement de leur mission, à plus de soins, de prudence, d'attention, de vigilance, de prévoyance et de savoir que dans les autres circonstances, car les suites de leurs fautes peuvent être beaucoup plus graves. Mais pourtant, ils n'encourent une responsabilité personnelle qu'autant qu'ils ont commis une faute, une négligence, une imprudence, une légèreté, qu'autant qu'ils se sont montrés ignorants de ce qu'ils doivent savoir. Ainsi, par suite d'une erreur excusable de diagnostic, la maladie méconnue se propage, ou un animal est abattu comme étant atteint d'une maladie qui (péripneumonie) est reconnue ne pas exister à l'autopsie, le vétérinaire n'est pas responsable ; il n'est que l'agent de l'administration, qui en pareil cas (abatage d'un animal non malade) est seule responsable vis-à-vis du propriétaire, sans pouvoir mettre en cause le vétérinaire, qui ne peut être accusé ni de négligence, ni d'ignorance. D'ailleurs, en dehors de cette hypothèse (abatage d'un animal non malade), le vétérinaire, qui a commis une erreur de diagnostic, sans que cette erreur accuse chez lui de la légèreté ou une ignorance réelle de ce qu'il doit savoir, n'a engagé ni sa propre responsabilité, ni celle de l'administration, alors même que son erreur a été préjudiciable à quelqu'un.

Lorsque les vétérinaires sanitaires, ou les vétérinaires inspecteurs de la boucherie, occasionnent quelque accident par leur faute, par leur négligence à accomplir leurs devoirs, par leur imprudence ou leur ignorance, ils engagent, conformément aux règles de l'article 1384 du Code civil, la responsabilité civile de leurs commettants (État, département, commune), qui peuvent ensuite recourir contre l'auteur de la faute dommageable. Il en est ainsi toutes les fois que le préjudice est la conséquence de la faute ou de la négligence du préposé; les tribunaux peuvent d'ailleurs condamner le commettant (État, département, commune) et le préposé, comme conjointement et solidairement responsables du préjudice occasionné; et, en pareils cas, la réparation pécuniaire du préjudice peut être lourde, quand il y a eu des accidents ou des cas de mort sur des personnes.

IV. — ACTIONS EN RESPONSABILITÉ CONTRE LES VÉTÉRINAIRES. — EXPERTISES.

Les actions en responsabilité, intentées contre les vétérinaires, sont de la compétence des tribunaux civils (justice de paix, tribunaux de première instance). L'infirmerie pour animaux, tenue par le vétérinaire, étant un accessoire de la profession, ne saurait être assimilée à un établissement commercial; et les tribunaux de commerce sont incompétents pour connaître de la demande en responsabilité, formée contre des vétérinaires, à l'occasion d'animaux morts en traitement dans ces sortes d'établissements. Toutefois, les vétérinaires, qui ont des ateliers de maréchalerie, sont justiciables des tribunaux de commerce, en ce qui concerne les actions en responsabilité, qui leur sont intentées à propos d'accidents de forge ou de ferrage.

En tous cas, les vétérinaires chargés, à titre d'experts, d'apprécier les fautes et la responsabilité de leurs confrères, doivent s'inspirer des principes qui viennent d'être mis en évidence. Ils doivent, avant tout, répudier tout esprit de vengeance ou de jalousie, pour ne s'inspirer que des données de la justice. Tout en respectant les droits des tiers lésés, quand ils sont indiscutables, ils doivent à leur profession et à la confraternité de se montrer bienveillants et indulgents. Ils doivent : rechercher toutes les circonstances du fait ; apprécier l'accident ; reconnaître s'il y a eu faute lourde, négligence grossière, ignorance crasse ; exonérer le vétérinaire et le réhabiliter dans leur rapport toutes les fois qu'il est irréprochable ; ne le déclarer responsable que s'il y a eu faute lourde de sa part ; atténuer ses torts dans la mesure que permet l'équité ; tâcher d'amener la conciliation et une transaction. Que si, par impossible (et en ces matières l'impossible devient parfois possible), le vétérinaire, recherché et actionné en responsabilité, avait des raisons sérieuses de se défier de ses confrères exerçant dans la même localité que lui, il pourrait les récuser comme experts (art. 308, 309, 310 et 283 Cod. proc. civ.) en faisant valoir ses griefs devant le tribunal.

Le vétérinaire, indûment attaqué, peut, de son côté, intenter contre le propriétaire une action reconventionnelle en dommages-intérêts, basée sur le *mal fondé* des reproches qui lui sont faits, sur l'atteinte portée à sa réputation et sur le préjudice qui peut en résulter pour lui, en prouvant qu'il y a eu malice, mauvaise foi de la part du demandeur ou erreur grossière équivalente au dol.

CHAPITRE IV

RESPONSABILITÉ DES EMPIRIQUES ET GUÉRISSEURS. RESPONSABILITÉ DES MARÉCHAUX FERRANTS.

I. — RESPONSABILITÉ DES EMPIRIQUES ET DES GUÉRISSEURS.

Sans examiner pour le moment la question de l'empirisme au point de vue professionnel, et en nous réservant de la traiter dans la quatrième partie, nous devons constater que la médecine des animaux est encore, dans un trop grand nombre de régions, exercée par des personnes qui n'ont pas le diplôme de vétérinaire, par des maréchaux ou autres individus, qu'on confond dans l'appellation d'*empiriques* ou de *guérisseurs*. Les propriétaires ont le droit de faire soigner leurs animaux par ces sortes de gens, même dans les localités où sont établis des vétérinaires, et nous devons par conséquent déterminer les bases de leur responsabilité comme nous l'avons fait pour les vétérinaires.

Le vétérinaire diplômé est, avons-nous dit, légalement présumé capable, et il ne peut être recherché qu'autant qu'il a commis une faute lourde, ou qu'il a été d'une ignorance crasse; il ne saurait en être de même de l'empirique, qui n'a aucun diplôme, et dont la responsabilité doit être appréciée diversement, suivant qu'il s'agit de maladies contagieuses, ou de maladies non contagieuses, et suivant qu'il s'agit de personnes qui n'ont pas trompé ou qui ont trompé leurs clients sur leur qualité.

La loi du 21 juillet 1881 sur la police sanitaire interdit, sous peine de six jours à deux mois de prison et de 16 francs à 400 francs d'amende, l'exercice de la médecine vétérinaire, dans les maladies qu'elle répute contagieuses, aux personnes non pourvues du diplôme de vétérinaire. Les vétérinaires ne peuvent eux-mêmes traiter ces maladies qu'après l'observation des prescriptions de la loi relatives à la déclaration, à l'autorisation de traiter pour certaines d'entre elles, et à l'application des mesures sanitaires; mais les empiriques ou guérisseurs ne peuvent, en aucun cas, et à aucune condition, traiter des animaux atteints de maladies contagieuses.

Ainsi donc, l'empirique ou le guérisseur, qui a soigné un animal atteint de maladie contagieuse, peut être poursuivi correctionnellement par le ministère public pour infraction aux dispositions de l'article 12 précité, alors même qu'il n'est résulté aucun cas de transmission du fait de son intervention.

Dans cette matière, plusieurs hypothèses peuvent se présenter: l'empirique peut être appelé après que la déclaration a été régulièrement faite et les mesures sanitaires appliquées; il peut être appelé pour constater la maladie avant que la déclaration ait eu lieu, et il peut reconnaître l'existence d'une affection contagieuse, ou commettre de bonne foi une erreur de diagnostic et instituer un traitement; son intervention a été suivie ou non de cas de transmission, qui ne se seraient pas produits si la loi eût été obéie.

Lorsqu'un empirique ou un guérisseur quelconque

est appelé pour traiter un animal atteint de maladie contagieuse, après que la déclaration a été régulièrement faite et les mesures sanitaires appliquées, il doit refuser d'intervenir. Et s'il intervient pour soigner les malades, il peut être dénoncé au ministère public, qui le poursuivra en vertu de l'article 12 de la loi du 21 juillet 1881. Que si cependant, en pareille circonstance, l'empirique de bonne foi avait ignoré la déclaration et l'application des mesures sanitaires, et si, d'un autre côté, ayant méconnu la nature de la maladie, il avait institué de bonne foi un traitement, il n'y aurait pas lieu à des poursuites contre lui; et s'il était poursuivi, il devrait être acquitté, car le délit prévu par l'article 12 suppose que la personne visée a agi en connaissance de cause.

Quand l'empirique ou le guérisseur est appelé pour constater la maladie, avant toute déclaration, il doit s'abstenir de traiter, et de plus il doit, conformément aux dispositions de l'article 3 de la loi du 21 juillet 1881, faire la déclaration à l'autorité; s'il s'abstient de faire la déclaration, il peut être poursuivi, lors même qu'il n'a pas traité; s'il ne fait pas la déclaration et s'il traite les animaux non déclarés, il est doublement coupable ; il est encore coupable, et peut par conséquent être poursuivi correctionnellement, s'il traite après avoir fait ou avoir fait faire la déclaration. Mais, dans ces diverses hypothèses, sa culpabilité n'existe qu'autant qu'il a agi en connaissance de cause ; s'il a méconnu de bonne foi la maladie, il ne peut pas être condamné pour n'avoir pas déclaré, ni pour avoir traité. Bien plus, il faut pousser la logique jusqu'à ses dernières limites, et décider qu'il n'y aura pas davantage lieu de poursuivre les empiriques, si de leur intervention sont résultés des cas de transmission, parce que la loi sanitaire n'a pas été appliquée ; seulement, en pareil cas, la responsabilité civile de la personne par la faute, la négligence ou l'imprudence de laquelle le dommage a été causé, est engagée sous certaines conditions que nous examinerons tout à l'heure. Voilà où nous conduisent et la rigueur des principes et l'interprétation raisonnée de la loi : c'est d'ailleurs la décision admise par la jurisprudence de certains tribunaux. C'est en vain qu'on essaierait de soutenir qu'en droit l'ignorance même bien établie ne saurait innocenter l'empirique de bonne foi. Comment, nous admettons que les erreurs de diagnostic commises par le vétérinaire diplômé n'engagent sa responsabilité qu'autant qu'elles annoncent chez lui une ignorance crasse, et l'on serait plus exigeant vis-à-vis de l'empirique ? Cela ne se peut. Je souhaite autant que qui que ce soit la répression et la destruction de l'empirisme; mais je ne peux aller jusqu'à admettre que les erreurs de diagnostic commises par les guérisseurs engagent leur responsabilité dans tous les cas, alors que celle des vétérinaires n'est engagée que par des erreurs annonçant une ignorance crasse. La vérité est que, pour commettre le délit prévu par l'article 12 de la loi du 21 juillet 1881, l'empirique doit agir en connaissance de cause ou commettre une erreur de diagnostic qui engagerait au moins la responsabilité d'un vétérinaire qui l'aurait faite. Il n'y a pas délit, lorsque l'empirique, étant de bonne foi, n'a pas reconnu telle ou telle maladie contagieuse plus ou moins incomplètement caractérisée, que le vétérinaire lui-même aurait pu ne pas reconnaître. Telle est, selon moi, la véritable portée de la loi en ce qui concerne la responsabilité pénale des empiriques.

Voyons à présent dans quels cas la responsabilité civile des empiriques est engagée vis-à-vis des propriétaires d'animaux, quand leur intervention a été la cause de la propagation d'une maladie contagieuse, et quand ils ont occasionné des accidents dans le traitement des maladies ou dans les opérations qu'ils ont pratiquées (châtreurs, accoucheurs, rebouteurs, etc.), dans les cas où ils ont trompé le public sur leur qualité, et dans ceux où ils n'ont pas cherché à s'attribuer une qualité qu'ils n'ont pas.

Le vendeur de bonne foi, qui livre à l'acquéreur un animal atteint de maladie contagieuse, ne répond pas des cas de transmission qui peuvent se produire ; il faut, je crois, admettre la même solution pour l'empirique de bonne foi et décider que sa responsabilité civile, vis-à-vis des propriétaires ou des tiers victimes du dommage, n'est engagée qu'autant qu'il est reconnu pénalement responsable, qu'autant qu'il a agi en connaissance de cause, ou qu'il a commis une erreur inexcusable qu'un vétérinaire n'aurait pas commise.

Toutes les fois qu'une personne non pourvue d'un diplôme se sera donnée comme vétérinaire et aura ainsi capté la confiance des propriétaires, elle pourra être déclarée responsable de toutes ses fautes, même les plus légères. Lors au contraire que des empiriques, bien connus comme exerçant sans diplôme vétérinaire la médecine des animaux, auront été appelés ou acceptés par les propriétaires, il y aura lieu de les rendre responsables dans la mesure où les vétérinaires diplômés sont eux-mêmes responsables; je ne pense pas qu'on doive aller au delà, et je conclus en disant que les empiriques, reconnus par leurs clients comme dépourvus du diplôme de vétérinaire, peuvent être déclarés responsables des accidents résultant d'une faute, d'une négligence ou d'une ignorance, qui eussent pareillement engagé la responsabilité d'un vétérinaire.

Je crains que ma manière de voir ne soit pas du goût de mes confrères, mais je ne la soutiens que par respect pour la loi et non pour approuver en quoi que ce soit l'empirisme. Il est même fort possible que plusieurs tribunaux, saisis d'une action en dommages-intérêts contre des empiriques, décident, comme on l'a vu parfois, que le propriétaire qui appelle ou accepte un empirique qu'il connaît parfaitement, qu'il sait ne pas avoir de diplôme de vétérinaire, commet une faute et que cette faute le rend non recevable à exiger de l'empirique une réparation complète pour les pertes que celui-ci peut lui occasionner par son impéritie ou par son ignorance.

Quant à moi, je le répète, je crois qu'il faut, pour savoir si la responsabilité civile d'un empirique est engagée, à propos de tel ou tel accident, qu'on lui impute, se demander s'il a été commis une négligence, une imprudence, une faute ou une ignorance, qui ne sont pas excusables pour le vétérinaire, qui doivent être évitées dans la profession, que l'empirique a exercée. Il devra en être ainsi tant que la profession de vétérinaire ne sera pas interdite par une loi aux personnes non pourvues du diplôme de vétérinaire. Par conséquent, puisque l'exercice de la médecine vétérinaire est interdit aux empiriques seulement à propos des maladies contagieuses, leur responsabilité civile sera engagée pour toutes les fautes qu'ils commettront et pour tous les accidents qui leur seront imputables, lorsqu'ils auront traité des animaux atteints d'affections contagieuses et qu'ils seront déclarés pénalement responsables de leur délit.

On conçoit que le législateur ait interdit aux empiriques le traitement des affections contagieuses, car il y a un intérêt majeur à empêcher la propagation de ces maladies et à ne confier les malades qu'à des vétérinaires, qui ont seuls les connaissances suffisantes pour prévoir et conjurer les dangers de contagion; et ce serait le moment de nous demander ce qu'il faut penser sur la question d'une loi protectrice de la médecine vétérinaire interdisant son exercice à quiconque ne sera pas muni d'un diplôme; mais cette question viendra mieux à sa place dans la quatrième partie, lorsque nous traiterons des droits des vétérinaires.

II. — RESPONSABILITÉ DES MARÉCHAUX FERRANTS.

La responsabilité des maréchaux, dans la pratique de la ferrure, doit être appréciée d'après les mêmes principes et d'après les mêmes règles que celle des vétérinaires; les articles 1382, 1383, 1384 et 1385 du Code civil leur sont applicables, de même qu'aux vétérinaires. Comme les vétérinaires, qui ont, sous leur direction et à leur compte, des ateliers de maréchalerie sont responsables des fautes commises par leurs ouvriers, les maréchaux sont également responsables et de leurs fautes et de celles de leurs ouvriers, et des dommages occasionnés par les animaux qu'ils ont sous leur garde.

Pour que leur responsabilité soit engagée, il faut qu'il y ait eu faute lourde, négligence grossière ou inhabileté notoire. Ici encore, on ne peut pas établir de règle générale pour apprécier si le maréchal ou son ouvrier a commis une faute grossière, une négligence répréhensible ; il faudra, dans chaque cas, se baser sur les diverses circonstances du fait, en tenant compte du caractère des animaux. Ainsi, il n'y aura pas de doute à avoir, lorsqu'un accident sera résulté de ce que l'ouvrier était en état d'ivresse, de ce qu'il a pratiqué la ferrure sans lumière, et à un moment du jour où il lui était impossible de se rendre un compte exact de la façon dont il opérait ; ainsi encore il n'y aura pas de doute à avoir, lorsque, par maladresse, l'ouvrier aura fait une plaie plus ou moins grave avec son boutoir au paturon de l'animal qui, d'ailleurs, était tranquille et se laissait parer le pied sans se défendre, etc. ; dans toutes ces hypothèses, le maréchal est responsable, car il y a faute lourde. Mais même dans ces cas, il ne doit pas être déclaré responsable de toutes les conséquences de l'accident ; il ne doit jamais être déclaré responsable des suites fâcheuses, qui sont la conséquence de la négligence ou du mauvais vouloir du propriétaire, qui n'a pas fait soigner, ou qui a fait travailler l'animal, et a ainsi aggravé ou laissé s'aggraver son état.

Il importe de passer en revue les principales espèces qui peuvent se présenter, et de déterminer la solution pratique qu'il convient de leur donner. Les maréchaux peuvent être recherchés pour des accidents arrivés sur les animaux à eux confiés, soit avant, soit pendant, soit après l'opération de la ferrure, ou pour des accidents occasionnés par les animaux qu'ils ont sous leur garde.

Les animaux, confiés aux maréchaux pour être ferrés, sont assez souvent exposés à prendre des *clous de rue* dans l'atelier ; faut-il rendre responsable de cet accident le maréchal chez qui l'animal a été ferré? Je ne le pense pas ; car il peut arriver, sans qu'il y ait négligence grossière, qu'un vieux clou s'égare dans un atelier de maréchalerie. La responsabilité du maréchal en pareil cas ne serait véritablement engagée, que s'il était démontré qu'il est dans ses habitudes d'être négligent, et de laisser disséminer dans son atelier les vieux clous qu'il enlève des pieds qu'il doit ferrer à neuf. Il faut également conclure à l'irresponsabilité du maréchal, si l'animal, pendant qu'on le maintient ou pendant qu'on l'assujettit, selon les règles et avec les précautions ordinaires, se débat, se renverse, se cabre, tombe et se fracture un os, ou se blesse plus ou moins gravement. Ainsi, il y a force majeure, et le maréchal n'est ni fautif ni responsable, lorsque, maintenant le cheval à l'aide d'un tord-nez et faisant lever un pied de devant pour procéder à l'amputation d'une portion de queue, l'animal se défend, tombe et se fracture la hanche au moment où l'on cautérisait la plaie.

C'est principalement pendant l'opération de la ferrure, soit pendant qu'on enlève le vieux fer, soit pendant qu'on prépare le pied, soit pendant qu'on applique la nouvelle ferrure, que les accidents les plus fréquents se produisent. Ici encore, tout fait du maréchal, qui a occasionné un dommage, une détérioration, une blessure au cheval d'autrui, ne doit pas être considéré comme engageant sa responsabilité. Il faut qu'il y ait eu faute lourde ou négligence grossière ou maladresse notoire ; tant que le maréchal n'est pas convaincu d'avoir manqué aux règles de la prudence ordinaire, qui s'imposent à toute personne dans l'exercice de toute profession, il ne doit pas être déclaré responsable. Voyons les cas les plus ordinaires dans lesquels le maréchal est le plus souvent exposé à être poursuivi à tort ou à raison. Nous avons déjà vu que les blessures faites au paturon avec le boutoir, alors que l'animal ne se défendait pas, doivent être imputées à la maladresse ou à l'imprudence du maréchal, qui en est responsable; il en serait tout différemment, s'il était prouvé que l'animal était méchant, qu'il se défendait sans relâche, et qu'il n'avait pas été possible, de le mettre au *travail* pour une raison ou pour une autre. En appliquant le fer chaud sur le pied, et surtout en l'y laissant trop longtemps, on peut produire des brûlures de la sole, qui sont plus ou moins graves; cet accident ne doit pas ordinairement être imputé à l'inexpérience de l'ouvrier ou à son imprévoyance ; il n'engage donc la responsabilité du maréchal qu'autant qu'il y a eu brûlure profonde entraînant des désordres graves, malgré les soins bien entendus dont l'animal a été l'objet. C'est ainsi du reste que la jurisprudence s'est prononcée.

Très souvent, pendant l'application du fer, des clous mal implantés piquent les tissus vifs; ordinairement le maréchal s'en aperçoit, retire le clou mal dirigé et l'accident demeure sans gravité. D'ailleurs, l'ouvrier qui était en pleine possession de lui-même et à qui l'on ne peut pas reprocher d'avoir opéré dans l'obscurité, ni d'avoir implanté le clou en dirigeant l'affilure en dedans, ne saurait être rendu responsable des piqûres qu'il fait, car ces accidents sont fréquents et peuvent se produire entre les mains des plus habiles, sans qu'il y ait faute grossière. Il faut en dire autant à propos de l'enclouure; les piqûres et les enclouures doivent être considérées comme des accidents n'engageant pas la responsabilité du maréchal, à moins toutefois qu'il ne soit démontré qu'il a commis une faute lourde. Ainsi, il y aura faute lourde quand, s'étant aperçu ou ayant soupçonné qu'un clou a piqué les tissus vifs, l'ouvrier ne l'a pas retiré aussitôt, et a laissé partir l'animal ainsi encloué; hormis ce cas et les circonstances considérées comme constituant une faute grossière à propos des piqûres, sa responsabilité n'est pas engagée, bien que l'animal ait été piqué ou encloué et quelles qu'aient été les suites de l'accident. Bien plus, ainsi que nous l'avons déjà dit, même dans les hypothèses où la responsabilité du maréchal est engagée, on ne saurait lui faire supporter toutes les conséquences de l'accident; et notamment ne devront pas être mises à sa charge celles résultant de ce que le propriétaire a fait travailler l'animal après l'avoir reconnu boiteux, de ce qu'il l'a fait soigner trop tard, etc. ; c'est d'ailleurs ainsi que la jurisprudence en a décidé.

Des contusions de la sole, des boiteries, peuvent être occasionnées par le fait d'avoir mal paré le pied et d'avoir appliqué un fer insuffisamment ajusté; cet accident, peu grave en lui-même si l'animal est soigné dès qu'il est reconnu boiteux, ne doit jamais être considéré comme engageant la responsabilité du maréchal.

En résumé, les accidents de ferrure, quels qu'ils soient et quelles qu'en puissent être les suites, n'engagent la responsabilité des maréchaux qu'autant qu'il y a de leur part faute lourde; et les vétérinaires, chargés à titre d'experts d'apprécier s'il y a eu faute, doivent s'inspirer des principes qui viennent d'être exposés, sans jamais oublier qu'ils ne doivent pas rendre responsable le maréchal des mauvaises chances de la ferrure. Les risques de la ferrure incombent aux propriétaires des animaux. Celui qui intente un procès en responsabilité au maréchal, à propos d'un accident survenu pendant l'opération du ferrage, doit prouver non seulement l'accident et le dommage, mais encore la faute commise. Ainsi il a été jugé : qu'aucune responsabilité n'incombait au maréchal, lorsqu'un cheval méchant amené chez lui pour y être ferré, ayant été mis au travail, s'était fracturé le fémur en faisant un effort violent; que le propriétaire d'un cheval, mort de tétanos après avoir été piqué, devrait, pour triompher dans son action en responsabilité, prouver non seulement que l'animal a été blessé, mais que l'ouvrier a commis une faute et que la piqûre a été la cause certaine du tétanos. Il faut d'ailleurs admettre que la responsabilité des maréchaux est engagée, comme celle des empiriques et guérisseurs, lorsqu'ils commettent des fautes en pratiquant des opérations chirurgicales ou en traitant des maladies.

Quant aux accidents qui peuvent arriver aux animaux après l'opération de la ferrure, alors qu'ils sont encore entre les mains du maréchal, celui-ci en est responsable comme le serait un dépositaire payé. Il est enfin responsable des accidents causés par les animaux qui lui ont été confiés tant qu'il les a sous sa garde. Il a été décidé (Cass.) : que l'artisan, qui reçoit chez lui un animal pour lui donner des soins que son état exige, doit être considéré comme l'ayant pris sous sa garde et assimilé à une personne qui en a momentanément l'usage ; — que, par conséquent, tant que l'animal n'a pas été restitué au propriétaire, ce dernier, à moins d'avoir commis une faute particulière, ne saurait être rendu responsable du dommage que cet animal a pu causer lorsqu'il était ramené de la forge chez lui par un ouvrier du maréchal.

Les vétérinaires, qui ont des ateliers de maréchalerie, sont civilement responsables des accidents résultant de la faute lourde de leurs employés, préposés et ouvriers. Ils sont également responsables des accidents occasionnés par les animaux, qui leur ont été confiés pour la ferrure ou pour un traitement quelconque, quand ils les ont encore sous leur garde ou sous la garde de leurs employés.

Les maréchaux se chargent assez souvent, à titre gracieux, d'aller chercher les chevaux à ferrer chez leurs propriétaires et de les reconduire après l'opération ; leur responsabilité est-elle engagée vis-à-vis des propriétaires, lorsque, pendant l'un ou l'autre trajet, des accidents sont survenus aux animaux ? Oui, s'il est établi que l'accident est la conséquence d'une faute grave, d'une imprudence ou d'une négligence impardonnable, si l'animal a été conduit à une allure trop rapide sur un chemin difficile, encombré, s'il a pu s'échapper des mains du conducteur négligent, etc. ; non, dans le cas contraire, lorsqu'il n'y a pas eu faute commise, lorsque l'animal a été conduit avec prudence à la main ou sous le cavalier, lorsqu'il a été effrayé, lorsqu'il a pris peur, a fait une glissade, une chute, etc. Ainsi, lorsque le conducteur est irréprochable, les accidents survenus pendant le trajet, les chutes, les glissades, les entorses, les plaies du genou ou d'autres régions, les blessures diverses, quelle que soit leur gravité, fussent-elles mortelles, n'engagent pas la responsabilité du maréchal. J'ai appliqué plus d'une fois cette solution : lorsque, au retour de la forge, le cheval monté ou conduit à la main, à une allure appropriée à sa conformation, sur un chemin aisé, avait fait une chute et s'était blessé plus ou moins gravement aux genoux ; lorsque l'animal avait été blessé par un véhicule mal dirigé; lorsqu'il avait été effrayé par les bruits ou par l'encombrement de la rue et s'était fait des blessures plus ou moins graves, voire mortelles. Le fait du conducteur qui, au lieu de mener l'animal à la main, est monté dessus, ne constitue pas la faute qui peut engager la responsabilité du maréchal. Il n'y a pas non plus faute de la part du maréchal, lorsque l'animal a été conduit tel qu'il a été livré par le propriétaire, avec un mode d'attache plus ou moins défectueux ou insuffisant.

Les maréchaux sont enfin, comme tous les maîtres, responsables des accidents survenus aux ouvriers qu'ils emploient, lorsqu'ils sont en faute pour n'avoir pas pris toutes les précautions et mesures nécessaires en vue d'assurer leur sécurité; mais ils ne répondent pas des accidents que les ouvriers ont éprouvés par suite de leur propre faute, de leur négligence, ou de leur imprudence.

CHAPITRE V

RESPONSABILITÉ DES PROPRIÉTAIRES ET DES DÉTENTEURS D'ANIMAUX

I. — RESPONSABILITÉ DES PROPRIÉTAIRES ET DES DÉTENTEURS, ENVISAGÉE D'UNE MANIÈRE GÉNÉRALE.

Le propriétaire d'un animal, ou celui qui s'en sert pendant qu'il est à son usage, est responsable du dommage que l'animal a causé, soit que l'animal fût sous sa garde, soit qu'il fût égaré ou échappé (art. 1385 Cod. civ.).

En principe, chacun est responsable des vices de la chose qu'il possède ou dont il se sert. Le propriétaire d'un animal répond du dommage causé par cet animal, peu importe qu'il fût sous sa garde ou qu'il fût égaré, échappé ; car, s'il s'est échappé ou égaré, c'est parce qu'il a été mal gardé, mal surveillé. Sont responsables, aux lieu et place du propriétaire, ceux qui se servent de l'animal (usagers, locataires, emprunteurs, dépositaires). Cette responsabilité n'est pas collective ; elle incombe au propriétaire seul, lorsque l'animal, qui a occasionné le dommage, était sous sa garde, sous la garde de son domestique ou préposé, ou s'en était échappé. Mais, lorsque l'animal a été confié à un tiers (locataire, emprunteur, dépositaire), la responsabilité, pour le dommage qu'il occasionne aux choses, aux autres animaux ou aux personnes, ne peut être imputée au propriétaire qu'autant qu'il sera établi qu'il a commis une faute, qu'il a négligé, par exemple, de prévenir l'usager ou le dépositaire du naturel vicieux de son animal; lorsque le propriétaire est exempt de faute, c'est au détenteur seul, qui a laissé arriver l'accident, qu'incombe la responsabilité.

Ainsi, le dépositaire, le logeur, est responsable, dont le domestique, conduisant à l'abreuvoir un cheval non vicieux, a fait blesser une personne ou un animal. Ainsi, le locataire, l'emprunteur, le maréchal, la personne qui a l'animal sous sa garde, sont responsables, aux lieu et place du propriétaire, du dommage occasionné par l'animal tant qu'il est sous leur garde, tant qu'il n'a pas été restitué à son propriétaire. Ainsi, le propriétaire, qui n'a commis aucune faute, n'est pas responsable de l'accident causé par son cheval, alors qu'il était sous la conduite du domestique de l'hôtel dans lequel il l'avait déposé, ou sous la surveillance du vétérinaire ou du maréchal à qui il l'avait confié. Mais il serait responsable, et soumis au recours du détenteur (locataire, emprunteur, dépositaire), s'il lui avait livré, sans le prévenir, un animal vicieux.

La responsabilité édictée par l'article 1385 peut être invoquée par la victime du dommage, quelle que soit la façon dont le préjudice a été occasionné, et peu importe qu'il ait été causé à une chose, à un animal, à une personne, peu importe d'autre part que la victime de l'accident soit un tiers ou la personne chargée de conduire ou de soigner l'animal.

A propos de l'interprétation de l'article 1385, la jurisprudence s'est montrée hésitante, et deux systèmes ont été soutenus.

Dans un premier système, on admet : que le propriétaire de l'animal, ou celui qui s'en sert, ne peut se soustraire à la responsabilité qui lui incombe, en prouvant qu'aucune faute ou négligence ne lui est imputable et qu'il a fait tout ce qu'il a pu pour empêcher l'accident; que l'article 1385 établit, contre lui, une présomption de faute, dont il ne peut s'exonérer qu'en prouvant que l'accident est dû à un cas fortuit, à une force majeure, à une faute imputable à un tiers ou à celui qui a éprouvé le dommage ; que le propriétaire, le détenteur, l'usager d'un animal doit répondre du dommage causé par cet animal, alors même qu'il établit qu'aucune faute ne lui est imputable et qu'il est impossible d'assigner aucune cause au fait de l'animal, ou bien lorsqu'il s'agit par exemple d'un cheval docile, qui a été excité par les piqûres des mouches ou par quelque bruit et a blessé un conducteur d'ailleurs très prudent ou un tiers non coupable de faute ; que le propriétaire d'un cheval vicieux est responsable de l'accident arrivé au domestique, à moins qu'il ne prouve qu'il a été occasionné par l'imprudence de la victime, qu'il reprocherait en vain au domestique de n'avoir pas employé toutes les précautions nécessaires, si celui-ci s'est conformé aux règles de la prudence et à l'usage, et si la précaution qu'on lui reproche de n'avoir pas prise n'était pas compatible avec les nécessités du service ; que la manifestation antérieure des vices de l'animal, leur connaissance par le serviteur prudent, n'atténue en rien la responsabilité du maître, qui conserve l'animal et qui continue à en tirer profit.

Dans un second système, on soutient : que l'article 1385 attache la responsabilité à une présomption de faute résultant du défaut de vigilance ou de garde, de la maladresse ou de l'inattention du propriétaire, du détenteur, de l'usager ; que cette présomption de faute, qui existe contre le propriétaire et contre les personnes qui ont accepté la charge de la garde et de la surveillance de l'animal, peut être combattue par la preuve contraire et qu'elle est détruite lorsque celui qui est présumé en faute prouve qu'il n'en a commis aucune ; que le propriétaire s'exonère de la responsabilité qui lui incombe, en prouvant qu'il ne s'est rendu coupable d'aucune faute et qu'il a fait tout ce qui lui était possible pour prévenir l'accident ; que le domestique, cocher, charretier, préposé, blessé dans son service par un animal, dont il a accepté, moyennant salaire, la surveillance, la conduite et la garde, ne peut obtenir des dommages et intérêts qu'en établissant qu'il n'a commis aucune faute et en prouvant le fait spécial (dissimulation du vice de l'animal, refus de muselière, etc.) duquel il entend faire découler la responsabilité du maître ; que le propriétaire d'un animal ne peut être déclaré responsable de l'accident survenu à son domestique, s'il n'a commis aucune espèce de négligence, si la victime n'établit pas la faute du maître, qui serait d'ailleurs irréprochable si le préposé avait connu le caractère de l'animal et les dangers que sa conduite pouvait comporter.

Quelle que soit l'interprétation qu'on admette, il est aisé de formuler la solution qui doit triompher dans la plupart des cas qui peuvent se présenter dans la pratique.

Ainsi, le propriétaire d'un animal, ou celui qui s'en sert, ne saurait équitablement ni légalement être déclaré responsable : lorsqu'il est établi qu'un tiers a provoqué l'animal à commettre le dommage; lorsqu'il est prouvé que l'accident est dû à la faute de celui qui a été blessé, parce qu'il a frappé ou excité l'animal, parce qu'il l'a touché ou approché de trop près ; lorsqu'il est démontré que le domestique blessé a été négligent ou imprudent ; lorsqu'il est reconnu que l'animal, non vicieux d'ailleurs, a été indûment effrayé par un tiers ou par la victime ; lorsque des animaux non vicieux, appartenant à des propriétaires divers et mis ensemble dans les mêmes pâturages, se sont blessés, etc. Au contraire, le maître, le détenteur ou l'usager d'un animal doit être déclaré responsable : lorsqu'il est établi qu'il a commis une faute, une négligence, une imprudence ; lorsqu'ayant abandonné son cheval attelé, sans précautions, sur la voie publique, ou à la porte de l'hôtel sans le faire garder, l'animal s'est emporté et a occasionné des accidents.

Il a été jugé que le préjudice, causé par des abeilles rendues furieuses par la cueillette du miel, et consistant en ce que des chevaux piqués par elles se sont emportés et ont blessé la personne qui les conduisait, engage la responsabilité de leur maître s'il a à se reprocher d'avoir placé ses ruches dans le voisinage de la voie publique et d'avoir procédé à la cueillette du miel sans prévenir les passants du danger qui les menaçait.

D'ailleurs, ne commet pas une faute celui qui, sur une voie publique fréquentée, se précipite à la tête d'un animal emporté et l'arrête ; s'il est blessé, en accomplissant cet acte, il est en droit de réclamer des dommages et intérêts au propriétaire de l'animal.

II. — RESPONSABILITÉ DES PROPRIÉTAIRES D'ANIMAUX ATTEINTS DE MALADIES CONTAGIEUSES.

Outre les peines édictées par la loi sanitaire pour la répression des infractions commises contre ses dispositions et celles du règlement d'administration publique du 22 juin 1882, les propriétaires et détenteurs d'animaux atteints de maladies contagieuses peuvent être condamnés encore en vertu de certaines dispositions du Code pénal; et leur responsabilité civile peut se trouver plus ou moins largement engagée, quand leurs animaux ont occasionné des dommages, en contaminant des personnes ou des animaux d'autrui. Il leur est interdit de vendre ou d'échanger, même leurs animaux suspects, et ceux qui ont été exposés à la contagion. S'ils sont négligents, imprudents, s'ils n'observent pas les règlements sanitaires, ils encourent une double responsabilité en vertu de la loi du 21 juillet 1881, des articles 475, 479, 319, 320 du Code pénal, et des articles 1382, 1383, 1384, 1385 du Code civil.

L'article 475 du Code pénal édicte une amende de 6 à 10 francs contre ceux qui laissent divaguer des animaux malfaisants ou féroces; l'article 479 édicte une amende de 11 à 15 francs contre ceux dont les animaux malfaisants ou féroces auront occasionné la mort ou la blessure d'animaux d'autrui. L'article 319, qui porte une peine de trois mois à deux ans de prison et de 50 à 600 francs d'amende contre ceux qui par imprudence, inattention, négligence ou inobservation des règlements, auront commis involontairement un homicide ou *en auront été involontairement la cause*, est applicable à ceux dont les chiens communiquent la rage à des personnes ; et l'article 320, qui abaisse la peine à un emprisonnement de six jours à deux mois et à une amende de 16 à 100 francs, est applicable quand il n'est résulté du défaut de précaution des propriétaires que des blessures pour les personnes. Enfin, les propriétaires de chiens enragés ou d'animaux quelconques atteints de maladies contagieuses peuvent encourir l'application des articles précités du Code civil ; ils sont responsables des dommages causés par leurs animaux ; et ces dommages peuvent atteindre un chiffre considérable, surtout quand des personnes ont contracté une maladie mortelle (morve, etc.), quand elles ont été mordues et sont devenues enragées. D'ailleurs, la responsabilité civile des propriétaires d'animaux atteints de maladies contagieuses est engagée toutes les fois que la contagion a occasionné du dommage à autrui, même lorsque les propriétaires ont été de bonne foi et ont ignoré l'existence de l'affection. Ainsi, celui dont les animaux ont introduit et propagé une maladie contagieuse (clavelée, fièvre aphteuse, morve, péripneumonie, etc.) dans des pâturages communs, dans une localité, est responsable civilement de tout le préjudice qui en est la conséquence ; il pourrait même être condamné à rembourser à l'État les indemnités payées aux propriétaires pour abatage d'animaux.

Ainsi, le propriétaire d'un chien enragé est responsable, vis-à-vis du propriétaire des animaux mordus, de tout le dommage éprouvé par suite de l'abatage (carnivores mordus), par suite de la séquestration (animaux herbivores mordus) et par suite de la mort (animaux mordus devenant enragés).

Celui qui a éprouvé le dommage n'a besoin, pour en obtenir réparation, que d'en établir la réalité et l'origine ; aucune autre preuve ne doit lui être imposée, dès l'instant où il a établi l'existence du dommage et prouvé qu'il a été causé par l'animal du défendeur, pour obtenir gain de cause. Le défendeur ne pourrait en l'espèce s'exonérer de la responsabilité invoquée contre lui qu'autant que, exempt d'ailleurs de tout dol et de toute infraction volontaire aux règlements sanitaires, il établirait *que l'accident n'est que la conséquence d'un cas de force majeure ou d'une faute commise par celui qui a souffert le préjudice*, qu'autant qu'il démontrerait par exemple que sa vigilance a été trompée et que l'accident a été le résultat de circonstances qu'il ne pouvait pas prévoir. Ainsi donc, il n'est pas nécessaire que celui qui éprouve le préjudice démontre l'incurie du propriétaire ou détenteur de l'animal qui l'a occasionné ; et de plus, le fait d'avoir capturé, essayé de capturer, tuer ou arrêter un chien enragé pour prévenir de plus graves accidents, n'empêcherait pas la personne, victime de ses morsures, de réclamer contre le propriétaire, car son dévouement ne saurait lui être imputé à faute. Diverses décisions des tribunaux ont fait l'application des règles qui viennent d'être exposées.

Il a été décidé : que si le propriétaire d'un chien enragé exerçait sur son animal une surveillance suffisante, il le mettrait dans l'impossibilité de s'échapper et d'occasionner du dommage à autrui ; que, dans la fixation des dommages et intérêts, il y a lieu de prendre en considération non seulement la valeur des animaux mordus et rendus enragés, mais encore les frais nécessités par l'application de la séquestration. Le 15 janvier 1886, le tribunal de première instance de Chambéry a condamné à 6000 francs de dommages et intérêts et à tous les dépens le propriétaire d'un chien enragé, dont la morsure avait occasionné la mort d'un enfant de douze ans; il a admis l'entière responsabilité du propriétaire, qui, ayant remarqué un changement dans les habitudes de son animal, n'avait pas eu la précaution de le maintenir enfermé et l'avait fait conduire à la promenade par une jeune personne, des mains de laquelle il s'était échappé pour courir vers d'autres chiens et mordre chemin faisant l'enfant, qui s'était précipité vers lui pour l'arrêter, et auquel il avait inoculé la rage. La cour de Nîmes (30 octobre 1893) a condamné à 11 000 francs de dommages et intérêts le propriétaire d'un chien enragé, dont les morsures, malgré le traitement Pasteurien, avaient entraîné, chez un homme, une hystérie rabiforme.

En résumé, les propriétaires d'animaux enragés qui ont fait des morsures, sont responsables de tout le dommage qui en résulte; toutes les fois qu'il pourra être prouvé, d'après le collier portant le nom du propriétaire, ou tout autrement, que tel chien enragé qui a fait des morsures, appartient à telle personne, il y aura lieu de faire l'application de l'article 1385 du Code civil.

Quand il s'agit de chiens, loués, prêtés, ou placés en pension, qui ont contracté la rage chez le locataire, l'emprunteur, le dépositaire, c'est la responsabilité pénale et civile de celui-ci, et non celle du véritable propriétaire, qui se trouve engagée, lorsque les animaux deviennent enragés et font des morsures. D'ailleurs, les propriétaires d'animaux méchants, et ceux qui les ont pris sous leur garde, comme locataires, emprunteurs, dépositaires, etc., avec connaissance de cause, sont responsables des accidents qu'ils peuvent occasionner, pendant qu'ils les ont à leur usage, et même lorsqu'ils sont échappés ou égarés. Aussi, les propriétaires et détenteurs peuvent être condamnés à propos de dommages résultant de morsures faites par des animaux non enragés.

Les mêmes décisions s'appliquent aux cas où il s'agit de toute autre maladie contagieuse, qui a été transmise par les animaux d'un propriétaire ou détenteur à des personnes ou à des animaux.

Ainsi, le propriétaire qui, agissant en parfaite connaissance de cause, ne déclare pas son cheval morveux, est passible des peines édictées contre ceux qui ne font pas la déclaration exigée par la loi et qui ne maintiennent pas leurs animaux séquestrés; il est de plus responsable des cas de transmission de la maladie; et, d'ailleurs, sa responsabilité est engagée civilement, lorsque, connaissant l'existence de la maladie, il n'en a pas prévenu son domestique, qui, en pansant l'animal, a contracté la morve. Des décisions de la jurisprudence (jug. trib. civ. Seine, 25 juillet 1844; — arr. cour Pau, 18 nov. 1875; — jug. trib. correctionnel Rouen, 8 mars 1894) ont en effet proclamé la responsabilité pénale et civile du propriétaire d'animaux morveux, qui n'a pas pris les précautions exigées par la loi sanitaire, et qui a ainsi laissé son domestique contracter la maladie faute de l'avoir prévenu.

En ce qui concerne le charbon, comme en ce qui concerne la morve, la responsabilité du propriétaire peut être engagée lorsque la maladie s'est transmise; celle du vétérinaire lui-même pourrait l'être, s'il avait omis d'indiquer et d'ordonner les précautions nécessaires.

III. — RESPONSABILITÉ DES ÉTALONNIERS.

Pendant la saillie, divers accidents peuvent se produire, dont certains peuvent engager la responsabilité de l'étalonnier, et celle de son maître par conséquent, d'après les articles 1385 et 1384 du Code civil. Les contusions, les morsures que le mâle peut faire à la femelle, les coups de pied et les ruades, que celle-ci peut donner à l'étalon, n'engagent pas la responsabilité des personnes, à moins qu'il n'y ait eu négligence impardonnable de leur part. Lorsque l'étalonnier a pris toutes les précautions usitées, lorsqu'il a entravé les membres, relevé la queue de la jument, et dirigé le pénis de l'étalon, il est irréprochable d'une manière générale.

L'accident, à propos duquel l'étalonnier ou son maître a été quelquefois actionné en dommages-intérêts, est l'erreur de lieu commise par l'étalon; cet accident, qui peut être dû à ce que l'étalon n'a pas été convenablement guidé ou ne l'a pas été, est parfois très grave, pouvant s'accompagner de déchirure du rectum et déterminer la mort. En pareil cas, la responsabilité de l'étalonnier, et conséquemment celle de son maître, ne peut être invoquée par le propriétaire de la jument, qu'autant que l'étalonnier n'aura pas fait ce qu'il devait pour empêcher l'accident. Si l'étalonnier n'a rien fait pour diriger l'étalon, s'il l'a laissé s'accoupler sans essayer d'éviter l'erreur de lieu, le propriétaire de la jument a droit à la réparation du préjudice qui lui a été causé. Si au contraire l'étalonnier a fait ce qu'il a pu pour prévenir l'erreur de lieu, s'il a essayé de diriger l'étalon sans y pouvoir réussir à cause de sa trop vive excitation, s'il l'a dirigé convenablement et qu'ensuite l'étalon ait perdu la bonne voie après un mouvement de retrait, si en un mot il a fait ce qu'on doit faire en pareil cas, le propriétaire de la jument n'a droit à aucune réparation : il y a accident de force majeure. La cour d'Angers, toutes chambres réunies, statuant par un arrêt en date du 24 janvier 1878, après un premier jugement du tribunal de Fougères, suivi d'un arrêt de la cour de Rennes cassé par la Cour suprême, sur la demande d'un propriétaire, dont la jument était morte des suites d'une erreur de lieu dans la saillie, contre le propriétaire de l'étalon, a décidé, conformément à la manière de voir ci-dessus exposée, que l'étalonnier n'était pas responsable, parce que l'accident n'avait pas pu être empêché.

« Considérant que s'il paraît établi, par les documents du procès et notamment par l'enquête à laquelle il a été procédé en exécution de l'arrêt interlocutoire du 27 décembre 1876, que la mort de la jument de Lesaint a été le résultat d'une erreur de lieu commise par l'étalon de Gobé, lors de la saillie du 28 mars 1874, il n'est pas démontré que cette erreur ait eu pour cause une faute quelconque, soit de Gobé, soit du domestique qu'il avait préposé à la saillie ;

« Que Lesaint ne peut dès lors invoquer contre Gobé les articles 1382, 1383 et 1384 du Code civil ;

« *Considérant, d'autre part, que l'article 1385 du même Code, qui prévoit le dommage causé par un animal sans que celui qui le subit ait rien fait pour s'y exposer, est inapplicable dans la cause, où le dommage causé par l'étalon de Gobé s'est produit à l'occasion et au cours de l'exécution d'une opération demandée par Lesaint lui-même ;*

« Qu'étant d'ailleurs constant, d'après l'enquête et la contre-enquête, que l'issue fâcheuse de cette opération a été due non au fait de Gobé ou de son domestique, mais à l'ardeur extrême de l'étalon qui l'a conduit instantanément à se tromper de voie, sans que le domestique de Gobé ait eu ni le temps ni le moyen de l'empêcher, c'est à Lesaint à supporter les conséquences d'un événement de force majeure, que Gobé n'a jamais pu avoir l'intention de prendre à sa charge (Cour d'Angers, 24 janvier 1878).

Il va sans dire que le propriétaire, qui intente une action en dommages-intérêts à l'étalonnier, doit prouver que l'accident aurait pu être empêché ; à défaut par lui de pouvoir faire la preuve, son action doit être rejetée.

La doctrine, formulée par la cour d'Angers, a été suivie depuis (jug. du tribunal Saint-Sever, 20 décembre 1883 ; — jug. tribunal Lunéville, 24 mai 1895).

QUATRIÈME PARTIE

Devoirs et droits des vétérinaires dans l'accomplissement des missions qui leur sont confiées et dans l'exercice quotidien de leur profession.

Toute personne a, dans la société, des devoirs à remplir et des droits à exercer ; dans chaque profession, les divers membres sont en outre astreints à des obligations d'état et jouissent de certains droits ou privilèges professionnels. Les devoirs, les obligations et les droits des vétérinaires dérivent de la morale ou des lois. Les mots *devoir* et *droit* expriment des idées corrélatives : le droit consiste à pouvoir exiger d'autrui un acte ou une abstention ; et le devoir consiste à faire ce qui est commandé par la morale ou exigé par la loi et à s'abstenir de faire ce qu'elles défendent.

CHAPITRE PREMIER

DEVOIRS DES VÉTÉRINAIRES.

I. — DEVOIRS DU VÉTÉRINAIRE ENVERS LUI-MÊME, ENVERS SA PROFESSION ET ENVERS SES CONFRÈRES.

1° Devoirs du vétérinaire envers lui-même et envers sa profession. — Tout homme, qui embrasse librement une carrière professionnelle, est soumis, de par la morale, de par son état et de par les bienséances, à des devoirs dont l'opinion publique est l'unique sanction. C'est par la pratique de ces devoirs de morale ou même de pure convenance que le vétérinaire s'attire l'estime et rehausse sa profession en se rehaussant lui-même. Il jouit d'une considération proportionnée aux services qu'il rend, au talent qu'il déploie et à la conduite qu'il suit. Il lui importe donc beaucoup d'acquérir et de perfectionner sans cesse les qualités que nécessite l'exercice de sa profession ; c'est dans l'étude, le travail et la pratique quotidienne d'une conduite probe et sobre qu'il doit rechercher le perfectionnement ; c'est par son instruction, par ses connaissances solides et variées, par sa probité, par la régularité de sa conduite, par sa dignité, par sa bonne tenue, qu'il doit commander l'estime et la confiance.

Le vétérinaire doit toujours travailler à développer

son instruction générale et son instruction médicale, à acquérir un jugement droit et sûr et à étendre ses connaissances au delà du domaine de la médecine ; notre profession, quel que soit le discrédit immérité dans lequel elle est tenue par l'opinion à cause de son objet même, s'impose forcément à la considération et à l'estime, quand, à son but éminemment utile, se joint l'instruction solide de ses membres. On ne saurait donc trop conseiller aux élèves et aux jeunes vétérinaires de ne jamais laisser échapper une occasion de développer et de consolider leurs connaissances littéraires, ainsi que leurs connaissances médicales, leur sens pratique et les connaissances agricoles et économiques, qui peuvent les faire hautement apprécier par les agronomes et les propriétaires. Le vétérinaire doit, dans son propre intérêt comme dans l'intérêt de sa profession, ne jamais se faire remarquer par l'insuffisance de son instruction élémentaire, sous peine de s'attirer le discrédit ; il doit connaître les préceptes de son art et se tenir au courant des découvertes et des perfectionnements qui y sont journellement apportés ; il doit acquérir les connaissances agronomiques et économiques suffisantes, qui lui permettront de comprendre et de discuter, avec ses clients ou dans les réunions agricoles, les questions qui intéressent l'agriculture, tant au point de vue de la production animale ou végétale, qu'au point de vue du commerce.

Toutes les fois que son instruction lui permettra d'occuper dignement un poste, de remplir une mission, de s'acquitter d'une charge ou d'une fonction que l'opinion publique lui assignera, il devra accepter, n'eût-il d'autre mobile que l'intérêt de sa profession sur laquelle doit rejaillir une partie de l'honneur qui lui est décerné. La modestie exagérée ne sied pas plus aux vétérinaires qu'aux représentants des autres professions ; et précisément, parce que notre titre est parfois l'objet d'un certain mépris, il est bon que les vétérinaires acceptent et recherchent même les fonctions qu'ils sont capables de remplir et les récompenses qu'ils ont méritées par leur savoir et leur travail. La profession est de ce fait rehaussée, toutes les fois qu'un de ses membres a montré qu'elle ne méritait par l'ostracisme dont elle est frappée par une partie de l'opinion publique. Les récompenses et les honneurs des nôtres sont d'autant plus flatteurs et honorables pour nous tous, qu'ils ne sont obtenus qu'à force de mérite et de travail. Aussi, c'est avec raison que la profession entière a le droit d'être fière des travaux et des découvertes nombreuses de ses membres, ainsi que des dignités et des honneurs qui leur sont accordés.

Le vétérinaire doit à sa profession et se doit à lui-même d'agir toujours avec probité, d'avoir une conduite digne, une vie régulière et sobre et une tenue irréprochable. En toute circonstance, la probité et l'honneur sont de rigueur ; la conscience l'indique et la moralité ainsi que la loi l'exigent ; il n'est donc pas nécessaire d'insister plus longuement.

Cependant, il est une circonstance dans laquelle des vétérinaires ont parfois été accusés de s'écarter un peu de la stricte probité et de la dignité professionnelle ; cette circonstance, cette occasion, qui se présente souvent au vétérinaire, c'est la *visite d'achat*. Il y a eu, paraît-il, des vétérinaires qui ont touché des honoraires de l'acheteur et une rémunération du vendeur, quand, à la suite de leur visite, la vente a été conclue ou maintenue ; en pareil cas, et en admettant que la visite ait été scrupuleusement faite dans l'intérêt de l'acheteur, il y a, sinon improbité, au moins absence de dignité et de délicatesse : c'est là un fait déshonorant, pour celui qui accepte des deux parties, et pour la profession tout entière. Est autrement déshonorant encore, le fait de celui qui, moyennant une rétribution plus ou moins forte, stipulée ou attendue du vendeur, garde le silence sur tel ou tel défaut. Il y a alors préjudice causé frauduleusement à l'acquéreur, qui peut, en prouvant la fraude, intenter une action en dommages-intérêts, contre le vétérinaire, et une action en nullité, plus une action en dommages-intérêts contre le vendeur. Accepter du vendeur est toujours pour le vétérinaire une mauvaise action, qui le déshonore, en même temps qu'elle déshonore la profession, et qui le rend méprisable aux yeux mêmes de ceux qui s'entendent avec lui pour tromper l'acheteur.

Il faut absolument : que le vétérinaire ne contracte pas des habitudes d'ivresse, qu'il ne se livre jamais à des excès de boissons, qu'il ne fréquente pas trop assidûment les établissements, cafés, cercles, où l'on boit et où l'on joue, qu'il n'accepte que très rarement des invitations à boire de la part de ses clients ; qu'il évite d'être hâbleur, vantard et charlatan ; qu'il sache parler en société d'autres choses que de ses cures et des cas qu'il a observés ; qu'il soit en tous temps, en tous lieux et avec tout le monde, sérieux, discret, modeste, sans bassesse et sans obséquiosité, bienveillant, poli et doux envers tout le monde, sans familiarité avec les cochers et les domestiques ; qu'il traite toujours les animaux avec docilité, sans emportements, sans brutalité ; qu'il soit toujours mis décemment et proprement, plutôt avec une certaine recherche et une certaine élégance qu'avec négligence, etc. Il est inutile d'insister sur l'importance de ces divers détails, parce qu'il suffit de les énumérer, pour que tout le monde saisisse l'intérêt qu'il y a pour le vétérinaire à les observer.

Nous verrons plus loin que le vétérinaire n'est pas tenu de restreindre son activité dans l'unique exercice de sa profession, alors surtout qu'elle ne lui procure ni assez d'occupation ni assez de ressources, et nous passerons en revue les diverses voies qui s'ouvrent devant lui ; mais, dès à présent, il en est une qu'il faut signaler comme devant être évitée : c'est le commerce du bétail, et particulièrement celui des chevaux. Il ne faut pas en effet que le vétérinaire devienne maquignon pour son propre compte, ou en s'associant avec d'autres marchands, tout en continuant l'exercice de sa profession ; la délicatesse et l'honneur professionnels exigent la séparation du maquignonnage et de la médecine vétérinaire. On n'est pas maquignon, quand on vend des animaux que l'on a produits et élevés ; on ne l'est pas davantage, quand on achète des animaux jeunes pour les élever et les revendre ensuite, et il n'y a nul inconvénient à ce que le vétérinaire s'adonne à cette industrie, tout en continuant l'exercice de sa profession. Il faut également que le vétérinaire évite de devenir charlatan en préconisant des remèdes spécifiques.

2° Devoirs du vétérinaire envers ses confrères. — Les membres d'une même profession se doivent entre eux des égards et des procédés, que le bon sens et la bienséance, ainsi que l'honneur de la profession, commandent.

Malheureusement, la rivalité, l'envie, la jalousie, la lutte pour attirer les clients, entretiennent la discorde parmi nous comme dans les autres professions; et il n'est pas rare de trouver, chez les vétérinaires, qui exercent dans la même région, dans la même localité, une hostilité tantôt sourde, tantôt apparente, qui les porte parfois à récriminer les uns contre les autres, à se critiquer, à se décrier même; et de tout cela il résulte que la profession est amoindrie devant l'opinion publique.

Tout en regrettant et en blâmant ces faits, qui sont douloureux pour la profession tout entière, il faut pourtant ne pas exagérer le précepte de la déférence confraternelle, au point de sacrifier son intérêt propre et celui de la justice à l'intérêt d'un confrère ; en agissant ainsi, on courrait le risque d'être dupe, car tel confrère qui se montre très exigeant quand il parle de la déférence que lui doivent les autres vétérinaires, se montre lui-même plus égoïste qu'on ne l'est à son égard. D'ailleurs, les vétérinaires, comme les médecins, sont des gens qui font le commerce de leurs services, et la concurrence libre, mais loyale, est permise; chacun a le droit de vendre le plus grand nombre de services, à la condition qu'il agira toujours en homme digne, loyal et intègre.

Le principe de la libre et loyale concurrence étant admis, voyons comment il faut en comprendre l'application dans les divers rapports que les vétérinaires peuvent avoir entre eux, c'est-à-dire dans l'exercice normal et régulier de leur profession, lorsqu'ils sont appelés par les clients de leurs confrères, lorsqu'ils sont demandés en consultation, lorsqu'ils sont chargés de taxer le prix des visites et les mémoires d'honoraires de leurs confrères, lorsqu'ils sont désignés à l'effet de constater les fautes commises par des vétérinaires.

Les jeunes vétérinaires, qui vont s'établir dans une localité, doivent, dès leur arrivée, faire une visite à leurs confrères, qui exercent dans la même localité, ou dans le voisinage immédiat. Les anciens et les jeunes se doivent des égards réciproques, de la courtoisie et de l'affabilité ; les jeunes doivent aux anciens le respect et la déférence. Mais il n'est pas défendu au nouvel arrivant d'employer tous les moyens convenables pour se faire connaître dans le pays, soit auprès des propriétaires, soit auprès des autorités : c'est là l'exercice d'un droit, qui ne doit pas porter ombrage aux anciens, quand il y est procédé avec loyauté et dignité. Après avoir fait ce que la dignité professionnelle permet pour arriver à se faire connaître, après s'être présenté aux autorités, après avoir porté son installation à la connaissance du public, soit par la voie des journaux, soit par l'envoi de lettres-circulaires, le vétérinaire doit attendre la clientèle et ne pas chercher à se l'attirer par des moyens déloyaux ou indignes. Il ne doit jamais, en aucun temps, qu'il soit jeune ou déjà ancien, faire la chasse aux clients; il ne doit jamais les solliciter en recourant au mensonge, en dénigrant ou critiquant ses confrères, en vantant son propre talent, en obtenant la complicité des domestiques, cochers, en les corrompant, en leur donnant pourboires et pots-de-vin; il ne doit jamais s'introduire, sans y être appelé, auprès des clients d'un confrère, pour y voir un animal en traitement, pour y critiquer les soins qui lui sont donnés et arriver peu à peu à s'insinuer aux lieu et place de son confrère : voilà ce que le vétérinaire, qui se respecte, et qui veut honorer sa profession, ne doit jamais faire sous le couvert de la concurrence; car, s'il le faisait, il serait un concurrent déloyal, indigne ou malhonnête.

En écoutant les doléances de certains vétérinaires, on apprend tous les jours que des confrères, appelés par des clients mécontents ou désireux de changement, n'ont pas refusé leur ministère. Faut-il faire un tort au vétérinaire qui accepte la clientèle d'un propriétaire, qui vient à lui pour la première fois, alors qu'il n'a rien à se rapprocher vis-à-vis du confrère délaissé? J'ai vu des vétérinaires qui répondaient affirmativement ou négativement à cette question, suivant qu'ils jouaient le rôle de délaissés ou celui de favorisés ; en dépit du précepte « Ne fais pas à autrui..... », on a assez souvent l'habitude de trouver bien ce qu'on fait aux autres et de juger détestable ce qu'on souffre. Mais il faut ici apprécier les choses sainement et décider, ce me semble, en vertu de la libre et loyale concurrence, que tout vétérinaire peut, sans manquer à ses devoirs de confraternité, accepter la clientèle de tout propriétaire, qui l'appelle pour la première fois, alors qu'il n'a mis aucune influence mauvaise en jeu pour faire délaisser son confrère. Non seulement il peut accepter en pareil cas, sans manquer à ses devoirs professionnels, mais il n'a pas même à s'enquérir si son confrère a été délaissé avec ou sans motifs sérieux. Je vais plus loin dans cet ordre d'idées, et, toujours en vertu de la libre et loyale concurrence, je crois que le vétérinaire peut, sans manquer aux devoirs confraternels, accepter de continuer à soigner des malades déjà mis en traitement par un confrère, lorsque le propriétaire l'appelle pour le substituer à ce confrère qui a perdu sa confiance. Dans cette hypothèse encore, le vétérinaire appelé n'a pas à apprécier si la défaveur de son confrère est ou n'est pas méritée ; il peut accepter, sans cesser d'être un digne confrère, tant qu'il n'a mis en jeu aucune influence pour évincer le premier vétérinaire. Mais la loyale concurrence n'exclut ni la déférence ni la courtoisie, elle ne commande ni la critique, ni le dénigrement, ni la censure ; le vétérinaire, qui a été appelé en remplacement définitif ou momentané d'un confrère, doit toujours éviter de se montrer injuste ou trop sévère appréciateur de la conduite de son prédécesseur.

Ainsi donc, ma conclusion est que tout vétérinaire, qui n'a rien fait pour entraîner la défaveur d'un confrère, peut accepter sa succession, quand le propriétaire juge à propos de le demander, peu importe qu'il s'agisse de commencer un traitement pour un animal qui n'a pas été vu par son prédécesseur, ou qu'il s'agisse de continuer le traitement d'un malade déjà soigné par lui. Dans une semblable ligne de conduite, je ne vois rien de blâmable, rien d'incorrect, rien de déloyal, rien d'*anti-confraternel :* c'est de la libre et loyale concurrence. Il en serait de même si le client était déterminé à changer de vétérinaire, parce qu'il apprendrait que Pierre demande des honoraires moins élevés que Paul ; ici encore, c'est de la libre et loyale concurrence ; de même que tous les marchands ne vendent pas la même marchandise également cher, les uns se contentant d'un bénéfice moindre, de même que tous les médecins et chirurgiens n'ont pas un tarif identique, de même que les avocats demandent des honoraires fort disparates, de même les vétérinaires ne sont pas tenus à exiger tous les mêmes honoraires. Il en serait tout autrement si, par exemple, après entente entre les divers vétérinaires d'une même localité, l'un d'eux trahissait ses confrères et cherchait à s'attirer des clients en abaissant son tarif : ce serait alors de la concurrence déloyale et malhonnête. Je crois encore que la libre et loyale concurrence permet qu'un vétérinaire, qui a une infirmerie où il reçoit des animaux en traitement, ne fasse payer que pour ceux qu'il guérit, dans le but d'attirer à lui un plus grand nombre de clients; de même, je ne trouverais ni déloyal ni anticonfraternel qu'un vétérinaire, contrairement à ses confrères, ne se fît payer ses honoraires qu'autant que les malades ou les opérés se rétabliraient.

Que ceux de mes confrères qui me trouveront trop partisan de la concurrence veuillent bien réfléchir et faire avant tout un retour sur eux-mêmes, qu'ils examinent leur conduite passée, et en général ils verront qu'ils se sont conformés à ma manière de voir; pourquoi donc, une fois en possession de la clientèle, voudraient-ils que leurs confrères, débutants ou moins favorisés, usassent, vis-à-vis d'eux, d'une déférence qu'ils n'ont pas eue eux-mêmes pour leurs devanciers, et qui n'est nullement commandée par la morale ni par la bienséance.

Si j'insiste quelque peu sur le point qui m'occupe en ce moment, c'est afin de faire prévaloir ce que je considère comme la vérité économique de notre profession, c'est afin de montrer que les débutants et les délaissés peuvent toujours, sans cesser d'être d'excellents confrères, se faire une clientèle en profitant aussi largement que possible, et toujours loyalement, des effets de la concurrence.

Mais il va sans dire que le vétérinaire, qui serait appelé dans le but de donner son avis sur un malade soigné par son confrère, ne devrait pas accepter.

Quand le vétérinaire est appelé fortuitement, en l'absence de son confrère qui est le vétérinaire traitant, il doit faire ce qui est indiqué et engager le propriétaire à faire venir le plus tôt possible son vétérinaire habituel; du reste, les vétérinaires voisins peuvent s'entendre entre eux et se remplacer mutuellement, en cas d'absence ou de maladie ou de toute autre impossibilité, sans que pour cela l'un d'eux ait le droit de profiter de sa situation pour attirer, d'une façon déloyale, les clients de son confrère.

Il peut arriver quelquefois qu'un vétérinaire soit appelé par erreur chez un propriétaire ; en pareil cas, le vétérinaire appelé par erreur, et qui n'est pas celui du propriétaire, doit indiquer ce qu'il faut faire en attendant l'arrivée du vétérinaire traitant et se retirer ; s'il se rencontre chez le propriétaire avec son confrère, il doit se retirer ou donner auparavant son avis si on le lui demande, en se conformant aux règles tracées plus loin à propos des consultations. Quand deux vétérinaires, également étrangers au propriétaire qui les a demandés, se rencontrent chez lui, ils font une consultation, et ensuite celui qui n'est pas invité à revenir doit se retirer devant l'autre.

Assez souvent, dans des cas graves, difficiles et embarrassants, le vétérinaire traitant demande au propriétaire, qui peut de son côté le demander aussi, qu'un second ou même un troisième vétérinaire soient appelés en consultation. Le choix des consultants est souvent laissé au vétérinaire traitant, mais il arrive aussi que le propriétaire les désigne lui-même; et, en ce cas, si par exception les vétérinaires appelés étaient notoirement antipathiques au vétérinaire traitant, celui-ci pourrait faire des réserves en acceptant la consultation, ou la refuser et se retirer, dans le cas où le propriétaire persisterait dans son choix.

En tous cas, la consultation une fois acceptée, les vétérinaires chargés de la faire doivent éviter les querelles, les discussions bruyantes, les personnalités blessantes; ils doivent s'éclairer et se renseigner mutuellement, se faciliter leur examen, discuter d'une façon calme et mesurée sur la nature du mal, sur sa gravité, sur le traitement mis en usage et sur celui qu'il convient de prescrire; cette discussion doit toujours avoir lieu à l'écart et en l'absence de toutes personnes autres que les consultants. Ceux-ci ne doivent jamais se permettre d'affecter leur supériorité et de se faire de la réputation au détriment du vétérinaire traitant; ils doivent signaler les erreurs commises, tout en ménageant la susceptibilité de leur confrère et tout en évitant d'en laisser comprendre quoi que ce soit aux autres personnes; ils doivent approuver hautement et manifestement la conduite du vétérinaire traitant, quand ils la jugent irréprochable; ils ne doivent demander aucune modification au traitement, s'il leur paraît bien institué; en tous autres cas, et quelles qu'aient été les modifications apportées par eux et acceptées par le traitant, ils doivent laisser à ce dernier le soin de faire l'ordonnance, de prescrire et de faire exécuter le traitement; ils ne doivent jamais compromettre en quoi que ce soit le vétérinaire traitant aux yeux du propriétaire, ils doivent au contraire le soutenir et l'approuver toutes les fois qu'il n'a pas commis des erreurs grossières, et même, lorsqu'il a commis des erreurs, ils ne doivent pas les faire connaître au propriétaire, ils doivent se contenter de les relever devant celui qui les a commises et de les corriger; ils ne doivent jamais profiter d'une consultation pour se substituer au vétérinaire traitant, et ils ne doivent revenir qu'autant qu'ils seront redemandés. Mais, si, après avoir rempli leurs devoirs, ils étaient appelés pour prendre la place du vétérinaire traitant, ils pourraient accepter, après avoir essayé de faire revenir le propriétaire sur sa détermination en faveur du vétérinaire traitant. Lorsque la consultation est faite par trois vétérinaires, c'est l'opinion de la majorité qui doit prévaloir ; que si les consultants ne s'entendent pas pour instituer un traitement, il y a lieu de demander l'avis d'un autre confrère, à moins que le vétérinaire traitant ne consente, par déférence, à appliquer le traitement proposé par l'un des consultants.

On s'est quelquefois préoccupé des rapports que les vétérinaires peuvent avoir avec les empiriques, et l'on s'est demandé si la dignité professionnelle n'exclut pas de semblables accointances. Le vétérinaire, qui voit son client recourir à l'avis d'un empirique, sur le compte d'un malade qu'il traite, doit abandonner ce client, en le prévenant du motif qui le fait agir. La même ligne de conduite s'impose encore au vétérinaire, qui est appelé en consultation avec un empirique, ou à qui on veut l'adjoindre comme consultant.

Le vétérinaire est quelquefois appelé à taxer le prix des visites, des opérations ou pansements et les mémoires d'honoraires de ses confrères, ainsi que le prix et le compte des médicaments par eux fournis à leurs clients ; il peut aussi être chargé d'apprécier si le traitement suivi dans telle ou telle circonstance n'a pas été prolongé par spéculation.

Dans toutes ces hypothèses, il doit savoir se défendre de tout esprit de vengeance contre ses confrères et soutenir leurs intérêts, tout en observant les règles de l'équité. Il doit examiner attentivement, et jusque dans ses moindres détails, le mémoire qui lui est soumis, il doit ensuite donner son avis sur les prix demandés, sur les réductions jugées nécessaires, tout en tenant compte des circonstances et des divers motifs qui peuvent influer sur la taxe.

Pour apprécier si le prix des visites, opérations, pansements, si le montant des honoraires, si le nombre des visites est ou n'est pas trop élevé, le vétérinaire prendra en considération la nature, la gravité, la durée et la terminaison de la maladie traitée, l'importance, la difficulté et les suites de l'opération pratiquée ou du pansement appliqué, la valeur de l'animal soigné, la distance à parcourir et les difficultés du déplacement, la fortune du propriétaire, la réputation de l'homme de l'art, le nombre des visites, etc. Il est évident que, toutes choses égales d'ailleurs, le vétérinaire a le droit de se montrer d'autant plus exigeant pour le prix de ses visites, opérations et pansements, qu'il a traité heureusement une maladie grave et qu'il l'a guérie en peu de temps, qu'il a pratiqué une opération difficile, longue et pénible, dont les suites ont été favorables, qu'il a soigné un animal de grande valeur, qu'il a parcouru une longue distance, qu'il s'est déplacé pendant une journée très froide ou pendant la nuit, qu'il a été appelé par un propriétaire riche, qu'il jouit d'une réputation d'habileté bien reconnue, qu'il a fait un moins grand nombre de visites, etc. S'il est de toute évidence que des visites plus nombreuses que ne le nécessitait la maladie ont été faites, le nombre à payer pourra en être réduit ; mais cette nécessité se montrera bien rarement. Il en serait de même s'il était bien avéré que le traitement a été prolongé dans un but de cupidité. Cependant, dans ces diverses hypothèses, le vétérinaire chargé de la taxation ne devra jamais perdre de vue l'intérêt légitime de sa profession et de son confrère ; souvent le client est ingrat et serait content de payer avec un remerciement ou avec une invitation à dîner, etc.

Quand il s'agit d'évaluer le prix des médicaments fournis, le vétérinaire chargé de ce soin s'inspirera de ce qui se fait dans les pharmacies de la localité.

Il peut arriver que le vétérinaire (il peut accepter ou refuser) soit chargé de taxer le prix réclamé par un empirique dans les conditions que nous venons d'examiner. Tout empirique a en effet le droit de se faire payer le prix de ses visites, opérations et pansements, quand il a été appelé par un propriétaire, et il a pareillement le droit d'exiger le remboursement de l'argent qu'il a dépensé pour acheter des remèdes, qui ont servi pour le traitement des animaux du propriétaire. Dans de semblables cas, le vétérinaire, tout en tenant compte des circonstances et des motifs déjà indiqués, devra néanmoins toujours prendre en très grande considération le défaut de titre et l'incapacité de l'empirique, pour ne lui accorder qu'une taxe bien inférieure à celle du vétérinaire diplômé.

Le vétérinaire, chargé de faire la taxation dont il vient d'être parlé, doit dresser un rapport selon les règles dans lequel, après avoir exposé, avec ses nom, prénoms, qualité, profession, domicile, etc., l'objet de sa mission, il passera en revue les différents points qu'il est chargé d'examiner, donnera son appréciation, indiquera, en les motivant, les réductions, et conclura en indiquant le total du mémoire réduit par lui. Au lieu de dresser un rapport dans les règles, le vétérinaire peut se contenter, toutes les fois qu'on lui a remis un mémoire à examiner, de marquer en marge et en face de chaque article son avis sur ledit article, c'est-à-dire écrire en chiffres, en avant et en marge de chaque article, le prix réduit ou non réduit qu'il juge convenable d'accorder, puis en faire le total au bas, et enfin dresser au bas du mémoire un certificat de quelques lignes, dans lequel il décline ses nom, qualité, profession, indique qu'il a examiné le mémoire et mentionne en toutes lettres la somme totale à laquelle il l'a réduit, puis signe.

Les vétérinaires, désignés pour constater les fautes commises, par leurs confrères, dans une opération ou dans le traitement d'une maladie, doivent toujours se prononcer avec la plus stricte impartialité, tout en se montrant indulgents et déférents, au moins dans la forme et aussi quant au fond, toutes les fois que l'équité ne s'y oppose pas. Ils doivent se prononcer d'après les principes qui régissent la responsabilité du vétérinaire et qui ont été exposés plus haut; ils doivent soutenir leurs confrères injustement attaqués, ils doivent donner les détails et les raisonnements propres à éclairer la justice et à établir nettement l'irresponsabilité de celui qui est actionné; ils doivent, tout en établissant la responsabilité de celui qui a commis une faute lourde, garder tous les ménagements de forme qui sont compatibles avec la justice ; mais ils ne sont tenus à aucuns ménagements vis-à-vis des confrères oublieux de leurs devoirs professionnels, qui ont agi avec charlatanisme, ou qui ont manqué de probité.

II. — DEVOIRS DU VÉTÉRINAIRE ENVERS LE PUBLIC.

1° Devoirs du vétérinaire envers ses clients. — Il se présente d'abord une première question, c'est celle de savoir si le vétérinaire peut refuser d'aller donner ses soins à un animal malade quand il est appelé.

Le vétérinaire est pleinement libre de refuser ses soins toutes les fois qu'il a un motif sérieux d'agir ainsi, peu importe qu'il s'agisse d'un cas dangereux et que le propriétaire soit dans l'impossibilité d'appeler un autre praticien. En refusant ses services, le vétérinaire n'encourt jamais aucune responsabilité devant la loi; mais, au point de vue professionnel, il manquerait gravement à ses devoirs, s'il refusait son concours sans avoir des motifs légitimes d'abstention ou d'impossibilité, surtout s'il s'agissait d'un cas urgent et si le propriétaire était dans l'impossibilité d'appeler à temps un autre vétérinaire. Au nombre des motifs légitimes d'abstention et des cas d'impossibilité, qui excusent le refus du vétérinaire, je place volontiers la mauvaise foi et le mauvais vouloir du propriétaire avec lequel il a eu antérieurement des difficultés pour le règlement de ses honoraires, ou qui a refusé de le payer en invoquant la prescription ou en attendant d'être actionné en justice; un cas d'impossibilité peut résulter de ce que le travail du vétérinaire appelé d'urgence se trouve tracé pour la journée entière.

Si la responsabilité du vétérinaire appelé, qui refuse ses services, n'est jamais engagée, il n'en saurait être de même, lorsque, après avoir promis d'aller voir un animal malade, il néglige de tenir sa promesse. En promettant, il a empêché le propriétaire d'aller chercher du secours ailleurs, et si de son inaction il est résulté un préjudice, il est tenu de le réparer (art. 1382 Cod. civ.); mais, en un semblable cas, c'est au propriétaire à établir qu'il a éprouvé un préjudice par le fait de l'inaction ou du refus du vétérinaire, qui lui avait promis ses services; c'est également au propriétaire à prouver que le vétérinaire lui avait promis.

Cette première question étant résolue, suivons le vétérinaire dans l'exercice de sa clientèle et voyons quels sont ses devoirs professionnels, lorsqu'il traite ou opère à forfait, ou à tant la visite, ou par abonnement; demandons-nous s'il y a pour lui un secret professionnel comme pour le médecin; examinons quels doivent être ses rapports avec les médecins et les pharmaciens, et quels sont ses devoirs en tant qu'il vend lui-même des médicaments, et en tant qu'il a à son compte un atelier de maréchalerie, quels doivent être ses rapports avec les maréchaux.

En tous cas, le vétérinaire est astreint, vis-à-vis de ses clients et vis-à-vis du public, à des devoirs professionnels dictés par son propre intérêt, par l'intérêt et par l'honneur de la profession, qui sont invariables et qui s'imposent à lui dans toutes les circonstances. Il doit être poli et bienveillant envers tout le monde, même envers ceux qui hasardent des observations plus ou moins justes au sujet de la maladie ou de son traitement; il doit répondre avec courtoisie aux questions qu'on lui pose, et éclairer autant que possible les personnes intéressées ; il doit avoir l'air de s'intéresser aux travaux agricoles de ses clients, et ne pas dédaigner de causer avec eux sur les questions d'hygiène, d'élevage, de culture, d'engrais, etc. ; sans chercher à briller, il doit néanmoins montrer qu'il est au courant de tout ce qui touche à l'agriculture, et qu'il peut être homme de bon conseil ; il sera modeste avec les personnes qui en connaissent autant ou plus que lui, et toujours obligeant et bienveillant envers ceux qui sont moins favorisés. Il est bon que le vétérinaire soit parfaitement au courant des besoins et des ressources du milieu dans lequel il exerce, et qu'il soit à même de fournir à ses clients des renseignements utiles, lorsqu'il sera consulté pour des achats, pour des importations, pour des substitutions d'animaux, de fourrages, etc.

Dans la pratique de son art, le vétérinaire se montrera toujours exact, assidu et même zélé ; il n'attendra jamais au café ou au cercle que le client vienne le demander ; le jour, la nuit, en toute saison, il sera à la disposition de ses clients quand sa santé et ses occupations le lui permettront; il soignera à titre gracieux les animaux des propriétaires pauvres et malheureux ; il se rendra le plus promptement possible, suivant l'exigence des cas, auprès du malade ; il questionnera la personne qui vient l'appeler, pour tâcher de prévoir la nature et la gravité de la maladie et faire prendre aussitôt ou emporter avec lui les médicaments et les instruments indispensables, surtout lorsqu'il est demandé pour aller faire une visite à une certaine distance; arrivé auprès du malade, et s'il juge que son état est très grave, il s'occupera aussitôt de mettre en pratique les moyens propres à conjurer tout danger imminent; il écoutera tous les renseignements qu'on lui fournira, il en demandera et cherchera à en obtenir le plus possible; il examinera attentivement et minutieusement le malade, il pèsera la valeur des symptômes observés et des renseignements, il recherchera la cause de la maladie, il ne se prononcera jamais à la légère; mais après un examen consciencieux, il devra toujours porter un diagnostic, tant pour sauvegarder sa réputation et sa considération que pour satisfaire le propriétaire.

C'est surtout quand il s'agit d'établir le diagnostic et de porter le pronostic, que la sagacité, l'instruction, l'esprit d'observation, le jugement, le sens pratique et médical, font besoin au vétérinaire ; aussi, doit-il savoir profiter de tout ce qu'il observe et acquérir ainsi promptement une expérience éclairée. Ce sont surtout les débutants qui doivent déployer tout l'esprit d'observation dont ils sont capables, examiner soigneusement et longuement les malades et profiter des enseignements de leur pratique journalière. Quand la maladie est diagnostiquée, le client tient à savoir à l'avance si elle sera grave, dangereuse, si elle guérira, si la convalescence sera longue, etc.; tout vétérinaire doit, en répondant à ces questions, se montrer prudent, circonspect, et ne jamais promettre au delà de ce qu'il est bien sûr d'obtenir. Dans cette matière, il faut savoir souvent ne pas se montrer trop affirmatif; mieux vaut, en règle générale, exagérer le danger, sans cependant aller jusqu'à déclarer mortelle une maladie bénigne, qui guérit ordinairement.

La plus grande déconvenue que puisse éprouver un vétérinaire, surtout celui qui débute, c'est de trouver mort le lendemain un animal qu'il avait vu la veille et à propos duquel il avait porté un pronostic favorable. Cette méprise nuit singulièrement à sa réputation, mais elle n'engage pas sa responsabilité, tant qu'il n'y a pas eu de sa part faute lourde ; et il en serait de même s'il avait fait des promesses de guérison, qu'il savait à l'avance ne pas pouvoir être réalisées. Il serait au contraire responsable civilement et pénalement comme escroc (art. 405 Cod. pén.), si, dans des annonces mensongères par lesquelles il vante sa méthode de traitement des maladies, il publiait des certificats obtenus par des moyens frauduleux et attestant la guérison de maladies déclarées incurables par d'autres vétérinaires.

Toutes les fois qu'il s'agira d'un cas manifestement et sûrement incurable, le propriétaire devra en être informé immédiatement, et le traitement ne devra être entrepris ou continué que sur sa demande expresse.

Dans les cas de maladie contagieuse, le vétérinaire devra toujours engager son client à faire la déclaration, s'offrir à la faire lui-même, et au besoin la faire malgré la résistance du propriétaire, puisque la loi lui en fait une obligation ; et il aura toujours le soin de montrer qu'il n'agit ni par dépit ni par vengeance, mais bien pour accomplir un devoir ; en tous cas, il devra conseiller la séquestration, éclairer le propriétaire sur les dangers de l'affection et attendre, pour instituer un traitement, que la loi sanitaire ait été obéie.

Quand il s'agira d'instituer le traitement, le vétérinaire s'informera d'abord de ce qui a été déjà fait, et, sans être tenu de le continuer, il s'abstiendra de le critiquer ; il recevra sans mauvaise humeur les avis que pourront lui donner les personnes intéressées, et, sans être absolument obligé d'y conformer ses prescriptions, il pourra accepter ce qu'il jugera bon ; en tous cas, s'il trouve contre-indiqué ce qui est proposé, il le repoussera avec ménagement, en disant qu'on pourrait à la rigueur le faire, mais qu'il vaut mieux recourir à un autre traitement. Le traitement devra être simple, économique, efficace et facile à appliquer ou à administrer ; suivant la valeur intrinsèque des animaux et selon le plus ou moins d'attachement que le propriétaire aura pour eux, on pourra prescrire un traitement plus ou moins coûteux et plus ou moins *raffiné*.

Il faudra toujours bien expliquer la manière d'employer tels et tels médicaments ; mieux vaudra donner deux fois les mêmes explications que de les fournir d'une manière incomplète, et encore le plus souvent, le meilleur sera de tracer par écrit le *modus faciendi*. S'il est nécessaire ou utile de montrer comment on doit s'y prendre pour appliquer un sinapisme ou un vésicatoire, pour donner un breuvage, un lavement, pour nettoyer un séton, pour lever et faire un pansement, pour nettoyer une plaie, etc., le vétérinaire ne doit pas hésiter de devenir momentanément un agent actif ; mais le plus souvent, il lui suffira de bien tracer la ligne de conduite à suivre et au besoin de faire exécuter sous ses yeux et de diriger telle ou telle partie du traitement. En tout cas, il ne lui conviendrait guère, sous prétexte de dignité, de s'abstenir de pratiquer certaines explorations plus ou moins difficiles et dans lesquelles il salirait plus ou moins ses mains, ses bras; il doit faire tout ce qui est nécessaire et tout ce qui ne peut être fait que par lui ; il doit même, le cas échéant, prêter son concours pour l'application de telle ou telle partie du traitement, quand il y a urgence, et quand le personnel nécessaire fait défaut.

Dans l'examen des malades, dans l'application du traitement, dans la pratique des opérations, dans l'application des pansements, le vétérinaire doit toujours se conduire avec douceur; il doit prendre toutes les précautions voulues pour ne pas être blessé, mais il ne doit jamais s'impatienter ni s'irriter, parce que l'animal se défend et s'agite, il ne doit jamais se permettre de lui infliger des corrections inutiles, ni de le brutaliser, sous peine de manquer à ses devoirs professionnels et de s'attirer l'antipathie du propriétaire.

Après avoir bien examiné le malade, après avoir prescrit le traitement approprié à son état, après avoir fait son opération ou son pansement, le vétérinaire doit-il attendre d'être appelé pour faire une nouvelle visite?

A l'égard des clients qui le connaissent bien, le vétérinaire doit agir avec une certaine liberté; quand le cas est sans gravité, il doit leur dire qu'il ne reviendra pas, à moins de survenance de quelque complication imprévue, auquel cas où on le préviendra, ou qu'il reviendra seulement dans un délai plus ou moins long, qu'il fixe en prenant en considération la marche présumée de la maladie. Mais, pour peu que la maladie soit grave ou sujette à complication, le vétérinaire fera bien d'agir comme il le ferait pour lui-même, et, s'il juge utile de revoir le malade dans la journée, le lendemain, etc., il en préviendra le propriétaire, il décidera du mombre et de la fréquence des visites à faire, en s'inspirant uniquement de l'état du malade ou de l'opéré et des intérêts du client, il ne les multipliera jamais en vue de grossir ses honoraires. La même ligne de conduite devrait être adoptée et suivie vis-à-vis de tous les clients, même vis-à-vis de ceux qu'on sert pour la première fois; mais un sentiment de délicatesse exige parfois qu'on attende d'être rappelé ou qu'on multiplie moins ses visites ; cependant, ici encore, sous prétexte de délicatesse, il ne faut pas méconnaître l'intérêt du client, et si une, deux, trois visites de plus paraissent utiles ou nécessaires, il faut savoir le faire comprendre au propriétaire et agir en conséquence.

En revoyant un malade, le vétérinaire doit encore procéder comme à sa première visite ; il doit se renseigner sur ce qui a pu se passer, sur l'état de l'animal, sur l'application du traitement, il doit examiner très attentivement le malade, il doit s'assurer par des questions variées, insidieuses même, mais discrètes et non offensantes, si les médicaments ont été administrés ou appliqués ; il doit constater l'amélioration si elle s'est produite, mais ne l'attribuer à la médication qu'autant qu'il sera bien sûr qu'elle a été employée ; car on devient la risée des propriétaires, des domestiques et des cochers, quand, trompé par des affirmations fausses, on attribue l'amélioration et la guérison à un traitement qui n'a pas été suivi, à un médicament qui n'a pas été administré.

Quand la maladie sera guérie, quand les suites de l'opération s'annonceront comme devant être favorables, quand en un mot le vétérinaire, appréciant toujours les choses au point de vue de l'intérêt du client, jugera que son intervention n'est plus nécessaire ou utile, il en préviendra le propriétaire, il distancera et cessera ensuite ses visites, à moins d'exigence contraire de la part de l'intéressé ; en aucun cas, il ne devra attendre qu'on lui dise de faire des visites plus rares ou de n'en plus faire.

Voilà quelle doit être la manière de faire du vétérinaire, lorsqu'il traite des malades, ou lorsqu'il fait des opérations ou des pansements, à tant par vacation.

Lorsqu'il fait des traitements à forfait (cela se fait quelquefois ; on voit des vétérinaires qui, pour 150 ou 200 francs, se chargent du traitement, jusqu'à la guérison, d'animaux atteints de crapaud), et lorsqu'il a pris des abonnements, il doit suivre à peu de choses près la même ligne de conduite, avec cette seule différence qu'il ne peut pas refuser sans motifs légitimes ses services à son abonné, et qu'il peut multiplier ses soins et ses visites, attendu qu'il agit en pareil cas exclusivement dans l'intérêt de son client.

2° **Le vétérinaire est-il astreint à un secret professionnel?** — Le vétérinaire est-il astreint à un secret professionnel vis-à-vis de ses clients, et doit-il répondre à toutes leurs exigences?

Assez souvent des propriétaires peu scrupuleux s'adressent à leur vétérinaire pour savoir le moyen le plus sûr de vendre avantageusement un animal malade, vicieux ou taré, pour lui demander les moyens d'atténuer ou de cacher un vice, pour lui demander un certificat ou une attestation orale en vue de tromper un acheteur.

Ainsi, on nous demande conseil pour savoir s'il faut se défaire d'un animal qui est sujet à avoir des coliques, qui présente un commencement de mélanose à peine visible pour l'homme de l'art, etc. ; dans ces cas, nous devons dire au client qui nous consulte que la morale exigerait de lui l'aveu du vice au moment de la vente, sauf à lui de faire ensuite comme il l'entendra, mais si l'on nous demandait une attestation écrite ou orale pour faciliter la vente et tromper l'acheteur, nous devrions refuser.

Et si la personne qui se présente comme acheteur, sachant que nous connaissons l'animal, vient nous demander un avis, devons-nous lui révéler ce que nous connaissons et le dissuader de conclure la vente?

La réponse que nous devons faire en pareille occurrence me semble indiquée par le bon sens et par les principes posés dans les articles 1382, 1383 du Code civil. Nous ne devons jamais révéler ce que nous savons, parce que nous avons reçu les confidences du vendeur, ou parce que nous avons soigné son animal, mais nous devons, sans faire aucune allusion, conseiller à l'acquéreur de faire visiter l'animal, et si nous sommes appelés par lui à l'examiner, nous devons agir en conscience et lui faire connaître tout ce que nous pourrons constater ou soupçonner d'après des signes ou des indices qu'un vétérinaire doit saisir et savoir apprécier. Ce point touche au secret professionnel du vétérinaire et il en sera question ci-après.

Je n'ai pas besoin d'ajouter que le vétérinaire ne doit jamais se prêter aux exigences déloyales de ses clients, qui lui demanderaient des conseils ou même son intervention effective pour cacher, dissimuler ou masquer un vice quelconque, afin de tromper leur acheteur.

L'article 378 du Code pénal, qui interdit sous peine

d'amende et de prison aux médecins, chirurgiens, etc., de révéler les secrets dont ils sont devenus dépositaires par état ou par profession, ne s'applique pas aux vétérinaires, qui ne sauraient, en aucun cas, être poursuivis pénalement en vertu de cet article ; non seulement ils sont dispensés du secret vis-à-vis de l'autorité (art. 3, loi du 21 juillet 1881), lorsqu'ils constatent l'existence d'une maladie contagieuse, mais ils peuvent encore, et ils doivent même déposer devant la justice comme témoins sur tous les faits dont ils ont connaissance. Aucun secret, dont le vétérinaire devient dépositaire par sa profession, n'est de ceux que vise l'article 378.

Du reste, cette question a été nettement résolue dans le sens qui vient d'être indiqué par le tribunal de Saint-Jean-d'Angely, dans un jugement en date du 5 décembre 1879, dans lequel on lit :

« Attendu, tout d'abord, que cet article 378 ne parle que des médecins, chirurgiens et autres officiers de santé ; qu'il n'y est nullement question des vétérinaires, et que ceux-ci ne sauraient, par assimilation, être mis au rang des médecins ou officiers de santé ;

« Que l'énumération cependant est complète en ce qui concerne ceux qui exercent l'art de guérir, car elle comprend, outre les médecins, les chirurgiens et les autres officiers de santé, les pharmaciens et les sages-femmes ;

« Que le législateur, pendant qu'il s'occupait de cet ordre d'idées, aurait évidemment compris les vétérinaires dans sa nomenclature si telle eût été son intention ;

« Attendu qu'on ne peut s'arrêter à l'objection consistant à dire qu'en 1810, à l'époque de la promulgation du Code pénal, les vétérinaires n'étaient pas connus, et que cette circonstance explique le silence de la loi quant à eux ;

« Attendu que, depuis 1810, le Code pénal a subi de nombreux remaniements ; qu'il a été l'objet d'une revision générale en 1832 ; qu'à une époque plus récente, en 1863, plusieurs de ses parties ont encore été revisées ; qu'à ces deux époques, s'il y avait eu une lacune dans l'article 378, elle eût infailliblement été comblée; que si les vétérinaires ne figurent pas dans cet article, c'est donc parce que l'on n'a pas voulu les y faire figurer, attendu qu'il n'y avait pas pour eux les mêmes raisons que pour les médecins et autres personnes y dénommées;

« Que cela est si vrai, que jusqu'ici la prétention soulevée aujourd'hui ne s'était pas encore fait jour; c'est la première fois, en effet, que la question, en ce qui concerne les vétérinaires, se pose devant les tribunaux;

« Qu'il faut rechercher si MM. les vétérinaires, ne figurant pas en nom dans l'article 378, peuvent être compris dans ces mots de l'article : *Et toutes autres personnes dépositaires par état ou profession des secrets qu'on leur confie;*

« Attendu que cette disposition de la loi a entendu protéger, contre des révélations indiscrètes, les familles dans leur réputation, dans leur honneur, et les faire échapper à la malignité que ne manquerait pas d'alimenter la révélation de certains secrets découverts dans l'exercice même de la profession ou confiés à la discrétion de la personne;

« Qu'on ne saisit pas comment, à l'occasion d'un cheval qui a la morve, ou de tout autre animal atteint de maladie contagieuse, un vétérinaire pourrait devenir le dépositaire de secrets aussi importants, de secrets commandant à un si haut degré la discrétion, de secrets dont la révélation porterait une si grave atteinte à la réputation des personnes ou à l'honneur des familles;

« Que cependant ce sont là les seuls secrets qu'ait voulu protéger l'article 378 contre des révélations indiscrètes, et la peine relativement sévère qu'il édicte, de un à six mois de prison et de 100 à 500 francs d'amende, en est la justification; qu'il est fondé, en un mot, sur une nécessité sociale, qui ne se dégagera jamais des diverses situations dans lesquelles un vétérinaire pourra se trouver;

« Attendu, au surplus, que la règle posée par l'article 378 doit être limitée aux faits confiés, non seulement dans l'exercice de la profession, mais encore sous le sceau du secret.

De ce que le vétérinaire ne peut pas être poursuivi pénalement, en vertu de l'article 378 du Code pénal, pour avoir révélé des secrets à lui confiés dans l'exercice de sa profession, il ne s'ensuit pas qu'il ne soit tenu moralement de garder certains secrets, et qu'il ne puisse, à l'occasion, être actionné civilement en dommages-intérêts par le propriétaire, à qui il aura porté préjudice, en divulguant sans nécessité ce qu'il avait appris par son état, par sa profession. Ainsi, il est moralement tenu de ne pas divulguer l'existence des vices ou maladies qu'il constate chez ses clients ou chez les vendeurs dont il fait refuser les animaux; il doit garder le secret et en tous cas la plus grande réserve sur tout ce que l'exercice de sa profession le met à même de constater ou d'apprendre; et, après avoir fait la déclaration d'une maladie contagieuse, ce n'est pas à lui d'en divulguer l'existence au public. Par défaut de réserve, le vétérinaire pourrait quelquefois causer un préjudice au propriétaire d'animaux, par exemple nuire à un marchand ou à un éleveur en divulguant ce qu'il a constaté chez lui; et, en ce cas, il pourrait être actionné en dommages-intérêts (art. 1382 Cod. civ.).

3° **Rapports du vétérinaire avec les médecins et les pharmaciens.** — A l'égard des pharmaciens et des médecins, les vétérinaires doivent montrer de la déférence, à la condition toutefois qu'ils seront payés de retour; ils doivent nouer avec eux et maintenir autant que possible des relations amicales et faire échange de bons procédés, en s'accordant mutuellement leurs services immatériels à titre gracieux. Les relations entre pharmaciens et vétérinaires sont parfois un peu tendues dans les localités où ces derniers font de la pharmacie; mais, en aucun cas, la jalousie ne doit dégénérer en échange de mauvais procédés, tels que médisance, calomnies, etc.

4° **Devoirs du vétérinaire qui vend des médicaments,**

tient une infirmerie et une maréchalerie. — Le vétérinaire qui vend des médicaments est astreint aux devoirs des pharmaciens, ainsi que nous le verrons plus loin en traitant du droit des vétérinaires de faire de la pharmacie ; il peut vendre au même prix ou à un prix moindre que le pharmacien, mais il doit donner des médicaments de bonne qualité ; et s'il délivre des agents de qualité inférieure, il ne doit les faire payer que leur juste prix.

En tant que directeurs d'un établissement de maréchalerie et d'une infirmerie qu'ils ont créés pour faciliter et rendre plus rémunérateur l'exercice de leur profession, les vétérinaires ont, en outre de leurs devoirs professionnels, à remplir d'autres obligations en qualité de personnes civilement responsables et en qualité de dépositaires ; ici encore, c'est la moralité et la plus stricte probité qui doivent présider à tous leurs actes et à ceux de leurs employés. Il ne faut pas que la maréchalerie et l'infirmerie deviennent l'objet d'une spéculation illicite.

5° **Rapports du vétérinaire avec les maréchaux.** — Il n'est pas un vétérinaire qui ne soit appelé à avoir de fréquents rapports avec les maréchaux. Il devra donc toujours faire en sorte d'obtenir leur estime et de s'attirer leur louange plutôt que leurs attaques. Il sera pour eux bienveillant ; loin de les décrier, il les soutiendra tant qu'ils se limiteront à l'exercice de leur profession ; il leur donnera de sages conseils, tout en évitant de le faire devant les clients ; il s'en fera des auxiliaires pour la pratique de ses opérations ; il les guidera avec ménagement ; il cachera leurs fautes légères ; il leur fera comprendre qu'ils ne doivent pas s'ingérer dans l'exercice de la médecine ou de la chirurgie vétérinaires ; il les amènera, avec de la douceur et de sages remontrances, à ne pas sortir du domaine de la maréchalerie, en leur faisant comprendre qu'ils n'ont pas intérêt à se faire de lui un ennemi ; il prendra également les intérêts de tous ceux qui se comporteront loyalement avec lui, et il fera tout ce qui dépendra de lui pour les excuser à l'occasion auprès de leurs clients respectifs.

III. — DEVOIRS DU VÉTÉRINAIRE ENVERS L'ÉTAT ET ENVERS LES AUTORITÉS.

Nous savons quelles obligations la loi sanitaire impose aux vétérinaires ; nous avons déjà vu quelles autorités ont le droit de le requérir et de lui confier des missions judiciaires, sanitaires ou autres ; nous avons également décidé qu'il peut toujours refuser d'accepter la mission qu'on lui confie ; nous avons déterminé les devoirs et les droits des experts, ainsi que les règles qui doivent présider à l'accomplissement de leur mission et à la rédaction de leurs procès-verbaux, rapports, consultations, etc. ; nous savons comment doivent être taxés leurs honoraires, soit en matière civile, soit en matière pénale ; il nous reste seulement à examiner quelques points relatifs à la patente, au témoignage des vétérinaires, à la corruption des experts.

La loi du 25 avril 1844 (art. 13) exemptait les vétérinaires de la patente ; la loi du 18 mai 1850 les a assujettis au paiement d'un droit proportionnel au quinzième du taux de leur loyer. Et ce droit de patente se calcule en comprenant, dans l'évaluation, la valeur locative de leur habitation et de tous les locaux servant à l'exercice de leur profession. Le vétérinaire, qui vend des médicaments pour les animaux qu'il traite, n'a pas à payer un surcroît de patente, mais il est soumis au paiement des impôts qui grèvent les autres personnes, par exemple à l'impôt sur les chevaux et voitures ; il cesse de devoir la patente dès qu'il établit qu'il n'a pas exercé, ou qu'il a cessé d'exercer la profession vétérinaire. Les professeurs sont exemptés de la patente, mais ils peuvent y être soumis dès qu'il est établi qu'ils exercent la médecine vétérinaire en dehors des Écoles.

Le vétérinaire n'étant pas, comme le médecin, obligé légalement de garder le secret sur ce qu'il peut avoir appris de par sa profession, peut en conséquence (art. 80 Cod. d'instr. crim.) être appelé à témoigner en justice sur les faits qu'il a constatés dans l'exercice de sa clientèle.

Les vétérinaires experts ne peuvent jamais être recherchés par l'une quelconque des parties pour les conclusions auxquelles ils sont arrivés de bonne foi; mais ils seraient passibles des peines édictées par l'article 177 du Code pénal, s'ils s'étaient laissés corrompre.

Les vétérinaires experts n'agissant pas avec un caractère public et n'étant pas des agents de l'autorité civile (Jurisprudence), les outrages, injures, diffamations, dont ils peuvent être victimes, pendant l'accomplissement de leur mission, tombent sous l'application du droit commun.

CHAPITRE II

DROITS CONFÉRÉS AUX VÉTÉRINAIRES PAR LEUR DIPLÔME. — GARANTIE DE LEUR TITRE. — EMPIRISME. — HONORAIRES DUS AUX VÉTÉRINAIRES. PRIVILÈGE, PRESCRIPTION. — CESSION DE CLIENTÈLE. — DROITS DES VÉTÉRINAIRES RELATIVEMENT A L'EXERCICE DE LA PHARMACIE.

I. — DROITS CONFÉRÉS AUX VÉTÉRINAIRES PAR LEUR DIPLOME. — GARANTIE DE LEUR TITRE. — EMPIRISME.

1° **Diplôme de vétérinaire.** — Le décret du 15 janvier 1813 avait établi deux classes de vétérinaires : Ceux de la première classe, auxquels il attribuait le nom de *médecins-vétérinaires*, faisaient cinq ans d'études ; ceux de la seconde classe s'appelaient *maréchaux-vétérinaires* et ne suivaient des cours que pendant trois ans. L'ordonnance du 1er septembre 1825 supprima toute distinction entre les vétérinaires; elle décida (art. 19) que les élèves qui auraient fait quatre années d'études, et qui seraient reconnus par le jury de l'École en état d'exercer la médecine des animaux domestiques, recevraient un diplôme de *vétérinaire*. Depuis l'ordonnance du 1er septembre 1825, qui a modifié le décret du 15 janvier 1813, il n'a plus été fait de *maréchaux-vétérinaires* diplômés après trois ans d'études, ni de *médecins-vétérinaires* diplômés après cinq ans d'études; il n'a été fait que des *vétérinaires;* et ce titre ne peut être porté que par ceux qui ont obtenu un diplôme dans une École vétérinaire. Ceux qui s'intitulent *médecins vétérinaires* prennent une qualification qui ne leur appartient pas; qu'ils veuillent bien lire leur diplôme, ils verront que c'est un diplôme de *vétérinaire;* qu'ils n'oublient pas que leur prétention à la qualification de *médecin-vétérinaire* peut (cela s'est vu) déterminer les tribunaux à décider que les *guérisseurs* peuvent s'intituler *vétérinaires.*

D'ailleurs, dans les lois où il est question des vétérinaires ou de leur profession, c'est la qualification de *vétérinaires*, et non celle de *médecins-vétérinaires*, qui leur est constamment attribuée. D'autre part, l'article 14 du décret du 18 avril 1887 porte que « *des diplômes de vétérinaire sont délivrés chaque année, par le ministre de l'agriculture, aux élèves désignés par le conseil de l'École comme ayant satisfait d'une manière complète à toutes les épreuves de l'examen de sortie.*

2° **Droits conférés aux vétérinaires par leur diplôme.** — Quiconque veut exercer en France la médecine des animaux avec le titre de *vétérinaire* doit être pourvu d'un diplôme délivré par une École vétérinaire française. Toutefois, il résulte de conventions particulières intervenues entre la France, la Belgique et la Suisse, que les vétérinaires belges et suisses sont admis à exercer leur profession dans les communes françaises limitrophes de la frontière, comme les vétérinaires français dans les communes limitrophes belges ou suisses.

Le diplôme de vétérinaire confère-t-il à ceux qui l'ont obtenu le droit d'exercer la médecine des animaux à l'exclusion de toutes autres personnes non diplômées?

Depuis longtemps il a été reconnu que l'exercice de la médecine vétérinaire devrait être réglementé et protégé; mais, à l'encontre de ce qui a été déjà fait dans divers pays, le pouvoir législatif, en France, n'a pas encore pris le temps d'examiner et de voter une loi sur la profession vétérinaire. La propriété du titre de vétérinaire est consacrée par la loi et défendue par des dispositions pénales en Angleterre et en Allemagne. Il est interdit de se livrer à l'exercice de la médecine des animaux sans avoir le diplôme de vétérinaire : en Belgique, en Hollande, en Danemark, en Suisse, en Italie, en Russie, en Angleterre. Voici le dernier projet de loi présenté au Parlement français en janvier 1894 :

Article premier. — Dans le délai d'un an à dater de la promulgation de la présente loi, l'exercice de la médecine des animaux sera interdit à quiconque n'est pas pourvu du diplôme de vétérinaire délivré par les Écoles nationales vétérinaires de France.

Le diplôme de vétérinaire est conféré par le Ministre de l'agriculture :

1° Aux élèves qui, ayant passé dans les Écoles vétérinaires de France le temps réglementaire des études, ont satisfait aux examens et épreuves de fin de cours et d'études de ces Écoles;

2° Aux personnes sans condition d'âge qui, ayant subi avec succès les examens et épreuves de fin de cours et de fin d'études des Écoles nationales vétérinaires de France, seront reconnus aptes à exercer la médecine vétérinaire.

Les opérations de castration des animaux autres que ceux appartenant aux espèces chevaline, asine et bovine ne seront pas considérées comme appartenant exclusivement au domaine de la médecine vétérinaire.

. . . .

Art. 3. — Les vétérinaires porteurs d'un diplôme délivré régulièrement par une École étrangère ne pourront exercer leur profession en France qu'après autorisation du Ministre de l'agriculture.

Cette autorisation ne sera accordée que :

1° Sur la demande du postulant et la production de son diplôme; 2° si ce diplôme est reconnu impliquer les mêmes garanties de savoir que celui des Écoles de France; 3° si la réciprocité existe, soit avec la puissance qui a délivré le diplôme, soit avec la nationalité du requérant.

Les vétérinaires ainsi autorisés à exercer en France sont soumis à toutes les dispositions des lois et des règlements sur l'exercice de la médecine vétérinaire et la police sanitaire des animaux.

Art. 4. — Dans les trois mois de leur prise de résidence, les vétérinaires doivent faire viser leur diplôme à la Préfecture à fin d'inscription sur la liste des vétérinaires exerçant dans le département. Cette liste sera chaque année imprimée et affichée dans chaque commune.

Art. 5. — Les vétérinaires français inscrits sur la liste prévue à l'article précédent sont seuls requis par les autorités judiciaire et administrative pour tous les actes de leur compétence.

Art. 6. — Les vétérinaires ne peuvent tenir officine ouverte; ils sont autorisés seulement à préparer et délivrer les médicaments destinés aux animaux malades confiés à leurs soins, tout en se conformant aux lois et règlements relatifs aux substances toxiques.

Art. 7. — Quiconque a pris le titre de vétérinaire sans en avoir le diplôme, ou tenté de faire croire par un moyen quelconque qu'il possède ce titre, est puni d'une amende de 16 à 200 francs.

Art. 8. — Un an après la promulgation de la présente loi, tout individu qui continuera à exercer ou exercera la médecine des animaux, sans être vétérinaire ou sans avoir été admis à traiter les animaux par application des dispositions de l'article 2, sera puni d'une amende de 16 à 200 francs.

L'amende sera portée au double si le délinquant a pris le titre de vétérinaire ou a tenté par un moyen quelconque de faire croire qu'il possède ce titre.

Art. 9. — S'il y a récidive dans les cas prévus par les deux articles précédents, l'amende sera double, sans pouvoir être en aucun cas inférieure à 100 francs; les délinquants seront en outre condamnés à un emprisonnement qui n'excédera pas quinze jours, et le tribunal devra ordonner l'affichage et la publication du jugement.

Art. 10. — Les contraventions à l'article 6 seront punies d'une amende de 16 à 200 francs.

Art. 11. — L'article 463 du Code pénal est applicable dans tous les cas prévus par les articles précédents.

En attendant que le Parlement se décide à étudier la question, aucune loi ne protège les vétérinaires diplômés ; la profession qu'ils exercent, est libre, sauf en ce qui concerne les maladies contagieuses ; leur titre ne leur confère que d'insuffisantes prérogatives. Le décret de 1813 (art. 14) décide que les vétérinaires brevetés (diplômés) seront exclusivement employés par les autorités civiles et militaires, qu'ils ont seuls capacité pour tous les actes officiels, pour tous les rapports de l'administration avec les particuliers relativement aux animaux malades ou morts, aux certificats, attestations ou actes quelconques.

D'après l'article 12 de la loi du 21 juillet 1881, l'exercice de la médecine vétérinaire, dans les maladies contagieuses énumérées par la loi de 1881 et le décret du 28 juillet 1888, est interdit à quiconque n'est pas pourvu du diplôme de vétérinaire, sous peine de six jours à deux mois de prison et de 16 à 400 francs d'amende.

Dans l'état actuel de notre législation sanitaire, en aucun moment et pour aucun motif, l'intervention d'une personne, non munie du diplôme de vétérinaire, n'est permise, quand il s'agit d'une affection contagieuse. Les vétérinaires ont seuls qualité pour faire partie du service sanitaire, pour remplir des missions relatives aux maladies contagieuses, pour surveiller l'application des mesures sanitaires, pour faire les inoculations, et pour diriger le traitement des malades quand il y a lieu. En aucun temps, même après la déclaration et l'application des mesures que comporte la situation, un guérisseur n'a le droit d'intervenir, pour donner des soins aux malades ou pour toute autre besogne. Les tribunaux ont eu à maintes reprises l'occasion de condamner des personnes, non munies du diplôme de vétérinaire, pour infraction aux dispositions de l'article 12 de la loi du 21 juillet 1881.

Les inoculations préventives ne peuvent-elles pas être faites, dans certains cas, par des personnes autres que des vétérinaires ?

Cette question s'est posée devant les tribunaux, au sujet d'un empirique, qui avait pratiqué l'inoculation préventive du charbon sur de jeunes animaux de l'espèce bovine, sains, dans une localité où n'existait aucun foyer de cette maladie. Les juges (trib. corr. d'Argentan, 30 mars 1893) ont acquitté le prévenu en prétendant : que l'article 12 de la loi du 21 juillet 1881 *suppose une maladie contagieuse existante ;* que la loi de 1881 *ne s'est pas préoccupée des mesures destinées à assurer aux animaux l'immunité contre certaines maladies contagieuses ; qu'elle n'a pas rendu les inoculations préventives obligatoires et n'a pas indiqué dans quelles conditions elles devaient être faites et par quelles mains ;* que l'article 59 du décret du 22 juin 1882, qui a organisé la surveillance de l'inoculation préventive du charbon, *ne peut autoriser un tribunal à donner aux articles de loi créant un délit une portée que son texte n'a pas.* La cour de Caen (arr. 31 mai 1893) et la cour de cassation (arr. 10 nov. 1893) ont confirmé la décision des premiers juges.

Le tribunal d'Argentan, la cour de Caen et la cour de cassation n'ont pas osé étendre, par analogie, la portée d'un texte créant un délit. La loi est à remanier sur ce point comme sur bien d'autres ; elle réglemente l'inoculation en cas de péripneumonie et de clavelée ; il faudrait y introduire un article visant les autres inoculations préventives. Il faut, de toute évidence, que les inoculations préventives, quelles que soient les conditions de temps et de lieu, soient réglementées et réservées aux vétérinaires; elles peuvent parfois donner une maladie grave et créer des foyers de contagion; elles ne doivent pas être pratiquées au gré des propriétaires, là où il n'y a pas eu déclaration d'infection, là où il n'y a pas eu antérieurement épizootie ou enzootie, là où il n'y a pas à redouter l'apparition d'une épizootie.

3° **Propriété du titre de « vétérinaire ». — Usurpation. — Empirisme.** — A l'exception des cas particuliers qui viennent d'être signalés, l'exercice de la médecine des animaux est entièrement libre. Il n'est pas encore réglementé par la loi; on ne saurait dès lors interdire aux propriétaires le droit de confier à qui bon leur semble le traitement de leurs bestiaux, et ils peuvent pour cela préparer eux-mêmes ou faire préparer par un tiers les drogues nécessaires (arr. cour d'Orléans, 18 juillet 1860). Mais il ne s'ensuit pas que ceux qui n'ont pas de diplôme puissent prendre le titre de vétérinaire. Il a été jugé en effet : que ce titre appartient exclusivement à ceux qui ont obtenu le diplôme de vétérinaire; qu'en conséquence l'individu qui, exerçant l'art de guérir les animaux, s'attribue le titre de vétérinaire sans être pourvu de diplôme, commet une usurpation de qualité; et il y a usurpation du titre de vétérinaire, alors même que celui qui prend ce titre ne se dirait pas muni d'un diplôme (arr. cour Paris, 13 avril 1844). Toutefois, l'usurpation du titre de vétérinaire n'est jusqu'à présent réprimée par aucune peine; elle peut seulement donner lieu à des dommages et intérêts, en vertu de l'article 1382 du Code civil, envers les vétérinaires diplômés.

D'après l'arrêt de la cour de Paris du 13 avril 1844, l'exercice de la médecine des animaux par des empiriques, qui ont usurpé le titre de la profession en s'intitulant vétérinaire, ne donne lieu qu'à une action civile en dommages-intérêts, et non point à une action pénale; d'après cet arrêt, l'usurpation de titre existe quand un empirique s'intitule vétérinaire.

La cour d'Angers, dans un arrêt du 8 avril 1845, a jugé « que la loi a attribué des immunités et des privilèges à ceux qui ont fait les études et obtenu les diplômes pour l'exercice de la médecine vétérinaire; que toutefois il n'apparaît d'aucun texte que quelque pénalité soit encourue par quiconque pratique cet art sans avoir fait ses preuves juridiques d'instruction suffisante; que dès lors, si la médicamentation des animaux appartient aux vétérinaires titrés, elle ne peut donner lieu à aucunes poursuites pénales contre ceux qui s'y livrent. »

Le tribunal de Nérac, dans un jugement du 24 janvier 1846, avait décidé qu'un vétérinaire n'avait pas le droit d'intenter une action en dommages-intérêts contre un empirique qui avait indûment pris le titre de vétérinaire, attendu qu'on ne pouvait pas, raisonnablement, défendre à l'empirique de prendre la seule qualification que la langue attache à l'exercice de la médecine des animaux; que d'ailleurs, le préjudice résultait non de la prise du titre mais de l'exercice d'une profession que quiconque a le droit d'exercer. La cour d'Angers avait ratifié cette décision par un arrêt du 23 juillet 1846; mais la Cour de cassation décida au contraire que l'usurpation du titre de vétérinaire pouvait causer un préjudice, et qu'il y avait lieu d'apprécier le fait (arrêt du 13 mai 1849). Elle admit à tort qu'il n'y avait pas usurpation de titre par cela seul qu'un empirique s'intitulait vétérinaire, pourvu qu'il ne se prévalût pas de la qualité de *vétérinaire brèveté.*

Le 1er juillet 1851, la Cour de cassation, statuant seulement au civil, a jugé que « le titre de *vétérinaire* appartient exclusivement à ceux qui ont fait les études et obtenu le diplôme prescrit par l'ordonnance du 1er septembre 1825; qu'en conséquence, l'individu, qui s'attribue ce titre de *vétérinaire*, et se présente au public en cette qualité, commet, alors même qu'il ne se dit pas porteur d'un diplôme, une usurpation de titre qui peut causer aux véritables vétérinaires un préjudice à raison duquel ils seraient fondés à réclamer des dommages-intérêts. »

Le tribunal civil de Châteaudun (7 mars 1856) décida : « que la qualification de *vétérinaire* appartient exclusivement à ceux qui ont obtenu un diplôme; qu'un individu qui, *sans se dire positivement vétérinaire*, laisse supposer, par l'emploi qu'il fait de ce mot, qu'il est réellement vétérinaire, commet une usurpation de titre qui l'expose, de la part des vétérinaires, à une action en dommages-intérêts; attendu que, si en l'absence de toute disposition prohibitive de la loi, chacun peut librement exercer l'art de guérir les animaux domestiques, il ressort des termes mêmes de l'ordonnance du 1er septembre 1825 que le titre de vétérinaire est exclusivement attribué à ceux qui ont rempli les conditions, subi les épreuves pour l'obtenir... ; que

B... a, dans des têtes de lettres, prospectus ou factures, et dans des affiches publiées à titre de réclame, qualifié par ces mots : « thérapeutique vétérinaire d'Orgères », l'établissement qu'il dirige; que ces mots qui, pour ceux qui en comprennent le sens, signifient : « traitement, médecine vétérinaire », et pour le vulgaire signifient « art vétérinaire », ou plutôt, sans égard pour le terme technique employé, « vétérinaire », constituent une usurpation véritable, au moins indirecte, du titre de vétérinaire; qu'en agissant ainsi, B... a eu pour but de faire croire ou de laisser croire au public qu'il avait subi les épreuves exigées de la part de ceux à qui ce titre est légalement conféré; qu'il est constant et reconnu que le titre de *maréchal expert*, qu'il a pris dans les affiches dont il vient d'être parlé, ne lui appartient pas davantage; qu'en se recommandant, par les moyens énoncés ci-dessus, à la confiance du public, B... a fait aux demandeurs une concurrence déloyale qui justifie leur action; déclare B... sans droit et sans qualité pour prendre soit *directement*, soit *indirectement*, le titre de *vétérinaire* ou de *maréchal expert*, et pour réparation du préjudice causé aux demandeurs, par l'usurpation qu'il a faite de ce titre, soit formellement, soit indirectement, par la qualification de *thérapeutique vétérinaire d'Orgères* donnée à son établissement, le condamne aux dépens pour tous dommages-intérêts. »

Le tribunal de Tarbes (20 avril 1880) avait décidé qu'un empirique peut prendre le titre de *vétérinaire*, attendu que les vétérinaires diplômés ont pour eux le titre de *médecins-vétérinaires*. Cette décision a été réformée par la cour de Pau (22 novembre 1880), qui a reconnu que l'exercice de la médecine vétérinaire est libre, que l'usurpation du titre de *vétérinaire* ne constitue pas un délit, mais qu'elle est néanmoins illicite, qu'elle peut porter préjudice aux vétérinaires diplômés et leur donner le droit d'en demander réparation; mais elle semble exiger, pour qu'il en soit ainsi, que l'empirique se soit attribué la qualification de *vétérinaire*, sans indiquer qu'il n'est pas diplômé.

Le tribunal de Mayenne (jug. 29 avril 1880), reconnaissant que le titre de *vétérinaire* est la propriété exclusive de ceux qui ont obtenu un diplôme pour exercer la médecine des animaux, que l'empirique non diplômé qui prend ce titre commet une usurpation qui peut être préjudiciable aux vétérinaires et donner lieu à une réparation civile, en vertu de l'article 1382 du Code civil, a décidé que l'apposition d'une enseigne de *vétérinaire* sur la porte d'un empirique ne constituait pas un fait préjudiciable aux vétérinaires demandeurs. Ce jugement a été réformé par un arrêt de la cour d'appel d'Angers (16 février 1881), qui a décidé que le titre de *vétérinaire* n'appartient qu'aux personnes diplômées, qui a reconnu un préjudice au détriment des vétérinaires demandeurs, dans le fait d'un empirique d'avoir mis ce titre sur son enseigne, et qui a condamné les défendeurs à l'affichage du dispositif de son arrêt dans chacune des communes de leur canton et à l'insertion de l'arrêt dans deux journaux.

Le tribunal d'Auch (31 mai 1882) a reconnu le droit des vétérinaires diplômés dans les termes suivants :

« Attendu qu'aux termes du décret du quinze janvier mil huit cent treize, qui avait organisé en France les Écoles vétérinaires, le brevet de maréchal-vétérinaire n'était accordé qu'à ceux qui avaient suivi les Écoles de l'État, et qu'en prenant dans ces affiches modificatives la qualité de praticiens-maréchaux-experts, lesdits ont voulu se donner aux yeux du public un titre officiel et se l'attribuer, sous forme d'avis aux propriétaires ;

« Attendu que bien que la profession de vétérinaire, qui consiste à soigner les animaux, soit libre, il y a lieu de reconnaître que protection est due aux véritables vétérinaires qui exercent leur art après quatre années d'études dans une école et en vertu d'un diplôme de l'État; que cette qualification de vétérinaire leur appartient exclusivement, comme une garantie par laquelle l'autorité publique les recommande à la confiance des citoyens ; que la jurisprudence a reconnu, dans de nombreux arrêts, que l'individu qui prend ostensiblement le titre de vétérinaire, sans même se dire porteur d'un diplôme, peut, par cette usurpation de titre, causer aux véritables titulaires un dommage et encourir l'application de l'article 1382 Code civil ; que, par un dernier arrêt rendu le onze mai mil huit cent quatre-vingt-un, la cour d'appel d'Agen a considéré comme portant atteinte aux vétérinaires exerçant avec diplôme le fait des empiriques qui prennent dans les affiches ou enseignes le titre de praticiens-vétérinaires...

L'usurpation de la qualité de vétérinaire a été réprimée par d'autres décisions de la jurisprudence (jugement trib. civ. Trévoux, 20 juillet 1882, et arr. Cour de Lyon, 3 août 1883, condamnant un empirique qui s'était octroyé la qualité de vétérinaire; jugement trib. civ. Besançon, 29 mars 1893, condamnant un empirique qui s'intitulait maréchal-expert-vétérinaire ; jugement trib. Sables d'Olonne, 15 déc. 1885 et arr. cour. Poitiers, 4 novembre 1886, condamnant un empirique qui s'était intitulé praticien vétérinaire). Il y a encore usurpation de qualité dans le fait d'un individu qui s'attribue indûment la qualification de *maréchal-expert ;* et cette usurpation peut, en causant un préjudice aux vétérinaires diplômés, leur donner le droit d'en demander réparation en vertu de l'article 1382 du Code civil (trib. Bayonne, 6 août 1851; trib. Besançon, 29 mars 1893).

Il est donc bien certain que le titre de *vétérinaire* nous appartient exclusivement, et que quiconque se l'attribue indûment (sans être diplômé) commet une usurpation. L'arrêt de la Cour de cassation du 1er juillet 1851 dit en effet :

« Vu l'article 19 de l'ordonnance du 1er septembre 1825 et l'article 1382 du Code civil ;

« Attendu que l'ordonnance du 1er septembre 1825, modifiant le décret du 15 janvier 1813, qui fixait à trois ans le cours d'études pour les élèves des écoles spéciales aspirant au brevet de maréchal-vétérinaire, et à cinq ans le cours pour l'obtention du brevet de médecin-vétérinaire, règle uniformément à quatre ans l'ensemble des études, et ne reconnaît plus qu'un seul titre, celui de *vétérinaire*, pour les élèves dont la capacité sera constatée par un jury à la sortie de l'École ;

« Que l'article 19 de cette ordonnance veut qu'il leur soit délivré un diplôme de vétérinaire ;

« Que cette qualification de *vétérinaire* leur appartient exclusivement, comme une garantie par laquelle l'autorité publique les recommande à la confiance des citoyens, qualification unique, dans laquelle s'est opérée la fusion des deux titres de maréchal-vétérinaire et de médecin-vétérinaire, qu'avait établis le décret de 1813.

« D'où la conséquence que l'individu qui s'attribue le titre de médecin-vétérinaire, quand même il ne se dirait pas porteur du diplôme, peut, par cette usurpation de qualité, causer aux véritables titulaires un dommage et encourir l'application de l'article 1382 du Code civil, etc. »

Si le titre de *vétérinaire* appartient en propre aux personnes diplômées, il est malheureusement vrai que l'exercice de la médecine des animaux est libre, sauf la restriction apportée par la loi du 21 juillet 1881 ; en conséquence, toute personne qui, sans usurper le titre de *vétérinaire*, traite des animaux non atteints de maladie contagieuse, échappe à toute sanction pénale, et il faut également admettre qu'il ne peut pas être actionné en réparation du préjudice qu'il a causé aux vétérinaires diplômés en exerçant, sans en prendre le titre, la profession de vétérinaire.

Les empiriques qui commettent une usurpation de titre peuvent seuls être actionnés en dommages-intérêts par les vétérinaires, en vertu de l'article 1382 du Code civil et de l'article 19 de l'ordonnance du 1er septembre 1825 ; mais en aucun cas, l'usurpation de titre par eux commise ne les expose à une peine quelconque.

Ainsi donc, voici la conclusion qui se dégage de tout ce qui précède ; l'exercice de la médecine des animaux est libre pour tout le monde, hormis dans les cas de maladies contagieuses énumérées par la loi du 21 juillet 1881 ; le titre de *vétérinaire* est la propriété exclusive de ceux qui ont un diplôme de *vétérinaire;* l'usurpation de ce titre donne le droit aux vétérinaires lésés d'invoquer contre l'usurpateur l'article 1382 du Code civil.

La médecine des animaux n'étant pas interdite, par les lois, ordonnances ou décrets, aux empiriques et guérisseurs, des préfets ont, à plusieurs reprises, rendu des arrêtés pour restreindre ou interdire leur intervention. Avant la promulgation de la nouvelle loi sanitaire, un arrêté ministériel avait décidé que l'indemnité due pour les animaux abattus durant une épizootie de typhus ne serait accordée qu'aux propriétaires qui les auraient fait soigner par un vétérinaire diplômé, et plusieurs arrêtés préfectoraux, rendus en vertu de l'article 3 de la loi des 16-24 août 1790 et de l'article 20 de la loi des 28 septembre et 6 octobre 1791, avaient interdit aux empiriques et aux guérisseurs quelconques de traiter des animaux atteints de maladie contagieuse.

La loi de 1881 a définitivement consacré cette prohibition et l'a sanctionnée plus rigoureusement. Mais en dehors des maladies contagieuses, il y a lieu de considérer comme illégal tout arrêté préfectoral qui, à l'instar de celui du préfet de la Marne (19 octobre 1838), interdirait à tout individu non diplômé de traiter les maladies des animaux domestiques. Une pareille interdiction devrait, pour être obligatoire, être faite par une loi comme celle qui, en Belgique, ne permet qu'aux vétérinaires diplômés l'exercice de la médecine des animaux. Nous devons appeler de tous nos vœux une pareille loi protectrice de notre profession, qui interdirait l'exercice de la médecine des animaux aux individus non diplômés, au moins dans les régions où sont fixés des vétérinaires diplômés qui peuvent subvenir à tous les besoins.

Mais que faut-il pour qu'il y ait usurpation de titre? Il y a usurpation de titre quand un empirique s'intitule vétérinaire. (Décision *pour* de la cour de Paris, 1844. — Décision *contre* de la Cour de cassation, 1849. — Décision *pour* de la Cour de cassation, 1851. — Décision *pour* du tribunal de Châteaudun, 1856.) Et pour apprécier s'il y a eu ou non usurpation (question de fait), les juges s'inspireront des mêmes règles que la Cour de cassation, 1851, et le tribunal de Châteaudun, 1856.

Voici une consultation que j'ai rédigée jadis (1884), à

propos d'un procès en responsabilité intenté à un empirique, qui intitulait son atelier « Maréchalerie-vétérinaire » :

Un maréchal ferrant a-t-il le droit de désigner son établissement au public en y plaçant une enseigne portant les mots « maréchalerie-vétérinaire » ; et, ce faisant, commet-il une usurpation de titre, qui le rend responsable vis-à-vis des vétérinaires diplômés?

Il est bien vrai que l'exercice de la médecine des animaux est encore libre et permis à toute personne, hormis dans les cas de maladies contagieuses énumérées par la loi du 21 juillet 1881 et le décret du 28 juillet 1888; mais il est non moins vrai que le titre de *vétérinaire* est la propriété exclusive de ceux qui ont un diplôme et que l'usurpation de ce titre donne droit aux vétérinaires, qui se trouvent lésés, d'invoquer contre l'usurpateur l'article 1382 du Code civil. Les empiriques, maréchaux ou guérisseurs, qui s'attribuent la qualification de vétérinaire, peuvent donc être actionnés en dommages et intérêts par les véritables titulaires, en vertu de l'article 19 de l'ordonnance du 1er septembre 1825 et de l'article 1382 du Code civil.

Un arrêt important de la Cour de cassation, du 1er juillet 1851, a jugé que le titre de vétérinaire appartient exclusivement à ceux qui ont fait les études et obtenu le diplôme prescrit par l'ordonnance du 1er septembre 1825; qu'en conséquence l'individu, qui s'attribue le titre de *vétérinaire* et se présente au public en cette qualité, commet, alors même qu'il ne se dit pas porteur d'un diplôme, une usurpation de titre, qui peut causer aux véritables vétérinaires un préjudice, à raison duquel ils sont fondés à réclamer des dommages et intérêts. Cet arrêt dit en effet :

« Vu l'article 19 de l'ordonnance du 1er septembre 1825 et l'article 1382 du Code civil;

« Attendu que l'ordonnance du 1er septembre 1825, modifiant le décret du 15 janvier 1813, qui fixait à trois ans le cours d'études pour les élèves des Écoles spéciales aspirant au brevet de maréchal-vétérinaire, et à cinq ans le cours pour l'obtention du brevet de médecin-vétérinaire, règle uniformément à quatre ans l'ensemble des études et ne reconnaît plus qu'un seul titre, celui de *vétérinaire* pour les élèves dont la capacité sera constatée par un jury à la sortie de l'École ;

« Que l'article 19 de cette ordonnance veut qu'il leur soit délivré un diplôme de vétérinaire;

« Que cette qualification de vétérinaire leur appartient exclusivement, comme une garantie par laquelle l'autorité publique les recommande à la confiance des citoyens, qualification unique dans laquelle s'est opérée la fusion des deux titres de maréchal-vétérinaire et de médecin-vétérinaire, qu'avait établis le décret de 1813;

« D'où la conséquence que l'individu, qui s'attribue le titre de médecin-vétérinaire, quand même il ne se dirait pas porteur de diplôme, peut, par cette usurpation de qualité, causer aux véritables titulaires un dommage et encourir l'application de l'article 1382 du Code civil. »

La jurisprudence établie, en 1851, par la Cour suprême, a été suivie depuis, et elle a été appliquée par la cour de Pau (arrêt du 22 novembre 1880, par la cour d'Angers (arrêt du 16 février 1881), par la cour d'Agen (arrêt du 15 mai 1881) et par la cour de Lyon (arrêt du 3 août 1883).

Il est donc bien certain que le titre de *vétérinaire* appartient exclusivement aux élèves qui ont obtenu un diplôme dans les Écoles. Quiconque s'attribue indûment ce titre, en vue de se recommander au public et de s'attirer la confiance des propriétaires d'animaux, commet une usurpation qui engage sa responsabilité.

Mais que faut-il pour qu'il y ait réellement usurpation du titre de vétérinaire : la désignation de « maréchalerie-vétérinaire » donnée par un maréchal ferrant, qui traite les maladies des animaux, à son établissement, en vue de se recommander à la confiance des citoyens, constitue-t-elle cette usurpation ?

La question de savoir *si et quand* il y a usurpation est une question de *fait*, que les juges doivent apprécier et résoudre d'après les circonstances de la cause. Les cas se présentent nombreux et divers, dans lesquels l'usurpation est évidente. Ainsi, il n'est pas douteux qu'il y a usurpation de titre, quand un guérisseur ou un empirique quelconque s'intitule véterinaire, ou praticien-vétérinaire, ou médecin-vétérinaire (Décisions conformes de la cour de Paris du 3 avril 1844, de la Cour de cassation du 1er juillet 1851, du tribunal de Châteaudun du 7 mars 1856, de la cour de Pau du 22 novembre 1880, de la cour d'Angers du 16 février 1881, du tribunal d'Auch du 31 mai 1882, du tribunal de Trévoux du 20 juillet 1882, de la cour de Lyon du 3 août 1883). L'usurpation existe, du reste, que la qualification de vétérinaire ait été prise dans des circulaires, affiches, têtes de lettres, prospectus, factures (jugement du tribunal de Châteaudun du 7 mars 1856), ou qu'elle ait été inscrite sur une enseigne (arrêt de la cour d'Angers du 16 février 1881, arrêt de la cour d'Agen du 11 mai 1881). Il y a encore usurpation, quand un empirique s'est simplement intitulé maréchal-vétérinaire (arrêt de la Cour de cassation du 1er juillet 1851), car l'ordonnance du 1er septembre 1825, en instituant le nouveau titre de *vétérinaire* et le diplôme qui en constate l'obtention, a opéré la fusion des deux titres de maréchal-vétérinaire et de médecin-vétérinaire qu'avait établis le décret de 1813. Il y a également usurpation quand un empirique s'intitule « praticien-vétérinaire », ou « vétérinaire-praticien », ou » praticien-maréchal-expert », ou « maréchal-expert » (arrêt de la cour d'Agen du 11 mai 1881, jugement du tribunal d'Auch du 31 mai 1882, jugement du tribunal de Châteaudun du 7 mars 1856), ou quand il désigne au public l'établissement qu'il dirige sous le nom de « Thérapeutique vétérinaire » (jugement du tribunal de Châteaudun du 7 mars 1856). Il y a, en un mot, usurpation : toutes les fois qu'une personne, non munie du diplôme de vétérinaire, « a voulu se donner aux yeux du public un titre officiel et se l'attribuer sous forme d'avis aux propriétaires » (jugement du tribunal d'Auch du 31 mai 1882) ; toutes les fois qu'un individu, « qui, sans se dire positivement vétérinaire, laisse supposer, par l'emploi qu'il fait de ce mot, qu'il est réellement vétérinaire (jugement du tribunal de Châteaudun du 7 mars 1856).

Avant d'examiner si l'usurpation résulte du fait d'avoir apposé, sur un établissement de maréchal ferrant, une enseigne portant les mots « maréchalerie-vétérinaire », il est bon de rappeler en quelques mots l'espèce dans laquelle eut à se prononcer le tribunal de Châteaudun en 1856. Il s'agissait d'un guérisseur, qui avait recommandé son établissement au public par des affiches, des têtes de lettres et prospectus portant ces mots « Thérapeutique vétérinaire » ; le tribunal de Châteaudun, saisi d'une demande en dommages et intérêts contre le guérisseur poursuivi pour usurpation du titre de vétérinaire, décida que l'emploi des mots « thérapeutique vétérinaire », qui signifient « traitement, médecine vétérinaire » et qui sont, pour le vulgaire, synonymes d' « art vétérinaire », de « vétérinaire », constituait une « usurpation véritable, au moins indirecte, du titre de vétérinaire » ; il lui sembla évident qu'en agissant ainsi le guérisseur avait eu pour « but de faire croire ou de laisser croire au public qu'il avait subi les épreuves exigées de la part de ceux à qui le titre est légalement conféré » et « qu'en se recommandant par les moyens énoncés... à la confiance du public, il avait fait aux demandeurs (vétérinaires) une concurrence déloyale ».

Étant donnée la jurisprudence, dont on vient de voir les décisions les plus importantes, il est facile de résoudre la question de savoir s'il y a usurpation de titre, préjudiciable aux vétérinaires, quand un maréchal ferrant, qui traite les maladies des animaux, désigne son établissement au public par une enseigne portant ces mots « maréchalerie-vétérinaire ». Assurément, dans cette espèce, plus peut-être que dans celle jugée par le tribunal de Châteaudun, il y a usurpation de titre et usurpation préjudiciable aux vétérinaires. Une première considération est bien de nature à fortifier cette assertion; en effet, dans beaucoup de localités, les vétérinaires ont sous leur direction un atelier de maréchalerie, qu'ils peuvent désigner au public sous l'appellation de « maréchalerie-vétérinaire », car un pareil établissement leur sert à une double fin, à l'exercice de la profession de vétérinaire et à la pratique des opérations de la ferrure, qui se font là sous leur direction. Or, n'est-il pas évident que le maréchal ferrant, qui n'est ni sous la direction d'un vétérinaire, ni associé avec lui, n'a d'autre but, en mettant à son établissement l'étiquette « maréchalerie-vétérinaire », que de s'imposer à l'attention du public avec une qualité qu'il n'a pas ; n'est-il pas évident que son but est de faire croire ou de laisser croire au public qu'il est maréchal et vétérinaire; n'est-il pas évident que son but est d'attirer à son établissement non seulement les animaux à ferrer, mais aussi les animaux à traiter? Assurément les mots *maréchalerie-vétérinaire* signifient, pour le public, ferrure et médecine vétérinaire ou art vétérinaire et constituent en fait une usurpation véritable, au moins indirecte, du titre de vétérinaire. D'ailleurs, aux yeux de tout le monde, l'expression « maréchalerie-vétérinaire » apparaît comme équivalente de l'expression « maréchal-vétérinaire ». Or, une personne non diplômée n'a pas le droit, ainsi que nous l'avons déjà fait ressortir, de se présenter au public comme maréchal-vétérinaire, parce que ce titre, qui appartenait jadis à une catégorie de vétérinaires brevetés, n'a jamais été concédé aux maréchaux. Le nouveau titre de vétérinaire, créé exclusivement pour les élèves diplômés dans les Écoles, a absorbé les anciens titres de maréchal-vétérinaire et de médecin-vétérinaire, et quiconque, sans être titulaire d'un diplôme, ferait revivre l'un ou l'autre de ces anciens titres, et s'en servirait pour se recommander au public, commettrait une usurpation réelle, attendu qu'il ferait de la sorte accroire au vulgaire qu'il est en possession d'un titre officiel; c'est bien ainsi, du reste, que l'ont compris les tribunaux.

Il est donc parfaitement établi que celui qui, convaincu d'ailleurs d'exercer sans diplôme la médecine des animaux, intitule son établissement *maréchalerie-vétérinaire*, commet une usurpation indirecte, mais réelle, du titre de vétérinaire ; il cherche, en effet, à se donner un titre officiel qu'il n'a pas et à s'en faire une réclame ; il fait croire au public qu'il est pourvu d'un titre, qui a été créé pour les vétérinaires sortant des Écoles, et qui est l'unique garantie par laquelle l'autorité publique les recommande à la confiance des citoyens ; il porte préjudice aux vétérinaires, qui exercent leur profession dans son voisinage, et il est responsable envers eux d'après l'article 1382 du Code civil.

Le tribunal de Narbonne et la cour de Montpellier (arr. 22 déc. 1886) décidèrent que l'expression « atelier de maréchalerie-vétérinaire » ne constituait pas l'usurpation.

II. — HONORAIRES DUS AUX VÉTÉRINAIRES. PRESCRIPTION. PRIVILÈGE. CESSION DE CLIENTÈLE. CERTIFICATS.

1° Quotité et preuve des honoraires dus aux vétérinaires. — Les vétérinaires, en exerçant leur profession, accomplissent des actions utiles, rendent des services à leurs clients, qui les leur demandent, et ils ont le droit d'exiger en échange une rémunération pécuniaire, dont le taux, ordinairement proportionné à l'utilité de leurs services, peut varier, car il n'y a pas sur cette matière de réglementation spéciale.

La rémunération du vétérinaire, qui échange ses services, doit être suffisante pour lui permettre de vivre convenablement et selon son rang, pour lui permettre de pourvoir à son entretien et à l'entretien ou au renouvellement de tout ce qui lui est nécessaire pour l'exercice de sa profession, pour lui permettre d'amortir (reconstituer) le capital dépensé avant d'arriver à l'obtention de son diplôme, pour lui permettre de se constituer une réserve en vue d'une incapacité de travail, pour lui permettre d'entretenir sa famille, de subvenir à ses besoins et d'élever ses enfants. Elle doit varier d'ailleurs suivant une foule de circonstances, telles que la cherté des vivres et de l'entretien et les circonstances indiquées précédemment à propos de la taxation des honoraires des vétérinaires.

Nous connaissons le taux des honoraires accordés aux vétérinaires nommés experts en matière civile ou en matière pénale; nous avons également vu que le vétérinaire peut faire des traitements ou des opérations à forfait, à prix débattu et convenu d'avance, et qu'il peut accepter de soigner à l'abonnement de tant par tête et par an les animaux de tel ou tel client; il nous reste à rechercher approximativement le taux auquel le vétérinaire doit traiter ou opérer à forfait, prendre des abonnements et faire ses visites ainsi que ses opérations, lorsqu'il ne traite ni à forfait ni à l'abonnement.

La convention fait loi entre les parties, et le vétérinaire qui traite à forfait ou à l'abonnement a le droit d'exiger le prix convenu, mais rien que le prix convenu, libre à lui de bien établir les clauses de la convention et de ne la consentir qu'autant que le prix convenu est largement rémunérateur. On ne saurait trop engager les vétérinaires, lorsqu'ils prennent des abonnements (ce qui a son bon côté au début d'une clientèle et lorsqu'il s'agit de grandes entreprises où il y a un grand nombre de chevaux), à bien détailler et à bien préciser les conditions auxquelles ils acceptent; en outre de la fixation du prix à tant par tête et par an, ou par mois, la convention doit dire si les parties ont compris ou non dans leur marché les visites de nuit, les opérations telles que l'application du feu, la castration, etc. ; il serait également bon de fixer un nombre maximum de visites, qui ne pourra pas être dépassé sans donner lieu à une augmentation du prix de l'abonnement.

De même que les vétérinaires doivent, dans leur intérêt matériel et en vue d'accroître la considération que mérite leur profession, n'accepter de forfait ou d'abonnement qu'à des taux rémunérateurs proportionnés à leur habileté, à la valeur des animaux, à la distance à parcourir, etc., de même lorsqu'ils font des visites et des opérations en dehors de tout marché à forfait ou d'abonnement (ce qui constitue le cas le plus usuel), ils doivent se faire payer des honoraires toujours rémunérateurs, dont le taux doit nécessairement varier beaucoup, suivant l'habileté du praticien, suivant la distance parcourue, suivant la rigueur de la saison, suivant la fortune du propriétaire, suivant la valeur des animaux, suivant la nature de la maladie, la difficulté et la gravité de l'opération, suivant l'issue du traitement, etc.

Les visites de nuit et celles demandées pour une heure fixe doivent être payées à un taux plus élevé; les consultations doivent également être taxées à un prix plus élevé. En aucun cas, le vétérinaire ne doit se laisser marchander et consentir de rabais sur le taux ou le total de ses honoraires. Chacun est libre de fixer le taux de ses services, mais on se déshonore et l'on déshonore sa profession en travaillant pour des prix dérisoires; un vétérinaire ne doit jamais se déranger pour quoi que ce soit, sans demander au moins un honoraire de 2 francs à 3 francs. Ceux qui exercent dans une même région, ou dans une même localité, dans une même ville, peuvent s'entendre pour accepter et suivre un tarif débattu et approuvé par eux; mais, en pareille matière, le tarif accepté par la majorité n'est pas obligatoire pour la minorité.

Les vétérinaires doivent tenir un livre-registre où ils inscrivent au compte de chaque client les visites, opérations, etc., faites pour lui; quand ils voudront être payés, ils enverront leur mémoire, dans lequel ils indiqueront le nombre et les dates des visites, opérations, etc., le taux de chacune d'elles et le total qui leur est dû, sans entrer dans des détails sur l'objet de la visite ou la nature de l'opération.

Les tribunaux peuvent invoquer les usages locaux pour déterminer le prix des visites et des opérations ou consultations faites par le vétérinaire. Le vétérinaire traitant peut, dans une consultation demandée par le propriétaire, réclamer les mêmes honoraires que le vétérinaire appelé comme consultant, qui doit d'ailleurs être payé par le propriétaire de l'animal. Les visites de nuit peuvent être taxées à un prix double, triple ou quadruple de celles de jour.

Il a été décidé que les notes d'honoraires, remises aux clients, ne peuvent pas être majorées; mais le vétérinaire n'est pas lié, pour l'avenir, par un tarif antérieur; il demeure libre de modifier le tarif de ses visites et opérations à la condition que les clients en soient préalablement avisés.

Le vétérinaire, comme le médecin, qui a commencé à donner des soins à un malade, a le droit de cesser ses visites et de réclamer les honoraires qui lui sont dus.

Lorsque sa prétention est contestée, le vétérinaire peut-il prouver, par témoins ou par ses livres, le nombre et l'importance de ses visites, de ses opérations et de ses fournitures ?

Généralement les clients s'en réfèrent à la bonne foi du praticien, qui n'a pas à fournir une preuve écrite ou testimoniale du nombre de ses visites et opérations. Toutefois, en cas de contestation de la part du client, le vétérinaire peut user de la preuve par témoins, s'il en a une, et produire ses livres ou registres, sur lesquels il inscrit ses visites.

Aux termes de l'article 1331 du Code civil, les registres et papiers domestiques, tenus par des non-commerçants, ne peuvent servir de *titre* à leur auteur; celui qui les a tenus ne peut les invoquer que pour compléter une preuve résultant déjà d'autres documents. Toutefois, il a été décidé (Cass. 1876) que les registres peuvent servir de *titre* à celui qui les a écrits, lorsque l'autre partie est convenue de s'en rapporter à ces livres ; il a été également décidé (trib. civ. Seine, 1884) que le client, qui ne paye pas comptant les visites de son médecin, est présumé s'en rapporter aux comptes de ce dernier pour le nombre des visites faites, et que par suite c'est à lui d'en faire la preuve s'il le conteste. D'autre part, les tribunaux de Libourne et d'Annecy ont reconnu (1887) que les livres du médecin peuvent constituer des présomptions suffisantes pour établir la conviction du juge ; mais cette manière de voir a été repoussée par le tribunal de Mâcon, qui a rendu le 10 juillet 1895, le jugement suivant :

« Attendu que les parties n'étant pas d'accord sur le nombre des visites, il faut se reporter au principe général, et que c'est au demandeur qu'il appartient de faire la preuve de sa prétention ;

« Attendu que c'est vainement que l'on essayerait de rapporter cette preuve par la production des livres du docteur X... ;

« Attendu, en effet, qu'il est impossible d'admettre que le demandeur ait pu se créer à lui-même un titre de créance et que les livres ou papiers domestiques puissent constituer une preuve en faveur de celui qui les a écrits ;

« Attendu que, si certains tribunaux ont cru pouvoir décider qu'en raison de la situation particulière faite au médecin et de la difficulté de la preuve, les livres et papiers personnels pouvaient constituer en sa faveur des présomptions suffisantes pour fixer la religion du juge et même qu'il y avait lieu de mettre la preuve à la charge du défendeur, qui les conteste, ces tribunaux ont statué dans des espèces où le client s'en était rapporté aux notes du médecin ;

« Attendu qu'il n'en est point ainsi dans le cas actuel et que Z..., en tenant lui-même sur ses registres domestiques le compte des visites à lui faites, a entendu contrôler le compte du docteur X... ; que, dès lors, les registres de Z..., sans former eux-mêmes une preuve en sa faveur, suffisent à renverser la présomption tirée de la production des livres du docteur X... ;

« Attendu que le demandeur ne rapporte point la preuve des visites indiquées au mémoire et contestées par Z..., qu'il n'offre même point de la rapporter ; qu'il y a donc lieu pour le tribunal de s'en tenir au chiffre de visites sur lequel concordent les livres des deux parties et de réduire de ce chef le compte du docteur X... ;

« Par ces motifs, réduit le compte du docteur X... de la somme de ... pour prix des visites contestées, dont la demande n'est pas justifiée. »

D'après ce jugement, la preuve est à la charge du demandeur et les livres domestiques ne peuvent constituer une preuve par écrit, ni même un commencement de preuve par écrit. De plus, il déclare que le livre de comptes du client renverse la présomption tirée de la production des livres du médecin, assimilant les registres du client à ceux du médecin contrairement à un arrêt de la cour de Lyon, en date du 21 février 1882, qui a décidé qu'un malade, en cas de contestation sur le nombre des visites, ne peut invoquer en justice son propre livre de comptes, pas plus que les héritiers qui le représentent après sa mort n'ont le droit de repousser la demande du médecin par la correspondance échangée pendant ou depuis le traitement entre eux et le malade.

2° La créance d'honoraires du vétérinaire est-elle privilégiée?

Art. 2095 (Cod. civ.). — Le privilège est un droit que la qualité de la créance donne à un créancier d'être préféré aux autres créanciers, même hypothécaires.

Art. 2096 (Cod. civ.). — Entre les créanciers privilégiés, la préférence se règle par les différentes qualités des privilèges.

Art. 2097 (Cod. civ.). — Les créanciers privilégiés, qui sont dans le même rang, sont payés par concurrence.

Art. 2102 (Cod. civ.). — Les créances privilégiées sur certains meubles, sont,

. . . .

3° Les frais faits pour la conservation de la chose.

. . . .

En vertu de l'article 2102 du Code civil, le vétérinaire, qui a soigné, traité, opéré des animaux malades et fourni des médicaments, a un privilège sur le prix des animaux par lui conservés. Ses fournitures en médicaments et ses honoraires pour soins donnés à des animaux constituent une créance privilégiée, lorsque ces soins ont été *conservatoires*, quand les animaux soignés existent en la possession du débiteur au moment de sa faillite ou de sa déconfiture (arr. cour

Poitiers, 8 février 1892) et lorsqu'il n'y a pas eu déjà prescription. Le privilège des vétérinaires a été admis par de nombreuses décisions de la jurisprudence (trib. com. Reims, 20 mai 1879 ; trib. com. Moutiers, 14 mars 1883 ; trib. civ. Guéret, 6 juillet 1883 ; trib. com. Rambouillet, 1888 ; trib. com. Arras, 8 juillet 1890 ; trib. com. Issoire, 10 février 1891 ; cour Poitiers, 8 fév. 1892 ; trib. com. Nancy, 3 mars 1893 ; trib. com. Mirecourt, 10 juin 1894 ; trib. civ. Soissons, 4 juill. 1894 et 25 juill. 1894 ; trib. com. Caen, 6 mars 1895).

Il est donc bien certain et bien admis que la créance du vétérinaire est privilégiée, payable, sur le prix des animaux, de préférence aux autres créances. Il n'y a même pas à distinguer si les animaux ont été soignés pour des maladies graves ou légères, celles-ci pouvant avoir, faute de soins, comme celles-là, pour conséquence, soit la perte, soit au moins la dépréciation des animaux dont la vente profite en somme à la masse des créanciers. Dans tous les cas, le privilège des vétérinaires, dans les faillites, déconfitures, liquidations judiciaires, peut être légitimement invoqué, quand les conditions suivantes sont réalisées : quand les soins ont été conservatoires ; quand les animaux soignés existent, au moment de la mise en faillite ou en liquidation judiciaire, entre les mains du débiteur et sont vendus au profit des créanciers ; quand l'existence de la créance privilégiée est démontrée par celui qui s'en prétend titulaire ; quand le débiteur et les autres créanciers ne peuvent pas invoquer la prescription contre le vétérinaire privilégié.

Lorsqu'il ne s'agit pas de soins ou d'opérations

conservatoires, la créance du vétérinaire n'est pas privilégiée. Il en est ainsi : quand il n'a pas pu empêcher la mort; quand il a pratiqué des castrations non nécessitées par une maladie grave; quand il a pratiqué des opérations de simple convenance (en pareille hypothèse, le vétérinaire aurait une créance privilégiée seulement dans le cas où les animaux opérés se trouveraient en pension dans son infirmerie ; il aurait alors un droit de rétention qui lui permettrait de garder les animaux jusqu'à ce qu'il aurait été payé, ou de les faire vendre pour se payer de préférence sur leur prix); quand il s'agit de visites d'achat; quand il s'agit de fournitures ordinaires de maréchalerie.

Doivent être considérés comme soins conservatoires donnant lieu à privilège : tous traitements et toutes opérations, quelle que soit la gravité de la maladie qui les a nécessités, qui ont été suivis de la guérison ; les opérations du javart, du clou de rue, de la trépanation, etc., etc ; la trachéotomie, pratiquée pour prévenir l'asphyxie; la castration, faite pour remédier à une hernie étranglée; les vaccinations préventives, faites pour préserver du charbon, du rouget; les visites qui ont eu pour but et pour effet de préserver des animaux de la contagion; l'application du feu, faite pour guérir ou arrêter le développement d'une exostose ou de toute autre lésion ; les fournitures de médicaments et d'objets de pansement.

Les tribunaux sont juges souverains pour trancher la question de fait, c'est-à-dire pour décider si les soins ont été ou non conservatoires ; et, s'ils n'attribuent pas la qualité de conservatoires à des soins qui l'ont été, leur décision est néanmoins inattaquable en cassation.

D'autre part, le privilège du vétérinaire ne peut être invoqué que sur les animaux conservés, qui ont été l'objet des soins d'où est née sa créance. Lorsque, parmi les animaux soignés, un ou plusieurs sont morts ou ont été vendus avant la survenance de la faillite ou de la déconfiture, le vétérinaire ne peut invoquer son privilège que sur ceux qui restent et seulement pour les soins respectifs qu'il leur a donnés. Lorsqu'il s'agit d'abonnements à tant par an et par tête, le tribunal peut ne pas admettre le privilège du vétérinaire, qui n'établit pas que la somme réclamée est la rémunération de soins ayant eu pour effet la conservation des animaux. Il peut en arriver de même, lorsque le vétérinaire ne désigne pas « de façon à les reconnaître, les animaux auxquels il a donné des soins ou fourni des médicaments, et dont il a sauvé la vie ».

Si des animaux soignés, et même guéris par le vétérinaire, sont morts ensuite ou ont été vendus, s'ils ne sont plus entre les mains du débiteur, qui a cessé d'en être propriétaire avant la faillite ou la déconfiture, le privilège n'existe plus pour les soins conservatoires qu'ils avaient reçus, et il ne peut pas être reporté sur les animaux qui restent, ceux-ci ne devant supporter que le privilège relatif aux soins conservatoires dont ils ont été individuellement l'objet. Enfin, dans tous les cas, l'existence de la créance privilégiée doit être démontrée par le vétérinaire qui la réclame ; et le privilège ne peut être exercé qu'autant que le débiteur ou les autres créanciers ne peuvent pas invoquer la prescription contre le vétérinaire privilégié.

Le privilège du vétérinaire sur les animaux, qu'il a conservés par ses soins, passe avant tous autres privilèges, à l'exception des frais de justice, qui l'emportent en principe sur tout autre privilège. S'il y a plusieurs vétérinaires, qui sont conservateurs par leurs soins, le privilège de celui qui a donné les soins les plus récents passe avant le premier, et ils concourent, s'ils ont soigné les animaux ensemble.

Il a été jugé (trib. civ. Narbonne) que le privilège du vétérinaire ne pouvait pas être admis, quand les animaux *soignés* et *conservés* sont vendus comme immeubles par destination, c'est-à-dire pour un prix commun et unique avec le domaine à l'exploitation duquel ils étaient attachés ; en pareil cas, le vétérinaire privilégié devra, pour sauvegarder son privilège, intervenir avant la vente, et demander qu'il soit attribué un prix spécial et individuel aux animaux auxquels il a donné des soins conservatoires. Il faut enfin admettre que dans le cheptel de fer (voir pag. 427) les honoraires pour soins conservatoires donnés aux animaux, qui sont dus par le fermier, peuvent être réclamés au propriétaire, qui reprend les animaux du fermier devenu insolvable.

Pour faire admettre son privilège, le vétérinaire doit procéder de la façon suivante : présenter sa créance et demander au juge-commissaire désigné (cas d'un débiteur non commerçant en déconfiture) ou au syndic de la faillite (débiteur commerçant) d'être colloqué comme créancier privilégié ; en appeler du syndic au juge-commissaire, du juge-commissaire au tribunal, et du tribunal à la cour d'appel, s'il y a lieu, ou à la cour de cassation.

3° Prescription des honoraires du vétérinaire. — Compensation. — Appliquée aux honoraires des vétérinaires, la prescription est la libération du débiteur (client), par suite de la non-réclamation du créancier (vétérinaire) dans un délai fixé par la loi. Le vétérinaire, qui a laissé écouler ce délai sans réclamer les honoraires qui lui sont dus, pourrait se voir opposer la prescription par un client peu délicat.

L'article 2272 du Code civil fixait à un an le délai de la prescription de l'action des médecins, chirurgiens et apothicaires pour leurs visites, opérations et pansements. Il avait été décidé (Cass., 11 juin 1884) : que la prescription de l'article 2272 était applicable à tous ceux qui exercent l'art de guérir, et notamment aux vétérinaires diplômés pour leurs visites, opérations, pansements et fournitures de médicaments ; « que les termes généraux de l'article 2272 du Code civil comprenaient toute personne exerçant légalement la profession de médecin, que cet article devait donc s'appliquer aux vétérinaires brevetés jusqu'en 1804, époque à laquelle le titre du Code civil sur la prescription a été décrété et promulgué, les vétérinaires brevetés tenant de la loi du 28 germinal an III (art. 18) le titre de *médecins-vétérinaires* ». Puisque les vétérinaires ont été assimilés aux médecins quant à la prescription de leurs honoraires, il y a lieu de leur appliquer la prescription de deux ans accordée à ces derniers par la loi du 30 novembre 1892.

Lorsque la prescription est invoquée contre le vétérinaire, il lui reste le seul droit de déférer le serment à son adversaire sur la question de savoir si la dette a été réellement payée. Mais les héritiers peuvent se borner à répondre qu'il n'est pas à leur connaissance que la dette existe réellement (Cass.). Toutefois, l'aveu implicite de la dette rend la prescription biennale inapplicable ; si un débiteur reconnaît même tacitement n'avoir pas payé la dette qui lui est réclamée légitimement pour honoraires, la prescription de deux ans ne peut pas être opposée et c'est la prescription trentenaire qui court.

Les empiriques, comme les vétérinaires, peuvent invoquer le privilège de leur créance d'honoraires, quand ils n'ont pas exercé en contravention aux dispositions de la loi ; mais on peut leur opposer la prescription de six mois (art. 2271 Cod. civ.).

La continuation des soins et des fournitures de médicaments n'empêche pas la prescription des fournitures et services antérieurs; autant de fournitures pour telle ou telle maladie, autant de créances dont la prescription a pour point de départ la livraison de la dernière fourniture.

Pour les honoraires des médecins et des vétérinaires, la prescription doit être comptée à partir de la guérison ou de la mort du malade ou de l'opéré, ou du jour où ils ont cessé de voir leur malade; il en est de même des médicaments fournis. Les visites et les fournitures faites pour une seconde maladie du même animal n'empêchent pas la prescription de celles faites pendant une précédente. Dans les cas de traitement à forfait ou d'abonnement, la prescription ne commence que du jour où les honoraires sont exigibles.

La prescription cesse de courir contre le vétérinaire quand il y a eu compte arrêté, cédule ou obligation, ou citation en justice non périmée. Ainsi, la prescription cesse de courir quand la dette a été reconnue au bas du mémoire, ou par acte sous seing privé, ou par acte authentique. Quand le vétérinaire, avant de commencer ses services, fait dresser un écrit pour constater un abonnement et portant qu'il lui sera payé tant par an ou tant par mois, ses honoraires ne se prescrivent que par cinq ans (art. 2277 Cod. civ.).

Pour faire rapporter des intérêts à ses honoraires, le vétérinaire devrait mettre son client en demeure par une demande en justice (assignation) ou une citation en conciliation, suivie, dans le mois, d'une demande en justice et y conclure dans sa demande. Pour transformer la prescription de sa créance, il n'aurait qu'à faire souscrire par son débiteur une reconnaissance sur papier timbré, dans laquelle serait constatée l'existence de la dette, avec fixation d'un terme pour le paiement; dès lors, la prescription ne s'accomplirait plus que par trente ans, à compter de l'échéance du terme pris pour le paiement.

On appelle compensation un paiement double, fictif et abrégé, qui éteint deux dettes dont deux personnes sont réciproquement débitrices l'une envers l'autre. Elle exige, pour avoir lieu, que les deux dettes soient exigibles et liquides (art. 1289, 1290 et 1291 Cod. civ.).

La dette résultant des visites faites par un vétérinaire est-elle compensable avec une dette de telle somme d'argent, est-elle exigible et liquide? Il y a dette liquide, quand on sait qu'on doit et combien on doit ; et de la sorte la dette du client, vis-à-vis du vétérinaire, ne serait pas à proprement parler une dette liquide, car si le client sait qu'il doit, il ne sait pas combien il doit, à moins toutefois qu'il n'y ait eu compte arrêté.

La Cour de cassation a décidé que, en principe, les frais et honoraires des notaires ne peuvent entrer en compensation avec ce qu'ils doivent à leurs clients que lorsqu'ils sont taxés. Mais je ne pense pas qu'il doive en être ainsi pour les honoraires du vétérinaire ; le client peut ignorer le chiffre des frais et des honoraires de son notaire, mais il sait toujours combien de visites il doit à son vétérinaire, et il sait aussi ce que vaut chacune de ces visites, soit parce qu'il en a eu payées antérieurement au même vétérinaire ou à un autre, soit parce que la commune renommée le lui a appris.

J'incline fortement, pour mon compte, à considérer comme dette liquide celle résultant des visites du vétérinaire ; et, à ce titre, je la crois compensable avec ce qu'il peut devoir à son client, sauf à celui-ci de demander et au tribunal d'ordonner que les parties entreront en compte ou de faire taxer le vétérinaire.

Enfin, la dette du client vis-à-vis du vétérinaire est exigible, et à ce titre encore compensable ; il n'en est ainsi, bien entendu, qu'autant qu'il ne s'agit pas par exemple d'une dette résultant d'un abonnement ou d'un traitement à forfait, que le vétérinaire ne peut faire entrer en compensation qu'à partir du jour où elle est devenue exigible. Ainsi, le vétérinaire, qui se voit réclamer par son client le montant d'une créance qu'il lui doit, ne peut pas se refuser à payer en invoquant la compensation et en renvoyant son créancier au moment de l'échéance du prix d'un abonnement ou d'un traitement à forfait ; mais, en dehors de ces cas, toutes les fois qu'il est créancier d'honoraires, il peut invoquer la compensation.

La compensation a lieu de plein droit par la seule force de la loi ; les dettes s'éteignent réciproquement dès qu'elles se trouvent exister à la fois, jusqu'à concurrence de leurs quotités respectives, peu importe qu'elles soient ou non payables dans le même lieu, et quelle que soit la cause de la dette du vétérinaire, peu importe qu'il doive à son client une créance résultant d'un prêt, d'une vente, etc.

En résumé, la compensation s'opère de plein droit entre la dette d'honoraires et la créance que le client a contre son vétérinaire; cette compensation a lieu dès qu'il y a coexistence des dettes, et dès ce moment les dettes étant détruites, la prescription cesse de courir, ainsi que les intérêts de la créance du client.

4° Le vétérinaire peut-il vendre ou céder sa clientèle? — Comme celles des médecins, les clientèles des vétérinaires ne peuvent faire l'objet d'une vente pure et simple, attendu que ce sont des choses qui ne sont pas dans le commerce et dont on ne peut pas disposer. Mais la cession devient absolument valable, quand le vétérinaire cédant souscrit, moyennant une indemnité, une obligation de faire ou de ne pas faire, de recommander à ses clients son remplaçant, et de ne pas exercer dans un rayon déterminé. Il en est de même, quand une convention de ce genre intervient entre les héritiers ou la veuve d'un vétérinaire décédé, le cessionnaire étant en outre installé, avec droit au bail, dans l'immeuble où le prédécesseur exerçait sa profession. En cédant sa clientèle, en s'obligeant à ne plus exercer dans un rayon déterminé, à présenter et à recommander son cessionnaire à ses clients, le vétérinaire ne fait pas acte de commerce ; et, s'il s'élève des difficultés pour l'exécution de la convention, l'affaire doit être portée devant le tribunal civil. Le cédant, tant qu'il n'est pas payé, conserve un privilège sur la clientèle cédée.

La cession d'une clientèle, même lorsqu'elle est accompagnée de la cession du droit au bail et de la vente des instruments, de la pharmacie, des chevaux et voitures, n'est qu'un contrat *innomé*, contenant promesse, de la part du cédant, de recommander le cessionnaire à ses clients et de s'interdire l'exercice de sa profession dans une circonscription déterminée. Le cédant, en ce qui concerne la clientèle même, ne saurait être assimilé à un vendeur ; lorsqu'il a rempli ses obligations, il ne saurait être rendu responsable quand les clients, quels qu'ils soient, abandonnent le cessionnaire. Toutefois, le cessionnaire a le droit d'actionner le cédant en dommages et intérêts ou en réduction de prix, lorsqu'il a été trompé par le cédant, qui a exagéré l'importance de sa clientèle, et lorsque le cédant n'a pas rempli complètement les obligations par lui contractées.

5° Droits des vétérinaires de l'administration municipale et départementale. — Il n'y a pas incompatibilité, pour le vétérinaire, entre les fonctions de conseiller municipal et celles d'inspecteur des viandes de boucherie, quand, à ce titre, il ne reçoit qu'un traitement de peu d'importance, quand il n'est pas tenu de consacrer tout son temps à l'exercice de sa fonction d'inspecteur, quand il lui est permis en même temps de faire de la clientèle. De même il ne saurait y avoir incompatibilité entre les fonctions de conseiller général et celles de vétérinaire membre ou chef du service sanitaire départemental. Le vétérinaire, à qui la commune attribue une somme annuelle de peu d'importance, ne saurait en effet être considéré comme un agent salarié ; il est alors un fonctionnaire, qui exerce une profession indépendante et qui reçoit de la commune une indemnité à raison des services qu'il lui rend dans l'exercice de cette profession (art. 33-10°, L. 5 avr. 1884). L'article 10 de la loi du 10 août 1871, sur les conseils généraux, décide bien que le mandat de conseiller général est incompatible dans le département avec les fonctions d'agents salariés ou subventionnés sur les fonds départementaux; mais les vétérinaires sanitaires, qui ne reçoivent qu'une indemnité en raison des services qu'ils rendent, et qui font de la clientèle pour leur compte personnel, ne sont ni des agents salariés, ni des agents subventionnés.

D'ailleurs, cette manière de voir, qui ne semblait guère contestable, mais qui avait été cependant rejetée par le conseil de préfecture de la Seine, a été sanctionnée par une décision du conseil d'État. Le conseil de préfecture de la Seine avait annulé l'élection d'un vétérinaire au conseil municipal de sa commune, parce qu'il recevait, en qualité d'inspecteur de l'abattoir, une somme annuelle de 1 200 francs. Le conseil d'État (arr. 7 mars 1885) a déclaré valable ladite élection et annulé l'arrêt du conseil de préfecture, en justifiant sa décision par le considérant suivant :

« Considérant qu'il n'est pas contesté que le sieur ... exerce la profession de vétérinaire et qu'il est, en même temps, inspecteur de l'abattoir de la commune dont il reçoit en cette qualité une somme de 1 200 francs, cette allocution doit être considérée comme une indemnité payée au requérant, à raison des services qu'il rend à la commune dans l'exercice de sa profession vétérinaire; que dès lors le sieur... ne saurait être considéré comme agent salarié de la commune dans le sens de l'article 33 de la loi du 5 avril 1884. »

Donc, un vétérinaire, conseiller municipal, peut être nommé inspecteur de l'abattoir, des foires et marchés de sa commune dans les conditions précitées ; et il en est de même du vétérinaire, conseiller général ou d'arrondissement, qui peut être nommé agent ou chef du service sanitaire.

A l'inverse, les vétérinaires inspecteurs des abattoirs, et les vétérinaires du service sanitaire départemental, qui reçoivent, les uns de la commune, les autres du département, un traitement suffisant, et qui ont accepté le poste qu'ils occupent à la condition de ne pas faire de la clientèle pour leur compte, sont bien des agents salariés; et il y a incompatibilité entre leurs fonctions et celles de conseiller municipal ou de conseiller général.

Lorsqu'un vétérinaire a été nommé inspecteur d'un abattoir, à la suite d'un concours, avec prohibition de toute clientèle personnelle, la municipalité peut-elle, d'après son bon plaisir ou sous prétexte de réaliser une économie, et sans articuler un grief sérieux contre l'inspecteur, supprimer l'emploi ou révoquer le titulaire?

En attendant que le conseil d'État, seul compétent en l'espèce, se soit prononcé, il y a lieu de penser que la commune doit des dommages et intérêts au vétérinaire révoqué sans griefs sérieux créés par lui. Le vétérinaire destitué peut, en effet, semble-t-il, légitimement invoquer, comme constituant une convention intervenue lors de sa nomination entre la commune et lui, l'épreuve du concours et la clause faisant défense de toute clientèle personnelle. La même solution paraît également devoir être admise pour le cas où le vétérinaire, chef du service départemental, nommé d'après le concours et avec obligation de s'abstenir de faire de la clientèle, serait révoqué sans motifs, sans griefs; toutefois, cette solution est contestable et contestée.

III. — DROITS DU VÉTÉRINAIRE RELATIVEMENT A L'EXERCICE DE LA PHARMACIE.

Les vétérinaires diplômés ne peuvent pas tenir officine ouverte; mais ils ont le droit de préparer et délivrer les médicaments destinés aux animaux confiés à leurs soins, tout en se conformant aux lois et règlements relatifs aux substances toxiques : telle est la disposition qu'admettait la Chambre des députés dans sa séance du 17 juin 1893 ; telle est d'ailleurs la conclusion qui se dégage des données des lois en vigueur sur la matière et des décisions de la jurisprudence.

L'article 25 de la loi du 21 germinal an XI interdit l'exercice de la pharmacie et la vente de médicaments à quiconque n'a pas obtenu le titre de pharmacien. L'article 27 de la même loi autorise seulement les médecins, établis dans les localités où il n'y a pas de pharmacie, à vendre des médicaments pour les malades auprès desquels ils seront appelés. Mais la loi du 21 germinal ne vise que l'exercice de la pharmacie et la vente des médicaments destinés à la conservation de l'homme, et c'est bien à tort que les pharmaciens l'invoquent pour s'attribuer exclusivement la vente des médicaments pour le traitement des animaux.

Un jugement du tribunal de Corbeil (20 fév. 1830), confirmé par un arrêt de la cour de Paris, en date du 19 août 1839, a reconnu que la vente des médicaments destinés aux animaux est permise à quiconque s'occupe de les traiter. La même décision a été admise par la cour d'Angers (8 avril 1845).

La cour d'Orléans, dans son arrêt du 15 août 1860, a

reconnu également, après celle de Paris : que l'exercice de la médecine vétérinaire n'étant pas réglementé par la loi, le traitement des animaux peut être confié à qui que ce soit ; que les drogues nécessaires pour ce traitement peuvent être préparées par celui qui institue le traitement ; que la loi du 21 germinal ne vise pas la vente des médicaments destinés aux animaux. Non seulement les vétérinaires diplômés peuvent vendre les médicaments nécessaires pour le traitement des animaux qu'ils soignent, mais ce droit appartient également aux empiriques.

Le tribunal civil d'Argentan, par un jugement en date du 26 mai 1863, a encore consacré le droit des vétérinaires de vendre des médicaments pour les animaux, tout en reconnaissant que les pharmaciens ont le monopole exclusif de la vente des substances vénéneuses.

Ce jugement, frappé d'un double appel, d'un côté par le vétérinaire, qui prétendait avoir le droit de vendre des substances vénéneuses pour le traitement de ses malades, et d'un autre côté par les demandeurs, qui réclamaient pour eux seuls le droit de vendre les médicaments non vénéneux, qui sont employés pour le traitement des animaux, a été confirmé par la cour de Caen dans un arrêt du 28 août 1865 ; et le pourvoi formé contre l'arrêt de la cour de Caen devant la Cour de cassation a été rejeté par un arrêt du 17 juillet 1867 dont voici le passage essentiel :

« Attendu que les lois et ordonnances, tant anciennes que modernes, sur l'exercice de la médecine et de la pharmacie, ont eu exclusivement en vue la conservation et la santé de l'homme, que la profession de vétérinaire pouvant être exercée librement par toute personne, sans aucune condition d'étude et de diplôme, il est naturel d'accorder la même liberté à la préparation et à la vente des médicaments destinés aux animaux; qu'en effet, aux termes de l'article 32 de la loi du 21 germinal, les pharmaciens ne pouvant délivrer des préparations médicamenteuses ou drogues composées que sur la prescription d'un docteur en médecine ou en chirurgie, ou d'un officier de santé, il en résulterait, si la vente des médicaments destinés aux animaux n'était permise qu'aux seuls pharmaciens, que la médecine vétérinaire deviendrait impossible pour tous les vétérinaires non brevetés ; qu'il suit de là, qu'en reconnaissant à celui qui exerce la médecine vétérinaire le droit de préparer et débiter des compositions médicamenteuses pour les animaux, lorsque les préparations ne contiennent aucune des substances vénéneuses portées au tableau annexé au décret du 8 juillet 1850, l'arrêt n'a violé aucune loi. »

Il est donc hors de doute que le vétérinaire peut vendre à ses clients les médicaments nécessaires pour le traitement des animaux malades, et, ce faisant, il n'est nullement réputé commerçant ni astreint à payer une patente de pharmacien. Du reste, les médicaments destinés aux animaux peuvent être vendus librement par tout individu, à la condition qu'ils ne contiendront aucune substance vénéneuse.

Les vétérinaires ont-ils le droit de préparer et de vendre des substances vénéneuses pour le traitement des animaux ?

LOI DU 19 JUILLET 1845.

Article premier. — Les contraventions aux ordonnances royales, portant règlement d'administration publique, sur la vente, l'achat et l'emploi des substances vénéneuses, seront punies d'une amende de 100 francs à 3 000 francs, et d'un emprisonnement de six jours à deux mois, sauf application, s'il y a lieu, de l'article 463 du Code pénal.

Dans tous les cas, les tribunaux pourront prononcer la confiscation des substances saisies en contravention.

Art. 2. — Les articles 34 et 35 de la loi du 21 germinal an XI seront abrogés à partir de la promulgation de l'ordonnance qui aura statué sur la vente des substances vénéneuses.

Ordonnance du 29 octobre 1846, portant règlement sur la vente des substances vénéneuses.

TITRE II.

De la vente des substances vénéneuses par les pharmaciens.

Art. 5. — La vente des substances vénéneuses ne peut être faite, pour l'usage de la médecine, que par les pharmaciens et sur la prescription d'un médecin, chirurgien, officier de santé ou d'un vétérinaire breveté. Cette prescription doit être signée, datée, et énoncer en toutes lettres la dose desdites substances, ainsi que le mode d'administration du médicament.

Art. 6. — Les pharmaciens transcriront lesdites prescriptions, avec les indications qui précèdent, sur un registre établi dans la forme déterminée par le paragraphe 1er de l'article 3.

Ces transcriptions devront être faites de suite et sans aucun blanc.

Les pharmaciens ne rendront les prescriptions que revêtues de leur cachet et après y avoir indiqué le jour où les substances auront été livrées, ainsi que le numéro d'ordre de la transcription sur le registre.

Ledit registre sera conservé pendant vingt ans au moins et devra être représenté à toute réquisition de l'autorité.

Art. 7. — Avant de délivrer la préparation médicinale, le pharmacien y apposera une étiquette indiquant son nom et son domicile, et rappelant la destination interne ou externe du médicament.

Art. 8. — L'arsenic et ses composés ne pourront être vendus, pour d'autres usages que la médecine, que combinés avec d'autres substances. Les formules de ces préparations seront arrêtées sous l'approbation de notre ministre secrétaire d'État de l'agriculture et du commerce, savoir :

Pour le traitement des animaux domestiques, par le conseil des professeurs de l'École royale vétérinaire d'Alfort (1) ;

---

(1) Voici le tableau de ces formules :

I. — Préparations destinées à l'usage externe.

No 1. *Poudre pour le bain Tessier.*

Acide arsénieux	2 kilog.
Protosulfate de fer	40 —
Peroxyde de fer anhydre	800 gram.
Poudre de racine de gentiane	400 —

Pour la destruction des animaux nuisibles et pour la conservation des peaux et objets d'histoire naturelle, par l'École de pharmacie.

Mode de préparation. — Triturez séparément dans un mortier l'acide arsénieux et le protosulfate de fer, réunissez ensuite les deux substances et faites un mélange intime; mélangez de nouveau très exactement toutes ces substances. Conservez cette poudre composée dans des vases de verre bien bouchés.

N° 2. — *Bain de Tessier.*

Poudre n° 1 pour bain de Tessier....	11 kil. 600 gr.
Eau ordinaire........................	100 litres.

Mode de préparation. — Mettez la poudre dans une grande chaudière de fonte avec l'eau; faites bouillir jusqu'à réduction d'un tiers; mettez autant d'eau qu'il s'en est évaporé ou 66 litres; laissez bouillir huit ou dix minutes, retirez du feu et versez dans un cuvier pour le bain.

N° 3. *Lotion Tessier.*

Poudre n° 1 pour le bain Tessier..........	1 kilog.
Eau commune..............................	10 litres.

Même préparation que le bain.

II. — Préparations caustiques.

N° 4. *Poudre du frère Côme, modifiée.*

Acide arsénieux.........................	10 gram.
Sulfure rouge de mercure...............	60 —
Sandragon..............................	1,20 cent.

Préparation. — Réduisez les trois substances en poudre fine et mêlez intimement par la trituration.

N° 5. *Pommade cathérétique.*

Acide arsénieux en poudre...............	4 gram.
Sulfure rouge de mercure................	2 —
Axonge..................................	32 —

Préparation. — Incorporez à froid dans un mortier de porcelaine.

III. — Préparations destinées à l'usage interne.

N° 6. *Liqueur de Fowler.*

Acide arsénieux.........................	5 gram.
Carbonate de potasse....................	5 —
Eau ordinaire...........................	500 —

Préparation. — Faites dissoudre à chaud, et ajoutez une décoction de 4 grammes de poudre de gentiane dans 250 grammes d'eau.

Art. 9. — Les préparations mentionnées dans l'article précédent ne pourront être vendues ou délivées que par les pharmaciens, et seulement à des personnes connues et domiciliées.

Les quantités livrées ainsi que le nom et le domicile des acheteurs seront inscrits sur le registre spécial, dont la tenue est prescrite par l'article 6.

Art. 10. — La vente et l'emploi de l'arsenic et de ses composés sont interdits pour le chaulage des grains, l'embaumement des corps et la destruction des insectes.

Dispositions générales.

Art. 11. — Les substances vénéneuses doivent toujours être tenues par les commerçants, fabricants, manufacturiers et pharmaciens, dans un endroit sûr et fermé à clef.

A la suite de cette ordonnance était annexé un tableau très détaillé des substances vénéneuses, mais il a été remplacé par celui du décret qui va suivre.

Décret du 8 juillet 1850.

Modifiant le tableau annexé à l'ordonnance du 29 octobre 1846.

Article premier. — Le tableau des substances vénéneuses annexé à l'ordonnance du 29 octobre 1846 est remplacé par le tableau joint au présent décret.

Art. 2. — . . . .

Tableau des substances vénéneuses annexé au décret du 8 juillet 1850.

Acide cyanhydrique.
Alcaloïdes végétaux vénéneux et leurs sels.
Arsenic et ses préparations.
Belladone, extrait et teinture.
Cantharides, poudre et extrait.
Chloroforme.
Ciguë, extrait et teinture.
Cyanure de mercure.
Cyanure de potassium.
Coque du Levant (décret du 1er octobre 1864).
Essence d'absinthe (loi du 26 mars 1872).
Digitale, extrait et teinture.
Émétique.

Tableau des substances vénéneuses annexé au décret du 8 juillet 1850 (*suite*).

Jusquiame, extrait et teinture.
Nicotiane.
Nitrate de mercure.
Nitrates de mercure d'après le décret du 20 août 1894.
Opium et son extrait.
Phosphore.
Pâte phosphorée (décis. min. 9 avril 1852).
Seigle ergoté.
Stramonium, extrait et teinture.
Sublimé corrosif.

Étant donnés les termes de l'article 5 de l'ordonnance du 29 octobre 1846, on s'est demandé si le droit de préparer et de vendre les médicaments destinés aux animaux et contenant des substances vénéneuses appartenait aux vétérinaires ou s'il était réservé exclusivement aux pharmaciens; on s'est enfin demandé si ceux, qui exercent la médecine des animaux sans avoir un diplôme de vétérinaire, pouvaient prescrire des préparations renfermant des substances vénéneuses, et si les pharmaciens devaient exiger la signature d'un vétérinaire diplômé pour les délivrer.

L'article 5 de l'ordonnance du 29 octobre 1846 est formel ; il vise la médecine de l'homme et celle des animaux ; d'où il suit que les remèdes composés de substances vénéneuses ne peuvent être préparés et vendus que par les pharmaciens, même lorsqu'ils sont destinés à des animaux. Une circulaire (20 mai 1853) du ministre du commerce a bien soutenu que les vétérinaires brevetés peuvent tenir chez eux et vendre des substances vénéneuses sans être obligés de s'adresser aux pharmaciens. Mais cette manière de voir n'est pas admise dans sa forme absolue. « Que dans les localités où il n'existe pas de pharmaciens, les vétérinaires aient, par analogie du droit accordé aux médecins, la faculté de délivrer à leurs clients des remèdes, dans lesquels il entre des substances vénéneuses, cela se conçoit : il y a dans ce cas une raison de force majeure, qui veut qu'on aille jusque-là, et c'est en fait ce qui se pratique. Dans ce cas ils sont tenus d'observer, pour la détention et la délivrance des dites substances les injonctions de l'ordonnance du 29 octobre 1846 relativement aux registres à tenir, à l'obligation de tenir sous clef les substances vénéneuses, etc.

« Dans les localités où il existe une officine ouverte, il ne paraît pas qu'ils aient un semblable droit. Partout où il y a des pharmaciens, on se trouve en présence du texte de l'ordonnance de 1846, qui veut que les pharmaciens puissent seuls délivrer les substances vénéneuses pour un usage médical, que ces substances soient prescrites par des médecins ou qu'elles le soient par des vétérinaires brevetés. La législation ne reconnaît pas de vétérinaires pharmaciens et les motifs qui ont fait établir le monopole du débit médical des substances vénéneuses par les pharmaciens ne perdent pas leur gravité, par cela que le remède dont on peut craindre l'abus serait demandé pour un animal au lieu de l'être pour l'homme.

« En tout cas, s'il faut admettre la concurrence parce qu'elle serait réellement dépourvue de dangers, c'est au législateur à le dire, ou tout au moins au pouvoir réglementaire ; l'interprétation des textes existants n'y peut rien (Dalloz). »

Quant aux empiriques « ils sont tous, sans nulle difficulté, soumis à l'application rigoureuse de l'ordonnance du 29 octobre 1846 ; aucune raison en effet ne pourrait motiver une exception en leur faveur. Ainsi, ils ne pourront en aucun cas se procurer les substances vénéneuses qui leur sont nécessaires pour l'exercice de leur profession, autrement qu'en les achetant chez un pharmacien et sur la prescription d'un vétérinaire breveté, conformément à l'article 5 de l'ordonnance précitée. En outre, ils ne pourront conserver les substances qu'ils se seront ainsi procurées dans les pharmacies qu'en faisant la déclaration prescrite par l'article 1er et en se conformant aux conditions prescrites par les articles 3, 4, 5, 11, 12, 13 et 14 de cette même ordonnance. »

La vente de l'arsenic est réglementée d'une manière particulière par l'ordonnance du 29 octobre 1846 (art. 8, 9 et 10). Au sujet de l'arsenic et de ses composés on a contesté le droit pour les pharmaciens de vendre aux vétérinaires, même brevetés, ou sur leurs prescriptions, et à ceux-ci le droit de se faire délivrer ou de prescrire de l'arsenic autrement que combiné avec d'autres substances. On a soutenu : que l'article 8 (« L'arsenic et ses composés ne pourront être vendus, pour d'autres usages que la médecine, que combinés avec d'autres substances ») concerne les vétérinaires ; que le mot *médecine* est pris dans un sens restreint, qu'il ne s'applique qu'à la médecine humaine, et ne comprend pas, comme dans l'article 5, la médecine vétérinaire ; que ce qui le prouve, c'est qu'immédiatement après ce premier paragraphe, l'article 8 en contient un ainsi conçu : « Les formules de ces préparations (l'arsenic combiné avec d'autres substances) seront arrêtées sous l'approbation de notre ministre de l'agriculture et du commerce, savoir : pour le traitement des animaux domestiques, par le conseil des professeurs de l'École royale d'Alfort ; pour la destruction des animaux nuisibles et la conservation des peaux, par l'École de pharmacie de Paris.

Le ministre, consulté sur la question, répondait également le 30 décembre 1858 : « D'après l'article 8, l'arsenic et ses composés ne pourront être vendus, pour d'autres usages que la médecine, autrement que combinés avec d'autres substances. Les formules de ces préparations sont arrêtées, sous l'approbation de mon ministère, pour le *traitement des animaux* domestiques, par le conseil des professeurs de l'École vétérinaire d'Alfort... »

En pratique, les vétérinaires ont généralement prescrit et les pharmaciens ont délivré l'arsenic pur ou ses composés; cependant le tribunal d'Albi, saisi de la question, a rendu le jugement suivant :

. . . .

« Attendu qu'il résulte du rapport du jury médical, en date du 19 octobre 1867 : 1° qu'à la date du..., M. X..., pharmacien, a délivré, sur l'ordonnance de M. C..., médecin-vétérinaire breveté, 10 grammes d'acide arsénieux en nature au sieur Groussens, cultivateur; 2° à la date du..., sur l'ordonnance du même vétérinaire, au sieur Galaup, 30 centigrammes d'acide arsénieux en nature, divisé en six paquets; 3° à la date du..., sur l'ordonnance du même vétérinaire, 10 grammes au même Galaup ; que ces divers faits constituent autant de contraventions à l'article 8 de l'ordonnance du 29 octobre 1846 ;

« Attendu, en effet, qu'il résulte de cette ordonnance qu'un pharmacien ne peut faire la vente de l'arsenic que pour l'usage médical et sur la prescription écrite d'un médecin, mais qu'il ne peut opérer la vente de cette substance à des vétérinaires pour le traitement des animaux domestiques ;

« Attendu que c'est sans fondement que le prévenu a invoqué l'article 5 de l'ordonnance qui dispose que la vente des substances vénéneuses ne peut être faite, pour l'usage de la médecine, que par les pharmaciens et sur la prescription d'un médecin ou d'un vétérinaire breveté; que s'il est vrai que ces termes semblent devoir s'appliquer dans leur généralité à toutes les substances vé néneuses dont le tableau est annexé au bas de l'ordonnance, et semble donner par là aux vétérinaires brevetés le droit de se faire délivrer en nature par le pharmacien, et à celui-ci le droit de vendre aux vétérinaires l'acide arsénieux aussi bien que toutes substances vénéneuses, on ne peut pas ne pas reconnaître que l'article 8 de la même ordonnance a fait une exception formelle et expresse à cette faculté, qu'elle a restreint à l'usage seul de la médecine proprement dite, et à l'exclusion de la médecine vétérinaire;

« Attendu, en effet, que cet article dispose expressément que l'arsenic et ses composés ne pourront être vendus, pour d'autres usages que la médecine, que combinés avec d'autres substances; il ajoute que les formules de ces préparations seront dressées, pour le traitement des animaux domestiques, par le conseil des professeurs d'Alfort : ces préparations ne peuvent même être délivrées, aux termes de l'article 9, qu'à des personnes connues et domiciliées;

« Attendu que si le texte même de l'ordonnance ne peut avoir un autre sens que celui qu'il énonce, cette interprétation est confirmée par les motifs exprimés par le législateur lui-même;

« Attendu que si, par les dispositions de la loi de 1845 et par l'ordonnance de 1846, le législateur a voulu, par des mesures salutaires et préventives, remédier de la manière la plus efficace que possible à un état de choses qui paraissait aux pouvoirs publics aussi menaçant pour la sécurité des citoyens que pour la morale publique, il s'est préoccupé des dangers que présentait l'acide arsénieux, et il a cru devoir prendre, à l'égard de cette substance essentiellement dangereuse, des précautions autrement importantes que celles qu'il formulait à l'égard des autres matières vénéneuses; ces précautions ont pour objet de proscrire la vente de l'acide arsénieux pur, autrement que pour l'usage de la médecine, et de ne la permettre, pour le traitement des animaux domestiques, que sur des formules expressément arrêtées, tandis qu'il n'en est pas de même pour les autres substances vénéneuses qui, aux termes de l'article 5, peuvent être livrées en vente sans aucun composé, et livrées non seulement pour la médecine proprement dite, mais encore pour la médecine vétérinaire; que ces motifs sont clairement exprimés dans l'exposé de M. le ministre de l'agriculture et du commerce à la Chambre des députés, le 31 mai 1845, et dans le rapport au roi sur l'ordonnance du 24 octobre 1846;

« Attendu dès lors que les délits dont le sieur X... est prévenu sont pleinement justifiés... qu'il y a lieu de lui accorder des circonstances atténuantes, attendu que, s'agissant de contravention, l'article 365 du Code d'instruction criminelle n'est pas applicable, et qu'il doit être prononcé autant de condamnations qu'il y a de contraventions constatées... ; déclare X... convaincu d'avoir les... vendu aux sieurs... une certaine quantité d'acide arsénieux destiné à d'autres usages que la médecine, sans l'avoir combiné avec d'autres substances, le condamne à 10 francs d'amende pour chaque contravention et aux dépens. »

La solution admise par le tribunal d'Albi est contestée, et, dans la pratique, les vétérinaires continuent à vendre ou à prescrire, et les pharmaciens à délivrer l'arsenic pur.

Jusqu'à ce qu'il en ait été décidé autrement par la loi, la vente des remèdes secrets, à composition inconnue, n'est pas prohibée en médecine vétérinaire. Il a été cependant décidé (arr. cour Poitiers, 28 déc. 1882) que les préparations pharmaceutiques destinées aux animaux ne peuvent pas être brevetées.

FIN.

TABLE DES MATIÈRES

CHAPITRE II

CHAPITRE III

CHAPITRE IV

CHAPITRE V

CHAPITRE VI

CHAPITRE VII

CHAPITRE VIII

CHAPITRE IX

CHAPITRE X

CHAPITRE XI

CHAPITRE XII

DEUXIÈME PARTIE

CHAPITRE PREMIER

CHAPITRE II

CHAPITRE III

CHAPITRE IV

CHAPITRE V

CHAPITRE VI

TROISIÈME PARTIE

CHAPITRE PREMIER

CHAPITRE II

CHAPITRE III

CHAPITRE IV

CHAPITRE V

QUATRIÈME PARTIE

CHAPITRE PREMIER

CHAPITRE II

FIN DE LA TABLE DES MATIÈRES.

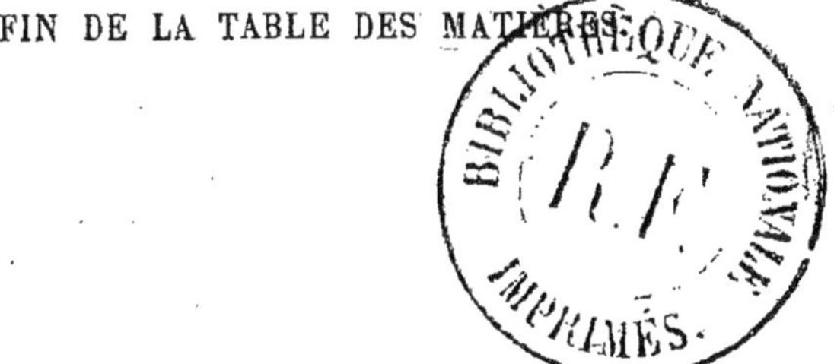

6828-97. — Corbeil. Imprimerie Éd. Crété.

www.ingramcontent.com/pod-product-compliance
Ingram Content Group UK Ltd.
Pitfield, Milton Keynes, MK11 3LW, UK
UKHW020147250726
13967UKWH00002B/920

9 782011 744982